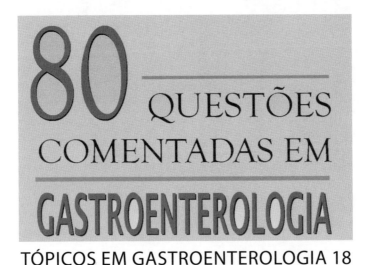

TÓPICOS EM GASTROENTEROLOGIA 18

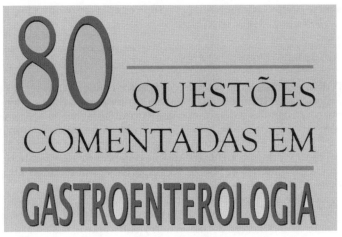

TÓPICOS EM GASTROENTEROLOGIA 18

Paulo Roberto Savassi-Rocha
Professor Titular do Departamento de Cirurgia da Faculdade de Medicina da UFMG.
Chefe do Instituto Alfa de Gastroenterologia do Hospital das Clínicas da UFMG.
Belo Horizonte/MG.

Luiz Gonzaga Vaz Coelho
Professor Titular do Departamento de Clínica Médica da Faculdade de Medicina da UFMG.
Subchefe do Instituto Alfa de Gastroenterologia do Hospital das Clínicas da UFMG.
Belo Horizonte/MG.

Maria de Lourdes de Abreu Ferrari
Professora Adjunta-Doutora do Departamento de Clínica Médica da Faculdade de Medicina da UFMG. Coordenadora do Ambulatório de Intestino do Instituto Alfa de Gastroenterologia do Hospital das Clínicas da UFMG. Belo Horizonte/MG.

Maria Isabel Toulson Davisson Correia
Professora Adjunta-Doutora do Departamento de Cirurgia da Faculdade de Medicina da UFMG. Coordenadora do Grupo de Nutrição do Instituto Alfa de Gastroenterologia do Hospital das Clínicas da UFMG. Belo Horizonte/MG.

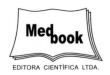

EDITORA CIENTÍFICA LTDA.

80 Questões Comentadas em Gastroenterologia – Tópicos em Gastroenterologia 18
Direitos exclusivos para a língua portuguesa
Copyright © 2010 by
MEDBOOK Editora Científica Ltda.

NOTA DA EDITORA: Os autores desta obra verificaram cuidadosamente os nomes genéricos e comerciais dos medicamentos mencionados; também conferiram os dados referentes à posologia, objetivando informações acuradas e de acordo com os padrões atualmente aceitos. Entretanto, em função do dinamismo da área de saúde, os leitores devem prestar atenção às informações fornecidas pelos fabricantes, a fim de se certificarem de que as doses preconizadas ou as contraindicações não sofreram modificações, principalmente em relação a substâncias novas ou prescritas com pouca frequência. Os autores e a editora não podem ser responsabilizados pelo uso impróprio nem pela aplicação incorreta de produto apresentado nesta obra.

Apesar de terem envidados o máximo de esforço para localizar os detentores dos direitos autorais de qualquer material utilizado, os autores e editores desta obra estão dispostos a acertos posteriores caso, inadvertidamente, a identificação de algum deles tenha sido omitida.

CIP-BRASIL. CATALOGAÇÃO-NA-FONTE
SINDICATO NACIONAL DOS EDITORES DE LIVROS, RJ

O35

    80 Questões Comentadas em Gastroenterologia: Tópicos em Gastroenterologia 18 / Paulo Roberto Savassi-Rocha . [et al.]. - Rio de Janeiro: MedBook, 2010.
   524p.

    Inclui bibliografia
    ISBN 978-85-99977-44-6

    1. Gastroenterologia. I. Rocha, Paulo Roberto Savassi, 1947- II. Título: 80 Questões Comentadas em Gastroenterologia.

10-1148.	CDD: 616.33
	CDU: 616.3

16.03.10   19.03.10   018061

Editoração Eletrônica
REDB – Produções Gráficas e Editorial Ltda.

Reservados todos os direitos. É proibida a duplicação ou reprodução deste volume, no todo ou em parte, sob quaisquer formas ou por quaisquer meios (eletrônico, mecânico, gravação, fotocópia, distribuição na Web, ou outros), sem permissão expressa da Editora.

Editora Científica Ltda.
Rua Mariz e Barros, 711 – Maracanã
Tel.: (21) 2502-4438 • 2252-9032
CEP 20.270-004 – Rio de Janeiro – RJ
contato@medbookeditora.com.br
medbook@superig.com.br
www.medbookeditora.com.br

Colaboradores

ADÉRSON OMAR MOURÃO CINTRA DAMIÃO
Professor Assistente-Doutor do Departamento de Gastroenterologia da Faculdade de Medicina da USP. Membro do Grupo de Doenças Intestinais e do Laboratório de Pesquisa em Gastroenterologia do Serviço de Gastroenterologia Clínica do Hospital das Clínicas da Faculdade de Medicina da USP. São Paulo/SP.

ALBERTO JULIUS ALVES WAINSTEIN
Mestre em Medicina pela Faculdade de Medicina da UFMG. Doutor em Oncologia pelo Hospital do Câncer de São Paulo. Membro do Grupo de Parede Abdominal e Retroperitônio do Instituto Alfa de Gastroenterologia do Hospital das Clínicas da UFMG. Pós-Doutor em Pesquisa Clínica Aplicada ao Câncer pelo Albert Ainstein Cancer Center - New York/EUA. Belo Horizonte/MG.

ALESSANDRA MIGUEL BORGES
Mestre em Clínica Cirúrgica pela UFPR. Cirurgiã do Aparelho Digestivo, Especialista pelo Colégio Brasileiro de Cirurgiões, pelo Colégio Brasileiro de Cirurgia Digestiva e pela Sociedade Brasileira de Nutrição Parenteral e Enteral. Doutoranda em Clínica Cirúrgica pela UFPR. Curitiba/PR.

ALEXANDRE DE ANDRADE SOUSA
Mestre em Cirurgia pela Faculdade de Medicina da UFMG. Membro do Grupo de Cirurgia de Cabeça e Pescoço do Instituto Alfa de Gastroenterologia do Hospital das Clínicas da UFMG. Membro Efetivo da Sociedade de Cirurgia de Cabeça e Pescoço. Coordenador do Serviço de Cirurgia de Cabeça e Pescoço do Hospital da Baleia. Belo Horizonte/MG.

ALEXANDRE DE TARSO MACHADO
Médico Especialista em Radiologia Intervencionista e Cirurgia Endovascular pela Sociedade Brasileira de Radiologia Intervencionista e Cirurgia Endovascular (SOBRICE). Médico Assistente do Setor de Cirurgia Vascular e Endovascular do Hospital das Clínicas da UFMG. Belo Horizonte/MG.

ALEXANDRE LAGES SAVASSI-ROCHA
Mestre em Medicina (área de concentração – Gastroenterologia). Membro do Grupo de Urgência e do Grupo de Esôfago, Estômago e Duodeno do Instituto Alfa de Gastroenterologia do Hospital das Clínicas da UFMG. Membro da Equipe Multidisciplinar de Cirurgia Bariátrica do Hospital das Clínicas da UFMG. Belo Horizonte/MG.

ALEXANDRE PRADO DE RESENDE
Cirurgião do Grupo de Transplantes e do Grupo de Fígado, Vias Biliares, Pâncreas e Baço do Instituto Alfa de Gastroenterologia do Hospital das Clínicas da UFMG. Chefe do Serviço de Cirurgia Geral II do Hospital Vera Cruz. Belo Horizonte/MG.

ALFREDO JOSÉ AFONSO BARBOSA
Professor Titular do Departamento de Anatomia Patológica e Medicina Legal da Faculdade de Medicina da UFMG. Doutor em Ciências. Belo Horizonte/MG.

ALLAN GARMS MARSON
Médico Colaborador da Unidade de Cirurgia Bariátrica e Metabólica da Disciplina de Cirurgia do Aparelho Digestivo do Hospital das Clínicas da Faculdade de Medicina da USP. São Paulo/SP.

ALOÍSIO CARDOSO-JÚNIOR
Professor de Anatomia Humana e Cirurgia da Faculdade de Medicina da UNIFENAS. Membro do Instituto Alfa de Gastroenterologia do Hospital das Clínicas da UFMG. Assistente Adjunto de Clínica Cirúrgica da Santa Casa de Belo Horizonte. Mestre e Doutorando em Ciências Aplicadas a Saúde do Adulto – Área de Concentração Aparelho Digestivo – do Programa de Pós-Graduação da Faculdade de Medicina da UFMG. Belo Horizonte/MG.

ALOÍSIO SALES DA CUNHA
Professor Emérito da Faculdade de Medicina da UFMG. Belo Horizonte/MG.

ÁLVARO ARMANDO CARVALHO DE MORAIS
Mestre. Professor Titular do Departamento de Cirurgia da EMESCAM. Especialista em Cirurgia Geral, Terapia Nutricional e Nutrologia. Vitória/ES.

ANA CAROLINA GUIMARÃES DE CASTRO
Mestre em Gastroenterologia pela Faculdade de Medicina da UFMG. Médica Oncologista Assistente do Serviço de Oncologia do Hospital das Clínicas da UFMG e do Centro de Oncologia do Hospital Lifecenter. Belo Horizonte/MG.

ANA FLÁVIA LEONARDI TIBÚRCIO RIBEIRO
Mestranda em Medicina – Ciências da Saúde: Infectologia e Medicina Tropical pela Faculdade de Medicina da UFMG. Médica Clínica Geral e Hematologista. Membro do Grupo de Transplante de Medula Óssea do Hospital das Clínicas da UFMG. Belo Horizonte/MG.

ANA FLÁVIA PASSOS RAMOS
Gastroenterologista. Médica Assistente da Clínica de Gastroenterologia da Santa Casa de Belo Horizonte e da Fundação Hospitalar do Estado de Minas Gerais. Mestranda em Gastroenterologia. Belo Horizonte/MG.

ANDRÉ MÁRCIO MURAD
Professor Adjunto-Doutor do Departamento de Clínica Médica da Faculdade de Medicina da UFMG. Coordenador da Disciplina de Oncologia da Faculdade de Medicina, Serviço de Oncologia do Hospital das Clínicas da UFMG, do Centro de Oncologia do Hospital Lifecenter e do CENANTRON – Centro Avançado de Tratamento Oncológico. Doutor em Gastroenterologia. Belo Horizonte/MG.

ANDRÉ ZONETTI DE ARRUDA LEITE
Doutor em Medicina pela USP. Médico Pesquisador do Departamento de Gastroenterologia do Hospital das Clínicas da Faculdade de Medicina da USP. São Paulo/SP.

ANDY PETROIANU
Professor Titular do Departamento de Cirurgia da Faculdade de Medicina da UFMG. Docente-Livre em Técnica Operatória e Cirurgia Experimental da Escola Paulista de Medicina (UNIFESP). Docente-Livre em Gastroenterologia Cirúrgica da Faculdade de Medicina de Ribeirão Preto da USP. Doutor em Fisiologia e Farmacologia pelo Instituto de Ciências Biológicas da UFMG. Membro do Grupo de Transplante do Instituto Alfa de Gastroenterologia do Hospital das Clínicas da UFMG. Cirurgião da Santa Casa de Belo Horizonte. Pesquisador IA do CNPq. Membro Titular da Academia Mineira de Medicina. Belo Horizonte/MG.

ANTÔNIO CARLOS LIGOCKI CAMPOS
Mestre e Doutor em Clínica Cirúrgica. Professor Titular do Departamento de Cirurgia da UFPR. Professor Adjunto do Departamento de Nutrição da UFPR. Coordenador do Programa de Pós-Graduação em Clínica Cirúrgica da UFPR. Ex-Fellow do Departamento de Cirurgia da Universidade de Montpellier (França) e da State University of New York, Syracuse (EUA). Curitiba/PR.

ANTÔNIO EUSTÁQUIO DE OLIVEIRA
Mestre em Cirurgia pela UFMG. Professor da Faculdade de Medicina da Universidade José do Rosário Vellano (UNIFENAS-BH). Médico da Universidade Federal de Minas Gerais. Membro dos Grupos de Urgência e de Parede Abdominal e Retroperitônio do Instituto Alfa de Gastroenterologia do Hospital das Clínicas da UFMG. Belo Horizonte/MG.

ANTÔNIO LACERDA-FILHO
Professor Adjunto Doutor do Departamento de Cirurgia da Faculdade de Medicina da UFMG. Membro do Grupo de Coloproctologia e Intestino Delgado do Instituto Alfa de Gastroenterologia do Hospital das Clínicas da UFMG. Membro Titular da Sociedade Brasileira de Coloproctologia, da International Society of University Colorectal Surgeons e do Colégio Brasileiro de Cirurgiões. Belo Horizonte/MG.

ANTÔNIO ORLANDO SCALABRINI-NETO
Especialista em Oncologia Clínica pela Sociedade Brasileira de Cancerologia. Mestre em Gastroenterologia. Oncologista clínico do Hospital das Clínicas da UFMG. Belo Horizonte/MG.

AUGUSTO MOTTA NEIVA
Médico-Residente de Coloproctologia do Instituto Alfa de Gastroenterologia do Hospital das Clínicas da UFMG. Belo Horizonte/MG.

BERNARDO HANAN
Médico residente de Coloproctologia e Endoscopia Digestiva do Hospital das Clínicas da UFMG. Belo Horizonte/MG.

CARLOS CEZAR NUNES
Médico Anestesiologista TSA (título superior em anestesiologia) e certificado na área de dor pela Sociedade Brasileira para o Estudo da Dor. Coordenador da Clínica de Dor do Hospital Vera Cruz. Membro da Clínica de Dor do Hospital Semper e NOT (Núcleo de Ortopedia e Traumatologia. Belo Horizonte/MG.

CELSO MIRRA DE PAULA E SILVA
Membro do Grupo de Esôfago, Estômago e Duodeno do Instituto Alfa de Gastroenterologia do Hospital das Clínicas da UFMG. Membro da Federação Brasileira de Gastroenterologia e do American College of Gastroenterology. Belo Horizonte/MG.

CERVANTES CAPOROSSI
Professor Adjunto do Departamento de Clínica Cirúrgica da FCM/UFMT. Cuiabá/MT.

CLARISSA DE CARVALHO RESENDE
Gastroenterologista. Membro Titular da Federação Brasileira de Gastroenterologia. Endoscopista da ENDOMEDIC e do Serviço Diagnóstico em Gastroenterologia (SEDIG). Belo Horizonte/MG.

CLÁUDIO PIRAS
Mestre e Doutor. Professor Adjunto do Departamento de Cirurgia da UFES e EMESCAM. Cirurgião, Especialista em Terapia Intensiva. Vitória/ES.

CLEBER LUIZ SCHEIDEGGER MAIA JÚNIOR
Residente de Coloproctologia do Hospital Governador Israel Pinheiro. Belo Horizonte/MG.

CRISTIANE DE SOUZA BECHARA
Médica-Residente de Coloproctologia do Instituto Alfa de Gastroenterologia do Hospital das Clínicas da UFMG. Belo Horizonte/MG.

DANIEL DIAS RIBEIRO
Mestre em Medicina – Área de Concentração Gastroenterologia pela Faculdade de Medicina da UFMG. Doutorando em Medicina – Clínica Médica pela Faculdade de Medicina da UFMG. Médico Hematologista e Patologista Clínico. Membro do Serviço de Hematologia do Hospital das Clínicas da UFMG. Membro do Grupo de Transplante do Instituto Alfa de Gastroenterologia do Hospital das Clínicas da UFMG. Belo Horizonte/MG.

DANILO NAGIB SALOMÃO PAULO
Mestre e Doutor. Professor Titular do Departamento de Cirurgia da EMESCAM. Especialista em Cirurgia Geral. Vitória/ES.

DAVID CORRÊA ALVES DE LIMA
Membro Titular da SOBED. Membro do Instituto Alfa de Gastroenterologia do Hospital das Clínicas da UFMG. Membro da Sociedade Francesa de Endoscopia Digestiva. Membro da American Society of Gastrointestinal Endoscopy. Diretor da Clínica Biogastro Núcleo de Gastroenterologia e Videoendoscopia Digestiva. Belo Horizonte/MG.

DÉBORA RAQUEL BENEDITA TERRABUIO
Mestre em Gastroenterologia Clínica pela Faculdade de Medicina da USP. Médica Assistente do Hospital do Servidor Público Estadual Francisco Morato de Oliveira. Médica Assistente da Disciplina de Gastroenterologia Clínica do Hospital das Clínicas da USP. São Paulo/SP.

DIANA BORGES DOCK-NASCIMENTO
Professora Assistente da Faculdade de Nutrição da UFMT. Coordenadora da EMTN do Hospital Universitário Júlio Muller. Cuiabá/MT.

COLABORADORES ix

EDIVALDO FRAGA MOREIRA
Coordenador do Serviço de Endoscopia Digestiva do Hospital Felício Rocho. Membro Titular da Sociedade Brasileira de Endoscopia Digestiva (SOBED). Presidente da Comissão de Diretrizes e Protocolos da SOBED, Gestão 2007-2008 e Gestão 2009-2010. Membro Internacional da American Society for Gastrointestinal Endoscopy (ASGE). Belo Horizonte/MG.

EDUARDO GARCIA VILELA
Professor Adjunto-Doutor do Departamento de Clínica Médica da Faculdade de Medicina da UFMG. Médico Nível III do Hospital das Clínicas da UFMG. Membro do Grupo de Coloproctologia e Intestino Delgado e do Grupo de Transplante do Instituto Alfa de Gastroenterologia do Hospital das Clínicas da UFMG. Belo Horizonte/MG.

EDUARDO LUIZ RACHID CANÇADO
Professor Associado do Departamento de Gastroenterologia da Faculdade de Medicina da USP. Chefe do Grupo de Fígado do Serviço de Gastroenterologia, Divisão de Clínica Médica II do Instituto Central do Hospital das Clínicas da Faculdade de Medicina da USP. São Paulo/SP.

EMANUELLA BRAGA DE CARVALHO
Especialista em Clínica Médica pelo Hospital Governador Israel Pinheiro (IPSEMG). Especialista em Gastroenterologia pelo Hospital das Clínicas da UFMG. Membro do Grupo de Transplante do Instituto Alfa de Gastroenterologia do Hospital das Clínicas da UFMG. Belo Horizonte/MG.

ERIC BASSETTI-SOARES
Mestre e Doutor em Gastroenterologia pela Faculdade de Medicina da UFMG. Subcoordenador do Ambulatório de Hepatites Virais do Instituto Alfa de Gastroenterologia do Hospital das Clínicas da UFMG/Centro de Referência em Hepatites Virais do Estado de Minas Gerais/SES/MG. Coordenador de Pesquisa da Faculdade de Medicina do Vale do Aço. Membro da Sociedade Brasileira de Hepatologia e da European Association for the Study of the Liver (EASL). Belo Horizonte/MG.

FABIANA PAIVA MARTINS
Radiologista do Instituto Hermes Pardini. Membro Titular do Colégio Brasileiro de Radiologia. Belo Horizonte/MG.

FÁBIO LOPES DE QUEIROZ
Mestre em Genética pelo Instituto de Ciências Biológicas da UFMG. Médico Assistente da Clínica de Coloproctologia do Hospital Felício Rocho e do Hospital Governador Israel Pinheiro. Belo Horizonte/MG.

FÁBIO QUIRILLO MILLÉO
Doutor em Cirurgia pela UFPR e Médico do Hospital Vicentino da Sociedade Beneficente São Camilo. Ponta Grossa/PR.

FERNADA SEMIÃO GARCIA
Especialista em Terapia Nutricional. Nutricionista do Hospital Santa Rita de Cássia. Vitória/ES.

FERNANDA STEPHAN CAPOROSSI
Nutricionista voluntária da EMTN do Hospital Universitário Julio Muller. Mestranda em Ciências da Saúde da FCM/UFMT. Cuiabá/MT.

FERNANDO AUGUSTO DE VASCONCELLOS SANTOS
Mestre em Cirurgia pela Faculdade de Medicina da UFMG. Membro do Grupo de Esôfago, Estômago e Duodeno do Instituto Alfa de Gastroenterologia do Hospital das Clínicas da UFMG. Titular da Sociedade Brasileira de Cancerologia e do Colégio Brasileiro de Cirurgia Digestiva. Belo Horizonte/MG.

FERNANDO NOVO
Médico Assistente Doutor do Serviço de Emergência da Divisão Clínica Cirúrgica III do Hospital das Clínicas da Faculdade de Medicina da USP. São Paulo/SP.

FLÁVIO ROBERTO TAKEDA
Médico Residente da Disciplina de Cirurgia do Aparelho Digestivo do Hospital das Clínicas da Faculdade de Medicina da USP. São Paulo/SP.

FRANCINE PERRONE
Nutricionista voluntária da EMTN do Hospital Universitário Julio Muller. Mestranda em Ciências da Saúde da FCM/UFMT. Cuiabá/MT.

FREDERICO TEIXEIRA
Médico Assistente do Grupo de Cirurgia Oncológica da Divisão de Clínica Cirúrgica III do Instituto Central do Hospital das Clínicas da Faculdade de Medicina da USP. São Paulo/SP.

GABRIELA LONDE ALVES
Estudante da Faculdade de Medicina de Barbacena e estagiária na Enfermaria de Clínica Médica do Hospital Universitário São José. Belo Horizonte/MG.

GERALDO HENRIQUE GOUVÊA DE MIRANDA
Membro do Grupo de Parede Abdominal e Retroperitônio e do Grupo de Urgência do Instituto Alfa de Gastroenterologia do Hospital das Clínicas da UFMG. Cirurgião e Endoscopista do Hospital Militar de Minas Gerais. Médico endoscopista do SEDIG. Belo Horizonte/MG.

GIBRAN CESSIN ANACLETO SASSINE
Especialista em Cirurgia Geral pelo Hospital São José do Avaí (Itaperuna/RJ). Especialista em Cirurgia do Aparelho Digestivo pelo Hospital das Clínicas da UFMG. FFI/AFSA Cirurgia Visceral Hospital de Pontchaillou – Centro Hospitalar Universitário de Rennes (França). Membro Adjunto do Colégio Brasileiro de Cirurgiões. Belo Horizonte/MG.

GILMÁRIA MILLERE TAVARES
Cirurgiã Geral. Especialista em Terapia Nutricional e Nutrologia. Vitória/ES.

GUILHERME SANTIAGO MENDES
Mestre em Gastroenterologia. Especialista em Hepatologia. Coordenador da Residência Médica em Gastroenterologia do Instituto de Previdência do Servidores do Estado de Minas Gerais (IPSEMG). Belo Horizonte/MG.

GUTAVO MEYER DE MORAES
Especialista em Cirurgia de Cabeça e Pescoço pela SBCCP. Coordenador da Residência Médica em Cirurgia de Cabeça e Pescoço do Hospital das Clínicas da UFMG. Membro do Grupo de Cirurgia de Cabeça e Pescoço do Instituto Alfa de Gastroenterologia do Hospital das Clínicas da UFMG. Mestrando do Programa de Pós-Graduação em Ciências Aplicadas à Cirurgia e Oftalmologia da Faculdade de Medicina da UFMG. Professor Substituto do Departamento de Cirurgia da Faculdade de Medicina da UFMG. Belo Horizonte/MG.

IVIE BRAGA DE PAULA
Mestre em Medicina Tropical pela Faculdade de Medicina da UFMG. Membro Titular do Colégio Brasileiro de Radiologia. Belo Horizonte/MG.

JAIRO SILVA ALVES
Doutor em Gastroenterologia. Membro da Seção de Endoscopia do Setor de Propedêutica Complementar do Instituto Alfa de Gastroenterologia do Hospital das Clínicas da UFMG. Endoscopista da Servescopy. Belo Horizonte/MG.

JOÃO MARCOS ARANTES SOARES
Mestre em Cirurgia pelo Curso de Pós-Graduação do Hospital Heliópolis. Doutor em Medicina pela UFMG. Professor Adjunto da Faculdade de Medicina da Universidade Federal de São João Del Rey. Membro do Grupo de Cirurgia de Cabeça e Pescoço do Instituto Alfa de Gastroenterologia do Hospital das Clínicas da UFMG. Membro Efetivo da Sociedade Brasileira de Cirurgia de Cabeça e Pescoço. Belo Horizonte/MG

JOÃO PAULO KAWAOKA MATUSHITA
Professor Associado-Doutor do Departamento de Propedêutica Complementar da Faculdade de Medicina da UFMG. Professor Titular da UNICENTRO da Faculdade Newton Paiva. Belo Horizonte/MG.

JOFFRE REZENDE FILHO
Professor Adjunto-Doutor do Departamento de Clínica Médica e do Serviço de Gastroenterologia e Hepatologia da Faculdade de Medicina da Universidade Federal de Goiás. Goiânia/GO.

JOMAR REZENDE CARVALHO
Mestre em Cirurgia pela Escola Paulista de Medicina (UNIFESP). Membro do Grupo de Cirurgia de Cabeça e Pescoço do Instituto Alfa de Gastroenterologia do Hospital das Clínicas da UFMG. Membro efetivo da Sociedade Brasileira de Cirurgia de Cabeça e Pescoço. Belo Horizonte/MG.

JOSÉ EDUARDO DE AGUILAR-NASCIMENTO
Professor Titular do Departamento de Clínica Cirúrgica da FCM/UFMT. Cuiabá/MT.

JOSÉ MARIA PORCARO SALLES
Professor Adjunto do Departamento de Cirurgia da Faculdade de Medicina da UFMG. Coordenador do Grupo de Cirurgia de Cabeça e Pescoço do Instituto Alfa de Gastroenterologia do Hospital das Clínicas da UFMG. Titular do Colégio Brasileiro de Cirurgiões. Mestre em Cirurgia pela Faculdade de Medicina da UFMG. Belo Horizonte/MG.

JOSÉ RENAN DA CUNHA MELO
Professor Titular do Departamento de Cirurgia da Faculdade de Medicina da UFMG. Coordenador do Grupo de Fígado, Vias Biliares, Pâncreas, Baço e Hipertensão Porta do Instituto Alfa de Gastroenterologia do Hospital das Clínicas da UFMG. Belo Horizonte/MG.

LEANDRO RICARDO DE NAVARRO AMADO
Cirurgião do Grupo de Transplante do Instituto Alfa de Gastroenterologia do Hospital das Clínicas da UFMG. Especialista em Cirurgia Hepatobiliar e Transplante de Fígado pela Universidade de Rennes (França). Membro do Serviço de Cirurgia Geral do Hospital Vera Cruz. Belo Horizonte/MG.

LETÍCIA PERDOMO
Nutricionista voluntária da EMTN do Hospital Universitário Julio Muller. Mestranda em Ciências da Saúde da FCM/UFMT. Cuiabá/MT.

LUCIANA COSTA FARIA
Mestre e Doutor em Medicina/Gastroenterologia pela Faculdade de Medicina da UFMG. Membro do Grupo de Transplante e do Grupo de Fígado, Vias Biliares, Pâncreas, Baço e Hipertensão Porta do Instituto Alfa de Gastroenterologia do Hospital das Clínicas da UFMG. Belo Horizonte/MG.

LUCIANA COSTA SILVA
Mestre em Medicina/Gastroenterologia pela Faculdade de Medicina da UFMG. Membro Titular do Colégio Brasileiro de Radiologia e Diagnóstico por Imagem. Coordenadora do Setor de Radiologia do Ecoar Medicina Diagnóstica. Radiologista do Instituto Hermes Pardini. Belo Horizonte/MG.

LUCIANA DIAS MORETZSOHN
Professora Adjunta-Doutora do Departamento de Clínica Médica da Faculdade de Medicina da UFMG. Membro do Setor de Propedêutica Complementar do Instituto Alfa de Gastroenterologia do Hospital das Clínicas da UFMG. Belo Horizonte/MG.

LUCIANA JANENE EL-KADRE
Mestre em Cirurgia pela UFMG. Titular do Colégio Brasileiro de Cirurgiões. Titular da Sociedade Brasileira de Cirurgia Bariátrica e Metabólica. Chefe do Centro de Tratamento Cirúrgico da Obesidade e do Diabete do Hospital São José do Avaí. Itaperuna/RJ.

LUIZ CLÁUDIO MIRANDA DA ROCHA
Mestre em Gastroenterologia pela Faculdade de Medicina da UFMG. Endoscopista Especialista e Titular da Sociedade Brasileira de Endoscopia Digestiva. Endoscopista Assistente do Serviço de Endoscopia Digestiva do Hospital Mater Dei. Belo Horizonte/MG.

LUIZ GONZAGA VAZ COELHO
Professor Titular do Departamento de Clínica Médica da Faculdade de Medicina da UFMG. Subchefe do Instituto Alfa de Gastroenterologia do Hospital das Clínicas da UFMG. Belo Horizonte/MG.

LUIZ RONALDO ALBERTI
Professor Adjunto-Doutor do Departamento de Cirurgia da Faculdade de Medicina da UFMG. Mestre e Doutor pela UFMG. Cirurgião Geral e Pediátrico, Gastroenterologista. Membro Titular da Federação Brasileira de Gastroenterologia e da Sociedade de Gastroenterologia e Nutrição de Minas Gerais. Membro Adjunto do Colégio Brasileiro de Cirurgiões. Membro Aspirante da SOBED. Belo Horizonte/MG.

MAGDA MARIA PROFETA DA LUZ
Membro do Grupo de Coloproctologia e Intestino Delgado do Instituto Alfa de Gastroenterologia do Hospital das Clínicas da UFMG. Titular da Sociedade Brasileira de Coloproctologia. Belo Horizonte/MG.

MARCEL AUTRAN CESAR MACHADO
Professor Livre-Docente do Departamento de Gastroenterologia, Disciplina de Cirurgia do Aparelho Digestivo da Faculdade de Medicina da USP. São Paulo/SP.

MARCELL DE BARROS DUARTE PEREIRA
Médico radiologista. Membro do corpo clínico do Centro Especializado em Diagnóstico Médico. Preceptor da Residência Médica em Radiologia e Diagnóstico por Imagem do Hospital das Clínicas da UFMG. Belo Horizonte/MG.

MARCELO DIAS SANCHES
Professor Adjunto do Departamento de Cirurgia da Faculdade de Medicina da UFMG. Doutor em Cirurgia pela Faculdade de Medicina da UFMG. Orientador pleno e subcoordenador do Programa de Pós-Graduação em Ciências Aplicadas à Cirurgia e à Oftalmologia da UFMG. Coordenador do Programa de Transplante de Pâncreas do Instituto Alfa de Gastroenterologia do Hospital das Clínicas da UFMG. Belo Horizonte/MG.

MARCELO HENRIQUE DE OLIVEIRA
Médico Residente de Gastroenterologia do Instituto de Previdência dos Servidores do Estado de Minas Gerais (IPSEMG). Intensivista do Hospital João XXIII da Fundação Hospitalar do Estado de Minas Gerais (FHEMIG). Belo Horizonte/MG.

MÁRCIA CAROLINA DE SIQUEIRA PAESE
Nutricionista Voluntária da EMTN do Hospital Universitário Júlio Muller. Cuiabá/MT.

MARCO ANTÔNIO GONÇALVES RODRIGUES
Professor Adjunto-Doutor do Departamento de Cirurgia da Faculdade de Medicina da UFMG. Coordenador do Grupo de Esôfago, Estômago e Duodeno do Instituto Alfa de Gastroenterologia do Hospital das Clínicas da UFMG. Belo Horizonte/MG

MARCO ANTÔNIO MIRANDA DOS SANTOS
Residente de Coloproctologia do Hospital Gov. Israel Pinheiro. Belo Horizonte/MG.

MARCO AURÉLIO SANTO
Médico Assistente-Doutor da Unidade de Cirurgia Bariátrica e Metabólica da Disciplina de Cirurgia do Aparelho Digestivo do Hospital das Clínicas da Faculdade de Medicina da USP. São Paulo/SP.

MARCO TÚLIO COSTA DINIZ
Professor Adjunto do Departamento de Cirurgia da Faculdade de Medicina da UFMG. Membro do Grupo de Esôfago, Estômago e Duodeno do Instituto Alfa de Gastroenterologia do Hospital das Clínicas da UFMG. Coordenador da Equipe Multidisciplinar de Cirurgia Bariátrica do Hospital das Clínicas da UFMG. Belo Horizonte/MG.

MARCOS CAMPOS WANDERLEY REIS
Chefe do Serviço de Cirurgia Geral do Hospital da Baleia. Cirurgião do Hospital Lifecenter. Professor do Departamento de Cirurgia da Escola de Medicina da Faculdade da Saúde e Ecologia Humana (FASEH). Instrutor ATLS – Núcleo MG. Belo Horizonte/MG.

MARIA DE FÁTIMA HAUEISEN SANDER DINIZ
Professora Adjunta-Doutora do Departamento de Clínica Médica da UFMG. Coordenadora da Residência Médica em Endocrinologia do Hospital das Clínicas da UFMG. Belo Horizonte/MG.

MARIA DE LOURDES DE ABREU FERRARI
Professora Adjunta-Doutora do Departamento de Clínica Médica da Faculdade de Medicina da UFMG. Coordenadora do Ambulatório de Intestino do Instituto Alfa de Gastroenterologia do Hospital das Clínicas da UFMG. Belo Horizonte/MG.

MARIA DO CARMO FRICHE PASSOS
Professora Adjunta-Doutora do Departamento de Clínica Médica da Faculdade de Medicina da UFMG e da Faculdade de Ciências Médicas de Minas Gerais. Coordenadora Científica do Site da Federação Brasileira de Gastroenterologia. Belo Horizonte/MG.

MARIA ISABEL TOULSON DAVISSON CORREIA
Professora Adjunta-Doutora do Departamento de Cirurgia da Faculdade de Medicina da UFMG. Coordenadora do Grupo de Nutrição do Instituto Alfa de Gastroenterologia do Hospital das Clínicas da UFMG. Belo Horizonte/MG.

MÁRIO RIBEIRO
Membro Titular do Colégio Brasileiro de Cirurgiões. Membro Titular da Sociedade Brasileira de Videocirurgia. Fellow do Colégio Americano de Cirurgiões. Belo Horizonte/MG.

NATÁLIA PIMENTA RESENDE
Especialista em Clínica Médica pela Fundação Hospitalar do Estado de Minas Gerais. Médica Residente de Gastroenterologia do Instituto Alfa de Gastroenterologia do Hospital das Clínicas da UFMG. Belo Horizonte/MG.

PATRÍCIA COELHO FRAGA MOREIRA
Assistente do Serviço de Endoscopia Digestiva do Hospital Felício Rocho. Belo Horizonte/MG.

PAULA HARUMI DE SOUZA UEJO
Especialista em Endoscopia Digestiva Avançada no National Cancer Center Hospital de Tóquio/Japão. Membro do Setor de Propedêutica Complementar do Instituto Alfa de Gastroenterologia do Hospital das Clínicas da UFMG. Belo Horizonte/MG.

PAULA PEXE
Nutricionista voluntária da EMTN do Hospital Universitário Júlio Muller. Cuiabá/MT.

PAULO ROBERTO SAVASSI-ROCHA
Professor Titular do Departamento de Cirurgia da Faculdade de Medicina da UFMG. Chefe do Instituto Alfa de Gastroenterologia do Hospital das Clínicas da UFMG. Belo Horizonte/MG.

PEDRO AUGUSTO BISI DOS SANTOS FILHO
Médico Residente de Cirurgia do Aparelho Digestivo do Instituto Alfa de Gastroenterologia do Hospital das Clínicas da UFMG. Belo Horizonte/MG.

PEDRO PAULO PARISI
Médico Colaborador da Unidade de Cirurgia Bariátrica e Metabólica da Disciplina de Cirurgia do Aparelho Digestivo do Hospital das Clínicas da Faculdade de Medicina da USP. São Paulo/SP.

RAFAEL BUENO DE ANDRADE
Especialista em Medicina Interna e Gastroenterologia. Residente de Endoscopia Digestiva do Hospital Lifecenter. Belo Horizonte/MG.

RAFAEL CALVÃO BARBUTO
Doutor em Cirurgia pela UFMG. Membro do Grupo de Urgência e Coordenador do Grupo de Parede Abdominal e Retroperitônio do Instituto Alfa de Gastroenterologia do Hospital das Clínicas da UFMG. Professor da Faculdade de Medicina da Universidade José do Rosário Vellano (UNIFENAS – BH). Belo Horizonte/MG.

RAFAEL CARVALHO DE MORAIS
Médico. Vitória/ES.

RAQUEL DOS SANTOS MALHEIROS
Pediatra, gastroenterologista e endoscopista do Hospital Infantil João Paulo II – Rede FHEMIG. Belo Horizonte/MG.

REGINALDO FIGUEIREDO
Professor Adjunto Doutor do Departamento de Propedêutica Complementar da Faculdade de Medicina da UFMG. Belo Horizonte/MG.

RICARDO JAYME PROCÓPIO
Médico especialista em Radiologia Intervencionista e Cirurgia Endovascular pela Sociedade Brasileira de Radiologia Intervencionista e Cirurgia Endovascular (SOBRICE). Especialista em Cirurgia Endovascular pela Sociedade Brasileira de Angiologia e Cirurgia Vascular (SBACV). Coordenador do Setor de Cirurgia Endovascular do Hospital das Clínicas da UFMG. Belo Horizonte/MG.

RICARDO MIGUEL COSTA DE FREITAS
Mestre em Ciências pela UFMG. Médico especialista em Radiologia e Diagnóstico por Imagem. Fellow em Radiologia Intervencionista pela Universidade Louis Pasteur (Strasbourg/França). Membro correspondente da Sociedade Européia de Radiologia Intervencionista e Cirurgia Vascular (CIRSE). Coordenador do Setor de Radiologia Intervencionista do Hospital das Clínicas da UFMG. Belo Horizonte/MG.

RICARDO PEREIRA MENDES
Especialista em Clínica Médica pelo Hospital das Clínicas da UFMG. Médico Residente de Gastroenterologia do Hospital das Clínicas da UFMG. Belo Horizonte/MG.

RODRIGO CUNHA GUIMARÃES
Membro do Serviço de Oncologia Clínica do Hospital das Clínicas da UFMG. Belo Horizonte/MG.

RODRIGO DE ALMEIDA PAIVA
Médico Assistente da Clínica de Coloproctologia do Hospital Felício Rocho. Belo Horizonte/MG.

RODRIGO GOMES DA SILVA
Professor Adjunto Doutor do Departamento de Cirurgia da Faculdade de Medicina da UFMG. Coordenador do Grupo de Coloproctologia e Intestino Delgado do Instituto Alfa de Gastroenterologia do Hospital das Clínicas da UFMG. Membro da Sociedade Brasileira de Coloproctologia. Titular do Colégio Brasileiro de Cirurgia. Belo Horizonte/MG.

RODRIGO MACEDO ROSA
Membro Titular da Federação Brasileira de Gastroenterologia e Sociedade Brasileira de Endoscopia Digestiva (SOBED). Membro do Grupo de Propedêutica Complementar do Instituto Alfa de Gastroenterologia do Hospital das Clínicas da UFMG. Mestrando em Ciências Aplicadas a Saúde do Adulto – Área de Concentração do Aparelho Digestivo – do Programa de Pós-Graduação da Faculdade de Medicina da UFMG. Belo Horizonte/MG.

RODRIGO RODA RODRIGUES DA SILVA
Mestre em Gastroenterologia – Área de Concentração em Endoscopia Digestiva pela Faculdade de Medicina da UFMG. Membro do Grupo de Propedêutica Complementar do Instituto Alfa de Gastroenterologia do Hospital das Clínicas da UFMG. Membro Titular da Sociedade Brasileira de Endoscopia Digestiva. Especialista em Endoscopia Digestiva Biliopancreática e Ecoendoscopia (Lyon-França). Membro da Sociedade Francesa de Endoscopia Digestiva. Belo Horizonte/MG.

ROGÉRIO AUGUSTO PINTO DA SILVA
Mestre em Medicina (Medicina Tropical) pela Faculdade de Medicina da UFMG. Membro do Grupo de Propedêutica Complementar do Instituto Alfa de Gastroenterologia do Hospital das Clínicas da UFMG. Preceptor da Residência Médica em Radiologia e Diagnóstico por Imagem do Hospital das Clínicas da UFMG. Médico do Centro Especializado em Ultrassonografia. Belo Horizonte/MG

ROSÁLIA BRAGAGNOLO
Nutricionista voluntária da EMTN do Hospital Universitário Júlio Muller. Mestranda em Ciências da Saúde da FCM/UFMT. Cuiabá/MT.

ROSANE LUIZA COUTINHO
Pós-graduanda em Ciências da Saúde – Medicina Tropical e Infectologia na Faculdade de Medicina da UFMG. Médica auditora da Comissão de Controle de Infecção Hospitalar do Hospital das Clínicas da UFMG. Especialista em Clínica Médica e Infectologia. Belo Horizonte/MG.

ROSÂNGELA TEIXEIRA
Professora Associada II do Departamento de Clínica Médica da Faculdade de Medicina da UFMG. Mestre e Doutora em Medicina Tropical pela Faculdade de Medicina da UFMG. Pós-Doutora em Hepatologia pelo Royal Free Hospital School of Medicine (Londres) e pelo Mount Sinai Hospital School of Medicine (Nova York). Coordenadora do Ambulatório de Hepatites Virais do Instituto Alfa de Gastroenterologia do Hospital das Clínicas da UFMG/ Centro de Referência em Hepatites Virais do Estado de Minas Gerais/SES/MG. Belo Horizonte/MG.

SAMIR RASSLAN
Professor Titular das Disciplinas de Cirurgia Geral e do Trauma. Diretor da Divisão de Clínica Cirúrgica III do Hospital das Clínicas da Faculdade de Medicina da USP. São Paulo/SP.

SÍLVIA ZENÓBIO NASCIMENTO
Membro do Grupo de Parede Abdominal e Retroperitônio e do Grupo de Urgência do Instituto Alfa de Gastroenterologia do Hospital das Clínicas da UFMG. Coordenadora Médica da Emergência do Hospital Risoleta Tolentino Neves. Membro do Serviço de Cirurgia Geral do Hospital Vera Cruz. Belo Horizonte/MG.

SINARA MÔNICA DE OLIVEIRA LEITE
Professora de Coloproctologia da Faculdade de Ciências Médicas de Minas Gerais. Coloproctologista do Hospital Governador Israel Pinheiro, da Santa Casa de Belo Horizonte e do Hospital Biocor. Belo Horizonte/MG.

SIZENANDO VIEIRA STARLING
Cirurgião Titular do Hospital João XXIII da Fundação Hospitalar do Estado de Minas Gerais. Cirurgião do Hospital Lifecenter. Professor Convidado do Departamento de Cirurgia da Faculdade de Medicina da UFMG. Mestre do Capítulo de Minas Gerais do Colégio Brasileiro de Cirurgiões. Vice-Presidente da Sociedade Brasileira de Atendimento Integrado ao Politraumatizado. Instrutor ATLS – Núcleo de MG. Belo Horizonte/MG.

SORAYA RODRIGUES DE ALMEIDA
Professora Adjunta do Departamento de Cirurgia da Faculdade de Medicina da UFMG. Mestre e Doutora em Cirurgia pela Faculdade de Medicina da UFMG. Coordenadora da Residência Médica em Cirurgia Geral do Hospital das Clínicas da UFMG. Membro do Instituto Alfa de Gastroenterologia do Hospital das Clínicas da UFMG. Belo Horizonte/MG.

STELLA SALA SOARES LIMA
Mestre em Medicina Tropical e Infectologia pela Faculdade de Medicina da UFMG. Médica auditora da Comissão de Controle de Infecção Hospitalar do Hospital das Clínicas da UFMG. Especialista em Clínica Médica, Pneumologia e Radioterapia. Belo Horizonte/MG.

TATIANA MARTINS
Médica Residente de Radiologia e Diagnóstico por Imagem do Hospital das Clínicas da UFMG. Belo Horizonte/MG.

TEÓLILO EDUARDO DE ABREU PIRES
Médico Radiologista. Membro do Corpo Clínico do Centro Especializado em Diagnósticos Médicos. Preceptor da Residência Médica em Radiologia e Diagnóstico por Imagem do Hospital das Clínicas da UFMG. Belo Horizonte/MG

TEON AUGUSTO NORONHA DE OLIVEIRA
Médico Residente da Clínica de Coloproctologia do Hospital Felício Rocho. Belo Horizonte/ MG.

TERESA CRISTINA DE ABREU FERRARI
Professora Associada do Departamento de Clínica Médica da Faculdade de Medicina da UFMG. Membro do Grupo de Fígado, Vias Biliares, Pâncreas, Baço e Hipertensão Porta do Instituto Alfa de Gastroenterologia do Hospital das Clínicas da UFMG. Belo Horizonte/MG

VITOR NUNES ARANTES
Mestre em Gastroenterologia pela Faculdade de Medicina da UFMG. Membro do Grupo de Propedêutica Complementar do Instituto Alfa de Gastroenterologia do Hospital das Clínicas da UFMG. Endoscopista do Hospital Lifecenter. Membro da Comissão do Título de Especialista em Endoscopia Digestiva da Sociedade Brasileira de Endoscopia Digestiva. Belo Horizonte/ MG.

WALTON ALBUQUERQUE
Doutor em Medicina pela UFMG, área de concentração Gastroenterologia. Coordenador Médico da Seção de Endoscopia do Setor de Propedêutica Complementar do Instituto Alfa de Gastroenterologia do Hospital das Clínicas da UFMG. Médico endoscopista do Hospital Felício Rocho. Belo Horizonte/MG.

WANESSA TRINDADE CLEMENTE
Professora Adjunta-Doutora do Departamento de Propedêutica Complementar da Faculdade de Medicina da UFMG. Coordenadora da Comissão de Controle de Infecção Hospitalar do Hospital das Clínicas da UFMG. Membro do Grupo de Tranplante do Instituto Alfa de Gastroenterologia do Hospital das Clínicas da UFMG. Belo Horizonte/MG

Prefácio

80 Questões Comentadas em Gastroenterologia (Tópicos em Gastroenterologia 18) é o 19º livro de uma série organizada pelo Instituto Alfa de Gastroenterologia (IAG) do Hospital das Clínicas da UFMG. Ele dá sequência a *Controvérsias em Gastroenterologia*, editado em 1988, e aos *Tópicos em Gastroenterologia* 1 a 17, editados anualmente a partir de 1990 (exceto em 1995, 2007 e 2009).

O grande sucesso alcançado pela edição anterior (*100 Questões Comentadas em Gastroenterologia*) estimulou-nos a manter esta nova linha editorial que prioriza responder, de maneira concisa e objetiva, questões relacionadas à clínica, à cirurgia, à endoscopia e à radiologia gastroenterológicas.

Estas questões procuram enfocar temas que atendem às inquietações do cotidiano daqueles que lidam com as diferentes afecções do aparelho digestivo. Da mesma forma que na edição anterior, foram abordados temas relacionados com afecções do esôfago, estômago, intestino delgado, cólon, pâncreas, fígado, vias biliares e baço. Foi também incluída seção abordando questões relacionadas com metabolismo e aparelho digestivo, tais como reintrodução da alimentação oral no pós-operatório de cirurgia digestiva, interpretação das dosagens de albumina e PCR no pós-operatório, nutrição enteral na pancreatite aguda grave, entre outras.

Na seção Miscelânea, diferentes assuntos foram tratados, como linfoma MALT, cirurgia metabólica, uso do sistema VAC em peritoniostomia, vias de acesso nas hernioplastias, métodos propedêuticos no abdome agudo, dor pós-operatória etc.

Agradecemos aos colaboradores pela inestimável contribuição prestada e pela maneira atenciosa com que atenderam nosso convite.

Nossos agradecimentos se estendem à Medbook Editora Científica Ltda., por ter acreditado, mais uma vez, em nossa proposta, e à secretaria do IAG, na pessoa da Srta. Rosana Maria Almeida Cruz, pela dedicação e incansável contribuição na revisão e organização do livro.

Os autores

Sumário

I ESÔFAGO

1. **Manifestações atípicas da doença do refluxo gastroesofágico: quando indicar tratamento cirúrgico?** 3
Paulo Roberto Savassi-Rocha
Aloísio Cardoso-Júnior

2. **Adenocarcinoma de esôfago: existe lugar para o tratamento neoadjuvante?** 12
André Márcio Murad

3. **Abordagem inicial de pacientes com doença do refluxo gastroesofágico sem manifestações de alarme: tratamento empírico com inibidores de bomba de prótons ou endoscopia?** 19
Luciana Dias Moretzsohn

4. **Candidíase de esôfago – achado incidental: o que fazer?** 23
Clarissa de Carvalho Resende

5. **Lesão esofágica induzida por drogas: como diagnosticar e tratar?** 26
Celso Mirra de Paula e Silva

6. **Neoplasia avançada ressecável de esôfago: rádio e quimioterapia ou cirurgia?** 31
Antônio Orlando Scalabrini-Neto

7. **Varizes de esôfago: há contraindicação ao cateterismo nasoentérico para nutrição?** 34
Rodrigo Macedo Rosa

II ESTÔMAGO

8. Carcinoide gástrico tipo 1: como acompanhar? 41
Marco Antônio Gonçalves Rodrigues

9. Carcinoide gástrico tipo 1: quando e como operar? 46
Aloísio Cardoso-Júnior
Paulo Roberto Savassi-Rocha

10. GIST gástrico: quando indicar terapia adjuvante após ressecção? 54
Ana Carolina Guimarães de Castro
Rodrigo Cunha Guimarães

11. Neoplasia gástrica superficial: quando e como realizar tratamento endoscópico? 58
Walton Albuquerque
Paula Harumi de Souza Uejo

12. Proteção de mucosa gastroduodenal com inibidores de bomba de prótons: qual é o esquema ideal? 72
Luiz Gonzaga Vaz Coelho

13. Linfadenectomia à D2 no câncer gástrico avançado: quando prescindir? 76
Fernando Augusto de Vasconcellos Santos
Alberto Julius Alves Wainstein

14. Gastroenterite eosinofílica: como diagnosticar e tratar? 80
Eduardo Garcia Vilela
Aloísio Sales da Cunha

15. Motilidade gástrica: como investigar? 85
Joffre Rezende Filho

III INTESTINO DELGADO

16. Doença celíaca: o que fazer além da dieta? 99
André Zonetti de Arruda Leite

17. Doença inflamatória intestinal: o tratamento biológico deve ser sempre em conjunto com imunossupressor? 103
Adérson Omar Mourão Cintra Damião

SUMÁRIO — xxiii

18. **Diarreia crônica: como identificar a origem (intestino delgado ou cólon)?** 110
   Aloísio Sales da Cunha
   Maria de Lourdes de Abreu Ferrari

19. **Doenças do intestino delgado: qual o papel da enterografia por tomografia?** 114
   Luciana Costa Silva
   Tatiana Martins

20. **Supercrescimento bacteriano do intestino delgado: quando e como tratar?** 126
   Emanuella Braga de Carvalho
   Maria de Lourdes de Abreu Ferrari

21. **Síndrome do intestino irritável: qual a contribuição da infecção intestinal na sua etiologia?** 131
   Maria do Carmo Friche Passos
   Ana Flávia Passos Ramos

22. **Síndrome do intestino irritável: qual o papel dos probióticos e antibióticos?** 141
   Adérson Omar Mourão Cintra Damião

23. **Propedêutica da diarreia crônica: qual a real contribuição da coprocultura?** 144
   Maria de Lourdes de Abreu Ferrari
   Ricardo Pereira Mendes

24. **Hemorragia obscura do intestino médio: enteroscopia ou cápsula?** 147
   David Corrêa Alves de Lima
   Luiz Ronaldo Alberti

25. **Obstrução intestinal recorrente por aderências: o que fazer?** 153
   Fernando Novo
   Samir Rasslan

26. **Tumor carcinoide de intestino delgado: como estadiar?** 157
   Frederico Teixeira
   Samir Rasslan

IV CÓLON

27. **Colite pseudomembranosa: como diagnosticar e tratar?** 167
   Maria de Lourdes de Abreu Ferrari
   Natália Pimenta Resende

Sumário

28. Colite microscópica: como diagnosticar e tratar? 174

André Zonetti de Arruda Leite

29. Preparo de cólon pré-endoscopia: quais as opções? 176

Jairo Silva Alves
Bernardo Hanan
Raquel dos Santos Malheiros
Gabriela Londe Alves

30. Preparo de cólon em operações colônicas eletivas: deve ser compulsório? 181

Bernardo Hanan
Magda Maria Profeta da Luz
Rodrigo Gomes da Silva

31. Rastreamento e prevenção do câncer colorretal: quando indicar pesquisa de sangue oculto nas fezes ou colonoscopia? 185

Antônio Lacerda-Filho
Augusto Motta Neiva
Cristiane de Souza Bechara

32. Doença inflamatória intestinal colônica: como realizar a vigilância endoscópica? 192

Natália Pimenta Resende
Rodrigo Roda Rodrigues da Silva

33. Síndrome de Ogilvie: como diagnosticar e tratar? 197

Fábio Lopes de Queiroz
Rodrigo de Almeida Paiva
Teon Augusto Noronha de Oliveira

34. Incontinência fecal: quais são as opções terapêuticas? 206

Cleber Luiz Scheidegger Maia Júnior
Marco Antônio Miranda dos Santos
Sinara Mônica de Oliveira Leite

35. Quais os limites das ressecções endoscópicas das neoplasias superficiais colorretais? 211

Vitor Arantes
Rafael Bueno de Andrade

V   METABOLISMO E APARELHO DIGESTIVO

36. Alimentação oral no pós-operatório de cirurgia digestiva: qual o melhor critério para avaliar a realimentação? 219

Álvaro Armando Carvalho de Morais
Danilo Nagib Salomão Paulo
Gilmária Millere Tavares

37. Albumina e proteína C reativa no pós-operatório: como interpretar? 223

Álvaro Armando Carvalho de Morais
Fernanda Semião Garcia
Rafael Carvalho de Morais

38. Nutrição parenteral: central ou periférica? 227

Maria Isabel Toulson Davisson Correia

39. Nutrição enteral na pancreatite aguda grave: estômago ou jejuno? 231

José Eduardo de Aguilar-Nascimento
Cervantes Caporossi
Fernanda Stephan Caporossi
Márcia Carolina de Siqueira Paese
Rosália Bragagnolo

40. Hidratação perioperatória: quando pouco é ruim e muito é pior? 234

Maria Isabel Toulson Davisson Correia

41. Jejum pré-operatório: qual o seu impacto? 238

José Eduardo de Aguilar-Nascimento
Diana Borges Dock-Nascimento
Paula Pexe
Letícia Perdomo
Francine Perrone

42. Fístulas digestivas: nutrição parenteral ou enteral? 241

Antônio Carlos Ligocki Campos
Alessandra Miguel Borges

43. Nutrição pré-operatória: quando indicar? 245

Antônio Carlos Ligocki Campos
Alessandra Miguel Borges

44. Resposta metabólica, inflamatória e imunológica: há lugar para imunonutrientes?.... 249

Antônio Carlos Ligocki Campos
Alessandra Miguel Borges

45. Hiperglicemia: quando é compulsório tratar?... 253

Álvaro Armando Carvalho de Morais
Cláudio Piras
Rafael Carvalho de Morais

46. Deficiência de cálcio após gastroplastia: como diagnosticar e prevenir?....................... 258

Luciana Janene El-Kadre

47. Controle do diabetes melito após gastroplastia: qual é a realidade?............................... 261

Soraya Rodrigues de Almeida
Sílvia Zenóbio Nascimento
Maria de Fátima Haueisen Sander Diniz

VI PÂNCREAS

48. Lesões císticas da cabeça do pâncreas: quando optar por tratamento conservador?..... 273

Marcel Autran Cesar Machado

49. Pseudocisto pancreático: quando intervir?... 277

Marcel Autran Cesar Machado

50. Existe indicação para uso profilático de octreotida nas pancreatectomias?.................... 281

Alexandre Prado de Resende
Leandro Ricardo de Navarro Amado

51. Indicadores prognósticos na pancreatite aguda: qual a real contribuição?.................... 285

José Renan Cunha Melo
Pedro Augusto Bisi dos Santos Filho

**52. Lesões pancreáticas: os métodos de imagem têm acurácia
para diferenciar a natureza benigna ou maligna?**.. 303

Fabiana Paiva Martins
Ivie Braga de Paula

53. Pancreatite crônica: como controlar a dor?.. 307

Guilherme Santiago Mendes
Marcelo Henrique de Oliveira

VII FÍGADO, VIAS BILIARES E BAÇO

54. Hepatite B: tem cura?.. 315
Rosângela Teixeira
Eric Bassetti-Soares

55. Prurido secundário à colestase: quais são as opções terapêuticas? 318
Luciana Costa Faria
Teresa Cristina de Abreu Ferrari

56. Hepatite autoimune: quando suspender o tratamento? 324
Débora Raquel Benedita Terrabuio
Eduardo Luiz Rachid Cançado

57. Ácido ursodesoxicólico: qual seu real valor nas hepatopatias autoimunes? 327
Débora Raquel Benedita Terrabuio
Eduardo Luiz Rachid Cançado

58. Fibrose hepática: qual a real contribuição do Fibroscan®? 331
Eduardo Garcia Vilela
Gibran Cessin Anacleto Sassine

59. Estenose biliar: qual o papel da radiologia intervencionista? 335
Marcelo Dias Sanches
Soraya Rodrigues de Almeida
Rogério Augusto Pinto da Silva

60. Ultrassonografia intraoperatória: em que situações deve ser compulsória? 342
Rogério Augusto Pinto da Silva
Marcell de Barros Duarte Pereira
Teófilo Eduardo de Abreu Pires

61. Lesão da via biliar principal na colecistectomia: o que fazer no momento do diagnóstico? 348
Paulo Roberto Savassi-Rocha
Aloísio Cardoso-Júnior

62. Embolização porta pré-operatória: quando indicar? 372
Ricardo Miguel Costa de Freitas
Ricardo Jayme Procópio
Alexandre de Tarso Machado

63. **Trombose venosa porta - tratamento fibrinolítico: quando e como?**............377
Alexandre de Tarso Machado
Ricardo Jayme Procópio

64. **Colecistolitíase e litíase da via biliar principal em pacientes jovens: há espaço para abordagem endoscópica eletiva pré-colecistectomia nos dias atuais?**............383
Edivaldo Fraga Moreira
Patrícia Coelho Fraga Moreira

VIII MISCELÂNEA

65. **Controle do sangramento: quando usar Hem-o-lok®, clipe, Ligasure®, bisturi harmônico, ligadura convencional?**............389
Paulo Roberto Savassi-Rocha

66. **Quais os fatores relacionados ao carcinoma espinocelular de boca e orofaringe?**............403
Gustavo Meyer de Moraes
José Maria Porcaro Salles
Alexandre de Andrade Sousa
João Marcos Arantes Soares
Jomar Rezende Carvalho

67. **Linfoma MALT do estômago após erradicação do *H.pylori*: como interpretar o quadro histopatológico?**............408
Alfredo José Afonso Barbosa

68. **Cirurgia metabólica: qual técnica sobreviverá?**............412
Marco Aurélio Santo
Fábio Quirillo Milléo
Allan Garms Marson
Pedro Paulo Parisi
Flávio Roberto Takeda

69. **Uso do sistema VAC em peritoniostomia: quando e como?**............418
Sizenando Vieira Starling
Marcos Campos Wandereley Reis

70. **Hernioplastia: acesso convencional × laparoscópico**............426
Marco Aurélio Santo
Flávio Roberto Takeda

SUMÁRIO xxix

71. **Hérnias incisionais: prótese pré-peritoneal ou pré-fascial?** 429
Rafael Calvão Barbuto
Antônio Eustáquio de Oliveira
Geraldo Henrique Gouvêa de Miranda

72. **Dor no pós-operatório de cirurgia digestiva: quando e como utilizar morfina e seus derivados?** 435
Carlos Cezar Nunes

73. **Endoscopia intraoperatória: quando indicar?** 440
Luiz Cláudio Miranda da Rocha

74. **Paciente em uso de anticoagulantes: a endoscopia digestiva está contraindicada?** 444
Daniel Dias Ribeiro
Ana Flávia Leonardi Tibúrcio Ribeiro

75. **Ressonância nuclear magnética no abdome agudo: quando indicar?** 448
Aloísio Cardoso-Júnior
Paulo Roberto Savassi-Rocha

76. **Enema opaco no abdome agudo: ainda existe indicação?** 453
Reginaldo Figueiredo
João Paulo Kawaoka Matushita

77. **Apendicite aguda: existe sinal patognomônico?** 459
Andy Petroianu
Luiz Ronaldo Alberti

78. **Antibioticoterapia na apendicite: quando e como?** 464
Wanessa Trindade Clemente
Stella Sala Soares Lima
Rosane Luiza Coutinho

79. **Laparoscopia diagnóstica: quando indicar?** 472
Mário Ribeiro

80. **As técnicas de cirurgia bariátrica podem desenvolver outras doenças?** 477
Marco Túlio Costa Diniz
Alexandre Lages Savassi-Rocha

Índice Remissivo 483

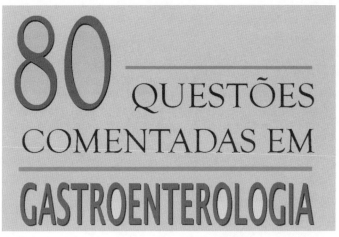

TÓPICOS EM GASTROENTEROLOGIA 18

I

ESÔFAGO

1

Manifestações Atípicas da Doença do Refluxo Gastroesofágico: Quando Indicar Tratamento Cirúrgico?

Paulo Roberto Savassi-Rocha • Aloísio Cardoso-Júnior

▶▶ INTRODUÇÃO

A doença do refluxo gastroesofágico (DRGE) tem origem multifatorial, sendo resultado de alterações dos fatores de proteção da mucosa (salivação, peristalse esofagiana, secreção esofágica de bicarbonato e ação da gravidade) e alterações da barreira antirrefluxo (esôfago abdominal, braços do pilar direito do diafragma e ação do esfínter inferior do esôfago [EIE]).

O tratamento clínico, apesar de muito eficaz em percentual significativo de casos, não cura o refluxo, mas apenas altera a natureza do refluxato. O tratamento cirúrgico é o único tratamento curativo. Os princípios da operação antirrefluxo incluem a restauração do esôfago intra-abdominal, a redução da hérnia hiatal (quando presente) e a realização de hiatorrafia e fundoplicatura.

As principais indicações cirúrgicas na DRGE incluem:

- Necessidade de tratamento de manutenção com inibidores de bomba de prótons (IBP) em pacientes jovens (a resposta favorável à medicação antissecretora é o melhor fator preditivo de boa resposta ao tratamento cirúrgico).

- Opção do paciente responsivo ao IBP (desejo manifesto de não fazer uso do medicamento *ad infinitum*).

- Falta de resposta ao tratamento clínico, principalmente nos casos de refluxo não ácido ou misto (tratamento clínico, incluindo medidas comportamentais + IBP dose plena/dupla/associação com bloqueador H_2).

- Complicações da DRGE (estenose, sangramento).

- Hipotonia importante (< 6mmHg) do EIE (controverso).

- Esôfago de Barrett (controverso).

- Portadores de hérnias hiatais volumosas associadas sintomáticos.

- Manifestações atípicas (MA).

Quadro 1.1 Manifestações extraesofágicas (atípicas) da DRGE*

Pulmonares	Laríngeas	Orofaríngeas
Tosse crônica	Rouquidão	Odinofagia
Bronquite crônica	Estridor	Dor de garganta
Asma brônquica	Pólipos das cordas vocais	Gosto ruim
Pneumonia recorrente	Leucoplasia	Sensação de glóbus
Aspiração noturna	Estenose subglótica	Otite média
Abscesso pulmonar	Engasgos	Congestão nasal/sinusite
Fibrose pulmonar idiopática	Laringite	Erosões dentárias
	Tonsilite	Faringite
	Câncer de laringe	
	Espasmo laríngeo	

*Dor torácica não cardíaca é também considerada MA da DRGE, embora sua origem mais provável seja o próprio esôfago.

▶▶ MANIFESTAÇÕES ATÍPICAS NA DRGE

A pirose e a regurgitação constituem as manifestações típicas da DRGE. Tosse crônica, asma, dor torácica não cardíaca, rouquidão, laringite péptica e erosões dentárias, entre outras, são consideradas MA (Quadro 1.1).

O tratamento clínico ou cirúrgico na vigência da MA costuma apresentar resultados desapontadores. Assim sendo, a indicação cirúrgica, nesses casos, é muito controversa, tendo em vista uma série de fatores, entre os quais se destacam:

- A relação entre as MA e a DRGE só está presente em alguns casos (percentual ainda não adequadamente estimado).[1-3]

- As MA são, geralmente, de origem multifatorial, e a DRGE representa somente um dos possíveis fatores.

- Os dados que respaldam o efeito benéfico dos tratamentos clínico e cirúrgico nessa situação são escassos; os resultados dos estudos publicados são tão discrepantes que não permitem conclusões adequadas.[3]

- Novos estudos bem conduzidos são imprescindíveis e devem abranger número significativo de casos, ter caráter multicêntrico, ser prospectivos e comparar os tratamentos clínico e cirúrgico com critérios padronizados.

- Avaliação pré e pós-tratamento, tipo de operação realizada e acompanhamento pós-operatório devem ser padronizados para avaliação adequada.

▶▶ RELAÇÃO MA/DRGE: COMO DIAGNOSTICAR?

Na ausência das manifestações clássicas (pirose e/ou regurgitação), costuma ser difícil correlacionar, de forma inequívoca, MA com DRGE.[4,5] Muitos pacientes com MA podem não apre-

MANIFESTAÇÕES ATÍPICAS DA DOENÇA DO REFLUXO GASTROESOFÁGICO: QUANDO INDICAR TRATAMENTO CIRÚRGICO?

sentar pirose e/ou regurgitação.[6] Assim sendo, esses sintomas podem estar ausentes em 40% a 60% dos asmáticos, 57% a 94% dos pacientes com queixas otorrinolaringológicas e em 43% a 75% dos portadores de tosse crônica nos quais se suspeita de DRGE como fator etiológico.[7-9]

Dois mecanismos têm sido propostos para explicar MA na DRGE: microaspiração de conteúdo gástrico e eventos mediados pelo vago.[7] Estes últimos têm como base estudos embriológicos que demonstram que a árvore brônquica e o esôfago compartilham de origem embriológica e inervação comuns via nervo vago. Desse modo, a acidificação do esôfago distal pode estimular receptores acidossensíveis, resultando em dor torácica não cardíaca, tosse, broncoconstrição e asma.

A **asma** é a manifestação de origem pulmonar associada com a DRGE mais frequente.[7] Estima-se que, dos 15 milhões de asmáticos nos EUA, 50% a 80% podem ter DRGE.[10] A maioria dos asmáticos apresenta também pirose e mais de 75%, alterações à pHmetria de 24 horas.[10] No entanto, a relação causa/efeito entre essas condições é difícil de ser estabelecida, uma vez que qualquer uma delas pode induzir a outra. Além do mais, os medicamentos antiasmáticos podem provocar refluxo gastroesofágico (teofilina, agonistas beta 2, prednisona etc.).

Alguns dados favorecem essa associação, a saber:

- Tosse noturna.
- Manifestações asmatiformes após alimentação copiosa, uso de álcool e/ou posição supina.
- Asma iniciando na idade adulta.
- Controle inadequado dos sintomas da asma com medicação usual.
- Pirose e/ou regurgitação precedendo o início da crise de asma.

A **tosse crônica** (mais de 3 semanas), associada ao refluxo, ocorre predominantemente durante o dia e na posição de pé. Ela é, quase sempre, não produtiva e constitui a única manifestação da DRGE em mais de 50% dos pacientes. A suspeita de DRGE nesses pacientes se fortalece em não fumantes, não asmáticos, que não fazem uso de medicamentos indutores de tosse, com radiografia de tórax normal e sem gotejamento pós-nasal.[11]

A **laringite de refluxo** (ou refluxo laringofaríngeo) caracteriza-se por tosse, dor de garganta, glóbus, rouquidão e hábito de raspar a garganta.

A laringite crônica e a dor de garganta não responsiva a tratamento estão associadas com refluxo ácido em até 60% dos pacientes.[9]

A sensação de glóbus pode ser causada pelo refluxo em 25% a 50% dos casos.[7]

Estudos recentes demonstraram que os ácidos biliares conjugados e a pepsina, em pH ácido, provocam inflamação laríngea, ao contrário do que ocorre com exposição não ácida de secreções duodenais.[12] A laringoscopia, nesses pacientes, pode revelar alterações, incluindo ulcerações, nódulos de cordas vocais, granuloma, eritema, edema de laringe posterior, leucoplasia, estenose subglótica e até câncer. Estes sinais costumam ser inespecíficos e podem resultar, também, de outras condições, como tabagismo, alcoolismo, gotejamento pós-nasal, doença viral, uso inadequado da voz, alergia etc.

Parece que alterações laríngeas, envolvendo as cordas vocais e a parede aritenoide medial, são mais específicas na DRGE.[9]

A correlação entre esofagite erosiva e doença pulmonar está expressa no Quadro 1.2.

A causa principal da **dor torácica não cardíaca** é a DRGE. Outras situações que devem ser pesquisadas nesses pacientes incluem os distúrbios da motilidade esofagiana (esôfago em quebra-nozes e espasmo esofagiano difuso). Habitualmente, a dor costuma ser do tipo em queimação, subesternal, com irradiação para costas, pescoço, mandíbula ou braços. Pode piorar após as refeições e/ou acordar o paciente durante a noite. Pode ser induzida por esforço físico,

Quadro 1.2 Correlação entre esofagite erosiva (diagnóstico endoscópico) e doença pulmonar

Doença pulmonar	Odds ratio	95% IC
Asma	1,51	1,43 a 1,59
Fibrose pulmonar	1,36	1,25 a 1,48
Atelectasia	1,31	1,23 a 1,40
Bronquite crônica	1,28	0,22 a 1,34
Bronquiectasia	1,26	1,09 a 1,47
DPOC	1,22	1,16 a 1,27
Pneumonia	1,15	1,12 a 1,18

IC – Intervalo de confiança; DPOC – Doença pulmonar obstrutiva crônica.
Extraído de Gurski et al.[6]

tornando-se indistinguível da dor secundária à doença coronariana. Pode durar minutos ou horas e, quase sempre, melhora com o uso de antiácidos e/ou antissecretores. Em 20% dos pacientes, as manifestações típicas da DRGE (pirose e regurgitação) estão ausentes.[13]

Em relação aos exames diagnósticos empregados para detecção da DRGE (endoscopia digestiva alta, pHmetria de 24 horas, manometria, impedâncio-pHmetria) é importante assinalar que:

- A endoscopia digestiva alta não costuma ser útil para diagnosticar/correlacionar MA com DRGE, uma vez que a prevalência da esofagite endoscópica é baixa (10% a 30%) nos pacientes com MA sem regurgitação e/ou pirose, ao contrário do que ocorre naqueles com manifestações típicas (mais de 50%).[7]

- A pHmetria de 24 horas, por sua vez, é considerada método padrão para detectar exposição ácida do esôfago. Entretanto, apresenta sensibilidade relativamente baixa (70% a 80%) com falso-negativos variando de 20% a 50% nos pacientes com MA. Assim sendo, um teste negativo não exclui o diagnóstico de DRGE em pacientes com MA, enquanto um teste positivo não confirma que a DRGE seja a causa dessas manifestações. Nesses casos, a relação de causa e efeito é mais bem estabelecida pela resposta favorável à terapêutica acidossupressora. Alguns autores recomendam que a terapêutica com IBP deva preceder a realização deste exame, que só estaria indicado nos casos não respondedores ao uso dos IBP. A pHmetria de 24 horas adquire maior valor quando existe correlação do sintoma com a queda do pH.

- O papel do refluxo não ácido é ainda questão de debate nos pacientes não respondedores aos IBP. A impedâncio-pHmetria é capaz de detectar ambos os tipos de refluxo (ácido e não ácido). Bajborj et al[15] demonstraram que a impedâncio-pHmetria de 24 horas constitui o melhor método para detecção de refluxo gastroesofágico. Esta opinião é confirmada por outros autores.[16,17]

A identificação e a dosagem de pepsina no escarro/saliva, quando coletado(s) na vigência da MA, apresentam excelente sensibilidade e valor preditivo negativo no estabelecimento da relação MA/DRGE.[18] Entretanto, a especificidade e o valor preditivo positivo são baixos.

Pribuisiene et al.[19] publicaram diretrizes utilizando dados de medicina baseada em evidência e retirados de publicações científicas nas quais consideraram como indicativos de MA da DRGE:

1. Manifestações permanentes por mais de 3 meses (rouquidão, tosse, sensação de *globus* etc.).
2. Achados sugestivos à laringoscopia (edema, eritema, hipertrofia mucosa da parte posterior da glote etc.).
3. Detecção endoscópica de esofagite de refluxo.
4. Avaliação positiva da relação entre refluxo e alterações morfológico-funcionais.

A mais importante limitação dos diferentes métodos disponíveis para o diagnóstico da DRGE é a superestimativa do diagnóstico desta afecção nos pacientes com MA.

▶▶| TRATAMENTO

O tratamento da DRGE com MA pode ser clínico ou cirúrgico.

O **tratamento clínico** compreende a utilização de IBP (omeprazol, lanzoprazol, pantoprazol, rabeprazol ou esomeprazol) associada às conhecidas medidas comportamentais. O tratamento, inicialmente empírico, deve, conforme assinalado, preceder a realização dos testes diagnósticos. Vários estudos demonstraram que o tratamento deve ser agressivo e com duração mínima de 2 a 3 meses.[20-22]

Com a administração de duas doses diárias de IBP, a inibição da capacidade de secreção ácida gira em torno de 80%.

Dore *et al.*[20] analisaram 266 pacientes com MA de DRGE submetidos a tratamento clínico com IBP. Sessenta e nove por cento dos pacientes evoluíram com redução completa dos sinais/sintomas, 11% com melhora e 20% não obtiveram nenhum alívio ou obtiveram ligeira redução.

Louis *et al.*[23] relatam estudo envolvendo 90 gastroenterologistas que avaliaram 2.864 pacientes portadores da DRGE, dos quais 776 (27,1%) com MA. Após 1 mês de tratamento com esomeprazol (40mg/dia), os sinais e sintomas desapareceram em 57,1% e melhoraram em 26,6% dos pacientes. Vale a pena destacar, no entanto, que percentual significativo desses pacientes apresentava também pirose e/ou regurgitação.

Nos pacientes com MA secundárias à DRGE, estas manifestações melhoram mais lentamente que as manifestações típicas e costumam necessitar de doses maiores de IBP.

No estudo PROGERD, análise multivariada demonstrou que indivíduos do sexo feminino, com idade avançada, fumantes, obesos e portadores de esofagite erosiva de longa duração apresentam risco elevado de evolução com MA da DRGE.

Nos pacientes não responsivos, a DRGE pode ser apenas uma das diversas causas dessas manifestações, incluindo asma, gotejamento pós-nasal, tabagismo, alcoolismo etc.

A baixa especificidade dos testes diagnósticos aconselha o tratamento empírico nos pacientes com MA, principalmente quando se levam em conta os índices de resposta (60% a 98%).[8,13]

Estudos placebo-controlados recentes[24-26] demonstraram, no entanto, que o tratamento agressivo com IBP é equivalente ao placebo no alívio de sintomas laríngeos (dor, irritação etc.). Estes achados apontam, uma vez mais, para a complexidade da associação entre DRGE e MA.

Metanálise recente também demonstrou que o uso de IBP é de escassa utilidade nos casos de manifestações laríngeas isoladas.[27] Resultados satisfatórios só foram observados na vigência de manifestações típicas associadas. Quando se excluem pacientes com pirose não se observa, em estudos controlados, efeito superior ao do placebo, mesmo utilizando antissecretor potente em altas doses.[24,28,29]

O **tratamento cirúrgico** da DRGE com MA é assunto ainda bastante controverso. A maior parte dos estudos que abordam este tema tem caráter retrospectivo, envolve séries pequenas, seguimento curto, e inclui pacientes que apresentam pirose e/ou regurgitação além das MA.

A maioria dos autores concorda que os resultados são inferiores aos obtidos nos pacientes com manifestações típicas.

Nos pacientes com manifestações laríngeas não responsivas ao tratamento clínico adequado, os resultados da fundoplicatura são desalentadores. Swoger *et al.*[30] publicaram recentemente que apenas 1 de 10 pacientes apresentou pequena melhora após tratamento cirúrgico da DRGE para MA laríngeas.

A seleção adequada dos pacientes pode melhorar os resultados do tratamento cirúrgico para portadores de MA e DRGE. Esta seleção implica boa e persistente resposta ao tratamento clínico adequado e presença de regurgitação e/ou pirose associadas. Estudo conduzido por Diaz de Liãno demonstrou que MA como tosse, dor torácica, asma, disfonia e pigarro diminuíram significativamente após fundoplicatura laparoscópica em pacientes com manifestações típicas associadas e submetidos a pHmetria, comprovando refluxo ácido patológico. Em escala de 0 a 10, a mediana de satisfação com a operação foi 9.

A resposta favorável à medicação antissecretora é o melhor fator preditivo de boa resposta ao tratamento cirúrgico.[2] Há que se levar em conta o fracasso não desprezível, já comentado, do tratamento conservador.

Revisão sistemática do tratamento cirúrgico das MA da DRGE foi publicada por Iqbal *et al.*[17] Esta publicação envolveu 25 estudos dos quais apenas um comparativo e controlado, em pacientes asmáticos, submetidos a tratamento clínico × cirúrgico. Os demais (24 estudos), todos de séries de casos, incluíram 10 estudos prospectivos e 14 retrospectivos. As MA analisadas foram asma, tosse, dor torácica e manifestações laríngeas.

Em relação às manifestações laríngeas (oito estudos), 65% a 94% dos pacientes apresentaram remissão completa ou parcial dos sintomas. A resposta foi inadequada nos pacientes com alterações estruturais da laringe (cicatriz, paresia ou granuloma em corda vocal ou estenose subglótica) e naqueles não responsivos à medicação antiácida no pré-operatório.

Quatro estudos envolveram pacientes com MA combinadas, isto é, pulmonares, laríngeas e orofaríngeas. Esses estudos relatam melhora em 76% a 95% dos pacientes, mas não especificam melhora em cada manifestação isoladamente.

A dor torácica não cardíaca relacionada com a DRGE foi objeto de estudo em cinco publicações. Resposta satisfatória foi obtida em 54% a 90% dos pacientes. Os autores chamam atenção para a necessidade de seleção criteriosa dos pacientes. A correlação da dor com o refluxo ácido pela pHmetria foi considerada fator preditivo de resposta. Entretanto, o resultado da fundoplicatura não é tão bom como na DRGE clássica.

Sete estudos, envolvendo 350 pacientes, avaliaram os resultados da fundoplicatura na asma. Estes incluíram um estudo controlado randomizado e seis estudos observacionais, dos quais quatro prospectivos. Melhora dos pacientes foi observada em 49% a 84% dos casos. Os pacientes foram selecionados pela intensidade do refluxo, e não pela gravidade da asma.

No estudo controlado randomizado,[32] 74% dos pacientes apresentaram melhora sustentada após fundoplicatura contra 9,1% dos pacientes tratados clinicamente. Deve-se salientar que, nesse estudo, o número dos pacientes tratados foi muito pequeno (n = 16) e que, no tratamento clínico, foi utilizado apenas antagonista de receptor H_2.

Treze estudos avaliaram o papel da fundoplicatura na tosse crônica associada ao refluxo. Esses estudos sugerem melhora em 60% a 100% dos pacientes quando os casos foram rigorosamente selecionados por meio da correlação entre episódio de refluxo (avaliado pela pHmetria de 24 horas) e crise de tosse. É compulsório afastar outras causas de tosse antes de indicar o tratamento cirúrgico da DRGE. A impedâncio-pHmetria permite selecionar os casos de refluxo não ácido que, usualmente, não respondem ao tratamento medicamentoso antissecretor.

Patti *et al.*[33] reconhecem que, embora a DRGE seja a causa mais comum de dor torácica não cardíaca, é difícil determinar, com precisão, quando ela é provocada pelo refluxo. Os autores avaliaram 487 pacientes submetidos a fundoplicatura laparoscópica, todos com queixas de pirose e regurgitação, e dos quais 165 (34%) apresentavam dor torácica. Doença cardíaca foi afastada em todos os pacientes. A correlação dor × episódio de refluxo (pHmetria) foi avaliada. Ocorreu melhora clínica em 65% dos pacientes sem correlação dor × refluxo e em até 96% quando esta correlação existia. Esses resultados demonstram que a pHmetria permite correlacionar dor torácica com refluxo, favorecendo a indicação cirúrgica, quando presente. Esse estudo, entretanto, não avaliou pacientes sem as manifestações típicas da DRGE. Este fato representa limitação importante.

Outros estudos também aconselham cautela na indicação da fundoplicatura em pacientes com MA da DRGE não responsivos ao IBP, uma vez que bons resultados com o tratamento cirúrgico dependem da resposta favorável à medicação antissecretora.[30,34,35]

So et al.[34], estudando 150 pacientes consecutivos submetidos à fundoplicatura para DRGE com MA, relataram que apenas 56% dos pacientes apresentaram alívio destas manifestações, enquanto a pirose desapareceu em 93% dos casos operados. Enfatizaram que a resposta pré-operatória aos IBP e pHmetria anormal constituem os únicos preditores confiáveis no pré-operatório. Resultados semelhantes foram obtidos por Westcott et al.[35]

▶▶ CONSIDERAÇÕES FINAIS

Diante do exposto com relação ao tratamento cirúrgico da DRGE com MA, os dados apresentados possibilitam as seguintes considerações:

1. As MA são geralmente de origem multifatorial e a DRGE costuma representar somente um dos possíveis cofatores.

2. A relação entre MA e DRGE não pode ser estabelecida em todos os casos.

3. Os dados que respaldam o efeito benéfico do tratamento cirúrgico são escassos e/ou pouco confiáveis.

4. Os resultados do tratamento cirúrgico são inferiores aos conseguidos nos pacientes com manifestações típicas.

5. Quando as MA predominam, a fundoplicatura costuma resolver menos da metade dos casos.

6. A concomitância de MA e DRGE não implica relação causal, a qual só pode ser comprovada pela pHmetria ou, de preferência, pela impedâncio-pHmetria.

7. Nos pacientes com manifestações laríngeas que não respondem ao tratamento com IBP, a fundoplicatura apresenta péssimos resultados e deve ser evitada.

8. A ausência de relação causal entre refluxo e MA desaconselha a indicação cirúrgica (resultados desastrosos).

9. O tratamento clínico (IBP) empírico representa, ainda, a melhor arma e a mais específica para determinar o real papel do refluxo gastroesofágico na gênese das MA. Nos pacientes não responsivos (exceto naqueles com refluxo não ácido) outras causas de MA, além da DRGE, devem ser pesquisadas.

O tratamento cirúrgico da DRGE com MA deve ser reservado para pacientes muito selecionados que apresentam também manifestações típicas e nos quais se excluam outras causas de manifestações extraesofágicas e se estabeleça relação fisiopatológica bem definida. Uma vez cumpridas essas premissas, o cirurgião pode esperar por bons resultados. Mesmo assim, estudos prospectivos bem desenhados e com casuística expressiva devem ser realizados. Atitudes intempestivas, tomadas sem respeitar essas regras, costumam ser desastrosas e, como afirma Mearin,[2] não passam de uma verdadeira roleta-russa.

▶▶ REFERÊNCIAS BIBLIOGRÁFICAS

1. Vakil N, Van Zanten SV, Kakrilas P, Dent J, Jones R, Global Consensus Group. The Montreal definition and classification of gastroesophageal reflux disease: a global evidence-based consensus. Am J Gastroenterol 2006; 101:1900-20.

2. Mearin F. Surgical treatment of GERD with atypical manifestations: the wheel of fortune or Russian rouelette? Cir Esp 2007; 81:277-9.

3. Farrell TM, Richardson WS, Trus TL, Smith CD, Hunter JG. Response of atypical symptons of gastroesophageal reflux to anti-reflux surgery. Br J Surg 2001; 88:1649-52.

4. Sweet MP, Patti MG, Hoopes C, Hays SR, Golden JA. Gastro-esophageal reflux and aspiration in patients with advanced lung disease. Thorax 2009; 64:167-73.

5. Heidelbaugh JJ, Gill AS, Van Harrison R, Nactrant T. Atypical presentations of gastroesophageal reflux disease. Am Fam Physician 2008; 78:483-8.

6. Gurski RR, da Rosa AR, do Valle E, de Borba MA, Valiati AA. Extraesophageal manifestations of gastroesophageal reflux disease. J Brasil Pneumol 2006; 32:150-6.

7. Varzi MF. Atypical manifestations of gastroesophageal reflux disease. Med Gen Med 2005; 7:25-31.

8. Varzi MF, Hicks DM, Abelson TL, Richter JE. Laryngeal signs and symptons and GERD: a critical assessment of cause and effect association. Clin Gastroenterol Hepatol 2003; 1:333-44.

9. Koufman JA. The otolaryngologic manifestations of gastroesophageal reflux disease. Laryngoscope 1991; 101 (suppl 53):1-78.

10. Harding SM. Recent clinical investigations examining the association of asthma and gastroesophageal reflux. Am J Med 2003; 115:S39-S44.

11. Irwin RS, Richter JE. Gastroesophageal reflux and chronic cough. Am J Med 2000; 95:S9-S14.

12. Adhami T, Goldblum JR, Richter JE, Vaezi MF. The role of gastric and duodenal agents in laryngeal injury: an experimental canine model. Am J Gastroenterol 2004; 99:2098-106.

13. Richter JE. Chest pain and gastroesophageal reflux disease. J Clin Gastroenterol 2000; 30:S39-S41.

14. Vaezi MF, Schroeder PL, Richter JE. Reproducibility of proximal probe pH parameters in 24-hour ambulatory esophageal pH monitoring. Am J Gastroenterol 1997; 92:825-9.

15. Bajbouj M, Becker V, Neuber M, Schmid RM, Meining A. Combined pH-metry/impedance monitoring increases the diagnostic yield in patients with atypical gastroesophageal reflux symptoms. Digestion 2007; 76:221-2.

16. Malhotra A, Freston JW, Aziz K. Use of pH-impedance testing to evaluate patients with suspected extraesophageal manifestations of gastroesophageal reflux disease. J Clin Gastroenterol 2008; 42:271-8.

17. Iqbal M, Batch AJ, Spychal RT, Cooper BT. Outcome of surgical fundoplication for extraesophageal (atypical) manifestations of gastroesophageal reflux disease in adults: a systematic review. J Laparosc Adv Surg Tech 2008; 18:789-96.

18. Kim TH, Lee KJ, Yeo M, Kim DK, Cho SW. Pepsin detection in the sputum/saliva for the diagnosis of gastroesophageal reflux disease in patients with clinically suspected atypical gastroesophageal reflux disease symptoms. Digestion 2008; 77:201-6

19. Pribuisiene R, Uloza V, Sinpsinskiene N, Butkus E, Kupcinskas L. Diagnostics of laryngopharyngeal form of gastroesophageal reflux disease for adults. Medicina 2007; 43:508-15.

20. Dore MP, Pedroni A, Pes GM, et al. Effect of antisecretory therapy on atypical symptoms in gastroesophageal reflux disease. Dig Dis Sci 2007; 52:463-8.

21. Richter JE. Extra-esophageal presentations of gastroesophageal reflux disease. Semin Gastrointest Dis 1997; 8:78-89.

22. Richter JE. Typical and atypical presentations of gastroesophageal reflux disease. The role of esophageal testing in diagnosis and management. Gastroenterol Clin North Am 1996; 25:75-102.

23. Jasperson D, Kulig M, Labenz J, et al. Prevalence of extra-esophageal manifestations in gastro-esophageal reflux disease: an analysis based on the PROGERD Study. Aliment Pharmacol Ther 2003; 17:1515-20.

24. Noordzij JP, Khidr A, Evans BA, et al. Evaluation of omeprazole in the treatment of reflux laryngits: a prospective, placebo-controlled, randomized, double-blind study. Laryngoscope 2001; 111:2147-51.
25. Eheru AJ, Habermann W, Hammer HF, et al. Effect of pantoprazole on the course of reflux associated laryngitis: a placebo-controlled double-blind crossover trial. Scand J Gastroenterol 2003; 38:462-7.
26. Steward DL, Wilson KM, Kelly DH, et al. Proton pump inhibitor therapy for chronic laryngo-pharyngitis: a randomized placebo-control trial. Arch Otolaryngol Head Neck Surg 2004; 131:343-50.
27. Qadeer MA, Phillips CO, Lopez AR, et al. Proton pump inhibitor therapy for suspected GERD-related chronic laryngitis: a meta-analysis of randomized controlled trials. Am J Gastroenterol 2006; 101:2646-54.
28. Vaezi MF, Richter JE, Stasney CR, et al. Treatment of chronic posterior laryngitis with esomeprazole. Laryngoscope 2006; 116:254-60.
29. El Serag HB, Lee P, Buchner A, et al. Lansoprazole treatment of patients with chronic idiophatic laryngitis: a placebo-controlled trial. Am J Gastroenterol 2001; 96:979-83.
30. Swoger J, Ponsky J, Hicks DM, et al. Surgical fundoplication in laryngopharyngeal reflux unresponsive to aggressive acid suppression: a controlled study. Clin Gastroenterol Hepatol 2006; 4:433-41.
31. Díaz de Liãno A, Zegarra S, Olivera E, et al. Resultados de la fundoplicatura laparoscópica em la enfermedade por reflujo gastroesofágico com sintomas atípicos. Cir Esp 2007; 81:252-6.
32. Sontag SJ, O'Connell S, Khandelwal S, et al. Asthmatics with gastro-oesophageal reflux: long-term results of a randomized trial of medical and surgical antireflux therapies. Am J Gastroenterol 2003; 98:987-99.
33. Patti MG, Molena D, Fisichella PM, Perretta S, Way LN. Gastroesophageal reflux disease (GERD) and chest pain. Results of laparoscopic antireflux surgery. Surg Endosc 2002; 16:563-6.
34. So JBY, Zeitels SM, Rattner DW. Outcomes of atypical symptons attributed to gastroesophageal reflux treated by laparoscopic fundoplication. Surgery 1998; 124:28-32.
35. Westcott CJ, Hopkins MB, Bach K, et al. Fundoplication for laryngophageal reflux disease. J Am Coll Surg 2004; 199:23-30.

2

Adenocarcinoma de Esôfago: Existe Lugar para o Tratamento Neoadjuvante?

André Márcio Murad

▶▶ INTRODUÇÃO – ASPECTOS EPIDEMIOLÓGICOS E ETIOPATOGÊNICOS

A incidência de adenocarcinoma do esôfago e da junção esofagogástrica vem aumentando nos países ocidentais. Nos EUA, a incidência aumentou cinco a seis vezes nos últimos três decênios, sendo, atualmente, o principal subtipo histológico naquele país, ultrapassando o carcinoma escamocelular, com 12 mil novos casos por ano.[1] O número de casos novos de câncer de esôfago estimados para o Brasil, em 2008, foi de 10.550, sendo 7.900 em homens e 2.650 em mulheres. Estes valores correspondem a um risco estimado de 8,35 casos novos para cada 100 mil homens e 2,72 para cada 100 mil mulheres.[2] Os pacientes com esôfago de Barrett (EB) têm risco 40 vezes maior de desenvolver o adenocarcinoma do esôfago.[3] Apesar do risco relativo elevado, a maioria dos pacientes com EB não falece por câncer do esôfago.[3] O adenocarcinoma surge na porção distal do esôfago, usualmente na presença de refluxo crônico do conteúdo gástrico, o que causa a transformação do epitélio deste órgão no EB. Sabe-se que o refluxo gastroesofágico, a obesidade e o tabagismo são os principais fatores causadores desse tumor.[4] Infelizmente, a maioria dos cânceres associados ao EB é detectada em estádio avançado e incurável, com sobrevida em 5 anos de 15% a 20%, apesar do tratamento cirúrgico.[4]

O insucesso do tratamento cirúrgico isolado em pacientes com doença localmente avançada leva, então, ao desenvolvimento de estratégias terapêuticas combinadas, como a associação neoadjuvante de tratamento quimioterápico ou quimiorradioterápico pré-operatórios, com intuito de melhorar a ressecabilidade e, consequentemente, a curabilidade desses tumores.

▶▶ TRATAMENTO COMBINADO: USO DA RADIOTERAPIA NEOADJUVANTE

A radioterapia pré-operatória foi avaliada em seis estudos, todos eles realizados em pacientes com doença clinicamente ressecável.[5] Em termos globais, a radioterapia não aumentou a taxa de ressecabilidade, além de não ter alcançado significância estatística quando foi avaliada a melhora na sobrevida. Três estudos incluíram apenas pacientes com carcinoma espinocelular, um estudo incluiu adenocarcinomas e carcinomas espinocelulares, e em dois estudos não foi fornecido o tipo histológico tratado.[5]

▶▶| TRATAMENTO COMBINADO: USO DA QUIMIOTERAPIA NEOADJUVANTE

Uma estratégia interessante é o uso de quimioterapia pré-operatória ou neoadjuvante sem o uso de radioterapia. Tal abordagem justifica-se pelos baixos índices de curabilidade oferecidos pelo tratamento cirúrgico isolado e pela baixa morbidade e índices aceitáveis de complicações operatórias induzidos pela quimioterapia.[5] O uso da quimioterapia neoadjuvante poderia, em última análise, elevar os índices de curabilidade, especialmente dos tumores considerados ressecáveis.

Um estudo inicial de fase III, realizado pelo RTOG (USA Intergroup 113), comparou o uso da cirurgia isolada *versus* quimioterapia neoadjuvante com cisplatina e 5-fluorouracil (5-FU) pré-operatória em 440 pacientes com carcinoma de esôfago de ambos os subtipos histológicos.[6] Nesse estudo pequeno, não se observou superioridade da combinação no que se refere a ganho na sobrevida global, a qual foi de 20%, em 5 anos, para os dois grupos. Entretanto, um estudo maior, também controlado de fase III, conduzido pelo Medical Research Council (MRC-OE02) do Reino Unido, demonstrou a superioridade do tratamento combinado quimioterápico e cirúrgico sobre o uso da cirurgia isolada.[7] Nesse estudo, 802 (praticamente o dobro do estudo anterior) pacientes foram alocados para receber tratamento cirúrgico isolado ou tratamento quimioterápico neoadjuvante pré-operatório, o qual consistiu em dois ciclos de cisplatina e 5-FU. A sobrevida mediana e a sobrevida de 2 anos foram, respectivamente, de 13 meses *versus* 17 meses e de 34% *versus* 43% (ambas as diferenças estatisticamente significativas). A mortalidade operatória foi idêntica em ambos os grupos. É importante ressaltar que o estudo do MRC utilizou quantidade maior de pacientes com adenocarcinoma, em comparação ao subtipo escamocelular do estudo do RTOG (66% no MRC *versus* 54% no RTOG).

Estudo MAGIC, também do MRC britânico, é o único controlado, prospectivo, de grande porte, desenhado para avaliar corretamente o benefício da quimioterapia neoadjuvante pré-operatória no tratamento do câncer gástrico, de junção esofagogástrica e de esôfago distal.[8] Nesse estudo, 503 pacientes portadores de adenocarcinoma gástrico ou da junção esofagogástrica (após 2 anos de inclusão, passou-se a incluir também pacientes com adenocarcinoma do terço inferior do esôfago) com estadiamento II ou superior, mas com doença ressecável, foram alocados para receber tratamento cirúrgico exclusivo ou tratamento quimioterápico neoadjuvante (três ciclos do regime ECF antes e três após a operação). O regime ECF consiste em epirrubicina ($50mg/m^2$) no dia 1 e cisplatina ($60mg/m^2$) no dia 1, repetidos a cada 21 dias, e 5-FU ($200mg/m^2$/dia) em infusão contínua. A distribuição anatômica foi: estômago (74%), esôfago distal (15%) e junção gastroesofágica (11%). Noventa por cento dos pacientes receberam toda a quimioterapia planejada pré-operatória e apenas 41,6% dos pacientes receberam quimioterapia pós-operatória, usualmente devido à toxicidade ou à perda das condições clínicas para tal procedimento. Não foi observada diferença na morbidade cirúrgica entre os dois braços (45,7% *versus* 45,3%). Porém, houve maior incidência de operação considerada curativa (79,3% *versus* 70,3%, p = 0,003) e de tumores T1 e T2 como estadiamento cirúrgico (51,7% *versus* 36,8%, p = 0,002) nos pacientes tratados com quimioterapia. Como 26% dos pacientes possuíam adenocarcinoma do terço distal do esôfago ou da junção esofagogástrica, o estudo torna-se apropriado para avaliação da eficácia da estratégia neoadjuvante também nessa modalidade de neoplasia. Os resultados do estudo favoreceram o uso da quimioterapia primária: o número de pacientes submetidos à ressecção cirúrgica potencialmente curativa foi superior no grupo do tratamento neoadjuvante: 79% *versus* 69% (p = 0,018). A taxa de recaídas tanto locorregionais como sistêmicas foi inferior no grupo tratado com quimioterapia/cirurgia. A sobrevida livre de progressão em 5 anos também foi superior no grupo tratado com quimioterapia/cirurgia: risco relativo de 0,7 (intervalo de confiança de 95%: 0,56-0,88, p = 0,002). Houve ganho também na sobrevida global: a sobrevida mediana foi de 24 meses para o grupo tratado com quimioterapia/cirurgia *versus* 20 meses para o tratado com cirurgia, e a sobrevida global em 5 anos foi de 38% *versus* 23%. Portanto, houve ganho de 13% (p = 0,009). Em análise multivariada, o ganho na sobrevida independeu da localização do tumor, da idade ou do sexo. O esquema foi bem tolerado, e a toxicidade hematológica da quimioterapia pré e pós-operatória foi semelhante.

Outras combinações, cuja superioridade foi demonstrada em estudos de fase III, teoricamente também podem ser empregadas no tratamento dessa neoplasia, pois os estudos que as avaliaram em câncer gástrico avançado também incluíram pacientes portadores de adenocarcinoma da junção esofagogástrica. Os novos esquemas testados foram o DCF e o EOX.

O esquema DCF (docetaxel, cisplatina e 5-FU) foi comparado à associação de cisplatina e 5-FU (CF) em estudo multinacional de fase III.[9] Nesse estudo, 223 pacientes elegíveis para análise estatística, portadores de adenocarcinoma gástrico avançado, foram alocados para receber DCF (docetaxel 75mg/m² – dia 1; cisplatina 75mg/m² – dia 1, e 5-FU 750mg/m²/dia – dias 1 a 5 em infusão contínua) a cada 21 dias ou CF (cisplatina 100mg/m² – dia 1 e 5-FU 1.000mg/m²/dia – dias 1 a 5 em infusão contínua) a cada 28 dias. Os resultados favoreceram o uso do esquema DCF: a taxa de respostas objetivas do esquema DCF foi de 39% (incluindo 2,7% de respostas completas) *versus* 23% do CF (p = 0,012). A sobrevida mediana foi de 10,2 meses para o regime DCF e de 8,5 meses para o CF (p = 0,0053). Entre os pacientes tratados, o tempo para progressão foi estatisticamente superior (p = 0,0036) para DCF (5,2 meses), quando comparado ao FUP (3,7 meses). A sobrevida de 1 ano foi de 44% para o DCF e de 31,5% para o CF. A principal toxicidade foi a hematológica, com taxas de neutropenia OMS graus 3 e 4 equivalentes nos dois esquemas comparados: 82% e 81% dos pacientes em DCF e em CF, respectivamente. As taxas de mortalidade nos primeiros 30 dias após a última infusão foram de 11,7% e 8% para os respectivos regimes. Adicionalmente, a incidência de vômitos e estomatite, certamente produzidos pela adição de cisplatina em ambos os regimes, concorreu para elevar a toxicidade não hematológica: as taxas de vômitos graus OMS 3 e 4 foram de 15% e 21% e as de estomatite, de 23% e 30%, respectivamente, nos grupos tratados com DCF e CF. Essas taxas são elevadas e devem ser consideradas quando da escolha desses regimes, pois certamente concorrem para piorar a qualidade de vida ou aumentar a morbidade dos pacientes tratados. Adicionalmente, a escolha dos pacientes para receber o regime DCF deve ser cuidadosa e criteriosa, obviamente dando-se preferência a pacientes com bom desempenho clínico e funções renal, nutricional e hematológica adequadas.

Já o regime EOX foi testado no estudo REAL-2, cujo objetivo foi avaliar um regime análogo, mas menos tóxico que o ECF.[10] O estudo alocou aleatoriamente 1.002 pacientes em quatro regimes, substituindo a cisplatina pela oxaliplatina e o 5-FU pela capecitabina: ECF (epirrubicina, cisplatina e 5-FU), ECX (epirrubicina, cisplatina e capecitabina), EOF (epirrubicina, oxaliplatina e 5-FU), e EOX (epirrubicina, oxaliplatina e capecitabina). As taxas de resposta foram semelhantes nos quatro procedimentos. Porém, o regime EOX mostrou maior taxa de sobrevida em 1 ano (46,8% *versus* 37,7%, p = 0,02) e sobrevida global (11,2 *versus* 9,9 meses, p = 0,02), quando comparado ao ECF. Por este motivo, torna-se opção terapêutica atraente como regime de escolha no tratamento neoadjuvante do adenocarcinoma de esôfago, uma vez que 57% dos pacientes tratados com EOX eram portadores de adenocarcinoma do terço distal ou da junção esofagogástrica.

Um pequeno estudo francês, com 224 pacientes portadores de adenocarcinoma gástrico e de junção esofagogástrica, comparando dois a três ciclos de quimioterapia neoadjuvante à base de cisplatina e 5-FU e cirurgia com o mesmo regime por mais três ciclos como tratamento adjuvante *versus* cirurgia isolada, também sugeriu a superioridade do regime combinado.[11] A taxa de ressecção potencialmente curativa e a sobrevida global em 5 anos foram superiores (84% *versus* 73% e 38% *versus* 24%, respectivamente – p significativo).

Finalmente, metanálise recente, incluindo 12 estudos controlados, também confirmou o benefício da quimioterapia neoadjuvante no tratamento do câncer de esôfago.[12] Este benefício foi maior nos pacientes portadores de adenocarcinoma que nos portadores de carcinoma espinocelular: benefício em 5 anos de 7% *versus* 4%, respectivamente.

▶▶ TRATAMENTO COMBINADO: USO DA COMBINAÇÃO NEOADJUVANTE DE QUIMIOTERAPIA E RADIOTERAPIA

O emprego da combinação de quimioterapia e radioterapia como tratamento definitivo do carcinoma de esôfago espinocelular está bem fudamentado pelo estudo do RTOG 85-01, o qual estabeleceu a superioridade dos tratamentos químio e radioterápicos em comparação ao uso isolado da radioterapia nos tumores de esôfago T1-3N0-1 (sobrevida global em 5 anos de 26% *versus* 0%). Entretanto, nesse estudo, a maioria dos pacientes era portadora de carcinoma escamocelular.[13] Estudos controlados antigos não demonstraram benefício, em termos de sobrevida, com o uso da quimioterapia neoadjuvante combinada à radioterapia.[14]

Estudo recente de fase III comparou tratamento combinado neoadjuvante seguido de cirurgia *versus* cirurgia em 128 pacientes.[15] Embora os pacientes submetidos a tratamento combinado tenham apresentado maior índice de ressecabilidade (80% *versus* 59%, p = 0,0002), não se observou diferença significativa na sobrevida livre de progressão (razão de risco = 0,82; intervalo de confiança de 95%: 0,61 a 1,10) e na sobrevida global (razão de risco = 0,89; intervalo de confiança de 95%: 0,67 a 1,19). Análise de subgrupo sugere vantagem do tratamento combinado para a sobrevida dos pacientes com carcinoma espinocelular, mas não com adenocarcinoma. Por outro lado, o estudo realizado pelo *Cancer and Leukemia Group B*, o CALGB 9781, com 56 pacientes, comparou o tratamento neoadjuvante com radioquimioterapia, seguido de cirurgia, *versus* cirurgia apenas e, apesar do número limitado de pacientes, observou aumento significativo de sobrevida global em 5 anos (39% *versus* 16%, p = 0,002).[16] Em outro estudo, que envolveu pacientes com adenocarcinoma, o tratamento combinado, seguido de cirurgia, apresentou maiores índices de sobrevida global em 5 anos (63% *versus* 28%, p = 0,02), quando comparado à cirurgia isolada.[17]

Metanálise (nove estudos randomizados e 1.116 pacientes) avaliou o papel do tratamento combinado neoadjuvante, seguido de esofagectomia, em comparação à esofagectomia exclusiva e demonstrou aumento de sobrevida em 3 anos e redução da incidência de recorrência local e a distância a favor do tratamento combinado, seguido de ressecção cirúrgica.[18] Outra análise retrospectiva, incluindo 18 estudos e 2.933 pacientes com doença operável, demonstrou que o tratamento neoadjuvante combinado, seguido de cirurgia, está associado a ganho de sobrevida, particularmente para adenocarcinomas.[19]

A aplicação do tratamento combinado neoadjuvante parece aumentar discretamente a morbidade e a mortalidade operatórias nos pacientes com adenocarcinoma de esôfago. Porém, nos pacientes com carcinoma espinocelular, observa-se aumento de morbidade de até duas vezes, em comparação àquela observada em pacientes com adenocarcinoma.[20]

A ressecção cirúrgica após o tratamento neoadjuvante deve ser efetuada entre 4 e 6 semanas após o término do tratamento combinado, para minimizar a mortalidade cirúrgica.[21] Fatores como resposta completa ao tratamento combinado e ressecção cirúrgica completa são os que têm maior impacto na sobrevida global.[21]

Mais recentemente, um estudo alemão do *German Oesophageal Cancer Study Group* comparou, prospectivamente, o uso da quimioterapia isolada *versus* a combinação de químio e radioterapia como tratamento neoadjuvante pré-operatório em 354 pacientes portadores de adenocarcinoma do terço distal do esôfago e de junção esofagogástrica.[22] Houve benefício no tratamento combinado químio e radioterápico, tanto no que se refere à taxa de resposta patológica completa quanto à sobrevida global de 3 anos (47,4% *versus* 27,7%, p = 0,07). A mortalidade pós-operatória foi semelhante em ambos os grupos tratados.

Esses dados favoráveis fazem com que essa estratégia seja, atualmente, a mais utilizada em centros de referência para o tratamento da neoplasia de esôfago. Entretanto, o esquema quimioterápico a ser escolhido para combinação com radioterapia ainda não está bem definido. Embora classicamente o esquema de cisplatina e 5-FU utilizado pelo RTOG ainda seja o mais comum, grande número de estudos de fase II avaliaram regimes baseados em taxanes e em irinotecano, combinados a compostos platínicos e, eventualmente, ao 5-FU. As taxas de resposta patológica completa variam de 17% a 38%.[23] Estudo de fase II com 50 pacientes (adenocarcinoma em 48) demonstrou resposta patológica completa em 38% dos que foram tratados com a combinação de carboplatina, paclitaxel e 5-FU.[24] Embora esses esquemas de segunda geração apresentem taxas de resposta superiores à combinação cisplatina/5-FU, não existem estudos controlados que demonstrem inequivocamente sua superioridade. Em pacientes que apresentam disfagia limitante, a utilização de dois ciclos de QT de indução, seguidos do tratamento combinado neoadjuvante, promoveu controle da disfagia em 54% a 92% dos pacientes, antes do início do tratamento combinado, melhorando as condições clínicas dos pacientes.[25]

▶▶▶ PERSPECTIVAS FUTURAS: USO DE TERAPIA MOLECULAR OU ALVO-ESPECÍFICA

Novos compostos, denominados agentes alvo-específicos ou biológicos moleculares, como os inibidores do receptor de fator de crescimento epitelial (EGFR) via tirosinacinase (erlotinibe) ou via anticorpo monoclonal (cetuximabe), além de antiangiogênicos, como o bevacizumabe, começam a ser testados no tratamento do câncer de esôfago. Apresentam a especificidade como vantagem principal, pois inibem somente o crescimento das células neoplásicas. Consequentemente, têm excelente perfil de toxicidade. A combinação de agentes biológicos com quimioterápicos também está sendo avaliada. Estudo de fase II, associando cetuximabe (anticorpo monoclonal inibidor do receptor do fator de crescimento epitelial – EGFR), paclitaxel e carboplatina, combinados com radioterapia, em 60 pacientes, resultou em índices de resposta clínica completa de 70%, com toxicidade manejável.[26]

▶▶▶ CONSIDERAÇÕES FINAIS E RECOMENDAÇÕES

O tratamento cirúrgico exclusivo do adenocarcinoma do terço distal de esôfago e da junção esofagogástrica ressecável (T3 ou N1) apresenta resultados modestos. A radioterapia isolada neoadjuvante não acrescenta benefício ao tratamento cirúrgico. Já a combinação da cirurgia com tratamento pré-operatório ou neoadjuvante com regimes de poliquimioterapia tem demonstrado superioridade em comparação à cirurgia isolada, em estudos controlados e em metanálises. Usualmente, o tratamento é realizado por dois a três ciclos no pré-operatório e prossegue por mais três ciclos como tratamento adjuvante no pós-operatório. Os regimes mais utilizados são os mesmos empregados no tratamento do adenocarcinoma gástrico avançado: combinação de cisplatina e 5-FU (CF), epirrubicina, cisplatina e 5-FU (ECF) e, mais recentemente, utilização de regimes à base de taxanos, (DCF – docetaxel, cisplatina e 5-FU) ou oxaliplatina (EOX – epirrubicina, oxaliplatina e capecitabina), os quais demonstraram superioridade em termos de taxas de resposta e sobrevida, quando comparados aos esquemas CF e ECF, respectivamente, em portadores de adenocarcinoma gástrico avançado. Obviamente, a escolha do regime vai basear-se nos aspectos clínicos dos pacientes, como idade, desempenho clínico e comorbidades.

A adição da radioterapia ao tratamento quimioterápico como tratamento neoadjuvante não parece beneficiar pacientes portadores do subtipo histológico espinocelular, mas portadores de adenocarcinoma apresentam taxas superiores de resposta patológica completa e de cirurgia potencialmente curativa. A sobrevida global também parece ser superior no tratamento combinado, quando comparado ao uso da cirurgia isolada, ou mesmo à combinação de quimioterapia neoadjuvante seguida de cirurgia. Entretanto, deve-se ressaltar que este aparente benefício é obtido à custa de maiores toxicidade e morbidade. Portanto, a escolha dessa combinação deve ser sempre realizada em bases individuais e levar em conta os aspectos clínicos e as comorbidades associadas de cada paciente, além da qualidade e da tecnologia empregadas no tratamento radioterápico.

▶▶▌ REFERÊNCIAS BIBLIOGRÁFICAS

1. Jemal A, Siegel R, Ward E, et al. Cancer statistics, 2007. CA Cancer J Clin 2007; 57:43-66.
2. Instituto Nacional do Câncer – Estimativas da incidência e mortalidade por câncer no Brasil em 2008.
3. Dias Pereira A, Suspiro A, Chaves P. Cancer risk in Barrett's oesophagus. Eur J Gastroenterol Hepatol 2007; 19:915-8.
4. Kato H, Fukuchi M, Miyazaki T, Nakajima M, et al. Surgical treatment for esophageal cancer. Current issues. Dig Surg 2007; 24(2):88-95.
5. van Lanschot JJ, Aleman BM, Richel DJ. Esophageal carcinoma: surgery, radiotherapy, and chemotherapy. Curr Opin Gastroenterol 2002; 18:490-5.
6. Kelsen DP, Ginsberg R, Pajak TF, et al. Chemotherapy followed by surgery compared with surgery alone for localized esophageal cancer. N Eng J Med 1998; 339:1979-84.
7. Medical Research Council. Surgical resection with or without preoperative chemotherapy in oesophageal cancer: a randomized controlled trial. Lancet 2002; 359:1727-33.
8. Cunninham D, Allum W, Stenning SP, et al. Perioperative chemotherapy versus surgery alone for resectable gastroesophageal cancer. N Engl J Med 2006; 355:11-20.
9. Van Cutsem E, Moiseyenko VM, Tjulandin S. Phase III study of docetaxel and cisplatin plus fluorouracil compared with cisplatin and fluorouracil as first-line therapy for advanced gastric cancer: a report of the V325 Study Group. J Clin Oncol 2006; 24:4991-7.
10. Cunningham D, Starling N, Rao S, et al. Capecitabine and oxaliplatin for advanced esophagogastric cancer. N Engl J Med 2008; 358:36-46.
11. Boige V, Pignon J, Saint Albert B, et al. Final results of a randomized trial comparing preoperative 5-fluorouracil (F)/cisplatin (P) to surgery alone in adenocarcinoma of stomach and lower esophagus (ASLE): FNLCC ACCORD07-FFCD 9703 trial. J Clin Oncol 2007; 25: abstract 4510.
12. Thirion P, Michiels S, Le Maitre A, et al. Individual patient data-based meta-analysis assessing preoperative chemotherapy in resectable oesophageal carcinoma. J Clin Oncol 2007; 25: abstract 4512.
13. Al-Sarraf M, Martz K, Herskovic A, et al. Progress report of combined chemoradiotherapy versus radiotherapy alone in patients with esophageal cancer: an intergroup study. J Clin Oncol 1997; 15:277-81.
14. Huang GJ, Gu XZ, Wang LG. Combined preoperative irradiation and surgery for esophageal carcinoma. In: Delarue NC (ed.) International trends in general thoracic surgery. St. Louis: C.V. Mosby, 1988: 315.
15. Bryan HB, Smithers BM. Neoadjuvant chemoradiotherapy in resectable oesophageal cancer. Lancet Oncol 2007; 8:226-9.
16. Tepper J, Krasna MJ, Niedzwiecki D. Phase III trial of trimodality therapy with cisplatin, fluorouracil, radiotherapy, and surgery compared with surgery alone for esophageal cancer: CALGB 9781. J Clin Oncol 2008; 26:1086-92.
17. Chirieac LR, Swisher SG, Correa AM, et al. Signet-ring cell or mucinous histology after preoperative chemoradiation and survival in patients with esophageal or esophagogastric junction adenocarcinoma. Clin Cancer Res 2005; 11:2229-36.

18. Urschel JD, Vasan H. A meta-analysis of randomized controlled trials that compared neoadjuvant chemoradiation and surgery to surgery alone for resectable esophageal cancer. Am J Surg 2003; 185:538-43.

19. Gebski V, Burmeister B, Smithers BM. Survival benefits from neoadjuvant chemoradiotherapy or chemotherapy in oesophageal carcinoma: a meta-analysis. Lancet Oncol 2009; 10:25-34.

20. Doty JR, Salazar JD, Forastiere AA. Postesophagectomy morbidity, mortality, and length of hospital stay after preoperative chemoradiation therapy. Ann Thorac Surg 2002; 74:227-31.

21. Kleinberg L, Knisely JP, Heitmiller R, et al. Mature survival results with preoperative cisplatin, protracted infusion 5-fluorouracil, and 44-Gy radiotherapy for esophageal cancer. Int J Radiat Oncol Biol Phys 2003; 56:328-34.

22. Stahl M, Walz M, Stuschke M. Phase III comparison of preoperative chemotherapy compared with chemoradiotherapy in patients with locally advanced adenocarcinoma of the esophagogastric junction. J Clin Oncol 2009; 27:851-6.

23. Ilson DH. Cancer of the gastroesophageal junction: current therapy options. Curr Treat Options Oncol 2006; 7:410-23.

24. van de Schoot L, Romme EA, van der Sangen MJ, et al. A highly active and tolerable neoadjuvant regimen combining paclitaxel, carboplatin, 5-FU, and radiation therapy in patients with stage II and III esophageal cancer. Ann Surg Oncol 2008; 15:88-95.

25. Bains MS, Stojadinovic A, Minsky B, et al. A phase II trial of preoperative combined-modality therapy for localized esophageal carcinoma: initial results. J Thorac Cardiovasc Surg 2002; 124:270-7.

26. Adenis A, Mariette C, Mirabel X. Cetuximab with concurrent chemoradiation for esophagogastric cancer: in regard to Safran et al. Int J Radiat Oncol Biol Phys 2008; 70:391-5.

3

Abordagem Inicial de Pacientes com Doença do Refluxo Gastroesofágico sem Manifestações de Alarme: Tratamento Empírico com Inibidores de Bomba de Prótons ou Endoscopia?

Luciana Dias Moretzsohn

▶▶ INTRODUÇÃO

A doença do refluxo gastroesofágico (DRGE) apresenta amplo espectro de sinais e sintomas. A pirose e a regurgitação ácida são consideradas manifestações cardinais da DRGE, apesar da possibilidade de ocorrerem complicações na sua ausência.

Klauser et al.,[1] estudando pacientes com queixas de pirose e regurgitação submetidos a pHmetria prolongada do esôfago, observaram alta especificidade desses sintomas para o diagnóstico de DRGE – respectivamente, 89% e 95% – apesar da baixa sensibilidade (38% e 6%). De modo geral, não se preconiza avaliação propedêutica de pacientes com manifestações típicas da DRGE, exceto naqueles com manifestações de alarme (emagrecimento, anemia, hemorragia digestiva, disfagia) ou queixas de longa duração que se associam com maior risco de desenvolvimento do esôfago de Barrett.[2] Em estudo recente, Giannini et al.[3] observaram que o tratamento empírico com inibidores de bomba protônica (IBP), em portadores de manifestações típicas da DRGE, é economicamente vantajoso e não compromete a qualidade de vida dos pacientes.

Apesar dessas orientações, alguns aspectos devem ser considerados, como a abordagem de pacientes que não respondem ao tratamento empírico com IBP, bem como a identificação de fatores prognósticos com relação à condução a longo prazo desses indivíduos.

▶▶ TRATAMENTO EMPÍRICO COM IBP E DIAGNÓSTICO DA DRGE

Teste Terapêutico com IBP

Utilizando a pHmetria esofágica como padrão, o teste terapêutico curto com altas doses de IBP em indivíduos com manifestações típicas da DRGE apresenta 75% de sensibilidade e apenas 55% de especificidade para o diagnóstico desta afecção.[4] Vakil,[5] em estudo de revisão, também concluiu que o teste terapêutico com IBP apresenta baixa acurácia para o diagnóstico da DRGE. Apesar disso, o uso empírico dessas drogas é cada vez mais disseminado como método propedêutico para diagnóstico da DRGE, tendo em vista seu baixo custo e a facilidade de acesso.[6]

Manifestações Típicas e Diagnóstico da DRGE

A abordagem de portadores de DRGE baseada apenas nas manifestações típicas da doença implica alguns riscos. A resposta ao uso de antissecretores pode traduzir um efeito placebo ou alívio de sintomas de outras doenças ácido-pépticas responsivas aos IBP. Além disso, a intensidade e a frequência dessas manifestações não guardam relação com a gravidade da esofagite, bem como não são capazes de predizer complicações, como esôfago de Barrett.[7] Indivíduos com manifestações esofágicas de longa evolução não devem ser submetidos apenas ao tratamento empírico com IBP devido ao risco aumentado de complicações, como esôfago de Barrett. Manifestações típicas de DRGE com duração entre 1 e 5 anos e de mais de 10 anos associam-se com razão de risco para esôfago de Barrett de, respectivamente, 3,0 e 6,4, quando comparadas com as manifestações iniciadas há menos de 1 ano.[2]

▶▶| CONTRIBUIÇÃO DA ENDOSCOPIA DIGESTIVA NA ABORDAGEM DA DRGE

Diagnóstico de Alterações Mucosas Esofágicas

A endoscopia digestiva, ao possibilitar a visualização direta da mucosa esofágica, é o exame de escolha para diagnóstico da esofagite erosiva e do esôfago de Barrett. A identificação dessas alterações em portadores de pirose e regurgitação praticamente sela o diagnóstico da DRGE. Entretanto, o achado endoscópico de mucosa normal não afasta esse diagnóstico, sendo observado em até 70% das vezes.[8]

O diagnóstico endoscópico de esofagite erosiva vem sendo cada vez mais eficiente devido ao desenvolvimento de equipamentos de melhor resolução e de técnicas de alta definição, como a *narrow-band imaging* (NBI). Esta técnica baseia-se no uso de luz com pequena onda de comprimento (basicamente a luz azul) para visualização da mucosa. A luz azul penetra superficialmente no tecido e é muito bem absorvida pela hemoglobina, o que destaca o padrão da superfície mucosa e detalhes microvasculares. O aumento desse contraste melhora a detecção de lesões pequenas e sutis.[9] Lee *et al.*[10] observaram que o uso da NBI no diagnóstico da esofagite erosiva aumentou significativamente a concordância interobservadores (o valor de kappa passou de 0,45 para 0,62), bem como a concordância intraobservador em três de sete endoscopistas avaliados. Sharma *et al.*,[11] estudando portadores de DRGE e controles, observaram melhora substancial da visualização de microerosões com o uso do NBI. Além disso, esta técnica tem detectado, em portadores de DRGE, uma intensificação da vascularização na junção escamoglandular e maior número de capilares intrapapilares que se apresentam tortuosos e dilatados. Esses achados, depois de mais bem estudados, poderão ser úteis no diagnóstico endoscópico da DRGE.

Estudo Histopatológico da Mucosa Esofágica

O aspecto de mucosa esofágica normal durante exame endoscópico pode não estar associado a estudo histopatológico normal. Alterações histológicas descritas por Ismail-Beigi *et al.*,[12] incluindo espessamento da camada basal e alongamento das papilas epiteliais, podem representar regeneração do epitélio escamoso danificado pelo refluxo ácido, mas não são específicas da DRGE. Mais recentemente, a identificação de dilatação de espaços intercelulares esofágicos por meio de microscopia eletrônica tem sido observada em portadores de esofagite. Do mesmo modo, a especificidade desse achado é questionável, pois está presente em mais de 30% de indivíduos assintomáticos e em pacientes com outras afecções esofágicas.[13]

Avaliação histopatológica da mucosa esofágica é importante para pesquisa de diagnósticos diferenciais da DRGE. Entre essas afecções, destaca-se a esofagite eosinofílica que, muitas vezes, pode apresentar-se com manifestações típicas da DRGE que não respondem de maneira satisfatória ao uso de IBP.[14]

Fatores Prognósticos Associados ao Diagnóstico Endoscópico
História Natural da DRGE

Apesar de alguma controvérsia e considerando achados endoscópicos, as formas esofágicas da DRGE tendem a se manter estáveis a longo prazo, ou até mesmo melhorar.[15] Bajbourj *et al.*,[16] em estudo multicêntrico que incluiu 52 portadores de DRGE acompanhados por período médio de 35 meses, observaram que 58% daqueles que tiveram diagnóstico endoscópico inicial de esofagite erosiva não apresentavam solução de continuidade da mucosa esofágica no exame de controle. Apenas 9% dos indivíduos com mucosa esofágica normal evoluíram para a forma erosiva da doença. Estudo tipo coorte, realizado por Stoltey *et al.*,[17] observou que, entre 421 portadores de doença do refluxo não erosiva e 103 de esofagite erosiva, o desenvolvimento do esôfago de Barrett ocorreu em, respectivamente, 0% e 1% dos pacientes. Nesse mesmo estudo, todos os 169 portadores de esôfago de Barrett já apresentavam esse diagnóstico no primeiro exame endoscópico. Essas observações são relevantes, visto que um exame endoscópico inicial é capaz de predizer o comportamento da doença.

Manejo a Longo Prazo dos Portadores de DRGE

O diagnóstico endoscópico de portadores de DRGE pode ser muito útil na abordagem terapêutica a longo prazo desses pacientes.

Indivíduos com esôfago de Barrett, com intuito de minimizar o risco carcinogênico do epitélio metaplásico, devem, a princípio, submeter-se a controle rigoroso da exposição ácida esofágica por meio de tratamento cirúrgico (fundoplicatura) ou uso contínuo de IBP pelo menos duas vezes ao dia.[2]

O tratamento das formas não complicadas da DRGE pode ser feito com uso de IBP de maneira contínua ou sob demanda. Pace *et al.*,[18] em revisão sistemática baseada em 17 artigos, concluíram que o uso sob demanda de IBP pode ser efetivo em portadores de doença do refluxo não erosiva ou de formas leves da esofagite erosiva. Nas formas graves da esofagite de refluxo, recomenda-se o tratamento contínuo com IBP.

▶▶ CONSIDERAÇÕES FINAIS

O tratamento empírico com IBP em portadores de manifestações típicas da DRGE sem sinais de alarme é adequado numa abordagem inicial. Pacientes que não respondem ao tratamento empírico devem ser investigados. Apesar de dispensável inicialmente, a endoscopia digestiva alta pode trazer subsídios importantes para a condução desses indivíduos.

▶▶ REFERÊNCIAS BIBLIOGRÁFICAS

1. Klauser AG, Schindlbeck NE, Muller-Lissner SA. Symptoms in gastro-oesophageal reflux disease. Lancet 1990; 335:205-8.
2. DeVault KR, Castell DO. Updated guidelines for the diagnosis and treatment of gastroesophageal reflux disease. Am J Gastroenterol 2005; 100:190-200.

3. Giannini EG, Zentilin P, Dulbecco P, et al. Management strategy for patients with gastroesophageal reflux disease: a comparison between empirical treatment with esomeprazole and endoscopy-oriented treatment. Am J Gastroenterol 2008; 103:267-75.

4. Johnsson F, Weywadt L, Solhaug JH, et al. One-week omeprazole treatment in the diagnosis of gastro-oesophageal reflux disease. Scand J Gastroenterol 1998; 33:15-20.

5. Vakil N. Review article: how valuable are proton-pump inhibitors in establishing a diagnosis of gastro-oesophageal reflux disease? Aliment Pharmacol Ther 2005; 22 Suppl 1:64-9.

6. Numans ME, Lau J, de Wit NJ, et al. Short-term treatment with proton-pump inhibitors as a test for gastroesophageal reflux disease: a meta-analysis of diagnostic test characteristics. Ann Intern Med 2004; 140:518-27.

7. Avidan B, Sonnenberg A, Schnell TG, et al. There are no reliable symptoms for erosive oesophagitis and Barrett's oesophagus: endoscopic diagnosis is still essential. Aliment Pharmacol Ther 2002; 16:735-42.

8. Soll AH, Fass R. Gastroesophageal reflux disease: presentation and assessment of a common, challenging disorder. Clin Cornerstone 2003; 5:2-14; discussion -7.

9. Kuznetsov K, Lambert R, Rey JF. Narrow-band imaging: potential and limitations. Endoscopy 2006; 38:76-81.

10. Lee YC, Lin JT, Chiu HM, et al. Intraobserver and interobserver consistency for grading esophagitis with narrow-band imaging. Gastrointest Endosc 2007; 66:230-6.

11. Sharma P, Wani S, Bansal A, et al. A feasibility trial of narrow band imaging endoscopy in patients with gastroesophageal reflux disease. Gastroenterology 2007; 133:454-64; quiz 674.

12. Ismail-Beigi F, Horton PF, Pope CE, 2nd. Histological consequences of gastroesophageal reflux in man. Gastroenterology 1970; 58:163-74.

13. van Malenstein H, Farre R, Sifrim D. Esophageal dilated intercellular spaces (DIS) and nonerosive reflux disease. Am J Gastroenterol 2008; 103:1021-8.

14. Furuta GT, Liacouras CA, Collins MH, et al. Eosinophilic esophagitis in children and adults: a systematic review and consensus recommendations for diagnosis and treatment. Gastroenterology 2007; 133:1342-63.

15. Labenz J, Nocon M, Lind T, et al. Prospective follow-up data from the ProGERD study suggest that GERD is not a categorial disease. Am J Gastroenterol 2006; 101:2457-62.

16. Bajbouj M, Reichenberger J, Neu B, et al. A prospective multicenter clinical and endoscopic follow-up study of patients with gastroesophageal reflux disease. Z Gastroenterol 2005; 43:1303-7.

17. Stoltey J, Reeba H, Ullah N, et al. Does Barrett's oesophagus develop over time in patients with chronic gastro-oesophageal reflux disease? Aliment Pharmacol Ther 2007; 25:83-91.

18. Pace F, Tonini M, Pallotta S, et al. Systematic review: maintenance treatment of gastro-oesophageal reflux disease with proton pump inhibitors taken 'on-demand'. Aliment Pharmacol Ther 2007; 26:195-204.

4

Candidíase de Esôfago – Achado Incidental: O que Fazer?

Clarissa de Carvalho Resende

▶▶▶ INTRODUÇÃO

A candidíase esofagiana é uma infecção oportunista relativamente comum no hospedeiro imunocomprometido.[1,2] Por outro lado, não é descrita, com frequência, no indivíduo imunocompetente.[3] Os avanços da propedêutica gastroenterológica nos últimos anos, com a utilização cada vez maior da endoscopia digestiva alta na prática médica, têm levado ao aumento do diagnóstico desta afecção nesse grupo de pacientes.[4,5] A prevalência da esofagite por *Candida* sp em endoscopias digestivas altas realizadas na população geral varia entre 4% e 7%.[3,4]

Espécies de *Candida* são frequentemente encontradas em ambiente hospitalar: nos alimentos, no ar, nos pisos e em outras superfícies.[3,6] A *Candida* é uma levedura altamente prevalente na população humana, compondo a microbiota do tubo digestivo, da pele, da vagina e dos brônquios.[3,4] No trato digestivo, ela pode ser isolada da cavidade oral em 30% a 40% dos indivíduos sadios e, no esôfago, em aproximadamente 20%.[3,5,7] A colonização da cavidade oral pela levedura predomina na infância até os 18 meses de vida, decrescendo nas crianças maiores e nos adultos, para aumentar novamente no idoso saudável, possivelmente relacionada com o uso de próteses dentárias.[6] Há alguma evidência de que fumantes também apresentam maior prevalência do fungo.[1] A *C. albicans* é a espécie mais frequente e constitui a causa mais importante de esofagite infecciosa.[3,4] Outras espécies, como *C. tropicalis, C. glabrata, C. parapsilosis* e *C. krusei*, podem, ocasionalmente, estar envolvidas.[1]

O desenvolvimento da esofagite por *Candida* ocorre em duas etapas: colonização e subsequente invasão epitelial. A colonização é inibida pelas defesas do hospedeiro, que são: a salivação, o peristaltismo esofágico, a presença de barreira mucosa intacta e a flora gastrointestinal normal.[5] Rompidos um ou mais destes mecanismos, estabelece-se a colonização, e as alterações da imunidade celular permitem a penetração do fungo na camada epitelial.[5] Assim, qualquer indivíduo debilitado por doenças crônicas poderá apresentar a infecção.[4]

A candidíase esofagiana é bem estudada em indivíduos imunodeprimidos, como os portadores da síndrome da imunodeficiência adquirida (SIDA), dos quais deriva a maior parte do nosso conhecimento sobre esta afecção.[4,5] Além da SIDA, também as neoplasias malignas, principalmente do sistema hematológico, o tratamento quimioterápico e o uso de drogas imunossupressoras, como corticoides (orais ou inalatórios), azatioprina, ciclosporina e metotrexato, causam graus variados de comprometimento imunológico, facilitando o surgimento de infecções oportunistas.[4] O corticoide sistêmico predispõe à infecção devido à supressão da função tanto dos linfócitos como dos granulócitos.[5] A candidíase orofaríngea é um efeito adverso conhecido dos corticoides inalatórios (10% a 30%) mas, recentemente, eles também têm sido implicados em casos de acometimento esofágico, possivelmente por se depositarem no esôfago após serem deglutidos.[7]

Os indivíduos imunocompetentes, ao contrário dos imunodeprimidos, não raramente são assintomáticos ou oligossintomáticos.[3,4] Nesses pacientes, têm sido identificadas algumas condições clínicas predisponentes. O uso de inibidores da bomba de prótons ou de antagonistas dos receptores H_2 e a vagotomia produzem hipocloridria, o que poderia facilitar a sobrevida da microflora oral deglutida devido à alteração do pH.[3,5] Acredita-se que os antimicrobianos de amplo espectro, ao reduzirem a competição bacteriana pelos nutrientes, favoreçam a proliferação de fungos.[1,3,5] Alterações mecânicas e funcionais do esôfago, como a acalásia e a esclerose sistêmica progressiva, ao provocarem estase, também predispõem à candidíase.[1,5] A perda da integridade da mucosa, por exemplo, na doença do refluxo gastroesofágico, na mucosite por quimioterapia e após a radioterapia, facilita a colonização da mucosa. Doenças como o diabetes mal controlado e outras condições clínicas, como desnutrição, alcoolismo e idade avançada, também têm sido implicadas. Não se sabe se o envelhecimento por si só é um fator de risco relacionado com a dismotilidade esofagiana, com as alterações da imunidade ou com o metabolismo deficiente de carboidratos, ou se é a maior prevalência de comorbidades e o uso de medicamentos nessa faixa etária que predispõem à infecção.[1]

Finalmente, a esofagite por *Candida* pode ser encontrada em indivíduos que não apresentam os fatores citados, nos quais o mecanismo da infecção não é bem conhecido.[5,8] Alemán *et al.*[8] estudaram sete pacientes com candidíase esofagiana, sem fator de risco aparente, realizando a sorologia para o vírus da imunodeficiência humana e estudando a população de linfócitos, complemento e imunoglobulinas. Nenhum paciente apresentava alterações da imunidade celular, e em apenas um foi encontrada hipogamaglobulinemia. Rahhal *et al.*[9] relataram um caso raro de infecção esofágica simultânea por *Candida* e pelo vírus herpes simples em adolescente de 15 anos sem evidência de imunodeficiência.

▶▶▌ CONDUTA

Não se encontram na literatura recomendações formais de rastreamento de doenças associadas à imunossupressão (p. ex., SIDA ou neoplasias hematológicas) nos pacientes com achado incidental de candidíase esofagiana. A anamnese e o exame físico cuidadosos podem indicar a extensão da propedêutica ao revelarem sintomas ou sinais sugestivos dessas afecções. Além disso, deve-se investigar a presença dos fatores de risco citados anteriormente, como uso de medicações e comorbidades.

Quando possível, o uso de antissecretores, antibióticos e corticosteroides deve ser interrompido.[3] Estratégias como o enxágue bucal, o uso de espaçadores e até mesmo a mudança do horário de administração do corticoide inalatório para antes do café da manhã e do jantar, facilitando a eliminação da medicação residual do esôfago, podem reduzir o risco do desenvolvimento da candidíase esofagiana.[1] Controle glicêmico adequado nos pacientes diabéticos reduz a presença de *Candida* na orofaringe e pode ser importante na prevenção do acometimento esofagiano.[1] As demais condições clínicas que predispõem à monilíase do esôfago devem ser pesquisadas e tratadas.[3]

Segundo as últimas recomendações da Sociedade Americana de Doenças Infecciosas, na candidíase esofagiana está indicada a terapia antifúngica sistêmica.[10] A droga de primeira es-

CANDIDÍASE DE ESÔFAGO – ACHADO INCIDENTAL: O QUE FAZER?

colha é o fluconazol oral, 200 a 400mg (3 a 6mg/kg) por dia, por 14 a 21 dias. Os pacientes intolerantes à medicação oral devem ser tratados com fluconazol endovenoso, 400mg (6mg/kg) por dia, ou anfotericina B, 0,3 a 0,7mg/kg/dia, ou uma equinocandina, como a caspofungina, na dose de 50mg/dia. Nos casos refratários ao fluconazol, recomendam-se solução de itraconazol (200mg/dia), suspensão de posaconazol (400mg duas vezes ao dia) ou voriconazol (200mg duas vezes ao dia). O fluconazol, na dose de 100 a 200mg, três vezes por semana, está indicado também nos casos recorrentes.[10] Entretanto, excetuando-se os casos de espécies intrinsecamente resistentes, como C. *krusei*, de não correção de fatores anatômicos, de baixa aderência ao tratamento ou de interações medicamentosas, o paciente sem SIDA geralmente responderá ao fluconazol, e a ocorrência de resistência é improvável.[1]

Como alguns pacientes são assintomáticos ou oligossintomáticos, e nem sempre a melhora dos sintomas se associa à resolução das lesões esofágicas, alguns autores sugerem a realização de endoscopia digestiva alta de controle após o tratamento, em casos selecionados.[3,11]

Concluindo, no paciente presumidamente imunocompetente com diagnóstico incidental de candidíase esofagiana, são importantes a avaliação clínica cuidadosa e o tratamento de quaisquer condições associadas que possam predispor a esta infecção.

▶▶ REFERÊNCIAS BIBLIOGRÁFICAS

1. Weerasuriya N, Snape J. Oesophageal candidiasis in elderly patients. Risk factors, prevention and management. Drugs Aging 2008; 25(2):119-30.
2. Weerasuriya N, Snape J. A study of *Candida* esophagitis in elderly patients attending a district general hospital in UK. Dis Esophagus 2006; 19:189-92.
3. Vieira WLS, Brito EM. Candidíase esofágica no paciente imunocompetente. In: Savassi-Rocha PR, Coelho LGV, Moretzsohn LD, et al. (eds.) Tópicos em gastroenterologia 16. Afecções menos frequentes em gastroenterologia. Rio de Janeiro: Medbook, 2007: 29-36.
4. Bittencourt MFM, Alves JS. Infecções e lesões cáusticas do esôfago (não-AIDS). In: Castro LP, Coelho LGV. Gastroenterologia. Rio de Janeiro: Medsi, 2004: 705-20.
5. Underwood JA, Williams JW, Keate RF. Clinical findings and risk factors for *Candida* esophagitis in outpatients. Dis Esophagus 2003; 16:66-9.
6. Vasquez JA, Sobel JD. Mucosal candidiasis. Infect Dis Clin North Am 2002; 16:793-820.
7. Kanda N, Yasuba H, Takahashi T, et al. Prevalence of esophageal candidiasis among patients treated with inhaled fluticasone propionate. Am J Gastroenterol 2003; 98(10):2146-8.
8. Alemán C, Alegre J, Suriñach JM, et al. Esophageal candidiasis in patients without cellular immunity changes. Report of 7 cases. Rev Clin Esp 1996; 196(6):375-7.
9. Rahhal RM, Ramkumar DP, Pashankar DS. Simultaneous herpetic and candidal esophagitis in an immunocompetent teenager. J Pediatr Gastroenterol Nut 2005; 40(3):371-3.
10. Pappas PG, Kauffman CA, Andes D, et al. Clinical practice guidelines for the management of candidiasis: 2009 update by de Infectious Diseases Society of America. Clin Infect Dis 2009; 48:503-35.
11. Bittencourt PFS, Moreira EF, Albuquerque W. Comprometimento do esôfago por infecções, radiação e agentes químicos. In: Dani R. Gastroenterologia essencial. 2 ed. Rio de Janeiro: Guanabara Koogan, 2006: 113-21.

5

Lesão Esofágica Induzida por Drogas: Como Diagnosticar e Tratar?

Celso Mirra de Paula e Silva

▶▶▎ INTRODUÇÃO

A lesão esofágica induzida por drogas tem sido observada e relatada com maior frequência. Em 1970, sua descrição foi publicada pela primeira vez, por Pemberton, que comunicou a ulceração esofágica consequente ao uso de cloreto de potássio por via oral.[1] Desde então, inúmeros trabalhos publicados têm registrado a relação entre drogas e lesão esofágica.

São vários os medicamentos que podem lesar o esôfago, direta ou indiretamente (Quadro 5.1).

A identificação das lesões esofágicas induzidas por drogas demonstra tendência de crescimento em função do uso indiscriminado de medicamentos, em especial de anti-inflamatórios, e do crescimento da população de idosos, os quais são frequentemente plurimedicados.

Quadro 5.1 Medicamentos comumente lesivos ao esôfago

Anti-inflamatórios não esteroides	Antibióticos	Outras drogas
Aspirina	Doxiciclina	Cloreto de potássio
Naproxeno	Tetraciclina	Quinidina
Ibuprofeno	Clindamicina	Zidovudina
	Trimetroprima-sulfametoxazol	Alendronato
		Risendronato
		Sulfato ferroso
		Vitamina C
		Teofilina
		Corticosteroides

Baseado em Winstead N, Bulat R, 2004. Current Treatment Options in Gastroenterology.[2]

▶▶ ETIOPATOGENIA

Os mecanismos de agressão à mucosa esofágica são vários, porém o mais frequente é o efeito tóxico direto de drogas, como ocorre com a doxiciclina, o sulfato ferroso, o ácido ascórbico e o anti-inflamatório não esteroide, em especial o ácido acetilsalicílico.[2]

Nos casos de lesões esofágicas induzidas pelos anti-inflamatórios não esteroides, a inibição de prostaglandinas parece não ter participação relevante na gênese das lesões.[3]

A doxiciclina é mais danosa ao esôfago porque, além do efeito tóxico direto, inibe a síntese proteica, as reposições celulares e os mecanismos de reparo nas células epiteliais. O alendronato causa dano direto à estrutura e à função do epitélio esofágico, enquanto o cloreto de potássio parece lesar o esôfago devido ao seu efeito hiperosmolar.[4,5]

Além do constituinte químico, há que se considerar também o tamanho do comprimido, seu formato e seu invólucro. O risco de lesão é maior com os comprimidos ásperos, que tenham tamanho maior que 2cm ou que possuam invólucro gelatinoso ou contenham parafina. Nestes casos, o clareamento esofágico é mais lento e possibilita contato prolongado do medicamento com a mucosa esofágica.[6,7]

É importante observar que o hábito de ingerir comprimido com pouca ou nenhuma água dificulta o clareamento esofágico, facilita a aderência da droga à mucosa e pode induzir lesão. Usar o comprimido à noite, logo antes de deitar, aumenta o risco de lesão principalmente em idosos, já que no período noturno o trânsito esofágico se torna mais lento e enseja tempo maior de contato da droga com a mucosa do esôfago.[8]

Por este motivo, os pacientes hospitalizados ou acamados, além dos idosos, correm risco maior de lesão esofágica e necessitam de atenção especial.

O risco também está aumentado em pacientes com distúrbios do clareamento esofágico decorrentes de esclerose sistêmica, acalásia e estenose de esôfago.

A presença do anel de Schatzki-Gary pode também retardar o clareamento esofágico e contribuir para o surgimento da lesão.

Cabe lembrar que, em pacientes com cardiomegalia importante, o aumento do átrio esquerdo pode ocasionar compressão do esôfago, dificultando o seu esvaziamento e facilitando a lesão pelo contato prolongado do comprimido com a mucosa.[9]

Medicamentos imunossupressores podem lesar indiretamente o esôfago em decorrência de infecções oportunistas, como a moniliase e o herpes simples.

Há relato recente de paciente que desenvolveu esofagite herpética durante tratamento de esofagite eosinofílica com fluticasona.[10]

▶▶ QUADRO CLÍNICO

O sintoma mais frequente é a dor retroesternal ou subesternal, que ocorre em cerca de 60% dos casos. A dor pode surgir logo após a ingestão do comprimido ou muitas horas depois, e pode ser de intensidade leve a acentuada. Odinofagia e disfagia são também frequentes e muito significativas, podendo, inclusive, ocasionar perda de peso. Alguns pacientes, especialmente os idosos, podem apresentar pouca ou nenhuma dor, tendo a disfagia e o emagrecimento como principais manifestações.

O diagnóstico deve ser suspeitado sempre que ocorrer dor torácica ou disfagia súbita em pacientes que usam medicamentos potencialmente lesivos ao esôfago, que tenham hábito de usar pouco ou nenhum líquido ao deglutir os comprimidos, que estejam acamados ou que apresentem distúrbios da motilidade esofágica.

A lesão esofágica induzida por medicamentos pode evoluir com hematêmese e melena e também com úlcera de esôfago, a qual é, por vezes, acompanhada de processo inflamatório exuberante. Pode haver penetração mediastinal no caso de esofagite por ingestão de comprimidos de cloreto de potássio, e perfuração da parede esofágica nas lesões induzidas por antiinflamatórios não esteroides.[11]

▶▶ DIAGNÓSTICO

Anamnese criteriosa é o esteio maior para a suspeita diagnóstica. Nos jovens, a história praticamente define o diagnóstico, desde que não existam outros fatores evidentes de risco para dor torácica, disfagia ou odinofagia. Nos pacientes idosos e nos imunodeprimidos, ou na presença de complicações como hemorragia e emagrecimento, a estratégia diagnóstica deve incluir uma avaliação endoscópica. As lesões são vistas, com maior frequência, no esôfago proximal;[11] contudo, acometem também o esôfago distal e podem, inclusive, estender-se para o esôfago médio.

Pode-se observar, por vezes, fragmentos de comprimidos ou mesmo comprimidos intactos na massa inflamatória, aderentes às áreas ulceradas. Algumas drogas, como alendronato e doxiciclina, podem ocasionar lesões mais extensas, misto de massa inflamatória e ulceração. Nestes casos, é importante o diagnóstico diferencial com lesões neoplásicas.[12]

O exame histológico mostra apenas áreas de ulceração associadas a material necrótico e fibrinopurulento, de permeio a tecido de granulação.[13]

Estudo radiológico contrastado de esôfago pode evidenciar estenoses ou anéis esofágicos, sinais de compressão extrínseca ou mesmo distúrbios de motilidade do esôfago.

▶▶ TRATAMENTO

O tratamento das lesões esofágicas induzidas por drogas pode restringir-se ao tratamento clínico, mas, eventualmente, necessita ser complementado com abordagem endoscópica ou cirúrgica.

Tratamento Clínico

A pronta suspensão do medicamento lesivo é a primeira e mais importante medida a ser adotada. Se a droga não pode ser suspensa, deve-se substituir o comprimido pela apresentação líquida ou mesmo injetável.

A dieta deve ser líquida ou pastosa por 24 a 48 horas, reassumindo a dieta habitual progressivamente. Em casos mais graves, pode haver necessidade de hidratação venosa e, até mesmo, de alimentação parenteral.

O sucralfato está indicado, na dose de 1g, via oral, quatro vezes ao dia, de preferência 1 hora antes das refeições e uma tomada à noite, ao deitar.

Os inibidores de bomba de prótons devem ser indicados sempre que houver a possibilidade de refluxo gastroesofágico, utilizando-se as doses diárias habituais de 20mg de omeprazol, 30mg de lansoprazol, 40mg de pantoprazol, 40mg de esomeprazol ou 20mg de rabeprazol. É importante ressaltar que há relato de caso de lesão esofágica induzida por inibidor de bomba de prótons[13] (Fig. 5.1).

Em caso de eventual intolerância aos inibidores da bomba de prótons, podem ser utilizados os bloqueadores de receptores H_2, nas doses convencionais de 150mg, duas vezes ao dia, dando-se preferência à apresentação líquida da ranitidina.

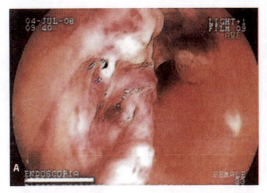 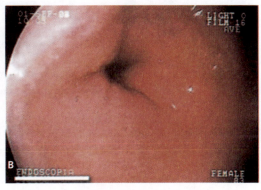

Fig. 5.1 Lesão esofágica vegetante, friável e com áreas ulceradas, induzida por droga, simulando lesão neoplásica (**A**), e sua evolução para cura (**B**) após 2 meses de esomeprazol, 40mg/dia, associado à suspensão do agente lesivo.

Tratamento Endoscópico

A abordagem endoscópica terapêutica está indicada, especialmente, em três situações bem definidas:

1. Na remoção de medicamentos fragmentados ou mesmo inteiros impactados na lesão esofágica.
2. Na hemostasia de eventual sangramento na lesão ulcerada do esôfago.
3. Na dilatação de estenoses esofágicas que podem complicar a esofagite induzida por medicamentos.

Devido à friabilidade da mucosa, o procedimento endoscópico, apesar de bem tolerado, está envolto em riscos de hemorragia e, principalmente, de perfuração esofágica.

Tratamento Cirúrgico

A indicação de tratamento cirúrgico nas lesões esofágicas induzidas por medicamentos é limitada e restringe-se aos casos de maior gravidade, nos quais o processo inflamatório erodido atinja o mediastino, com consequente risco de morte. É, contudo, um procedimento terapêutico muito delicado, com índices elevados de morbidade e mortalidade.[15] Requer cirurgião experiente e suporte hospitalar adequado.

Há relato de sucesso com tratamento clínico, não cirúrgico, de perfuração esofágica induzida por anti-inflamatório.[16]

▶▶ PREVENÇÃO

A prevenção de lesões do esôfago ocasionadas pela ingestão de comprimidos deve fazer parte obrigatória das orientações médicas, especialmente no idoso, no acamado e nos pacientes com distúrbios de motilidade esofágica.

Sempre que possível, os comprimidos devem ser deglutidos em posição supina, com a ingestão de meio a um copo de água, e pelo menos 1 hora antes de deitar.

Deve-se ter cuidado ao utilizar comprimidos grandes, de superfície áspera ou invólucro gelatinoso, que são mais passíveis de lesar o esôfago.

▶▶| REFERÊNCIAS BIBLIOGRÁFICAS

1. Pemberton J. Oesophageal obstruction and ulceration caused by oral potassium therapy. Br Heart J 1970; 32:267-8.
2. Winstead NS, Bulat R. Pill esophagitis. Curr Treat Opt Gastroenterol 2004; 7:71-6.
3. Jasperson D. Drug-induced oesophageal disorders: pathogenesis, incidence, prevention and management. Drug Safety 2000; 22:237-49.
4. Dobrucali A, Tobey NA, Awayda S, et al. Physiological and morphological effects of alendronate on rabbit esophageal epithelium. Am J Physiol Gastrointest Liver Physiol 2002; 283:576-86.
5. Arora AS, Murray JA. Iatrogenic esophagitis. Curr Gastroenterol Rep 2000; 2:224-9.
6. Hey H, Jorgensen F, Sorensen K. Oesophageal transit of six commonly used tablets and capsules. BMJ 1982; 285:1717-9.
7. Simko V, Joseph D, Michael S. Increased risk in esophageal obstruction with slow-release medication. J Assoc Acad Minor Phys 1997; 8:38-42.
8. Applegate GR, Malmud LS, Rock E. It's a hard pill to swallow or don't take it lying down. Gastroenterology 1980; 78:1132.
9. McQuaid KR. Alimentary tract. In: Tierney Jr. LM, McPhee SJ, Papadakis MA (eds.) Curr Med Diag Treat 45 ed. New York: McGraw Hill, 2006; 536-648.
10. Lindberg GM, Eldik RV, Saboorian MH. A case of herpes esophagitis after fluticasone propionate for eosinophilic esophagitis. Nature Clin Pract Gastroenterol Hepatol 2008; 5:527-30.
11. Kikendall JW, Friedman AC, Oyewole MA. Pill-induced esophageal injury. Case reports and review of the medical literature. Dig Dis Sci 1983; 28:174-82.
12. Tahan V, Sayrak H, Bayar N, et al. Doxycycline-induced ulceration mimicking esophageal cancer. Cases J 2008; 1(1):144.
13. Fernandes PA, Pires MS, Gouvêa AP. Ulcerative esophagitis associated with the use of alendronate sodium: histopathological and endoscopic features. Arq Gastroenterol 2002; 39:173-6.
14. Maekawa T, Ohji G, Inoue R, et al. Pill-induced esophagitis caused by lansoprazole. J Gastroenterol 2001; 36:790-1.
15. Murphy DW, Roufail WM. Rupture and perforation. In: Castell DO (ed.) The esophagus. Boston: Little, Brown and Company, 1992:747-59.
16. Singh NP, Rizk JG. Oesophageal perforation following ingestion of over-the-counter ibuprofen capsules. J Laryngol Otol 2008; 122:864-6.

6

Neoplasia Avançada Ressecável de Esôfago: Rádio e Quimioterapia ou Cirurgia?

Antônio Orlando Scalabrini-Neto

▶▶ INTRODUÇÃO

O câncer de esôfago é o oitavo em incidência mundial e o sétimo em mortalidade.[1] O carcinoma de células escamosas (CEC) e o adenocarcinoma representam 98% dos tumores malignos do esôfago. Apesar de a incidência do CEC estar reduzindo, a dos adenocarcinomas vem aumentando, tornando-se hoje, nos EUA, o principal tipo histológico.[2,3] Cerca de 25% dos pacientes são diagnosticados em estádios localmente avançados, isto é, comprometendo camadas mais profundas do órgão ou linfonodos.[1] Este grupo, quando tratado, apresenta sobrevida em 5 anos em torno de 30%.[4] Nesses estádios, a operação, usando-se técnicas mais modernas, permanece como principal modalidade de tratamento, com sobrevida em 5 anos de 30% a 40%.[5.] O tipo de abordagem cirúrgica parece não interferir nos resultados, mas sim a experiência do serviço.[6]

Uma característica dos pacientes portadores de CEC de esôfago vem de sua própria etiopatogenia. Estes pacientes, na sua maioria, são tabagistas e etilistas pesados, muitos deles albergando consequências destes hábitos, como doença pulmonar obstrutiva crônica (DPOC), cirrose hepática, desnutrição e carências de oligoelementos, entre outras. Dados mostram que a morbidade e a mortalidade da esofagectomia giram em torno de 50,7% e 8,8%, respectivamente, e que, portanto, é preciso selecionar aqueles pacientes candidatos a operação de acordo com a presença ou não de comorbidades.[6]

▶▶ QUIMIOTERAPIA E CIRURGIA

Em decorrência da químio e radiossensibilidade do tumor de esôfago, tenta-se, juntamente com a cirurgia, a melhor combinação. A maioria dos estudos enfoca abordagens neoadjuvantes, sendo muito pequeno o número de estudos sobre a adjuvância dessas abordagens devido ao seu baixo índice de sucesso.[7,8]

A quimioterapia perioperatória foi avaliada recentemente em grande estudo randomizado, realizado no Reino Unido – o estudo MAGIC.[9] Nesse estudo, os pacientes (portadores de adenocarcinoma) foram randomizados para receber três ciclos de quimioterapia (epirrubicina, cisplatina e fluorouracil) antes e após a cirurgia. O grupo-controle foi abordado apenas com operação. A sobrevida em 5 anos foi de 36% e 23%, respectivamente, mostrando benefício substancial para o grupo tratado com quimioterapia.

▶▶▎ RADIOTERAPIA/QUIMIOTERAPIA/CIRURGIA E CIRURGIA

O tratamento combinado usa, geralmente, um esquema quimioterápico com platina e radioterapia, com doses variando de 40 a 60Gy. A sobrevida está diretamente ligada à taxa de resposta patológica completa determinada pelo tratamento, de modo que os pacientes que a alcançam apresentam sobrevida superior a 50% em 5 anos.[10]

O primeiro estudo de fase III que demonstrou superioridade do tratamento combinado sobre a radioterapia isolada foi o RTOG 85-01, que relatou sobrevida em 5 anos de 26% para o grupo combinado *versus* 0% para o grupo de radioterapia isolada em pacientes com tumores T1-3N0-1.[11] Estudo do European Organization for Research and Treatment of Cancer (EORTC) comparou tratamento combinado com cisplatina e radioterapia seguido de operação com abordagem cirúrgica isolada. Apesar de maior taxa de ressecção curativa (81% *versus* 69%), a sobrevida global, que foi o *end point* primário, não foi diferente.[12] Metanálise de 10 estudos, avaliando o papel do tratamento combinado seguido de operação *versus* tratamento cirúrgico isolado, mostrou que o risco relativo de morte no grupo combinado foi de 0,81. Isto se traduziu em 13% de redução na mortalidade em 2 anos, independente da histologia.[13] Estudos de fase III comparando tratamento químio/radioterápico exclusivo com tratamento cirúrgico são escassos. Um deles, apresentado em 2007, randomizou 91 pacientes com CEC ou adenocarcinoma para tratamento combinado com cisplatina e fluorouracil e radioterapia *versus* abordagem cirúrgica isolada. Após seguimento de 60 meses, não houve diferença entre os grupos, estando a sobrevida mediana em 12,8 meses para o grupo QT/RXT e em 15,8 meses para o grupo tratamento cirúrgico. O estudo foi criticado pelo tamanho da amostra, que talvez não pudesse identificar possíveis diferenças. Por outro lado, o estudo foi elogiado por sugerir que pacientes não candidatos à operação poderiam se beneficiar da mesma forma com o tratamento combinado.[14] Estudo alemão realizado em 172 pacientes com CEC de esôfago localmente avançado, submetidos à químio/radioterapia e randomizados para tratamento cirúrgico ou não, mostrou que o grupo que recebeu abordagem operatória apresentou melhor controle local, porém sem apresentar maior sobrevida.[15] A atualização dos dados desse estudo em 2008, já com seguimento mediano de 10 anos, corroborou os resultados de 2005, não mostrando superioridade de um tratamento sobre outro.[16]

Os trabalhos citados incluem, em sua maioria, tanto o adenocarcinoma como o CEC, e são passíveis de críticas por possíveis diferenças no comportamento biológico entre as histologias. Por outro lado, apesar do comportamento biológico semelhante, os tumores de esôfago cervical são, geralmente, excluídos dos estudos. Costuma ser aceito que os últimos, devido à maior morbimortalidade cirúrgica e aos resultados semelhantes aos da químio/radioterapia, devem ser tratados exclusivamente por químio/radioterapia.[17,18]

▶▶▎ CONSIDERAÇÕES FINAIS

A literatura é complexa em relação ao tratamento das neoplasias de esôfago. Vários esquemas são utilizados com resultados, às vezes, divergentes. Ainda não está claro se uma modalidade de tratamento é superior à outra e, em caso afirmativo, quais são o melhor contexto e a melhor histologia a ser usada.

A oncologia clínica encontra-se num momento de busca de marcadores moleculares de resposta, de agressividade e de prognóstico. O carcinoma de esôfago é uma neoplasia potencialmente curável, mas necessita equipe multidisciplinar para ser tratado. Futuros estudos de fase III com drogas-alvo moleculares, aliadas às novas técnicas de radioterapia e cirurgia, poderão responder qual seria a melhor forma de tratar esta neoplasia, uma das mais letais do adulto.

▶▶ REFERÊNCIAS BIBLIOGRÁFICAS

1. Jemal A, Siegel R, Ward E, et al. Cancer statistics, 2008. CA Cancer J Clin 2008; 58:71-96.
2. Crew KD, Neugut AI. Epidemiology of upper gastrointestinal malignancies. Semin Oncol 2004; 31:450-64.
3. Devesa SS, Fraumeni JF Jr. The rising incidence of gastric cardia cancer. J Natl Cancer Inst 1999; 91:747-9.
4. National Cancer Institute. Surveillance Epidemiology and End Results (SEER) Web site. Disponível em: http://seer.cancer.gov/statfacts/html/esoph.html. Acessado em 18 de agosto de 2008.
5. McKian KP, Miller RC, Cassivi SD, et al. Curing patients with locally advanced esophageal cancer: an update on multimodality therapy. Dis Esophagus 2006; 19:448-53.
6. Connors RC, Reuben BC, Neumayer LA, et al. Comparing outcomes after transthoracic and transhiatal esophagectomy: a 5-year prospective cohort of 17,395 patients. J Am Coll Surg 2007; 205:735-40.
7. Ando N, Iizuka T, Kakegawa T, et al. A randomized trial of surgery with and without chemotherapy for localized squamous carcinoma of the thoracic esophagus: the Japan Clinical Oncology Group Study. J Thorac Cardiovasc Surg 1997; 114:205-9.
8. Pouliquen X, Levard H, Hay JM, et al. 5-Fluorouracil and cisplatin therapy after palliative surgical resection of squamous cell carcinoma of the esophagus. A multicenter randomized trial. French Associations for Surgical Research. Ann Surg 1996; 223:127-33.
9. Cunningham D, Allum WH, Stenning SP, et al. Perioperative chemotherapy versus surgery alone for resectable gastroesophageal cancer. N Engl J Med 2006; 355:11-20.
10. Chirieac LR, Swisher SG, Ajani JA, et al. Posttherapy pathologic stage predicts survival in patients with esophageal carcinoma receiving preoperative chemoradiation. Cancer 2005; 103(7):1347-55.
11. Herskovic A, Martz K, al-Sarraf M, et al. Combined chemotherapy and radiotherapy compared with radiotherapy alone in patients with cancer of the esophagus. N Engl J Med 1992; 326:1593-8.
12. Bosset JF, Gignoux M, Triboulet JP, et al. Chemoradiotherapy followed by surgery compared with surgery alone in squamous-cell cancer of the esophagus. N Engl J Med 1997; 337:161-7.
13. Gebski V, Burmeister B, Smithers BM, et al. Survival benefits from neoadjuvant chemoradiotherapy or chemotherapy in oesophageal carcinoma: a metaanalysis. Lancet Oncol 2007; 8:226-34.
14. Carstens H, Albertsson M, Friesland S, et al. A randomized trial of chemoradiotherapy versus surgery alone in patients with resectable esophageal cancer [abstract 4530]. In: Proceedings of American Society of Clinical Oncology Annual Meeting, Chicago, 2007.
15. Stahl M, Stuschke M, Lehmann N, et al. Chemoradiation with and without surgery in patients with locally advanced squamous cell carcinoma of the esophagus. J Clin Oncol 2005; 23(10):2310-7.
16. Stahl M, Wilke H, Lehmann N, et al. Long-term results of a phase III study investigating chemoradiation with and without surgery in locally advanced squamous cell carcinoma (LA-SCC) of the esophagus [abstract 4530]. In: Proceedings of American Society of Clinical Oncology Annual Meeting, Chicago, 2008.
17. Abunasra H, Lewis S, Beggs L, et al. Predictors of operative death after oesophagectomy for carcinoma. Br J Surg 2005; 92:1029-33.
18. Bedenne L, Michel P, Bouche O, et al. Chemoradiation followed by surgery compared with chemoradiation alone in squamous cancer of the esophagus: FFCD 9102. J Clin Oncol, 2007; 25(10):1160-8.

7

Varizes de Esôfago: Há Contraindicação ao Cateterismo Nasoentérico para Nutrição?

Rodrigo Macedo Rosa

▶▶ INTRODUÇÃO

A desnutrição, um dos fatores prognósticos mais importantes em pacientes com cirrose hepática, apresenta prevalência de 65% a 90% e relaciona-se diretamente com complicações graves, como encefalopatia hepática, ascite e síndrome hepatorrenal, interferindo nos resultados pós-transplante hepático e contribuindo para o aumento da mortalidade.[1] Os mecanismos fisiopatológicos e as condições relacionadas com a questão são múltiplos, incluindo: (1) ingestão oral insuficiente de nutrientes; (2) estado hipermetabólico da cirrose; (3) redução da capacidade hepática de síntese proteica; (4) redução da capacidade de absorção de micro e macronutrientes; e (5) aumento da perda proteica intestinal.[1,2]

Assim, tornam-se fundamentais a detecção e a correção precoces dos distúrbios nutricionais, visando prolongar a expectativa e melhorar a qualidade de vida do paciente, reduzindo as complicações e preparando-o melhor para possível transplante hepático, por meio de três opções: (1) suplementação nutricional por via oral; (2) nutrição enteral por cateter de alimentação; e (3) nutrição parenteral.[2]

O objetivo deste capítulo é avaliar a segurança do uso de cateter para a nutrição enteral em pacientes cirróticos que apresentam varizes esofagianas.

▶▶ SUPORTE NUTRICIONAL ENTERAL EM PACIENTES CIRRÓTICOS

A Sociedade Europeia para Nutrição Clínica e Metabolismo (ESPEN) publicou, em 2006, as diretrizes para terapia nutricional enteral na doença hepática, indicando nutrição enteral suplementar aos pacientes incapazes de suprir suas necessidades pela alimentação convencional, a despeito de receberem acompanhamento nutricional individualizado.[3] A primeira opção seria o uso de suplementos nutricionais por via oral e, nos casos em que não se atingisse a necessidade energética do paciente, seria introduzida a nutrição enteral por meio de cateteres nasogástricos ou nasoentéricos. A ESPEN observou, ainda, que não se justificava o receio no uso de cateteres para alimentação desses pacientes, em função do risco de sangramento, uma vez que "não há evidência, na literatura atual, que varizes esofagianas representem qualquer risco ao uso de tubos nasogástricos de fino calibre para nutrição enteral".[3]

Crippin[4] também reforçou a segurança do uso desses cateteres para nutrição, insistindo no risco mínimo que ofereciam aos pacientes. Com tal afirmação, pretendia ainda reduzir o nível de ansiedade dos profissionais médicos que indicavam o seu uso.

Ainda assim, a adoção de cateteres nasogástricos ou nasoentéricos para nutrição enteral de pacientes com doença hepática crônica continua sendo evitada devido ao receio de que ocorra hemorragia digestiva secundária à ruptura de varizes esofagogástricas.

Uma correspondência em contraposição à ESPEN foi escrita por Andus,[5] em 2007, questionando os mesmos artigos utilizados na elaboração das diretrizes. No seu texto, o autor faz referência à pesquisa em que 71 pacientes com hepatite alcoólica grave foram randomizados em dois grupos: aqueles que receberam nutrição enteral por cateter nasogástrico e aqueles submetidos a tratamento com esteroides durante 4 semanas, tendo ambos os grupos recebido acompanhamento clínico posterior. Na sequência de seu relato, o autor comenta que oito pacientes incluídos no grupo de nutrição enteral foram afastados do experimento por apresentarem sangramento varicoso, epistaxe grave, vômitos persistentes ou intolerância ao cateter. Andus acrescenta ainda que, nos 28 dias correspondentes à fase de tratamento do estudo, foi observado índice de mortalidade de 31% no grupo de nutrição enteral, superior aos 25% ocorridos no grupo de esteroides, e que o trabalho foi interrompido prematuramente por questões de segurança.[6]

Andus aponta, ainda, dois outros estudos sobre o uso da nutrição enteral: um em pacientes cirróticos[7] e outro em pacientes com doença hepática alcoólica.[8] Em ambos, o procedimento adotado foi mais uma vez questionado, já que a ausência de sangramento digestivo foi enfatizada sem qualquer referência à presença de varizes esofagianas nos pacientes estudados.

Finalmente, Andus cita um estudo que comparou nutrição enteral precoce com jejum absoluto, por 3 dias, em pacientes cirróticos, após hemorragia digestiva causada por varizes esofagianas e tratamento endoscópico. Esses pacientes foram randomizados em dois grupos: grupo A – nutrição enteral por tubo nasogástrico no dia imediato ao sangramento (n = 12); grupo B – jejum absoluto por 3 dias (n = 10). No quarto dia de acompanhamento, todos os pacientes receberam dieta enteral por via oral. Houve recorrência de sangramento em quatro pacientes do grupo de nutrição enteral e em um paciente do grupo de controle, questionando-se possível efeito deletério do cateter nasogástrico na recorrência do sangramento varicoso.[9]

Com base em seus estudos, o autor concluiu que havia apenas pequeno experimento randomizado, no qual o uso de cateter nasogástrico para nutrição enteral mostrou-se perigoso aos pacientes com varizes esofagianas[9] e que, nessa perspectiva, a diretriz adequada sobre o tema deveria ser: "cateter enteral para nutrição é perigoso para pacientes com varizes esofagianas e história de sangramento prévio (evidência Ib). Em pacientes que nunca sangraram, há tendência para efeito nocivo do cateter (evidência Ib)."[5]

No mesmo volume do periódico *Clinical Nutrition,* a ESPEN publicou carta de resposta aos argumentos de Andus. Nela, Cabré *et al.*[10] acrescentaram informações adicionais à discussão. Relataram que a interrupção prematura do estudo que comparava a nutrição enteral por cateter com o uso de esteroides no tratamento da hepatite alcoólica deveu-se a outras complicações que não a hemorragia digestiva. Entre as complicações ocorridas, citaram infecções e disfunção hepática grave, enfatizando que, dos oito pacientes excluídos do estudo, no grupo de nutrição enteral, apenas um foi por evento hemorrágico.[6]

Apesar de não haver referência explícita à presença de varizes esofagianas em dois trabalhos citados por Andus, alguns pacientes incluídos em um dos estudos apresentaram sangramento varicoso prévio e ascite quando da admissão hospitalar, sugerindo hipertensão porta e, provavelmente, a existência de varizes. Em nenhum dos dois estudos houve descrição de sangramento aumentado nos grupos em uso de cateteres para nutrição enteral.[7,8]

Em estudo randomizado que comparou dieta enteral hipoproteica com dieta enteral normoproteica, ofertadas por cateter nasogástrico, por 14 dias, em pacientes cirróticos admitidos com encefalopatia hepática, observou-se hemorragia digestiva em apenas um paciente. Entre os demais, alguns necessitaram de reposicionamento do cateter nasogástrico em função de remoção involuntária do dispositivo, sem ocorrência de episódios de pneumonia aspirativa. Importa, contudo, enfatizar que pacientes admitidos em função de quadro de hemorragia digestiva não participaram do estudo.[11]

Na pesquisa que comparou nutrição enteral precoce por cateter nasogástrico com jejum por 3 dias em pacientes cirróticos, após hemorragia digestiva alta por varizes esofagianas, Cabré et al.[10] criticaram o início precoce de dieta enteral, tendo em vista que os quatro pacientes do grupo da nutrição enteral que ressangraram apresentaram essa complicação nos primeiros 5 dias de internação hospitalar, período já reconhecido como de maior risco para recorrência de sangramento. Além disso, discordaram quanto ao tipo de tratamento endoscópico realizado, com número maior de escleroterapias no grupo de nutrição enteral e ligaduras elásticas no grupo de controle.[9]

Assim, após as devidas considerações, a ESPEN manteve a recomendação expressa anteriormente: "em pacientes incapazes de manter a ingestão oral adequada, indica-se a nutrição enteral por cateter, mesmo na presença de varizes esofagianas", referindo-se a dados já existentes que indicavam procedimento cauteloso nos primeiros dias após hemorragia varicosa.[10]

Em recente trabalho de revisão, O'Brien et al.[1] se posicionaram em concordância com as orientações da ESPEN, sugerindo que, após terapêutica endoscópica de varizes esofagianas sangrantes, sejam aguardadas pelo menos 24 horas antes da introdução de cateter nasogástrico para início da dieta enteral. Tsiaousi et al.[2] também se mostraram favoráveis quanto à segurança da nutrição enteral por cateter nasogástrico em pacientes cirróticos, destacando, porém, as possíveis complicações associadas, como vômitos persistentes, diarreia e aspiração broncopulmonar.

▶▶ CONSIDERAÇÕES FINAIS

A desnutrição apresenta elevada prevalência em pacientes cirróticos e relaciona-se diretamente com possíveis complicações, repercutindo em aumento de morbidade e mortalidade. Assim, a terapia nutricional exerce papel fundamental no manejo clínico desse grupo de pacientes e, sempre que possível, deve-se optar pela via enteral, mais fisiológica e com menores riscos. Quando a ingestão oral de nutrientes não é suficiente para atingir as necessidades nutricionais, a terapia nutricional por meio de cateter nasogástrico ou nasoentérico é a primeira opção, mesmo na presença de varizes esofagianas. Apesar do número reduzido de estudos científicos sobre o assunto, a literatura médica atual corrobora tal conduta, com a ressalva de que haja certa cautela nos primeiros dias após hemorragia digestiva varicosa.[1-4]

▶▶ REFERÊNCIAS BIBLIOGRÁFICAS

1. O'Brien A, Williams R. Nutrition in end-stage liver disease: principles and practice. Gastroenterology 2008; 134(6):1729-40.
2. Tsiaousi ET, Hatzitolios AI, Trygonis SK, et al. Malnutrition in end stage liver disease: recommendations and nutritional support. J Gastroenterol Hepatol 2008; 23(4):527-33.
3. Plauth M, Cabré E, Riggio O, et al. ESPEN guidelines on enteral nutrition: liver disease. Clin Nutr 2006; 25(2):285-94.
4. Crippin JS. Is tube feeding an option in patients with liver disease? Nutr Clin Pract 2006; 21(3):296-8.

5. Andus T. ESPEN guidelines on enteral nutrition: liver disease – tube feeding (TF) in patients with esophageal varices is not proven to be safe. Clin Nutr 2007; 26(2):272-4.

6. Cabré E, Rodríguez-Iglesias P, Caballería J, et al. Short- and long-term outcome of severe alcohol-induced hepatitis treated with steroids or enteral nutrition: a multicenter randomized trial. Hepatology 2000; 32(1):36-42.

7. Cabré E, González-Huix F, Abad-Lacruz A, et al. Effect of total enteral nutrition on the short-term outcome of severely malnourished cirrhotics. A randomized controlled trial. Gastroenterology 1990; 98(3):715-20.

8. Kearns PJ, Young H, Garcia G, et al. Accelerated improvement of alcoholic liver disease with enteral nutrition. Gastroenterology 1992; 102(1):200-5.

9. de Lédinghen V, Beau P, Mannant PR, et al. Early feeding or enteral nutrition in patients with cirrhosis after bleeding from esophageal varices? A randomized controlled study. Dig Dis Sci 1997; 42(3):536-41.

10. Cabré E, Plauth M, Riggio O, et al. Correspondence – Reply to Dr. Andus' letter. Clin Nutr 2007; 26(2):273-4.

11. Córdoba J, López-Hellín J, Planas M, et al. Normal protein diet for episodic hepatic encephalopathy: results of a randomized study. J Hepatol 2004; 41(1):38-43.

II

ESTÔMAGO

8

Carcinoide do Tipo 1: Como Acompanhar?

Marco Antônio Gonçalves Rodrigues

▶▶ INTRODUÇÃO

Os tumores carcinoides constituem as neoplasias neuroendócrinas mais frequentes do trato gastrointestinal. Surgem da camada epitelial da mucosa gástrica, apresentam aparência histopatológica característica e seu prognóstico é melhor do que o dos carcinomas. Os carcinoides de origem gástrica representam, atualmente, cerca de 10% dos tumores neuroendócrinos do trato digestório e 2% de todos os tumores malignos do estômago.[1-4] Esse aumento tem sido justificado muito mais pelo maior número de exames endoscópicos e imuno-histoquímicos da mucosa gástrica do que pelo aumento na incidência desses tumores.[5]

▶▶ FISIOPATOGÊNESE

A mucosa gastrointestinal normal contém células argirófilas, enterocromafins e argentafins, constituintes do sistema APUD (*amina precursor uptake and decarboxilation*). As células argirófilas são responsáveis por captar e metabolizar os precursores das aminas biológicas, secretando diferentes polipeptídeos com funções hormonais (gastrina, glucagon, quininas). Um longo período de hipergastrinemia poderia induzir hiperplasia dessas células, dando origem aos tumores neuroendócrinos, ou *apudomas*. Os carcinoides gástricos são tumores neuroendócrinos bem diferenciados, constituídos por células enterocromafins.[6,7]

▶▶ CLASSIFICAÇÃO

Há três categorias de carcinoides gástricos, diferenciadas por comportamento e prognóstico.[2] O diagnóstico correto é essencial para a escolha do tratamento mais adequado.

Os carcinoides gástricos do tipo 1 representam 68% a 83% dos tumores neuroendócrinos do estômago.[6,8] Derivam das células enterocromafins, transformadas em tumorais pela estimulação crônica da hipergastrinemia em pacientes com gastrite crônica atrófica, com ou sem anemia perniciosa.[8] Acometem, principalmente, indivíduos no quinto e sexto decênios de vida (45 a 60 anos), predominando no sexo feminino.[7,9-11]

O tipo 2 representa menos de 5% dos carcinoides e se associa com as síndromes NEM-1 e de Zollinger-Ellison. Também deriva das células enterocromafins, mas já se identificou um gene supressor responsável. O modelo de carcinogênese proposto para os carcinoides tipos 1 e 2 assenta-se na sequência hiperplasia–displasia–tumor carcinoide.[4,6,9]

Geralmente acompanhado de síndrome carcinoide, o tipo 3 (10% a 20% dos casos) é o mais agressivo, de etiologia desconhecida, de pior prognóstico e não está associado à hipergastrinemia. Em 65% dos pacientes encontram-se metástases locais e hepáticas.

Recentemente, a Sociedade Europeia de Tumores Neuroendócrinos aprovou o estadiamento TNM específico para os carcinoides digestivos.[12,13] Outra proposta tem sido a reestratificação dos tumores neuroendócrinos do tubo digestório com base em seu índice mitótico e na expressão do anticorpo monoclonal Ki-67, com o objetivo de auxiliar a definição de seu tratamento e acompanhamento.[13] Contudo, essa proposta precisa ser ainda validada.

▶▶ CARCINOIDE GÁSTRICO DO TIPO 1

Patologia

Os tumores originados da gastrite crônica atrófica são frequentemente pequenos (< 1 a 2cm), múltiplos e localizados no fundo e, eventualmente, no corpo gástrico. Geralmente polipoides, de coloração amarelada, podem apresentar superfície ulcerada.[6,7,9] A invasão da parede gástrica limita-se à mucosa e à submucosa na maioria deles (> 90%), mas as metástases linfonodais podem ocorrer em 5% a 30% dos casos, dependendo das características da lesão.[6,7,9,10] Em 2% a 10% dos pacientes com carcinoides do tipo 1, observam-se metástases a distância, especialmente para o fígado.[2,6,7,9,14]

Os tumores neuroendócrinos apresentam hiperplasia de células endócrinas e não formam glândulas típicas, ou seja, demonstram atrofia do componente glandular. Formam nichos não encapsulados, que podem ou não invadir tecidos vizinhos. Quase sempre o exame histológico não consegue, isoladamente, definir se o tumor é benigno ou maligno. Por isso, devem ser considerados potencialmente malignos, embora esta definição dependa, principalmente, do tamanho do tumor e da existência ou não de metástases. O exame histopatológico com coloração de hematoxilina-eosina padrão possibilita a avaliação geral da morfologia da lesão. Para estudar de maneira mais precisa os estádios de proliferação das células enterocromafins (hiperplasia, displasia e neoplasia), o exame imuno-histoquímico é o melhor método diagnóstico (imunorreação com marcadores neuroendócrinos, como a cromogranina A e a sinaptofisina).[14,15]

Diagnóstico

Os sinais e sintomas são incaracterísticos e inespecíficos e incluem emagrecimento, vômitos, diarreia, dor abdominal, hematêmese e melena. Muitos pacientes são oligo ou assintomáticos.[9] Na maioria das vezes, os carcinoides apresentam atividade endócrina. Dependendo do tipo de substância secretada, podem causar alterações fisiopatológicas variadas. Contudo, apesar de produzirem essa série de substâncias funcionalmente ativas, geralmente elas são secretadas em pequena quantidade, sendo rapidamente inativadas no plasma. Por isso, os tumores neuroendócrinos são, em geral, clinicamente silenciosos.[16] A síndrome carcinoide (fogachos, rubor facial e diarreia) aparece em 2% a 5% dos carcinoides do tipo 1, geralmente quando estão presentes metástases hepáticas, pois o fígado inativa produtos bioativos desses tumores.[15,17] Pode haver hipotireoidismo ou diabetes de origem autoimune associados.

O nível sérico de gastrina está muito elevado nos pacientes com carcinoides do tipo 1.[7,10,11] Além disso, observa-se com frequência elevação dos anticorpos anticélulas parietais. Em geral, os níveis séricos de cromogranina A estão elevados e podem ser empregados no controle de tratamento.[18,19]

A endoscopia digestiva alta deve avaliar o número e o tamanho das lesões e a extensão e a gravidade da gastrite atrófica, além de afastar a presença de outras neoplasias associadas (carcinomas, GIST). Possibilita, ainda, a realização de biópsia e o diagnóstico histológico. A polipectomia endoscópica deve ser considerada em todas as lesões polipoides do estômago, tanto para seu diagnóstico como para seu eventual tratamento, devido ao seu potencial de evolução ou transformação maligna.[18]

A ecoendoscopia torna possível avaliar a profundidade de invasão tumoral e favorece o diagnóstico das lesões localizadas na submucosa, que podem ser posteriormente confirmadas por meio de estudo histopatológico de biópsias profundas. Além disso, o método é de grande valia no estadiamento pré-operatório, particularmente porque detecta a localização precisa, o grau de infiltração da parede gástrica pela lesão e o eventual acometimento metastático dos linfonodos regionais do estômago.

Tratamento Conservador

Durante muitos anos, o tratamento cirúrgico foi considerado a terapêutica de escolha para os carcinoides do tipo 1. Contudo, a natureza indolente e a evolução geralmente benigna desses tumores têm possibilitado abordagem conservadora na maior parte dos casos, com a realização de polipectomia/mucosectomia endoscópica, tratamento com análogos da somatostatina e/ou vigilância endoscópica.[7,9,14,15,18-20]

Classicamente, a polipectomia endoscópica tem sido indicada em carcinoides do tipo 1, desde que as lesões sejam superficiais (não haja invasão da muscular da mucosa à ecoendoscopia), menores que 1cm e não sejam numerosas (menos de seis).[1,2,5,16,21,22] Com a introdução e a viabilização da mucosectomia endoscópica, tem-se observado, na prática, uma extensão desses critérios, em particular com relação ao número delas, mas também ao seu tamanho (< 2cm).[16,19,23] Nesse caso, as lesões deveriam ser sempre estudadas ecoendoscopicamente. O primeiro controle endoscópico após ressecção endoscópica deveria ser realizado após 6 meses. No entanto, a vigilância endoscópica após a ressecção completa das lesões e ausência de recorrência no primeiro controle poderia ser realizada a cada 2 anos, de acordo com as recomendações da Sociedade Europeia de Tumores Neuroendócrinos.[12] A presença de níveis séricos elevados de cromogranina A após a ressecção endoscópica constitui condição que justificaria controles endoscópicos e ecoendoscópicos mais frequentes.[18] Desse modo, deveria fazer parte do acompanhamento, assim como a dosagem sérica de gastrina.

Recentemente, o tratamento clínico com análogos da somatostatina (octreotida e lanreotídeo) tem-se mostrado efetivo e seguro na diminuição ou no desaparecimento dos carcinoides dos tipos 1 e 2, por meio da redução da hipergastrinemia e de seu efeito antiproliferativo direto sobre as células enterocromafins.[14,24] Contudo, atualmente, não deve ser considerado o tratamento de escolha, devendo permanecer como alternativa em pacientes sintomáticos, com tumores de crescimento rápido e/ou múltiplos, para os quais a ressecção e o acompanhamento endoscópico seriam impraticáveis e a ressecção cirúrgica considerada excessiva ou contraindicada.[14,29] O principal efeito colateral do emprego prolongado dessas drogas seria o aumento na frequência, no número e no tamanho dos cálculos das vias biliares, com risco associado de pancreatite. Com o objetivo de reduzir o risco dessas complicações e diminuir o alto custo do tratamento, tem sido proposta a utilização da droga em intervalos de 2 meses.[14] Contudo, as doses e os intervalos de tratamento com o emprego dessas drogas precisam ser mais bem estudados para serem validados.

Estudos científicos que acompanharam exclusivamente pacientes com carcinoides do tipo 1 com exame endoscópico periódico durante vários anos têm documentado ausência de progressão tumoral e, em alguns, até mesmo regressão espontânea das lesões, a despeito da hipergastrinemia persistente.[15,19,20] Com base nesses fatos, alguns autores têm proposto, para lesões pequenas (< 1 a 2cm), o exclusivo acompanhamento endoscópico periódico dessas lesões.[14,19,20] Os pacientes e seus familiares devem ser informados acerca da doença, e o acompanhamento deve consistir em endoscopia com biópsias gástricas a cada 6 meses, além de tomografia computadorizada do abdome e exames de sangue (gastrina e cromogranina) a cada 12 meses.[19]

Tratamento Cirúrgico

Nos casos de recidiva dos carcinoides após sua ressecção endoscópica, tem sido proposta a antrectomia laparotômica ou laparoscópica, com ou sem a ressecção das lesões.[11,16,22,25,26] A antrectomia pode induzir regressão tumoral ao reduzir estimulação pela gastrina.[8,17,27] Sugere-se a realização de exame endoscópico com biópsia 4 a 7 meses após a antrectomia, quando já se espera ter ocorrido o desaparecimento ou a regressão parcial das lesões.[6,19,24] Hirchowitz *et al.*[28] observaram normalização dos níveis séricos de gastrina 8 horas após antrectomia, desaparecimento dos carcinoides após 6 a 16 semanas e desaparecimento da hiperplasia das células enterocromafins após 21 a 30 meses. Contudo, outros estudos que avaliaram os resultados da realização de antrectomia, com o intuito de reduzir a massa celular produtora de gastrina, tiveram resultados irregulares e contraditórios.[7,15,29]

A ressecção cirúrgica dos carcinoides do tipo 1 deve ficar reservada para casos selecionados: lesões tumorais de grandes dimensões, infiltrativas, incontáveis ou mais agressivas do ponto de vista histológico e não passíveis de excisão endoscópica completa.[9,12,22,26] A gastrectomia subtotal, desde que inclua a ressecção de todo o antro (retirada de toda a curvatura menor) e da(s) lesão(ões), se possível, deve ser preferida.[3] A gastrectomia total com linfadenectomia radical, realizada especialmente no Japão, está indicada nos casos ainda mais raros de microcarcinoidose (inúmeros tumores difusos), recorrência dos tumores na presença de displasia da mucosa e carcinoides invasores com metástases linfonodais.[22,26,30]

▶▶❙ REFERÊNCIAS BIBLIOGRÁFICAS

1. Gough DB, Thompson GB, Crotty TB, et al. Diverse clinical and pathologic features of gastric carcinoid and the relevance of hypergastrinemia. World J Surg 1994; 18:473-9.

2. Rindi G, Luinetti O, Cornaggia M, et al. Three subtypes of gastric argyrophil carcinoid and the gastric neuroendocrine carcinoma: a clinicopathologic study. Gastroenterology 1993; 104:994-1006.

3. Thomas RM, Baybick JH, Elsayed AM, et al. Gastric carcinoids: a immunohistochemical and clinicopathologic study of 104 patients. Cancer 1994; 73:2053-8.

4. Hou W, Schubert ML. Treatment of gastric carcinoids. Curr Treat Options Gastroenterol 2007; 10(2):123-33.

5. Thompson NW. Surgical management of endocrine tumors of the gastrointestinal tract. In: Wanebo HJ (ed.). Surgery for gastrointestinal cancer: a multidisciplinary approach. Philadelphia: Lippincott-Raven, 1997: 459-64.

6. Bordi C. Endocrine tumors of the stomach. Path Res Pract 1995; 191:373-80.

7. Rindi G, Bordi C, Rappel S, et al. Gastric carcinoids and neuroendocrine carcinoma: pathogenesis, pathology and behavior. World J Surg 1996; 20:168-72.

8. Loftus JP, van Heerden JA. Surgical management of gastrointestinal carcinoid tumors. Adv Surg 1995; 28:317-36.

9. Delle Fave G, Capurso G, Annibale B, et al. Gastric neuroendocrine tumors. Neuroendocrinology 2004; 80:16-9.

10. Yu JY, Wang LP, Meng YH, Hu M, Wang JL, Bordi C. Classification of gastric neuroendocrine tumors and its clinicopathologic significance. World J Gastroenterol 1998; 4:158-61.

11. Dakin GF, Warner RRP, Pomp A, et al. Presentation, treatment, and outcome of type 1 gastric carcinoid tumors. J Surg Oncol 2006; 93:368-72.

12. Ruszniewski P, Delle Fave G, Cardiot G, et al. Well-differentiated gastric tumors/carcinomas. Neuroendocrinology 2006; 84:158-64.

13. Rindi G, Klöppel G, Alhman H, et al. TNM staging of foregut (neuro)endocrine tumors: a consensus proposal including a grading system. Virchows Arch 2006; 449:395-401.

14. Manfredi S, Pagenault M, Lajarte-Thirouard AS, et al. Type 1 and 2 gastric carcinoid tumors: long-term follow-up of the efficacy of treatment with a slow-release somatostatin analogue. Eur J Gastroenterol Hepatol 2007; 19:1021-5.

15. Spoelstra-de Man AME, Wagenaar SS, van der Sluys Veer A, et al. Relationship between pernicious anaemia and gastric neuroendocrine cell disorders. Neth J Med 2000; 56:56-62.

16. Gilligan CJ, Lawton GP, Tang LH, et al. Gastric carcinoid tumors: the biology and therapy of an enigmatic and controversial lesion. Am J Gastroenterol 1995; 90:338-52.

17. Sculco D, Bilgrami S. Pernicious anemia and gastric carcinoid tumor: case report and review. Am J Gastroenterol 1997; 92:1378-80.

18. Yilmaz S, Dursun M, Canoruç F. A patient with gastric carcinoid tumor: treatment and surveillance options. Turk J Gastroenterol 2005; 16:180-1.

19. Hosokawa O, Kaizaki Y, Hattori M, et al. Long-term follow up of patients with multiple gastric carcinoids associated with type A gastritis. Gastric Cancer 2005; 8:42-6.

20. Hori K, Fukui H, Imura J, et al. Benign gastric carcinoid tumor with hypergastrinemia followed up for 12 years. Gastric Cancer 2000; 3:161-4.

21. Modlin IM, Tang LH, Svennevik E. Gastric carcinoid tumors. In: Doherty GM, Skögseid B (eds.). Surgical endocrinology. Philadelphia: Lippincott Williams & Wilkins, 2001: 431-46.

22. Ahlman H, Kolby L, Lundell L, et al. Clinical management of gastric carcinoid tumors. Digestion 1994; 55:77-85.

23. Ichikawa J, Tanabe S, Koizumi W, et al. Endoscopic mucosal resection in the management of gastric carcinoid tumors. Endoscopy 2004; 36:459-60.

24. Grozinsky-Glasberg S, Kaltsas G. Long-acting somatostatin analogues are an effective treatment for type 1 gastric carcinoid tumours. Eur J Endocrinol 2008; 159:475-82.

25. Guillem P, Vlaeminck-Guillem V, Leteurtre E, et al. Fundic endocrine tumours and atrophic gastritis: the value of antrectomy. Gastroenterol Clin Biol 2002: 26:782-5.

26. Okada K, Kijima H, Chino O, et al. Multiple gastric carcinoids associated with hypergastrinemia. A review of five cases with clinicopathological analysis and surgical strategies. Anticancer Res 2005; 25:4417-22.

27. Eckhauser FE, Lloyd RV, Thompson NW, et al. Antrectomy for multicentric, argyrophil gastric carcinoid: a preliminary report. Surgery 1988; 104:1046-53.

28. Hirchowitz BI, Griffith J, Pellegrin D, et al. Rapid regression of enterochromaffin-like cell gastric carcinoids in pernicious anemia after antrectomy. Gastroenterology 1992; 102:1409-18.

29. Jordan PH, Barroso A, Sweeney J. Gastric carcinoids in patients with hypergastrinemia. J Am Coll Surg 2004; 199:552-5.

30. Clemente G, Sarno G, Giordano M, et al. Total gastrectomy for type 1 gastric carcinoid: an unusual surgical indication? Minerva Chir 2007; 62:421-4.

9

Carcinoide Gástrico Tipo I: Quando e Como Operar?

Aloísio Cardoso-Júnior • Paulo Roberto Savassi-Rocha

▶▶ INTRODUÇÃO

Os tumores carcinoides gastrointestinais (TCG) são derivados das células *enterochromaffin-like* (ECL), que compõem parte da população de células neuroendócrinas da mucosa digestória. Desse modo, mais recentemente, têm sido denominados tumores neuroendócrinos. São neoplasias raras, que correspondem a cerca de 0,5% dos tumores diagnosticados na espécie humana e apresentam-se mais prevalentes no tubo digestório (67,5%), seguido pelos pulmões.[1] Os sítios mais comuns de TCG são intestino delgado (25%), reto (14%) e apêndice vermiforme (12%).[2]

Por sua vez, os tumores carcinoides gástricos (CG) apresentaram incremento em sua incidência nos últimos anos, correspondendo, atualmente, a 8,7% dos TCG e a 1,8% dos tumores malignos do estômago, segundo abrangente estudo realizado nos EUA por Modlin *et al.*,[3] que analisaram o comportamento dessas neoplasias nos últimos 50 anos. Este fato pode ser justificado não só pelo incremento real de sua ocorrência, mas também pela difusão da endoscopia digestiva alta e pelo avanço nas técnicas histopatológicas de diagnóstico ocorrido no mesmo período.

O presente capítulo visa apresentar, com base nas evidências disponíveis na literatura médica, o tratamento operatório dos CG do tipo I. Portanto, para melhores embasamento e compreensão da estratégia terapêutica cirúrgica, faremos breves considerações sobre esses tumores.

▶▶ FISIOPATOLOGIA

Os CG são classificados em três subtipos, como mostra o Quadro 9.1. O carcinoide tipo I corresponde a cerca de 70% a 80% dos CG e está associado à gastrite crônica atrófica autoimune (tipo A), sendo mais comumente encontrado no sexo feminino. Outra característica importante é a presença habitual de várias lesões sincrônicas, o que interfere em seu planejamento terapêutico.

A atrofia da mucosa oxíntica do corpo gástrico ocorrida na gastrite crônica atrófica tipo A resulta em perda da capacidade de produção de HCl devido à redução da população de

Quadro 9.1 Características dos subtipos de tumores carcinoides gástricos

Característica	Tipo I	Tipo II	Tipo III
Idade ao diagnóstico (anos)	63	50	55
Sexo	Feminino > masculino	Feminino = masculino	Masculino > feminino
Doença associada	Gastrite crônica atrófica A	Zollinger-Ellison/NEM-I	Nenhuma
Proporção	80%	5%	15%
Localização no estômago	Fundo	Fundo	Antro ou fundo
Número de lesões	Múltiplas	Múltiplas	Única
Tamanho habitual	< 1cm	< 1cm	2 a 5 cm
Gastrinemia	Alta	Alta	Normal
Acidez gástrica	Baixa	Alta	Normal
Potencial metastático	< 5%	7% a 12%	> 50%
Prognóstico	Bom	Bom	Ruim

NEM-I: neoplasia endócrina múltipla tipo I.

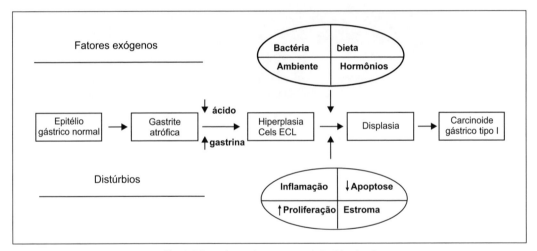

Fig. 9.1 Patogênese dos tumores carcinoides tipo I.

células parietais. Assim, a acloridria resultante causa hiperplasia das células G antrais e, consequentemente, hipergastrinemia. Por sua vez, o excesso de gastrina secretado promove efeito trófico exacerbado sobre as células ECL do fundo gástrico, as quais se tornam hiperplasiadas e, na dependência de outros cofatores (mutações, fatores de crescimento, infecção bacteriana, fatores mesenquimais), promovem o surgimento do CG tipo I. Como a minoria dos pacientes com gastrite crônica atrófica tipo A desenvolverá CG tipo I, pontua-se que a hipergastrinemia é um fator necessário, mas não suficiente, e ressalta-se a importância de cofatores, ainda não adequadamente identificados, na patogênese desses tumores (Fig. 9.1).

▶▶ DIAGNÓSTICO

A apresentação clínica dos CG é frequentemente inespecífica, e muitas lesões são encontradas, incidentalmente, durante exames endoscópicos. Apesar de boa parte ser assintomática, um subgrupo de pacientes poderá apresentar manifestações clínicas decorrentes da presença local dos tumores no estômago (dor abdominal, náuseas, hemorragia digestiva alta, anemia, perda de sangue oculto nas fezes) ou secundárias aos efeitos neuroendócrinos da síndrome carcinoide (rubor, diarreia, broncoespasmo, acometimento de válvulas cardíacas, telangiectasias e pelagra), pouco observada nos CG tipo I.

A endoscopia digestiva alta com biópsias determina o diagnóstico. A presença de cromogranina A e sinaptofisina é frequente na imuno-histoquímica. A tomografia computadorizada de abdome e pelve e a cintilografia com somatostatina marcada são também utilizadas na propedêutica dos CG tipo I. A Fig. 9.2 mostra os aspectos endoscópicos, histopatológicos e imuno-histoquímicos do tumor carcinoide gástrico tipo I.

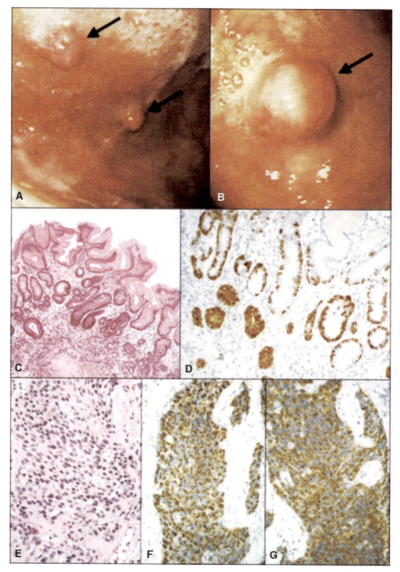

Fig. 9.2 Aspectos endoscópicos, histopatológicos e imuno-histoquímicos do tumor carcinoide gástrico tipo I. Imagens endoscópicas (**A**) e (**B**). Fotomicrografia da gastrite atrófica autoimune corada com hematoxilina e eosina (HE) (**C**). Sinaptofisina (**D**). Fotomicrografia de tumor carcinoide tipo I corado pela HE (**E**). Cromogranina A (**F**). Sinaptofisina (**G**). (Cels ECL: células *enterochromaffin-like*). (Modificada de Burkitt & Pritchard.[7])

CARCINOIDE GÁSTRICO TIPO I: QUANDO E COMO OPERAR?

▶▶ PROGNÓSTICO

A análise do comportamento biológico dos CG tipo I tem impacto direto na proposta terapêutica a ser instituída. Esses tumores apresentam ótimo prognóstico com sobrevida de 5 anos estimada em 96%, não diferindo, portanto, da sobrevida na população geral, quando realizada análise pareada pela idade.[4,5] O potencial metastático desse subgrupo de CG é menor que 5%.[6]

▶▶ TRATAMENTO DO CG TIPO I

Diversas publicações ressaltam que o tratamento do CG tipo I deve levar em conta seu baixo potencial de malignidade, a extensão da doença no momento em que o diagnóstico é estabelecido e a presença de sinais e sintomas.[7-10]

Assim, baseando-se na evolução desses tumores, alguns autores têm sugerido que pequenas lesões poderiam ficar estacionadas ou involuir e, portanto, seriam candidatas a tratamento conservador, sem ressecção.[11] Entretanto, não há estudos prospectivos controlados que autorizem essa conduta nem tampouco estabeleçam o algoritmo ideal para o seguimento desse subgrupo de pacientes.

Os CG tipo I têm evolução indolente e raramente metastatizam. Entretanto, tumores maiores que 1 a 2cm podem ter evolução imprevisível, comportando-se como neoplasias de baixo grau de malignidade que, em alguns casos (2% a 8%), podem infiltrar o tecido linfático e/ou produzir metástases a distância.[12]

Muitas dúvidas ainda pairam sobre o manejo ideal dos CG tipo I porque sua baixa incidência dificulta a realização de estudos metodologicamente consistentes. As publicações atualmente disponíveis constam de relatos de casos, estudos retrospectivos, pequenas séries de casos e artigos de revisão de baixo nível de evidência científica.

As recomendações para o tratamento do CG tipo I que se seguem são cotejadas na maior parte das publicações concernentes ao assunto.

▶▶ TRATAMENTO ENDOSCÓPICO

Classicamente, a indicação para tratamento endoscópico limita-se aos pacientes com até cinco lesões, com diâmetro máximo de 1cm cada, que não ultrapassem a submucosa à endossonografia.

Entretanto, a progressiva melhora do equipamento endoscópico e do treinamento dos endoscopistas em ressecções mucosas endoscópicas tornou essas premissas controversas. Este fato se justifica, principalmente, devido ao curso relativamente benigno dessa afecção e à maior morbimortalidade do tratamento cirúrgico, evidentemente, mais radical. Assim sendo, os critérios classicamente aceitos podem levar a tratamento excessivamente agressivo em significativa parcela dos pacientes.

Desse modo, a possibilidade de as ressecções mucosas endoscópicas contribuírem com boa segurança e adequada radicalidade oncológica, além de menor morbidade, para o manejo dos pacientes com CG tipo I tem feito crescer o número de relatos de tratamentos endoscópicos bem-sucedidos em pacientes com mais de cinco lesões e/ou lesões maiores que 1cm de diâmetro.[1] A princípio, em tumores com diâmetro superior a 2cm, há maior risco de invasão da túnica muscular própria, de envolvimento dos linfonodos regionais e de metástases a distância.[13] As Figs. 9.3 e 9.4 mostram a imagem endoscópica e o aspecto histopatológico de ressecção mucosa de tumor carcinoide gástrico (13×19×11mm), respectivamente.

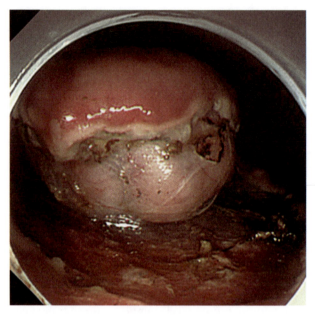

Fig. 9.3 Imagem endoscópica de ressecção submucosa em paciente com tumor carcinoide gátrico. (Retirada de Itaba S *et al*. Dig Endosc 2007; 19:201-3.)

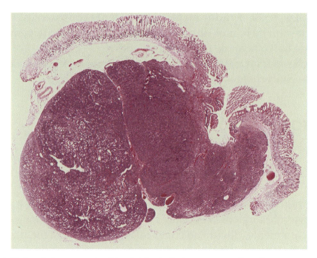

Fig. 9.4 Aspecto histopatológico de tumor carcinoide gástrico tratado por ressecção submucosa endoscópica, que apresenta margens livres de tumor (tamanho da peça: 13×19×11mm). (Retirada de Itaba S *et al*. Dig Endosc 2007; 19:201-3.)

Portanto, apesar de não encontrarmos embasamento cientificamente sólido, a indicação de ressecção mucosa endoscópica em lesões de até 2cm de diâmetro pode ser considerada em serviços com notável experiência na referida técnica. Por outro lado, a definição do número de lesões passíveis de tratamento endoscópico é, atualmente, fator que depende de julgamento subjetivo por parte dos endoscopistas e baseia-se em suas experiências pessoais.

Finalmente, caso se opte pela ressecção mucosa endoscópica, recomenda-se acompanhamento endoscópico, pós-tratamento, conforme discutido no Capítulo 8.

▶▶| TRATAMENTO CIRÚRGICO

O tratamento cirúrgico do CG tipo I pode ser realizado por via convencional, laparoscópica ou, mais recentemente, pela endogastrocirurgia.

CG Tipo I: Quando Operar?

A presença de um ou mais critérios relacionados a seguir define a indicação operatória nos CG tipo I:

- Lesões maiores que 1 a 2cm.
- Mais de cinco lesões (relativo).
- Tumores que ultrapassem a submucosa à endossonografia.
- Recidiva após tratamento endoscópico.
- Ressecção endoscópica incompleta.
- Doença metastática.

Apesar de ser de ocorrência rara no tipo I de CG, a presença de metástases tem levado à proposição de tratamento cirúrgico devido à ineficácia dos tratamentos quimioterápicos, bem como da embolização da artéria hepática, em prolongar a sobrevida desses pacientes.[14,15] Estudo conduzido em 16 pacientes, com tumores neuroendócrinos metastáticos, mostrou que ressecções alargadas, retirando-se toda a doença macroscópica (ressecções gástricas, hepáticas e intestinais), foram seguras, aumentaram a qualidade de vida dos doentes e resultaram em sobrevida de 82% em seguimento médio de 32 meses.[15]

CG Tipo I: Como Operar?

Havendo indicação cirúrgica, de acordo com os critérios já descritos, a excisão local da lesão deverá ser indicada, podendo ser realizada pela via laparoscópica. As gastrectomias subtotais ou totais são reservadas para doenças mais extensas. Caso existam sinais peroperatórios de invasão da serosa ou extragástrica, gastrectomia total com linfadenectomia deve ser considerada.[9]

A realização de antrectomia associada à excisão local é motivo de controvérsia devido aos resultados contraditórios observados em diferentes estudos. A rigor, a normalização da gastrinemia obtida pela ressecção do antro pilórico remove o estímulo trófico para a proliferação das células ECL. Nesse sentido, alguns estudos demonstraram regressão ou resolução dos CG tipo I pós-antrectomia.[16,17] No entanto, é impossível prever, com certeza, quais pacientes serão beneficiados pela antrectomia, uma vez que parte dos tumores continua a crescer independentemente do estímulo trófico da hipergastrinemia.[6,7,10] Recentemente, foi proposto teste de supressão com octreotida, indicando que os pacientes responsivos ao teste são bons candidatos à antrectomia.[7] Apesar de promissor, ainda não existe evidência científica suficientemente concreta para a recomendação dessa conduta, exceto em protocolos de pesquisa. Isto porque existem apenas poucos relatos de casos nos quais se adotou esse procedimento.[18,19] Além disso, os análogos da somatostatina parecem exercer efeito inibitório direto sobre as células ECL, o que, de certa maneira, também favorece o raciocínio de que essas células estariam sensíveis a estímulo trófico hormonal.[18,19]

Por sua vez, também bastante controversa e pouco citada, a ressecção do fundo gástrico remove as células ECL gástricas, bem como os carcinoides, sendo uma das propostas cirúrgicas para o tratamento do CG tipo I.

▶▶ CONSIDERAÇÕES FINAIS

O tratamento primário do CG tipo I, nos dias atuais, é a ressecção endoscópica ou cirúrgica. O tratamento endoscópico vem ganhando espaço na abordagem de lesões maiores e mais numerosas. A doença metastática, apesar de incomum, deve receber tratamento cirúrgico agressivo pela ampla ressecção da doença macroscopicamente detectável, promovendo melhora da qualidade de vida, bem como aumentando a sobrevida desse subgrupo de pacientes. As drogas análogas da somatostatina, de liberação lenta, constituem opção terapêutica para pacientes que não são candidatos ao tratamento cirúrgico (elevado risco cirúrgico, tumores irressecáveis).

A recente proposição de sistema TNM para estadiamento dos tumores carcinoides gástricos poderá fornecer importantes informações prognósticas, fundamentais para a realização de estudos nos quais as diversas modalidades de tratamento sejam comparadas de maneira estádio-específica[20] (Quadros 9.2 e 9.3).

No futuro, o tratamento dos CG será direcionado pela biologia tumoral por meio de terapias-alvo fundamentadas na melhor compreensão das bases moleculares envolvidas na patogenia desta doença.

Quadro 9.2 Sistema de estadiamento (TNM) proposto para tumores carcinoides gástricos

TNM	Característica do tumor
T1	Invasão até a muscular própria, inclusive. Tumor ≤ 3cm
T2	Invasão além da muscular própria. Tumor ≤ 3cm
T3	Invasão até a muscular própria, inclusive. Tumor > 3cm
T4	Invasão além da muscular própria. Tumor > 3cm
N0	Ausência de metástases linfonodais
N1	Metástases em linfonodos regionais
M0	Ausência de metástases a distância
M1	Metástases a distância

Modificado de Landry CS et al.[20]

Quadro 9.3 Estadiamento proposto para tumores carcinoides gástricos

Estádio	T	N	M	Sobrevida 5 anos (%)
I	T1	Qualquer N	M0	82
II	T2	N0	M0	63
	T3	N0	M0	
III	T2	N1	M0	21
IV	T3	N1	M0	5,5
	Qualquer T	Qualquer N	M1	

Modificado de Landry CS et al.[20]

▶▶ REFERÊNCIAS BIBLIOGRÁFICAS

1. Sippel RS, Chen H. Carcinoid tumors. Surg Oncol Clin N Am 2006; 15:463-78.
2. Modlin IM, Lye KD, Kidd M. A 5-decade analysis of 13.715 carcinoid tumors. Cancer 2003; 97:934-59.
3. Modlin IM, Lye KD, Kidd M. A 50-year analysis of 562 gastric carcinoid: small tumor or larger problem? Am J Gastroenterol 2004; 99:23-32.
4. Borch K, Ahren B, Ahlaman H, et al. Gastric carcinoids: biologic behavior and prognosis after differentiated treatment in relation to type. Ann Surg 2005; 242:64-73.
5. Hosokawa O, Kaiasaki Y, Hattori M. Long term follow-up of patients with multiple gastric carcinoids associated with type A gastritis. Gastric Cancer 2005; 8:42-6.
6. Mulkeen A, Cha C. Gastric carcinoid. Curr Opin Oncol 2004; 17:1-6.
7. Burkitt MD, Pritchard DM. Review article: pathogenesis and management of gastric carcinoid tumors. Aliment Pharmacol Ther 2006; 24:1305-20.
8. Manfredi S, Pagenault M, Lajarte-Thirouard AS, et al. Type 1 and 2 gastric carcinoid tumors: long-term follow-up of the efficacy of treatment with a slow-release somatostatin analogue. Eur J Gastoenterol Hepatol 2007; 19:1021-5.
9. Wanberg B, Grimelius L, Granerus G. The role of gastric ressection in the management of multicentric argyrophil gastric carcinoids. Surgery 1990; 108:851-7.
10. Modlin IM, Kidd M, Latich I, et al. Current status of gastrointestinal carcinoids. Gastroenterology 2005; 128:1717-51.
11. Hirschowitz BI. Clinical aspects of ECL cell abnormalities. Yale J Biol Med 1998; 71:303-10.
12. Chamberlain RS, Canes D, Brown KT. Hepatic neuroendocrine metastasis: does intervention alter outcomes? J Am Coll Surg 2000; 190:432-45.
13. Plockinger U. Diagnosis and treatment of gastric neuroendocrine tumors. Wien Klin Wochenschr 2007; 20:570-2.
14. Chen H, Hardacre JM, Uzar A. Isolated liver metastases from neuroendocrine tumors: does resection prolong survival? J Am Coll Surg 1998; 187:88-92.
15. Norton JA, Warten RS, Kelly MG. Aggressive surgery for metastatic liver neuroendocrine tumors. Surgery 2003; 134:1057-63.
16. Guillem P. Les tumeurs carcinoides de l'estomac. Quelle place pour l'antrectomie? Ann Chir 2005; 130:323-6.
17. Dakin GF, Warner RR, Pomp A, et al. Presentation, treatment, and outcome of type I gastric carcinoid tumors. J Surg Oncol 2006; 92:368-72.
18. Higham AD, Dimaline R, Varro A, Attwood S, et al. Octreotide suppression test predicts beneficial outcome from antrectomy in a patient with gastric carcinoid tumor. Gastroenterology 1988; 114:817-22.
19. Fayyaz M, Mehboob S, Andersen V, et al. Extended octreotide suppression test to determine hormone responsiveness of multiple type I gastric carcinoid tumors. Dig Dis Sci 2007; 52:1579-85.
20. Landry CS, Brock G, Scoggins CR, et al. A proposed staging system for gastric carcinoid tumors based on an analysis of 1543 patients. Ann Surg Oncol 2009; 16:51-60.

10

GIST Gástrico: Quando Indicar Terapia Adjuvante Após Ressecção?

Ana Carolina Guimarães de Castro • Rodrigo Cunha Guimarães

▶▶ INTRODUÇÃO

O GIST (tumor do estroma gastrointestinal) é o tumor mesenquimal mais frequente do trato gastrointestinal. Origina-se das células intersticiais de Cajal do plexo mioentérico intestinal. Essas células são conhecidas como o marcapasso do trato digestivo e formam a interface entre a inervação autonômica do tubo digestivo e a parede do músculo liso deste. A expressão da proteína KIT, receptor transmembrana da enzima tirosina cinase, tem papel crítico na diferenciação das células intersticiais de Cajal e na proliferação do tumor.[1,2]

O GIST pode ser encontrado em qualquer local do trato gastrointestinal, desde o esôfago até o reto. Já foram identificadas lesões de localização extragastrointestinal, como retroperitônio, mesentério e omento.[3,4] A localização mais frequente é o estômago (50% a 60%), seguido por intestino delgado (20% a 30%), intestino grosso (10%), esôfago (5%) e cavidade abdominal (5%).[5-8] Os locais mais característicos para metástases são o fígado e o peritônio, porém, em situações muito raras, pode metastatizar para pulmão, ossos e linfonodos locorregionais.[9]

O diagnóstico do GIST é feito nos achados ultraestruturais do tecido, identificados por hematoxilina-eosina (HE). A imuno-histoquímica é extremamente importante, tendo em vista que 95% dos GIST têm hiperexpressão da proteína KIT (CD 117) e estão associados à mutação do c-KIT. A não expressão do CD 117 não invalida o diagnóstico de GIST, porém demanda confirmação por patologista experiente e/ou pesquisa da mutação do c-KIT e PDGFR-α (receptor alfa do fator de crescimento derivado de plaquetas).[10] A expressão imuno-histoquímica da proteína DOG-1 pode ser útil no diagnóstico dos casos morfologicamente suspeitos de GIST, mas KIT-negativos.

A ressecção cirúrgica do GIST localizado é a única modalidade curativa disponível. Entretanto, a taxa de recorrência em 5 anos, nos pacientes tratados exclusivamente com a cirurgia, é de aproximadamente 50%.[10,11] A quimioterapia sistêmica não é recomendada porque os agentes citotóxicos convencionais não são efetivos contra esse tipo de tumor. O mesilato de imatinibe (Glivec®) é um inibidor seletivo do KIT, PDGFR-α, ABL e BCR-ABL da enzima tirosina cinase. Esse agente foi primeiramente utilizado no tratamento da leucemia mieloide crônica, inibindo a oncoproteína BCR-ABL e produzindo altas taxas de resposta hematológica completa.[12] Em 2000, o imatinibe mostrou-se eficaz no tratamento do GIST metastático.[13] Funciona como droga-alvo molecular que interfere na atividade da enzima tirosina cinase dos receptores KIT. Em células normais, a proteína KIT é expressa na forma de monômeros, possuindo uma porção extramembrana que apresenta o receptor de ligação, uma porção intramembrana e uma porção intracitoplasmática, que contém o domínio enzimático com ação tirosina cinase. Ao ocorrer a ligação do fator de crescimento celular com o receptor, a proteína dimeriza o outro monômero e há o início da atividade enzimática. Se ocorrer mutação puntiforme, por exemplo, no éxon 11 ou 9, ocorre a dimerização independente da interação com o ligante. Assim, inicia-se a cascata de transmissão de sinais com estímulo da proliferação celular. O imatinibe inibe, portanto, a dimerização ao se ligar ao receptor KIT ou PDGFR-α, inibindo a resposta celular. Este último é um membro da mesma família de receptores de tirosina cinase, como o KIT, e ambos são estruturalmente similares.[14-16] A proteína KIT é formada por 21 éxons. As mutações atingem apenas quatro éxons ao longo do gene. A mutação do c-KIT ocorre em cerca de 65% dos casos no éxon 11 e em 5% a 10% dos casos no éxon 9. A mutação pode ocorrer também nos éxons 13 e 17. Cerca de 5% das mutações ocorrem no PDGFR-α, nos éxons 12, 14 e 18. Os pacientes que apresentam mutação c-KIT no éxon 11 apresentam maior resposta ao imatinibe, enquanto aqueles com mutação c-KIT no éxon 9 necessitam de maiores doses do imatinibe para atingir altas taxas de resposta. Por sua vez, aqueles com mutação PDGFR-α no éxon 18 são resistentes ao imatinibe.[17,18]

O GIST tem taxa de resposta objetiva superior a 50% ao inibidor da tirosina cinase imatinibe, e 70% dos que respondem permanecem com resposta após 3 anos em caso de doença metastática.[19]

O estadiamento por TNM (tumor, linfonodo, metástase) desenhado para os demais tumores mesenquimais não tem valor prognóstico no GIST. A classificação por risco de recorrência publicada por Fletcher et al.,[10] em 2002, estratifica o GIST localizado em quatro grupos de risco, dependendo do tamanho do tumor e da taxa mitótica (Quadro 10.1).

Atualmente, sabe-se que o imatinibe é eficaz no tratamento do GIST completamente ressecado sem doença residual (ressecção R0).

Estudo de fase III, randomizado e controlado, avaliou pacientes submetidos à ressecção cirúrgica completa de GIST de diversos sítios do trato gastrointestinal. Pacientes portadores de tumores maiores ou iguais a 3cm foram distribuídos em dois grupos. Um deles recebeu imatinibe (Glivec®) na dose de 400mg/dia, por via oral, durante 1 ano. O outro grupo de pacientes recebeu placebo, por via oral, durante 1 ano. Os resultados, publicados em março de 2009, mostraram que a terapia adjuvante com imatinibe aumentou a sobrevida livre de doença no grupo que recebeu imatinibe (98% imatinibe *versus* 83% placebo, risco relativo 0,35 [IC 0,22-0,53]; p < 0,0001). Como o grupo que fez uso do placebo recebeu o imatinibe no momento da recidiva, é necessário tempo maior de seguimento dos pacientes para avaliação dos dados de sobrevida

Quadro 10.1 Estratificação do risco de recaída baseado no tamanho do tumor e índice mitótico

Risco	Tamanho do tumor	Índice mitótico
Risco muito baixo	< 2cm	< 5/50 CGA*
Risco baixo	2-5cm	< 5/50 CGA
Risco intermediário	< 5cm 5-10cm	6 a 10/50 CGA < 5/50 CGA
Risco alto	> 5cm > 10cm Qualquer tamanho	> 5/50 CGA Qualquer índice mitótico > 10/50 CGA

*CGA: campo de grande aumento.

global. Nesse estudo, os pacientes não foram estratificados quanto ao sítio primário ou ao índice mitótico das células neoplásicas.[20] Sabe-se que o índice mitótico é importante para avaliar o grupo de pacientes de risco intermediário e de alto risco.[10]

Entre os vários estudos em andamento, podemos destacar dois muito importantes: o estudo EORTC 62024 e o estudo SSGXVIII/AIO. O estudo EORTC 62024 de fase III compara imatinibe adjuvante, durante 2 anos, com placebo em pacientes com tumores completamente ressecados de risco intermediário e de alto risco. O estudo SSGXVIII/AIO de fase III compara o uso do imatinibe adjuvante durante 1 *versus* 3 anos.

▶▶| CONSIDERAÇÕES FINAIS

O estômago é o sítio primário mais frequente de acometimento do GIST no trato digestivo. O tratamento-alvo molecular com o imatinibe na doença metastática já está muito bem estabelecido desde 2000. Os dados sobre adjuvância são recentes. Entretanto, já existem dados sobre o benefício em sobrevida livre de doença em pacientes com tumores maiores do que 3cm e completamente ressecados que receberam imatinibe por 1 ano. Ainda são necessários alguns anos para a obtenção de resultados de sobrevida global. Os estudos clínicos em andamento são importantes para melhor definição do tempo de tratamento adjuvante e da relevância do grau de índice mitótico para a estratificação dos pacientes quanto ao risco de recaída.

▶▶| REFERÊNCIAS BIBLIOGRÁFICAS

1. Kindblom LG, Remotti HE, Aldenborg F, et al. Gastrointestinal stromal tumors show phenotypic characteristics of the intersticial cells of Cajal. Am J Pathol 1998; 152:1259-69.

2. Sircar K, Hewlett BR, Huizinga JD, et al. Intersticial cells of Cajal as precursors of gastrointestinal stromal tumors. Am J Surg Pathol 1999; 23:377-89.

3. Miettinen M, Monihan JM, Sarlomo-Rikola M, et al. Gastrointestinal tumors/smooth muscle tumors (GIST) primary of the omentum and mesentery: clinicopathologic and immunohistochemical study of 26 cases. Am J Surg Pathol 1999; 23:1109-18.

4. Reith JD, Goldblum JR, Lytes RH, et al. Extragastrointestinal (soft tissue) stromal tumors: an analysis of 48 cases with emphasis on histologic predictors of outcome. Mod Pathol 2000; 13:577-85.

5. Goldblum JR, Appelman HD. Stromal tumors of duodenum: a histologic and immunohistochemical study of 20 cases. Am J Pathol 1995; 19:71-80.

6. Tworek JA, Appelman HD, Singleton TP, et al. Stromal tumors of jejunum and ileum. Mod Pathol 1997; 10:200-9.

7. Tworek JA, Goldblum JR, Weiss SW, et al. Stromal tumors of the abdominal colon: A clinicopathologic study of 20 cases. Am J Surg Pathol 1999; 23:937-45.

8. Miettinen M, Salormo-Rikala M, Sobin LH, et al. Esophageal stromal tumors: a clinicopathologic, immunohistochemical and molecular genetic study of 17 cases and comparison with esophageal leiomyomas and leiomyosarcomas. Am J Surg Pathol 2000; 24:211-22.

9. Patel SR, Benjamin RS. Management of peritoneal and hepatic metastases of gastrointestinal stromal tumors. Surg Oncol 2000; 9:67-70.

10. Fletcher CD, Berman JJ, Corless C, et al. Diagnosis of gastrointestinal stromal tumors. A consensus approach. Hum Pathol 2002; 33:459-65.

11. Mochizuki Y, Kodera Y, Ito S, et al. Treatment and risk factors for recurrence after curative resection of gastrointestinal stromal tumors of the stomach. World J Surg 2004; 28:870-5.

12. Mauro MJ, Druker BJ. STI571: a gene product targeted therapy for leukemia. Curr Oncol Rep 2001; 3:223-7.

13. Tuveson DA, Willis NA, Jacks T, et al. STI 571 inactivation of the gastrointestinal stromal tumor c-KIT oncoprotein: biological and clinical implications. Oncogene 2001; 20:5054-8.

14. Hirota S, Isozaki K, Moriyama Y, et al. Gain of function mutations of c-KIT in human gastrointestinal stromal tumors. Science 1998; 279:577-80.

15. Furitsu T, Tsujimura T, Tono T, et al. Identification of mutations in the coding sequence of the proto-oncogene c-KIT in a human mast cell leukemia cell line causing ligand-independent activation of c-KIT product. J Clin Invest 1993; 92:1736-44.

16. Tsujimura T, Furitsu T, Morimoto M, et al. Ligand-independent activation of c-KIT receptor tyrosine kinase in a murine mastocytoma cell line P-815 generated point mutation. Blood 1994; 83:2619-26.

17. Rubin BP, Singer S, Tsao C, et al. KIT activation is a ubiquitous feature of gastrointestinal stromal tumors. Cancer Res 2001; 61:8118-21.

18. Rubin BP. Gastrointestinal stromal tumors: an update. Histopathology 2006; 48:83-96.

19. Demetri GD, Mehren MV, Blanke CD, et al. Efficacy and safety of imatinib mesylate in advanced gastrointestinal stromal tumors. N Engl J Med 2002; 347:472-80.

20. DeMatteo RP, Ballman KV, Antonescu CR, et al. Adjuvant imatinib mesylate after resection of localized, primary gastrointestinal stromal tumor: a randomized, double-blind, placebo-controlled trial. The Lancet 2009; 373:1097-104.

11

Neoplasia Gástrica Superficial: Quando e como Realizar Tratamento Endoscópico?

Walton Albuquerque • Paula Harumi de Souza Uejo

▶▶ INTRODUÇÃO

Diversos especialistas em oncologia digestiva tentaram unir o Oriente com o Ocidente para padronização de linguagem a respeito das neoplasias superficiais gastrointestinais, em *workshop* realizado em Paris.[1] Essas lesões são denominadas superficiais, ao exame endoscópico, quando o aspecto macroscópico sugere lesão neoplásica não invasiva (displasia/adenoma) ou câncer não avançado. De regra, essas lesões são detectadas casualmente durante endoscopia digestiva alta, pois não causam manifestações clínicas.[1]

Infelizmente, o diagnóstico endoscópico das neoplasias superficiais do estômago no Ocidente ocorre na minoria dos casos, diferentemente do Japão, onde cerca de 60% dos pacientes são diagnosticados em fase potencialmente curável.[2-4] Especula-se que um dos motivos seria o olhar oncológico treinado dos nipônicos ao realizarem exames endoscópicos. Por esse motivo, a maior parte dos conhecimentos sobre neoplasias gástricas superficiais provém do Japão.

▶▶ CLASSIFICAÇÃO ENDOSCÓPICA

A Associação Japonesa do Câncer Gástrico elaborou uma classificação para o câncer gástrico precoce com o objetivo de comparar diagnósticos, indicações e resultados de diferentes instituições, uniformizar condutas entre endoscopistas, cirurgiões e patologistas e aprofundar conhecimentos em câncer gástrico. A profundidade de invasão do câncer gástrico precoce foi definida de acordo com a invasão das camadas gástricas, não ultrapassando a submucosa, independentemente da presença de comprometimento linfonodal. Recentemente, há tendência de ser usada pelos endoscopistas com o termo de lesão neoplásica superficial.[5] O prefixo "0" foi introduzido para diferenciá-la da classificação de Borrmann para o câncer avançado.[1] Portanto, a interpretação que deve ser dada aos laudos de endoscopia que trazem o prefixo "0" é de que o endoscopista considerou a lesão encontrada como neoplásica e em fase potencial de cura.

A classificação contempla dois aspectos macroscópicos: polipoide e não polipoide[1] (Fig. 11.1).

Polipoide

Essa classificação é definida como projeção polipoide da mucosa em direção ao lúmen gástrico cuja relação base/altura não ultrapassa 50%. Pode ser pediculada (Tipo 0-Ip) ou séssil (Tipo 0-Is).

Deve-se fazer o diagnóstico diferencial das lesões polipoides dessa classificação com o tipo I de Borrmann para o câncer gástrico avançado e também com os pólipos benignos não neoplásicos.

Não Polipoide

- **Tipo 0-IIa:** trata-se de lesão superficialmente elevada, em placa ou platô, cuja relação base/altura ultrapassa 50%. Não se consegue mensurar, com muita precisão, a lesão por endoscopia, persistindo, às vezes, dúvida entre os tipos 0-Is e 0-IIa.

- **Tipo 0-IIb:** classicamente, é o tipo mais difícil de ser diagnosticado no estômago, por sua apresentação plana, com discreta alteração da coloração, pálida ou hiperemiada, às vezes com leve camada de muco aderido. Alguns diagnósticos diferenciais devem ser levantados, como lesões agudas, atrofias, metaplasias ou mesmo cicatrizes tênues.

- **Tipo 0-IIc:** o tipo mais frequente, apresenta-se como lesão deprimida, de tamanho e formato variáveis, geralmente mais avermelhada, finamente irregular, friável e, às vezes, com muco aderido. Deve-se ter o equilíbrio adequado na valorização dessas lesões para evitar suspeita infundada de neoplasia em lesões pépticas habituais ou, por outro lado, desprezar lesões potencialmente neoplásicas sem a coleta adequada de material biológico para exame histopatológico.

- **Tipo 0-III:** denominado escavado ou ulcerado, tem papel fundamental devido ao diagnóstico diferencial com a úlcera péptica gástrica.

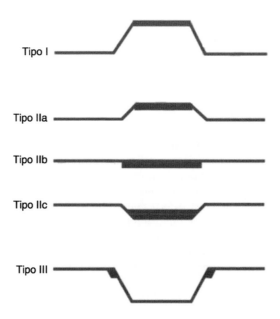

Fig. 11.1 Classificação endoscópica da neoplasia gástrica superficial.

Existem, ainda, os tipos mistos, que consistem na combinação entre si, devendo-se mencionar primeiro aquele que tem a maior extensão da lesão, por exemplo, 0-IIa + IIc, quando o componente elevado predomina sobre o deprimido.

A importância dessa classificação está em se poder predizer quais dessas lesões infiltram a submucosa e, com isso, qual paciente deverá ser tratado por endoscopia ou cirurgia. Logo, o endoscopista que se interessa por oncologia digestiva deverá treinar os olhos para encontrar e classificar adequadamente essas lesões.

▶▶ DIAGNÓSTICO

Para o encontro de pequenas lesões assintomáticas, três fatores devem ser observados: um relacionado ao examinado, outro à sala de exame/aparelho e o último ao examinador:

1. **Examinado:** deverá estar consciente da indicação do exame e motivado para tal. Com isso, irá tolerar melhor o exame mesmo com sedação mais superficial, colaborando com eventuais manobras.

2. **Sala de exame/aparelho:** deverá estar equipada adequadamente para o procedimento proposto, bem organizada, com iluminação regulável e sem barulho. O aparelho deve estar bem calibrado, tanto em relação à parte mecânica quanto à parte óptico-eletrônica, para que as imagens criadas sejam nítidas. É obrigatório testar a qualidade da imagem, a insuflação e a aspiração antes da introdução do endoscópio.

3. **Examinador:** deverá ter treinamento em centro reconhecido pela sociedade médica a qual pertence, estar descansado, confortavelmente vestido e com a mente voltada para detectar pequenas alterações. Portanto, deverá ser entusiasta da oncologia digestiva. Sua remuneração e da sua equipe deverá ser justa, compatível com a responsabilidade do trabalho que será realizado.

Pequenas alterações do relevo mucoso, como rugosidades, alteração de coloração, muco aderido, interrupção de finos vasos e discreto sangramento ou friabilidade com a insuflação de ar, deverão receber atenção especial. É conveniente remover todo o muco da superfície mucosa e insuflar adequadamente o estômago para afastar o pregueado mucoso, possibilitando o exame minucioso, pelo tempo necessário.

▶▶ OUTRAS CONSIDERAÇÕES

A cromoendoscopia é ferramenta que poderá destacar melhor as lesões, acrescentando dados sobre sua morfologia. A magnificação de imagens torna possível a identificação de alterações capilares locais e poderá aumentar a acurácia do exame endoscópico, aproximando-se dos achados histopatológicos.[6] *Narrow-band imaging* é uma técnica emergente que tem, como princípio físico, a otimização das características espectrais dos filtros ópticos (RGB), cuja profundidade de banda é estreitada, resultando em diferentes imagens, distinguindo os diversos níveis das camadas da mucosa e aumentando o contraste entre a superfície epitelial e a microarquitetura vascular subjacente. Como as neoplasias podem alterar essa trama microvascular durante o seu processo de angiogênese, há grande expectativa de que essa nova tecnologia contribua para caracterizar melhor essas neoplasias.[7]

O endoscopista moderno deve ter boa formação oncológica, com alto índice de suspeição para neoplasia em todo exame de endoscopia digestiva. O profissional motivado, bem preparado, descansado e adequadamente remunerado, o paciente cooperativo e o endoscópio com boa

NEOPLASIA GÁSTRICA SUPERFICIAL: QUANDO E COMO REALIZAR TRATAMENTO ENDOSCÓPICO?

imagem são condições indispensáveis para detecção de alterações sutis da mucosa. Em exame endoscópico meticuloso, para o diagnóstico endoscópico das lesões iniciais, deve-se estar atento para alterações mínimas, como leve irregularidade da mucosa, alteração da coloração, tendendo a hiperemia ou palidez, e friabilidade às biópsias, às vezes com erosões e muco aderido. Essas alterações não devem ser menosprezadas para que não sejam confundidas com lesões pépticas e, mais perigoso ainda, não seja coletado material biológico adequado.

▶▶| CORRELAÇÃO DO ASPECTO ENDOSCÓPICO COM A POSSIBILIDADE DE INVASÃO LINFÁTICA

A leitura do artigo publicado pelo grupo nipônico liderado por Takuji Gotoda[8] é impres-cindível para aqueles que se interessam por este assunto. Os autores estudaram 5.265 pacientes gastrectomizados com dissecção linfonodal para câncer gástrico precoce no National Cancer Center Hospital e no Cancer Institute Hospital, no Japão, e estratificaram as lesões segundo a morfologia, o tamanho, o grau de diferenciação celular e o tipo histológico, correlacionando-as com os achados de invasão linfonodal.

Esses autores observaram que, entre 1.230 cânceres intramucosos diferenciados, com ta-manho ≤ 30mm, nenhum apresentou metástase linfonodal, enquanto para o mesmo grupo com lesões > 31mm (n = 417) a metástase linfonodal ocorreu em 1,7% dos casos. Ainda neste grupo, para as lesões indiferenciadas (n = 1.369), a metástase linfonodal variou de 1,3% a 7,3%. Quando o câncer invadia a submucosa, dependendo do tamanho da lesão, a metástase linfonodal ocor-reu em 6,9% a 22,4% dos tumores diferenciados (n = 1.846). Entretanto, quando se estratificaram as lesões que acometiam até o terço superior da submucosa (Sm1), bem diferenciadas, sem invasão linfovascular (n = 223), a metástase linfonodal ocorreu em 0,9%. Neste grupo, entre as lesões com ≤ 30mm, nenhuma apresentava metástase linfonodal.

Quadro 11.1 Metástases linfonodais em câncer gástrico intramucoso de acordo com o tamanho e a histologia da lesão[8]

Tamanho	Total	MLn*	%	Diferenciada	MLn	%	Indiferenciada	MLn	%
≤ 10mm	357	4	1,1	257	0	0,0	100	4	4,0
≤ 20mm	767	4	0,5	455	0	0,0	312	4	1,3
≤ 30mm	927	10	1,1	518	0	0,0	409	10	2,4
> 31mm	965	47	4,9	417	7	1,7	548	40	7,3
Total	3.016	65	2,2	1.647	7	0,4	1369	58	4,2

*MLn: metástases linfonodais.

Quadro 11.2 Metástases linfonodais em câncer gástrico invasor da submucosa de acordo com o tamanho e a histologia da lesão[8]

Tamanho	Total	MLn*	%	Diferenciada	MLn	%	Indiferenciada	MLn	%
≤ 10mm	99	8	8,1	70	6	8,6	29	2	6,9
≤ 20mm	437	56	12,8	266	32	12,0	171	24	14,0
≤ 30mm	567	106	18,7	344	56	16,3	223	50	22,4
> 31mm	743	130	17,5	411	92	22,4	332	38	11,4
Total	1.846	300	16,3	1.091	186	17,0	755	114	15,1

*MLn: metástases linfonodais.

Quadro 11.3 Metástases linfonodais de acordo com o tamanho do tumor, envolvendo a Sm1, sem invasão linfovascular, do tipo histológico diferenciado[8]

Tamanho	Número	MLn*	%
≤ 10mm	28	0	0,0
≤ 20mm	59	0	0,0
≤ 30mm	58	0	0,0
> 31mm	78	2	2,6
Total	223	2	0,9

*MLn: metástases linfonodais.

▶▶| CRITÉRIOS PARA O TRATAMENTO ENDOSCÓPICO

A ressecção endoscópica da neoplasia gástrica superficial (NGS) revela-se como alternativa ao tratamento cirúrgico convencional. Essa abordagem poderá ser indicada quando a possibilidade de comprometimento linfonodal for mínima ou inexistente. Além disso, outros fatores deverão ser devidamente analisados, incluindo: a opinião do paciente, após as devidas explicações das alternativas de tratamento, suas condições clínicas para gastrectomia, a experiência e a motivação do cirurgião e do endoscopista para abordagem oncológica correta da doença em questão, o perfil e as condições técnicas da instituição onde os profissionais atuam.

O Quadro 11.4 pontua os critérios expandidos para o tratamento local da NGS de acordo com os resultados de Gotoda *et al.*[8]

Quadro 11.4 Critérios expandidos para o tratamento local do câncer gástrico precoce de acordo com os resultados de Gotoda *et al.*[8]

Critério	MLn*	95% IC
Câncer intramucoso, diferenciado, sem invasão linfovascular, independente de úlcera, < 3cm	0/1.230; 0%	0% a 0,3%
Câncer intramucoso, diferenciado, sem invasão linfovascular, sem úlcera, independente do tamanho	0/929; 0%	0% a 0,4%
Câncer intramucoso, indiferenciado, sem invasão linfovascular, sem úlcera, < 3cm	0/141; 0%	0% a 2,6%
Sm1, diferenciado, sem invasão linfovascular, < 3cm	0/145; 0%	0% a 2,5%

*MLn: metástases linfonodais.

▶▶| TRATAMENTO ENDOSCÓPICO

Mucosectomia

Técnicas

Entre as várias técnicas de mucosectomia descritas, quatro delas são as mais utilizadas: (1) *inject and cut* (semelhante à polipectomia), (2) *inject, lift and cut (strip off biopsy)*, (3) EMR-C (ressecção endoscópica de mucosa por sucção usando *cap*) e (4) EMR-L (ressecção de mucosa endoscópica por sucção usando ligadura elástica).[9]

Em todas as técnicas de mucosectomia, o procedimento inicia-se com a marcação da periferia da lesão com pequenas queimaduras na mucosa (Fig. 11.2). Isto facilita o reconhecimento da lesão, após a injeção da submucosa, quando os limites da lesão tornam-se mal definidos, e também auxilia a avaliação da ressecção completa da lesão no final do procedimento. A seguir, realiza-se a elevação da submucosa, por meio da injeção de solução líquida na camada submucosa, criando uma bolha que será estrangulada pela alça diatérmica. Alguns autores têm realizado EMR-L sem injeção da submucosa.[9]

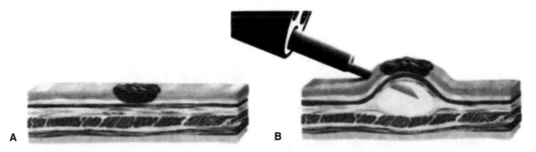

Fig. 11.2A e B. Delimitação das margens da lesão e injeção de solução na camada submucosa com elevação da lesão.[9]

1. **Técnica *lift and cut*:** após elevação da lesão com injeção de fluido na camada submucosa, passa-se alça diatérmica, englobando a lesão. Posteriormente a alça é fechada e a ressecção da lesão é feita com ativação da corrente elétrica (Fig. 11.3A).
2. ***Strip off biopsy*:** utiliza-se endoscópio de duplo canal. Após a injeção na submucosa, é utilizada pinça para erguer a lesão-alvo por dentro da alça diatérmica previamente aberta, introduzida pelo outro canal. Posteriormente, a alça é fechada e a lesão é cortada por meio de corrente elétrica (Fig. 11.3B).
3. **EMR-C (técnica de sucção e corte):** antes da ressecção, a lesão é aspirada para o interior de um cilindro de plástico transparente (*cap*), adaptado à extremidade do endoscópio, e separada da camada muscular própria. A alça diatérmica aberta ao redor da lesão é fechada após aspiração da lesão para o interior do *cap*, o que torna possível a ressecção da lesão (Fig. 11.3C).
4. **EMR-L:** nesta técnica, utiliza-se dispositivo que possibilita a colocação de banda elástica para ligadura da base da lesão após a sucção desta, tornando-a polipoide e mais facilmente ressecável. Posteriormente, posiciona-se uma alça diatérmica abaixo da banda elástica para ressecção da lesão (Fig. 11.3D).

Acessórios

A mucosectomia, habitualmente, necessita da injeção de uma substância na camada submucosa, o que é feito com agulha especialmente desenvolvida para este fim (Fig. 11.4A).

O elemento mais importante na escolha da alça é a força vertical contra a mucosa, e não o formato da alça ou a sua aderência aos tecidos.[10] A alça para mucosectomia de lesões grandes deve ser formada por um fio em espiral e do tipo oval (*snare master*) para lesões pequenas. A conformação do fio da alça em espiral faz com que esta apreenda o tecido como se tivesse espículas (Fig. 11.4B e C).

Um cilindro transparente (*cap*) pode ser útil para auxiliar a exposição e facilitar a captura da lesão-alvo pela alça. Existem *caps* de materiais flexíveis que se ajustam melhor às lesões e aos aparelhos. Lesões grandes necessitam de *caps* maiores para englobar toda a lesão (Fig. 11.5).

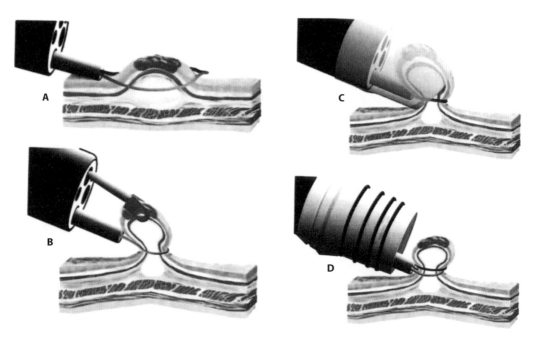

Fig. 11.3 Técnicas de mucosectomia mais frequentemente utilizadas.[9] **A.** *Inject and cut.* **B.** *Strip off biopsy.* **C.** *EMR-C.* **D.** *EMR-L.*

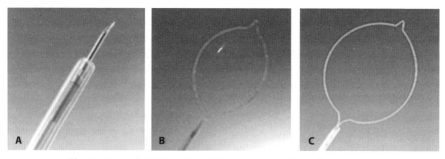

Fig. 11.4A. Agulha injetora. **B** e **C**. Alças ovais, sendo **B** com fio em espiral.

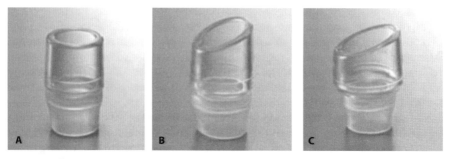

Fig. 11.5 *Caps.* **A.** Reto. **B.** Com abertura oblíqua. **C.** Com abertura oblíqua maior.

Dissecção endoscópica de submucosa (DES)

A dissecção endoscópica de submucosa é técnica de ressecção endoscópica que possibilita a retirada em bloco de lesões maiores, por meio da dissecção da camada submucosa do trato digestório.[11] A grande vantagem da DES sobre a mucosectomia é que esta proporciona a realização de ressecções livres de tumor, mesmo de lesões maiores e com fibrose, em fragmento único. Isto significa margens livres e espécime de melhor qualidade para avaliação do patologista.

O maior tempo necessário para realização da DES, a maior taxa de complicações, como sangramento e perfuração, e a necessidade de examinadores experientes e habilidosos são as desvantagens do método.

Técnica

A DES consiste em três passos: (1) identificação da lesão e marcação das suas margens; (2) elevação da mucosa com injeção de fluido na camada submucosa, formando uma bolha, seguida por incisão circunferencial; (3) dissecção da camada submucosa com o acessório mais conveniente para cada lesão de acordo com sua localização e características macroscópicas.[12]

Caso a lesão-alvo ou a área onde se iniciou o procedimento não possam ser visibilizadas adequadamente, pode-se utilizar um *cap* para auxiliar a exposição. A duração do procedimento é variável, dependendo do grau de dificuldade da dissecção e da experiência do endoscopista.

Terminada a dissecção da lesão, deve-se retirar a peça e fixá-la com alfinetes, esticada em isopor, para facilitar a avaliação do patologista. O exame patológico da peça de ressecção endoscópica deverá ser feito com cortes sistematizados a cada 2mm. A avaliação patológica da profundidade de invasão, do grau de diferenciação do câncer e da extensão de invasão linfovascular torna possível predizer o risco de metástase para linfonodo.[8] O estadiamento final é feito pela avaliação da peça ressecada por meio da análise histopatológica, definindo se a ressecção foi curativa ou não.[12]

Acessórios

Vários acessórios foram desenvolvidos pela indústria para a realização desse procedimento. Cada um deles conta com suas particularidades, vantagens e desvantagens, que descreveremos a seguir:

- *Needle knife* (KD-10Q-I; Olympus Co.): este acessório possui um estilete fino, com corte multidirecional e pequena área de contato.[13] Um fio monofilamentar possibilita o contato pontual do acessório com os tecidos, formando incisões estreitas. A corrente elétrica é transmitida pela extremidade do estilete. A extremidade fina do acessório impõe risco aumentado de perfuração e sangramento (Fig. 11.6*A*).

- *Insulated-Tip knife* (KD-610L; Olympus Co.) (Fig. 11.6*B*): desenvolvido por Hosokawa e Yoshida[4] com o objetivo de aumentar a segurança da DES e diminuir a taxa de perfuração, contém uma esfera de cerâmica na ponta da faca que torna a sua ponta romba e isolada eletricamente, dificultando a realização de incisões com o estilete em posição perpendicular aos tecidos e, portanto, evitando a realização de incisões muito profundas. A transmissão da corrente elétrica e o corte só podem ser realizados pelo segmento metálico com movimentos laterais. Inicialmente, o IT *knife* era usado somente no estômago, mas, atualmente, já está sendo utilizado também no esôfago e no cólon. Recentemente, foi lançada a segunda geração desse acessório, o *IT knife*2 (KD-611L; Olympus Co.), o qual apresenta eletrodo adicional atrás da esfera de sua extremidade, o que facilita a transmissão da corrente elétrica e o corte dos tecidos, principalmente em direção lateral (Fig. 11.6C).

- **Hook knife** (KD-620LR; Olympus Co.): é um estilete em agulha cuja extremidade angulada possui 1mm de comprimento, formando ângulo de 90 graus com o aparelho (Fig. 11.6D). A marcação inicial da mucosa pode ser realizada com as costas do gancho. A angulação desse acessório possibilita que o tecido da camada submucosa seja apreendido e tracionado antes da incisão, o que facilita e aumenta a segurança do procedimento.[11] A conformação desse acessório torna possível a dissecção com visão direta da camada submucosa, proporcionando a pré-coagulação dos vasos, antes da dissecção. Um *cap* pode ser conectado à extremidade do endoscópio para auxiliar a exposição da lesão-alvo. O *Hook knife* dispõe da função de rotação, permitindo que o endoscopista escolha a melhor direção do gancho, de acordo com a posição da lesão. Devido à sua facilidade de manuseio e ao menor risco de perfuração, o *Hook knife* é ideal para DES de esôfago e cólon e para lesões ulceradas e fibrosadas. O uso desse acessório não é conveniente para lesões grandes, porque a sua extremidade curta demanda tempo maior para completar a dissecção.

- **Flex knife** (KD-630L; Olympus Co.): este instrumento contém extremidade macia em alça (Fig. 11.6E). O comprimento da extremidade da alça é controlável por meio de recolhimento ou retirada do interior da bainha, para ajuste do acessório de acordo com a profundidade do plano de corte. A extremidade da bainha é macia e flexível, e sua ponta pode ser usada para impedir o corte de planos mais profundos, tornando o procedimento mais seguro. A flexibilidade da alça e da bainha torna possível o corte nas direções horizontal, vertical e oblíqua. O *Flex knife* pode ser utilizado para realização de todo o procedimento, desde a marcação até a dissecção.

- **Triangle tip knife** (KD-640L; Olympus Co.): este acessório possui uma ponta condutora de corrente elétrica em forma de triângulo, com diâmetro de 1,8mm (Fig. 11.6F). O triângulo oferece melhor capacidade de coagulação e a possibilidade de corte em gancho em três direções. A baixa condução de eletricidade na extremidade do acessório previne o corte de planos mais profundos quando é realizado corte em direção lateral (*arm cut*). O *Triangle tip knife* pode ser utilizado em diversos tempos da DES: marcação, pré-corte, incisão, dissecção e coagulação.[11]

- **Flush knife** (DK 2618JN10; Fujinon Co.): este acessório para DES possui extremidade tipo estilete com 0,5mm de diâmetro e diferentes comprimentos (1; 1,5; 2; 2,5 e 3mm) (Fig. 11.6G). O estilete é introduzido recoberto por uma bainha com diâmetro externo de 2,6mm, cuja extremidade é recoberta de cerâmica para isolamento elétrico. É possível lançar um jato de água pela bainha para limpar o campo visual. A função de lançamento de jato de água também pode ser utilizada para repetidas injeções de submucosa, se necessário. As incisões podem ser feitas em várias direções, e a extremidade da bainha pode ser usada para limitar a profundidade do corte do estilete (Fig. 11.6H).

- **Hot biopsy e Coagrasper:** estes acessórios são importantes para coagulação após dissecção, principalmente quando se utiliza o *IT knife* (Fig. 11.7).

▶▶▌ COMPLICAÇÕES

O sangramento é a complicação mais frequente, enquanto a perfuração é a complicação mais temida relacionada com a ressecção endoscópica. O sangramento ocorre em 1,5% a 24% dos pacientes submetidos à mucosectomia.[13] Essa grande variação na taxa de sangramento en-

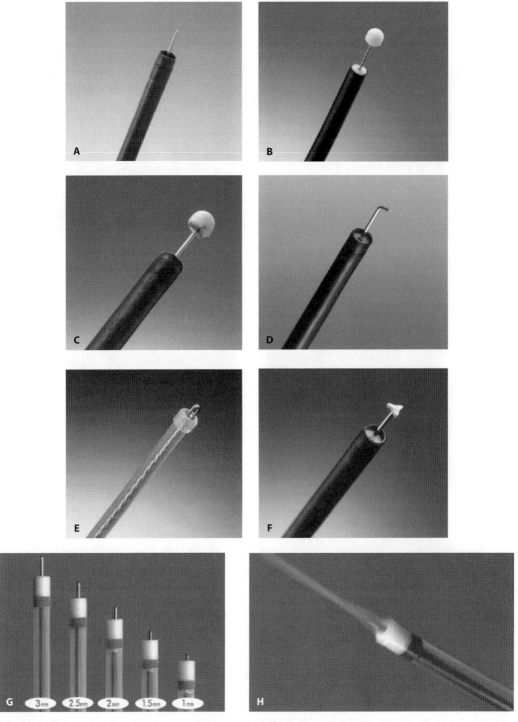

Fig. 11.6A. *Needle knife* (KD-10Q-l; Olympus Co.). **B.** *Insulated-tip knife* (KD-610L; Olympus Co.). **C.** *Insulated-tip knife2* (KD-610L; Olympus Co.). **D.** *Hook knife* (KD-620LR; Olympus Co.). **E.** *Flex knife* (KD-630L; Olympus Co.). **F.** *Triangle tip knife* (KD-640L; Olympus Co.). **G.** *Flush knife* (DK 2618JN10; Fujinon Co.). **H.** Jato de água do *Flush Knife*.

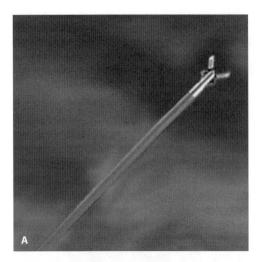
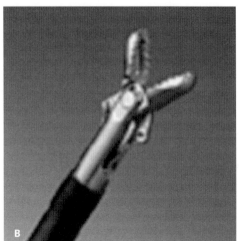
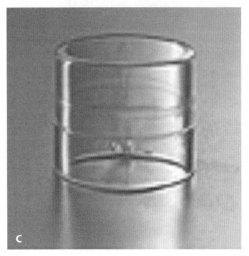

Fig. 11.7 Acessórios usados para realizar hemostasia e exposição durante procedimentos endoscópicos de ressecção de lesões. **A.** *Hot biopsy.* **B.** *Coagrasper.* **C.** *Cap.*

contrada na literatura é dependente do tipo de sangramento (em lençol ou em jato) e do tamanho da lesão ressecada. A maior parte dos sangramentos ocorre durante o procedimento ou nas primeiras 24 horas. Entretanto, sangramentos tardios (após 3 dias) são descritos em até 10% dos casos.[13] O sangramento após DES é relatado em menor frequência (1,7% a 6,5% no National Cancer Center Hospital, com e sem coagulação de vasos visíveis após o procedimento, respectivamente) do que após mucosectomia, porque a hemostasia costuma ser feita durante ou após a dissecção.[14]

O controle do sangramento é alcançado endoscopicamente, na maioria dos casos por meio de diversas técnicas. Sangramentos menores são controlados com acessórios como o *Hot biopsy*.[13] Sangramentos maiores geralmente ocorrem em DES do estômago, devido ao maior calibre dos vasos na submucosa, e também devem ser controlados com os acessórios de coagulação ou outros métodos preferidos pelo endoscopista. O uso de clipe é considerado o método mais seguro para controle do sangramento após o procedimento, devido ao baixo risco de perfuração.

Neoplasia Gástrica Superficial: Quando e como Realizar Tratamento Endoscópico?

Para a diminuição dos casos de sangramento tardio, deve-se coagular os vasos visíveis e instilar sucralfato na úlcera após o procedimento.[13,14] Para acelerar a cicatrização da úlcera, administra-se inibidor de bomba protônica em dose habitual, duas vezes ao dia, por 2 meses, e sucralfato por via oral.

Em geral, a perfuração ocorre com menor frequência em mucosectomia (1,2%) do que em dissecções de submucosa (3,6%). No entanto, no National Cancer Center Hospital, o risco de perfuração foi de 4,8% (91/1.894) com a DES e de 5,3% (30/566) com a mucosectomia, não havendo diferenças estatisticamente significativas.[15] A taxa de perfuração varia de acordo com o local de ressecção da lesão. É desejável que se faça o reconhecimento imediato da perfuração, o que poderá tornar possível o fechamento do orifício, por via endoscópica, evitando-se tratamento cirúrgico de emergência.[16] Perfurações pequenas e prontamente reconhecidas podem ser tratadas conservadoramente com a aplicação de clipes endoscópicos.[15] Nas perfurações grandes de estômago pode ser tentado tratamento conservador com a colocação de *patch* de omento.[15]

▶▶▶ RESULTADOS

Para esclarecer a efetividade da mucosectomia como tratamento curativo do câncer gástrico precoce, Kojima *et al.*[17] realizaram revisão que incluiu 1.832 casos de 12 instituições japonesas. Com diferentes técnicas de mucosectomia, a ressecção em fragmento único foi alcançada em 75,8% dos casos. O tempo de acompanhamento foi de 4 meses a 11 anos. A ressecção completa foi obtida em 1.353 (73,9%) casos. Nos casos de ressecções incompletas, o câncer residual foi tratado com sucesso com retratamento endoscópico ou tratamento cirúrgico. A recorrência após erradicação, documentada histopatologicamente, foi observada em 1,9% dos pacientes, sendo a maioria derivada de indicações expandidas. Apenas um paciente morreu de câncer gástrico metastático, e a taxa de sobrevida doença-específica foi de 99%.

Ono *et al.*[4] publicaram a experiência do National Cancer Center Hospital, descrevendo 445 pacientes com câncer gástrico precoce tratados por mucosectomia em período maior que 11 anos. Entre os 405 cânceres intramucosos, a ressecção completa foi alcançada em apenas 278 (69%) casos; em 43 (11%) casos, as margens laterais foram positivas, enquanto nos 84 (20%) casos restantes não foi possível avaliar completamente a peça de ressecção por vários motivos (queimadura diatérmica, dano mecânico ou falha na recuperação da peça). A recorrência local ocorreu em cinco (2%) casos com ressecção completa e em 17 (18%) dos 95 pacientes com ressecção incompleta ou que não foram passíveis de avaliação. Não houve morte relacionada com o câncer gástrico precoce. Todos esses pacientes foram submetidos à abordagem cirúrgica e permaneceram sem doença. Nesse artigo, os autores discutiram sua experiência inicial com *IT-knife*, que alcançou taxa de ressecção completa em mais de 90% dos casos, mesmo em lesões muito grandes. A partir desses resultados, os autores substituíram mucosectomia por DES, e esta conduta tem sido adotada pela maioria dos centros japoneses. A efetividade dessa decisão é embasada por dados apresentados, recentemente, a partir da experiência combinada do Shizuoka Cancer Center e do National Cancer Center Hospital.[18] A ressecção em fragmento único com margens livres de tumor foi obtida em 1.019 dos 1.167 (87%) pacientes tratados por DES. Entretanto, quando os dados foram estratificados com base no tamanho do tumor, as vantagens da DES sobre a mucosectomia tornaram-se mais nítidas nas lesões maiores (as taxas de ressecção em bloco foram de 96%, 91% e 83% com DES *versus* 45%, 24% e 0% com mucosectomia para lesões menores que 20mm, entre 20 e 30mm e maiores que 30mm, respectivamente).[18]

Outro estudo, publicado por Oda *et al.*,[19] analisou, retrospectivamente, os resultados de 714 ressecções endoscópicas consecutivas provenientes de 11 instituições japonesas. A ressecção em fragmento único foi obtida em 56% dos casos em que foi realizada a mucosectomia, enquanto nos casos submetidos a DES essa taxa foi significativamente maior (92,7%). Após avaliação histológica, a taxa de ressecção curativa foi de 73,6% nos casos de dissecção endoscópica de submucosa. Esse resultado foi significativamente maior quando comparado com a taxa obtida pela mucosectomia (61,1%). O segmento médio foi de 3,2 anos, e as taxas de sobrevida livre de recidiva e de sobrevida global foram de 94,4% e 99,2%, respectivamente. A sobrevida livre de recidiva foi significativamente maior nos casos submetidos a DES (97,6%) que naqueles submetidos à mucosectomia (92,5%).[19]

A DES também é útil no tratamento de pacientes com recidiva local de lesões ressecadas anteriormente por mucosectomia.[20]

▶▶▌ ACOMPANHAMENTO

O câncer gástrico pode estar associado a lesões sincrônicas, e poderão ocorrer lesões metacrônicas após ressecções endoscópicas. Por isso, o acompanhamento endoscópico é muito importante.[21] Não há consenso sobre o intervalo ideal para o acompanhamento de pacientes tratados por ressecção endoscópica.

▶▶▌ REFERÊNCIAS BIBLIOGRÁFICAS

1. The Paris Endoscopic Classification of Superficial Neoplastic Lesions. Suppl to Gastrointest Endosc 2003; 58(6):S3-S43.
2. Ballantyne KC, Morris DL, Jones JA. Accuracy of identification of early gastric cancer. Br J Surg 1987; 74:618-9.
3. Longo WE, Zucker KA, Zedon MJ, et al. Detection of early gastric cancer in an agressive endoscopy unit. Am Surg 1989; 55(2):100-4.
4. Ono H, Kondo H, Gotoda T, et al. Endoscopic mucosal resection for treatment of early gastric cancer. Gut 2001; 48(2):225-9.
5. Japanese Gastric Cancer Association. Japanese classification of gastric carcinoma. 2 ed. Gastric Cancer 1998; 1:10-24.
6. Tajiri H, Doi T, Endo H, et al. Routine endoscopy using a magnifying endoscope for gastric cancer diagnosis. Endoscopy 2002; 34(10):772-7.
7. Kuznetsov K, Lambert R, Rey JF. Narrow-band imaging: potencial and limitations. Endoscopy 2006; 38:76-81.
8. Gotoda T, Yanagisawa A, Sasako M, et al. Incidence of lymph node metastasis from early gastric cancer: estimation with a large number of cases at two large centers. Gastric Cancer 2000; 3:219-25.
9. Soetikno R, Gotoda T, Nakanishi Y, et al. Endoscopic mucosal resection. Gastrointest Endosc 2003; 57:567-79.
10. Yamano H, Matsushita H, Yamanaka K, et al. A study of physical efficacy of different snares for endoscopic mucosal resection. Digestive Endoscopy 2004; 16 (Suppl):S85-S88.
11. Sumiyama K, Gostout CJ. Novel techniques and instrumentation for EMR, ESD, and full-thickness endoscopic luminal resection. Gastrointest Endosc Clin North Am 2007; 17:471-85.
12. Gotoda T. Endoscopic resection of early gastric cancer. Gastric Cancer 2007; 10:1-11.
13. Larghi A, Waxman I. State of the art on endoscopic mucosal resection and endoscopic submucosal dissection. Gastrointest Endosc Clin N Am 2007; 17:441-69.
14. Takizawa K, Gotoda T, Yokoi C, et al. Routine coagulation of visible vessels may prevent delayed bleeding after endoscopic submucosal dissection – An analysis of risk factors. Endoscopy 2008; 40:179-83.

15. Minami S, Gotoda T, Ono H, et al. Complete endoscopic closure of gastric perforation induced by endoscopic resection of early gastric cancer using endoclips can prevent surgery. Gastrointest Endosc 2006; 63:596-601.

16. Ikehara H, Gotoda T, Ono H, et al. Gastric perforation during endoscopic resection for gastric carcinoma and the risk of peritoneal dissemination. Br J Surg 2007; 94:992-5.

17. Kojima T, Parra-Blanco A, Takahashi H, et al. Outcome of endoscopic mucosal resection for early gastric cancer: review of the Japanese literature. Gastrointest Endosc 1998; 48(5):550-4.

18. Ono H. Early gastric cancer: diagnosis, pathology, treatment techniques and treatment outcomes. Eur J Gastroenterol Hepatol 2006; 18(8):863-6.

19. Oda I, Saito D, Tada M, et al. A multicenter retrospective study of endoscopic resection for early gastric cancer. Gastric Cancer 2006; 9:262-70.

20. Yokoi C, Gotoda T, Hamanaka H, et al. Endoscopic submucosal dissection allows curative resection of locally recurrent early gastric cancer after prior endoscopic mucosal resection. Gastrointest Endosc 2006; 64:212-8.

21. Nakajima T, Oda I, Gotoda T, et al. Metachronous gastric cancer after endoscopic resection: how effective is annual endoscopic surveillance? Gastric Cancer 2006; 9 (2):93-8.

12

Proteção de Mucosa Gastroduodenal com Inibidores de Bomba de Prótons: Qual é o Esquema Ideal?

Luiz Gonzaga Vaz Coelho

▶▶▎ INTRODUÇÃO

A lesão aguda da mucosa gastroduodenal observada em pacientes gravemente enfermos e as lesões induzidas pelo uso de anti-inflamatórios não esteroides (AINE) constituem as duas principais entidades clínicas provocadas pelo comprometimento dos mecanismos de defesa da mucosa gástrica. As intervenções terapêuticas propostas para impedir ou reduzir essas lesões envolvem o emprego isolado ou associado de inibidores de prostaglandinas (misoprostol), antiácidos, antissecretores (como os antagonistas dos receptores H_2) e os inibidores da bomba de prótons (IBP), além da substituição dos AINE não seletivos por aqueles inibidores seletivos da COX-2. Nosso objetivo, neste capítulo, é analisar os esquemas posológicos que empregam os IBP mais recomendados na promoção de gastroproteção nas duas eventualidades anteriormente relacionadas.

▶▶▎ ÚLCERAS GASTRODUODENAIS INDUZIDAS POR AINE

Cada vez mais utilizados, os AINE estão associados a diferentes efeitos adversos gastrointestinais. Efeitos secundários frequentes, como náuseas e dispepsia, têm pouca correlação com efeitos adversos mais graves.[1] Embora úlceras endoscópicas (úlceras detectadas em pacientes assintomáticos usando AINE) possam ser documentadas em até 40% dos usuários crônicos de AINE,[2] estima-se que até 85% delas não terão expressão clínica.[1,3] As complicações mais graves induzidas por AINE, incluindo hemorragia, perfuração e morte, são menos comuns, com incidência aproximada de 1,5% ao ano.[1] Mais recentemente, o advento de AINE inibidores seletivos da COX-2 tem mostrado risco de toxicidade gastrointestinal muito menor, porém seu custo mais elevado e, principalmente, a ocorrência de efeitos adversos cardiovasculares têm imposto restrições ao seu emprego. O Quadro 12.1 apresenta as principais situações de risco de toxicidade gastrointestinal dos AINE em que se deve instituir a gastroproteção.

Quadro 12.1 Risco de toxicidade gastrointestinal por AINE (segundo Lanza *et al.*[4])

Risco elevado
1. Antecedentes de úlcera complicada, especialmente há pouco tempo
2. Mais de dois fatores de risco

Risco moderado (um a dois fatores de risco)
1. Idade superior a 65 anos
2. AINE em doses elevadas
3. Antecedentes de úlcera não complicada
4. Uso concomitante de ácido acetilsalicílico (mesmo em dose baixa), corticosteroides ou anticoagulantes

Risco baixo
1. Sem fatores de risco

H. pylori constituti fator de risco independente e aditivo. (Ver texto.)

IBP na Prevenção de Úlceras Gastroduodenais Induzidas por AINE

Diferentes estudos randomizados e controlados têm mostrado que omeprazol,[5] lanzoprazol,[6] pantoprazol[7] e esomeprazol[8] são capazes de reduzir significativamente a ocorrência de úlceras gástricas e duodenais em pacientes usando AINE seletivos e não seletivos. Os diferentes IBP foram comparados com placebo, ranitidina 150mg duas vezes ao dia e misoprostol 200 e 400μg duas vezes ao dia. Cabe salientar que, em todos os estudos, a dose diária empregada do IBP nunca foi superior à dose padrão recomendada, ou seja, 20mg de omeprazol, 30mg de lanzoprazol e 40mg de esomeprazol ou pantoprazol. O misoprostol, quando administrado em doses de 800μg/dia, foi muito efetivo na prevenção de úlceras gastroduodenais e de suas complicações em usuários de AINE, porém seu uso é limitado por seus efeitos gastrointestinais, especialmente diarreia. Seu emprego é também limitado por suas ações sobre a contratilidade uterina.

Duas metanálises recentes[9,10] e uma revisão sistemática[11] confirmam que existe vantagem potencial em investigar a presença e tratar o *H. pylori* em pacientes candidatos ao uso prolongado de AINE. A necessidade de coterapia de AINE com IBP após a erradicação da bactéria fica na dependência da existência de risco gastrointestinal moderado ou elevado.

▶▶ LESÃO AGUDA DA MUCOSA GASTRODUODENAL EM PACIENTES INTERNADOS EM UNIDADES DE TERAPIA INTENSIVA (UTI)

As lesões agudas da mucosa gastroduodenal ou úlceras de estresse iniciam-se nas primeiras horas após grandes traumatismos ou doenças sistêmicas graves e acometem as regiões proximais do estômago. Ocasionalmente, podem também envolver o antro gástrico, duodeno ou esôfago distal. Endoscopias realizadas dentro de 72 horas após traumatismo cranioencefálico ou queimaduras extensas mostram anormalidades agudas da mucosa gástrica em mais de 75% dos pacientes, existindo, na metade dos casos, evidências endoscópicas de sangramento recente ou em andamento. Apesar disso, percentual mínimo de pacientes apresentará evidências hemodinâmicas consequentes à perda aguda de sangue. Estudos epidemiológicos estimam que 1,5% a 8,5% dos pacientes internados em UTI apresentam sangramento gastrointestinal visível, o qual pode, entretanto, acometer até 15% daqueles que não recebem tratamento profilático adequado.[12,13] Aceita-se, atualmente, que pacientes internados em UTI e que apresentem alto risco para o desenvolvimento de lesões agudas da mucosa gastroduodenal devam receber tratamento profilático. O Quadro 12.2 apresenta as principais indicações para tratamento profilático sugeridas pela American Society of Health System Pharmacists.[14]

74 ESTÔMAGO

Quadro 12.2 Indicações de tratamento profilático para lesões agudas de mucosa gastroduodenal em pacientes internados em UTI[14]

Coagulopatia, definida como contagem plaquetária < 50.000/mm³, RNI >1,5 ou PTT > 2 vezes o controle
Ventilação mecânica por mais de 48h
Antecedentes de ulceração gastrointestinal ou sangramento no ano anterior
Dois ou mais dos seguintes fatores de risco: sepse, admissão na UTI por mais de 1 semana, sangramento digestivo
oculto por mais de 6 dias e uso de corticosteroides (> 250mg de hidrocortisona ou equivalente)

IBP na Prevenção de Lesões Agudas da Mucosa Gastroduodenal

Estudos clínicos têm demonstrado que IBP, antagonistas dos receptores H_2 e antiácidos reduzem a frequência de sangramento digestivo visível em pacientes internados em UTI, quando comparados com grupos placebo ou sem nenhuma profilaxia.[15] Embora existam estudos comparando as diferentes opções terapêuticas, deve-se salientar que eles ainda são considerados limitados, seja pelo tamanho amostral, seja por deficiências metodológicas.

Um grande estudo duplo-cego e randomizado[16] comparou o emprego de omeprazol suspensão (40mg duas vezes no primeiro dia, seguidos de 40mg ao dia nos dias subsequentes, por via orogástrica ou por cateter nasogástrico) com cimetidina endovenosa (300mg em *bolus*, seguidos de 50mg/h), por até 14 dias, em 359 pacientes mecanicamente ventilados por mais de 48 horas e com pelo menos um fator de risco adicional. Pacientes em uso de omeprazol apresentaram menos sangramento digestivo visível (19% *vs.* 32%), embora não houvesse diferenças significativas entre sangramento persistente (3,9% *vs.* 5,5%), necessidade de hemotransfusão (2,8% *vs.* 2,8%), pneumonia (11,2% *vs.* 9,4%) e morte (15,2% *vs.* 11,6%).

Embora o emprego de IBP (omeprazol e pantoprazol), por via endovenosa, promova efetiva redução da acidez gástrica, não existem evidências convincentes que confirmem benefícios superiores àqueles obtidos por outras estratégias terapêuticas menos onerosas, como os antagonistas dos receptores H_2 por via endovenosa, na profilaxia das lesões agudas da mucosa gastroduodenal.[17]

▶▶ CONSIDERAÇÕES FINAIS

IBP em doses usuais (omeprazol 20mg, lanzoprazol 30mg, pantoprazol 40mg, esomeprazol 40mg), administrados em dose única diária, são eficazes na prevenção de úlceras gastroduodenais em pacientes que apresentam risco de toxicidade gastrointestinal por AINE.

Omeprazol na dose de 40mg duas vezes ao dia no primeiro dia, seguidos de 40mg/dia nos dias subsequentes, administrado por via orogástrica ou por cateter nasogástrica, constitui terapêutica efetiva na profilaxia de lesões agudas da mucosa gastroduodenal em pacientes internados em UTI e que apresentem fatores de risco aumentados para sua ocorrência. Não existem evidências da superioridade do emprego de IBP, por via endovenosa, sobre as outras opções terapêuticas atualmente disponíveis.

▶▶ REFERÊNCIAS BIBLIOGRÁFICAS

1. Silverstein F, Graham D, Senior J, et al. Misoprostol reduces gastrointestinal complications in patients with rheumatoid arthritis receiving nonsteroidal anti-inflammatory drugs: a randomized, double-blind, placebo-controlled trial. Ann Intern Med 1995; 123:241-9.

2. Maetzel A, Ferraz MB, Bombardier C. The cost-effectiveness of misoprostol in preventing serious gastrointestinal events associated with the use of nonsteroidal anti-inflammatory drugs. Arthritis & Rheumatism 1998; 41:16-25.

3. Rostom A, Dube C, Wells G, et al. Prevention of NSAID-induced gastroduodenal ulcers (Cochrane Review). In: The Cochrane Library, Issue 4, 2008. Oxford: Update Software.

4. Lanza FL, Chan FK, Quigley E, et al. Guidelines for prevention of NSAID-related ulcer complications. Am J Gastroenterol 2009; 104:728-38.

5. Hawkey CJ, Karrasch AJ, Szczepanski L, et al. Omeprazole compared with misoprostol for ulcers associated with nonsteroidal anti-inflammatory drugs. Omeprazole vs. Misoprostol for NSAID-Induced Ulcer Management (OMNIUM) Study Group. N Engl J Med 1998; 338:727-34.

6. Graham DY, Agrawal NM, Campbell DR, et al. Ulcer prevention in long-term users of nonsteroidal anti-inflammatory drugs: results of a double-blind, randomized, multicenter, active- and placebo-controlled study of misoprostol vs. lansoprazole. Arch Intern Med 2002; 162:160-75.

7. Regula J, Butruk E, Dekkers CP, et al. Prevention of NSAID-associated gastrointestinal lesions: a comparison study pantoprazole vs. omeprazole. Am J Gastroenterol 2006; 101:1747-55.

8. Scheiman JM, Yeomans ND, Talley NJ, et al. Prevention of ulcers by esomeprazole in at-risk patients using non-selective NSAIDs and COX-2 inhibitors. Am J Gastroenterol 2006; 101:701-10.

9. Huang JQ, Sridhar S, Hunt RH. Role of *Helicobacter pylori* infection and nonsteroidal anti-inflammatory drugs in peptic-ulcer disease: a metaanalysis. Lancet 2002; 359:14-22.

10. Vergara M, Catalan M, Gisbert JP, et al. Meta-analysis: role of *Helicobacter pylori* eradication in the prevention of peptic ulcer in NSAID users. Aliment Pharmacol Ther 2005; 21:1411-8.

11. Leontiadis GI, Sreedharan A, Dorward S, et al. Systematic reviews of the clinical effectiveness and cost-effectiveness of proton pump inhibitors in acute upper gastrointestinal bleeding. Health Technol Assess 2007; 11:1-64.

12. Cook DJ, Fuller HD, Guyatt GH, et al. Risk factors for a gastrointestinal bleeding in critically ill patients. N Engl J Med 1994; 330:377-81.

13. Cook DJ, Griffith LE, Walter SD, et al. The attributable mortality and length of intensive care unit stay of clinically important gastrointestinal bleeding in critically ill patients. Crit Care 2001; 5:368-75.

14. Spirt MJ, Stanley S. Update on stress ulcer prophylaxis in critically ill patients. Crit Care Nurse 2006; 26:18-28.

15. Weinhouse GL. Stress ulcer prophylaxis in the intensive care unit. www.uptodate.com. Acessado em 10/04/2009.

16. Conrad SA, Gabrielli A, Margolis B, et al. Randomized, double-blind comparison of immediate-release omeprazole oral suspension versus intravenous cimetidine for the prevention of upper gastrointestinal bleeding in critically ill patients. Crit Care Med 2005; 33:760-5.

17. Armstrong D. Intravenous proton pump inhibitor therapy: a rationale for use. Rev Gastroenterol Disord 2005; 5 (Suppl 2):S18-30.

13

Linfadenectomia à D2 no Câncer Gástrico Avançado: Quando Prescindir?

Fernando Augusto de Vasconcellos Santos • Alberto Julius Alves Wainstein

▶▶▶ INTRODUÇÃO

O carcinoma gástrico (CG) é afecção comum, sendo considerado a segunda causa de morte por câncer. A razão mortalidade/incidência é consideravelmente alta em todas as partes do mundo, e a sobrevida em 5 anos é baixa, aproximadamente 20% na maioria dos países ocidentais.[1]

Conceitualmente, CG avançado é aquele no qual o comprometimento da parede gástrica inclui e/ou ultrapassa a camada muscular própria do estômago, estendendo-se ou não para a subserosa e a serosa gástrica e, podendo invadir órgãos contíguos (Quadro 13.1).[2]

Nessa situação, a presença de metástase linfática é a regra, ocorrendo em aproximadamente 80% dos casos. Podem, também, coexistir metástases peritoneais e em órgãos a distância, mais notadamente para fígado e pulmão.[3]

A gastrectomia radical, realizada por meio de gastrectomia total ou subtotal com linfadenectomia locorregional estendida, é a base do tratamento e o único procedimento capaz de curar os pacientes.[2] Nesse contexto, a linfadenectomia estendida, na qual são ressecados os grupos linfonodais perigástricos e extraperigástricos (linfadenectomia D2), é ponto fundamental no tratamento, uma vez que proporciona redução da recidiva locorregional e melhora da sobrevida global no CG avançado.[2,4]

A realização da linfadenectomia D2 foi motivo de muita controvérsia, principalmente quando associada à pancreatectomia caudal e à esplenectomia, situação na qual se observou maior morbimortalidade operatória, sem aumento nas taxas de sobrevida global.[5,6]

Atualmente, sabe-se que, quando realizada em centros com grande volume de gastrectomias, a mortalidade operatória relacionada à linfadenectomia D2 é igual àquela observada nas linfadenectomias menos radicais, além do que, no momento, a esplenectomia e a pancreatectomia caudal só estão indicadas em caso de invasão tumoral direta desses órgãos, ou quando há comprometimento linfonodal local.[7,8]

Degiuli *et al.*[9] compararam, em estudo prospectivo e multicêntrico, as linfadenectomias D1 e D2 no CG. Foram incluídos 162 pacientes: 76 no grupo de linfadenectomia D1 e 86 no grupo de linfadenectomia D2. Foram observadas incidências semelhantes de complicações pós-operatórias e de mortalidade, mas com melhora da sobrevida quando realizada a linfadenectomia D2.

LINFADENECTOMIA À D2 NO CÂNCER GÁSTRICO AVANÇADO: QUANDO PRESCINDIR?

Quadro 13.1 Estadiamento do câncer gástrico segundo a Japanese Gastric Cancer Association (JGCA)

Estadiamento tumoral (T)

T1	Invasão tumoral da mucosa e/ou muscular da mucosa ou submucosa
T2	Invasão tumoral da muscular própria ou subserosa
T3	Penetração tumoral na serosa
T4	Invasão tumoral de órgãos adjacentes
TX	Desconhecido

Estadiamento linfonodal (N)

N0	Sem evidências de metástase linfática
N1	Metástase no grupo 1, mas sem metástase nos grupos 2 e 3
N2	Metástase no grupo 2, mas sem metástase no grupo 3
N3	Metástase no grupo 3
NX	Desconhecido

Estadiamento da metástase hepática (H)

H0	Ausência de metástase hepática
H1	Metástase hepática
HX	Desconhecido

Estadiamento da metástase peritoneal (P)

P0	Ausência de metástase peritoneal
P1	Metástase peritoneal
PX	Desconhecido

Estadiamento do exame citológico peritoneal (CY)

CY0	Células benignas/indeterminadas ao exame citológico
CY1	Células cancerígenas ao exame citológico
CYX	Exame citológico peritoneal não realizado

Outras metástases a distância (M)

M0	Ausência de outras metástases a distância (exceto quando estiverem presentes metástases peritoneais, hepáticas ou ao exame citológico peritoneal)
M1	Metástases a distância que não sejam peritoneaia, hepáticas ou ao exame citológico
MX	Desconhecido

Estadiamento final

	N0	N1	N2	N3
T1	IA	IB	II	
T2	IB	II	IIIA	
T3	II	IIIA	IIIB	
T4	IIIA	IIIB		IV
H1, P1, CY1, M1				

Ramacciato *et al*.[10] estudaram a influência da linfadenectomia no prognóstico do CG, em que foram avaliados 438 pacientes submetidos à gastrectomia com finalidade curativa. A melhora do prognóstico observada com as linfadenectomias D2 alcançou significância estatística para os estadiamentos II e III, especialmente nos tumores T2 e T3.

Sasako *et al*.[11] avaliaram, em estudo multicêntrico, prospectivo e randomizado, a influência da linfadenectomia da cadeia para-aórtica em tumores T2b, T3 e T4, em pacientes submetidos à gastrectomia radical com finalidade curativa. Foram incluídos 523 pacientes, sendo 263 no grupo de linfadenectomia D2 e 260 no grupo de linfadenectomia D2 com extensão para linfonodos para-aórticos. A morbidade e mortalidade operatórias foram semelhantes, porém o tempo cirúrgico e a necessidade de hemotransfusão foram maiores para o segundo grupo. Não houve melhora da sobrevida global nem da sobrevida livre de tumor com a inclusão dos linfonodos para-aórticos.

Outros autores,[12,13] também avaliando pacientes submetidos à linfadenectomia para-aórtica no CG avançado, não observaram impacto na sobrevida global nem na sobrevida livre de tumor. Desse modo, não se recomenda a linfadenectomia desse grupo linfonodal nas gastrectomias radicais para o CG avançado.

Número não desprezível de pacientes com CG apresenta estadiamento tumoral T4 ao diagnóstico, havendo invasão de órgãos contíguos, principalmente fígado, pâncreas e baço. Nessas circunstâncias, e desde que a ressecção tumoral seja completa (ressecção a R0), recomenda-se a gastrectomia, incluindo os órgãos acometidos em monobloco, associada à linfadenectomia D2. Nesse grupo de pacientes, a morbidade operatória tende a ser mais elevada e com índices de mortalidade aceitáveis.[14-16]

A cura dessa afecção nessas condições é pouco provável, mas espera-se sobrevida em 3 anos próximo de 50%.[17] Não é demais ressaltar que esse tratamento deve ser oferecido para pacientes em boas condições clínicas.[18]

Na presença de metástase hematogênica para o fígado, o papel da gastrectomia radical é controverso. Quando a metástase hepática é sincrônica, o número de lesões é pequeno (um ou dois nódulos) e a localização não implica hepatectomia extensa para sua ressecção completa, está recomendada a gastrectomia com linfadenectomia D2 associada à hepatectomia. Nessa condição, as taxas de sobrevida em 1 e 3 anos podem chegar a 77% e 34%, respectivamente.[19-21]

Quando há acometimento peritoneal, independente de sua extensão e/ou metástase tumoral para órgãos a distância, como para pulmão, suprarrenal e cérebro, a afecção é considerada incurável. Assim, recomenda-se a gastrectomia total ou subtotal com o objetivo paliativo, sem o acréscimo da linfadenectomia locorregional, visando proporcionar melhora da qualidade de vida.[22]

Sabe-se que o CG acomete indivíduos em faixa etária avançada, e há certo temor quanto ao tratamento cirúrgico nessa população específica. Porém, atualmente, a idade por si só não é considerada fator limitante para realização da gastrectomia radical.[23,24]

Donati et al.,[25] em revisão da literatura relacionada com a gastrectomia radical nos idosos, avaliando os resultados de centros ocidentais e orientais, notaram que, em 75% a 90% das vezes, o diagnóstico do CG, nessa faixa etária, é feito já em fase avançada. Quando a condição clínica desses pacientes é satisfatória, a gastrectomia associada à linfadenectomia D2 apresenta índices de morbimortalidade operatória semelhantes aos dos pacientes mais jovens, inclusive com taxas equivalentes de sobrevida global e sobrevida livre de doença.

▶▶▌ CONSIDERAÇÕES FINAIS

O CG é afecção cuja base do tratamento é a cirurgia. Esta deve ser realizada de maneira radical nos estádios mais avançados, com o objetivo de alcançar margens cirúrgicas livres de tumor. Devido à importância e à frequência do acometimento linfonodal no CG, a ressecção das cadeias linfonodais perigástricas e extraperigástricas – linfadenectomia D2 – deve ser realizada rotineiramente. Na presença de metástase tumoral a distância e em caso de incapacidade de ressecção tumoral completa, a linfadenectomia associada à gastrectomia é dispensável. Pacientes idosos devem ser tratados com a gastrectomia radical, exceto aqueles que não apresentam condições clínicas satisfatórias.

▶▶▌ REFERÊNCIAS BIBLIOGRÁFICAS

1. Roder DM. The epidemiology of gastric cancer. Gastric Cancer 2002; 5 (Suppl 1):5-11.
2. Furukawa H, Imamura H, Kodera Y. The role of surgery in the current treatment of gastric carcinoma. Gastric Cancer 2002; 5 (Suppl 1):13-6.

3. Gotoda T, Yanagisawa A, Sasako M, et al. Incidence of lymph node metastasis from early gastric cancer: estimation with a large number of cases at two large centers. Gastric Cancer 2000; 3(4):219-25.

4. Dicken BJ, Bigam DL, Cass C, Mackey JR, Joy AA, Hamilton SM. Gastric adenocarcinoma: review and considerations for future directions. Ann Surg 2005; 241:27-39.

5. Cuschieri A, Weeden S, Fielding J, et al. Patient survival after D1 and D2 resections for gastric cancer: long-term results of the MRC randomized surgical trial. Surgical Co-operative Group. Br J Cancer 1999; 79:1522-30.

6. Bonenkamp JJ, Hermans J, Sasako M, et al. Extended lymph-node dissection for gastric cancer. N Engl J Med 1999; 340:908-14.

7. Degiuli M, Sasako M, Ponti A, Soldati T, Danese F, Calvo F. Morbidity and mortality after D2 gastrectomy for gastric cancer: results of the Italian Gastric Cancer Study Group prospective multicenter surgical study. J Clin Oncol 1998; 16:1490-3.

8. Díaz de Liaño A, Yarnoz C, Aguilar R, Artieda C, Ortiz H. Rationale for gastrectomy with D2 lymphadenectomy in the treatment of gastric cancer. Gastric Cancer 2008; 11:96-102.

9. Degiuli M, Sasako M, Calgaro M, et al. Morbidity and mortality after D1 and D2 gastrectomy for cancer: interim analysis of the Italian Gastric Cancer Study Group (IGCSG) randomised surgical trial. Eur J Surg Oncol 2004; 30:303-8.

10. Ramacciato G, Aurello P, D'Angelo F, Cicchini C, Sternberg CN. Does extended lymphadenectomy influence prognosis of gastric carcinoma after curative resection? Hepatogastroenterology 2000; 47:1470-4.

11. Sasako M, Sano T, Yamamoto S, et al. D2 lymphadenectomy alone or with para-aortic nodal dissection for gastric cancer. N Engl J Med 2008; 359:453-62.

12. Takashima S, Kosaka T. Results and controversial issues regarding a para-aortic lymph node dissection for advanced gastric cancer. Surg Today 2005; 35:425-31.

13. Yonemura Y, Wu CC, Fukushima N, et al. Randomized clinical trial of D2 and extended paraaortic lymphadenectomy in patients with gastric cancer. Int J Clin Oncol 2008; 13:132-7.

14. Bozzetti F. Principles of surgical radicality in the treatment of gastric cancer. Surg Oncol Clin N Am 2001; 10:833-54.

15. Martin RC, Jaques DP, Brennan MF, Karpeh M. Extended local resection for advanced gastric cancer: increased survival versus increased morbidity. Ann Surg 2002; 236:159-65.

16. Carboni F, Lepiane P, Santoro R et al. Extended multiorgan resection for T4 gastric carcinoma: 25-year experience. J Surg Oncol 2005; 90:95-100.

17. Martin RC, Jaques DP, Brennan MF, Karpeh M. Extended local resection for advanced gastric cancer: increased survival versus increased morbidity. Ann Surg 2002; 236:159-65.

18. Shiraishi N, Sato K, Yasuda K, Inomata M, Kitano S. Multivariate prognostic study on large gastric cancer. J Surg Oncol 2007; 96:14-8.

19. Okano K, Maeba T, Ishimura K, et al. Hepatic resection for metastatic tumors from gastric cancer. Ann Surg 2002; 235:86-91.

20. Cheon SH, Rha SY, Jeung HC, et al. Survival benefit of combined curative resection of the stomach (D2 resection) and liver in gastric cancer patients with liver metastases. Ann Oncol 2008; 19:1146-53.

21. Koga R, Yamamoto J, Ohyama S, et al. Liver resection for metastatic gastric cancer: experience with 42 patients including eight long-term survivors. Jpn J Clin Oncol 2007; 37:836-42.

22. Lim S, Muhs BE, Marcus SG, Newman E, Berman RS, Hiotis SP. Results following resection for stage IV gastric cancer; are better outcomes observed in selected patient subgroups? J Surg Oncol 2007; 95:118-22.

23. Coniglio A, Tiberio GA, Busti M, et al. Surgical treatment for gastric carcinoma in the elderly. J Surg Oncol 2004; 88:201-5.

24. Orsenigo E, Tomajer V, Palo SD, et al. Impact of age on postoperative outcomes in 1118 gastric cancer patients undergoing surgical treatment. Gastric Cancer 2007; 10:39-44.

25. Donati D, Nano M. The role of lymphadenectomy in gastric cancer in elderly patients. Minerva Chir 2003; 58:281-95.

14

Gastroenterite Eosinofílica: Como Diagnosticar e Tratar?

Eduardo Garcia Vilela • Aloísio Sales da Cunha

▶▶▶ INTRODUÇÃO

O termo gastroenterite eosinofílica refere-se a um grupo de afecções que se caracterizam pela infiltração eosinofílica de um ou mais segmentos do trato gastrointestinal. Essas afecções incluem a esofagite eosinofílica, a gastrite eosinofílica, a gastroenterite eosinofílica propriamente dita, a enterite eosinofílica e a colite eosinofílica.

Para o diagnóstico definitivo, tornam-se necessários os seguintes elementos: (1) presença de manifestações clínicas gastrointestinais; (2) evidência de infiltrado eosinofílico em uma ou mais áreas do trato digestório; (3) ausência de envolvimento eosinofílico em outros órgãos; (4) ausência de infecção parasitária. A eosinofilia periférica não é considerada critério diagnóstico, pois está ausente em, pelo menos, 20% dos pacientes.[1] A intolerância e a alergia alimentares também não são consideradas elementos para o diagnóstico, visto que muitos pacientes não apresentam evidências objetivas dessas afecções.

▶▶▶ ESOFAGITE EOSINOFÍLICA

Não se sabe se sua incidência vem aumentando ou se atenção maior ao diagnóstico tem sido dispensada aos pacientes com suspeita de esofagite de refluxo, em especial aqueles que não respondem a doses maiores de inibidores da bomba de prótons. As manifestações clínicas mais comuns são pirose, dor torácica, disfagia, odinofagia e impactação alimentar. Quando acomete crianças, a maioria apresenta história de atopia e, usualmente, queixa-se de dor abdominal, náuseas e problemas alimentares. A maioria dos pacientes apresenta níveis séricos elevados de IgE. Contudo, o diagnóstico é sugerido pela endoscopia digestiva alta com a realização de biópsias esofagianas. A presença de denso infiltrado eosinofílico caracterizado por 15 a 20 eosinófilos por campo de maior aumento, associada aos dados clínicos, autoriza a abordagem terapêutica.[2] Podem ainda compor o quadro histológico a aglomeração de quatro ou mais eosinófilos formando microabscessos, a predominância de eosinófilos na mucosa, a hipertrofia da camada basal e a fibrose da lâmina própria ou do tecido subepitelial.

A dieta, isoladamente, tem pouca importância na abordagem da esofagite eosinofílica. Em casos especiais, quando apenas a mucosa é acometida, e em caso de alergia alimentar, a retirada de alimentos suspeitos pode proporcionar algum benefício, mas de modo temporário.[3] Para isso, torna-se necessária a realização prévia de testes cutâneos de alergia, seja pela técnica de punctura, seja pela intradérmica, utilizando os alérgenos mais comuns, tais como amendoim, ovo, soja, leite de vaca, feijão, centeio e trigo. Diante de resultados negativos, sob forte suspeita da presença de alergia alimentar, pode-se realizar os testes alérgicos sanguíneos, denominados RAST, os quais são mais sensíveis que os primeiros e detectam IgE específica contra os antígenos citados.[4]

O tratamento medicamentoso baseia-se na utilização de corticoides inalatórios, ao contrário das outras formas de apresentação das síndromes eosinofílicas do trato digestório, nas quais o corticoide sistêmico é a primeira escolha. Entre eles, destaca-se o propionato de fluticasona.[5] A utilização dessa medicação inalatória sob a forma de *spray* é feita por via oral, isto é, 250µg são aplicados na orofaringe e, em vez de inalada, a medicação é deglutida. Deve-se evitar a ingestão de alimentos e líquidos durante os 30 minutos subsequentes à aplicação e, após este período, recomenda-se a lavagem da boca com água, de modo a minimizar a incidência de moníliase oral. Numa série de 19 pacientes estudados, após a utilização do propionato de fluticasona, durante 4 semanas, houve melhora dos sintomas e o número de eosinófilos intraepiteliais diminuiu nos controles endoscópicos posteriores.[5] No entanto, a recorrência dos sintomas é a regra, e o tratamento deve ser continuado. Se não há resposta ao corticoide inalatório, o corticoide sistêmico é a próxima opção. Doses entre 20 e 40mg/dia de prednisona, durante 6 a 8 semanas, costumam ser eficazes. A partir desse período, adota-se esquema de redução de dose, o que pode ser extremamente variável. O objetivo principal é manter o paciente assintomático com a menor dose do medicamento ou, se possível, a sua retirada. Em caso de recidiva, que constitui a maioria dos casos nos adultos, a azatioprina, na dose de 50 a 125mg/dia, é o medicamento de escolha para manter o paciente sem necessidade do uso do corticoide.[6] É importante ressaltar, ainda, que se trata de doença de caráter evolutivo e que pode causar estenoses com disfunção do órgão a longo prazo.

▶▶▎ GASTRITE, GASTROENTERITE E ENTERITE EOSINOFÍLICAS

A forma de apresentação clínica depende do local onde predomina a infiltração eosinofílica, isto é, as camadas mucosa e submucosa ou a camada muscular ou subserosa. Na sua forma mais comum, quando há predomínio do envolvimento das camadas mucosa e submucosa, a doença manifesta-se por dor abdominal, náuseas, vômitos, diarreia, perda de peso, anemia ou, ainda, como enteropatia perdedora de proteína. Quando a afecção determina edema e tumefação do duodeno, ao redor da ampola de Vater, pode ocorrer pancreatite aguda. Na doença que acomete predominantemente a camada muscular, pode ocorrer obstrução pilórica ou intestinal e, até mesmo, do ceco. Quando acomete a camada subserosa, surge a ascite. Nessa forma mais incomum, todas as camadas estão habitualmente envolvidas.

Não existe exame diagnóstico padrão. Diferentemente do que ocorre com o esôfago, o estômago e o intestino apresentam eosinófilos em indivíduos saudáveis. Assim, além da presença de eosinófilos em material obtido por meio de fragmentos de biópsia ou mesmo sua infiltração nas glândulas gástricas e criptas, a falta de envolvimento de outros órgãos e a exclusão de outras causas de infiltrado eosinofílico (como infecções parasitárias e doença inflamatória intestinal) são os critérios utilizados para o início da terapêutica.[7]

A dieta, isoladamente, continua sendo medida de efeito apenas temporário nessa forma de acometimento da doença, mesmo na presença de alérgenos identificáveis. Contudo, a utilização de dietas elementares, ou mesmo a nutrição parenteral total, constitui opção terapêutica para pacientes cuja dieta oral associa-se a manifestações debilitantes, não controladas pelo uso de glicocorticoides ou, então, naqueles em que o próprio glicocorticoide causa efeitos colaterais graves.[3] Ainda que a terapêutica baseada exclusivamente na dieta elementar tenha sido associada à resposta completa, a experiência relatada é muito pequena.

Os glicocorticoides continuam sendo a classe medicamentosa de escolha no tratamento das várias formas de apresentação da doença, principalmente quando ocorrem manifestações obstrutivas ou ascite eosinofílica. A dose inicial de prednisona em adultos é de 20 a 40mg/dia, e os esquemas de redução de dose são variados. Apesar de não haver ensaio clínico publicado sobre isso, sabe-se que a resposta, em sua maioria, é rápida e doses menores são, então, administradas. Contudo, após a retirada da medicação, a taxa de recidiva é da ordem de 35%, e mesmo antes de atingir doses mais baixas esse índice é de 15%, o que justifica, portanto, a utilização de doses que variam de 5 a 10mg/dia, como forma de terapia de manutenção.[8] Em situações especiais, nas quais são necessárias doses mais elevadas de prednisona, a azatioprina pode ser associada, com a finalidade de diminuir as doses do glicocorticoide.[9]

Outros medicamentos também podem ser utilizados de modo alternativo ao uso dos glicocorticoides, como o cromoglicato de sódio e o cetotifeno. O primeiro é classificado como antagonista dos receptores H_1 e tem como efeito principal a diminuição da liberação de mediadores tóxicos de mastócitos, como a própria histamina, o fator ativador de plaquetas e os leucotrienos. É descrita, ainda, sua ação sobre a mucosa intestinal, diminuindo a permeação de antígenos.[10] Contudo, seu efeito benéfico é observado em menos da metade dos pacientes. Por outro lado, menos de 1% da droga é absorvido quando utilizada por via oral, o que pode justificar seu emprego antes do uso do glicocorticoide em casos especiais.[11] A dose varia de 200 a 300mg a cada 6 horas e, uma vez alcançado o objetivo inicial, podem ser administrados 200mg três vezes ao dia, na manutenção do tratamento. O cetotifeno, substância estabilizadora de mastócitos, seria a outra opção ao uso do corticoide. A dose varia de 1 a 2mg por dia e é, habitualmente, bem tolerada. Efeitos colaterais ocorrem em 1% a 10% dos casos e, em sua maioria, situam-se no nível do globo ocular, como conjuntivite, ceratite, lacrimejamento e fotofobia.[12]

Existem, ainda, outros medicamentos, como o montelukast, o mesilato de imatinibe e o anticorpo anti-IgE (omalizumab), que têm sido utilizados em casos selecionados. No entanto, são considerados medicamentos em fase de experimentação no tratamento da doença. O montelukast é um antagonista dos receptores de leucotrienos que bloqueia seletiva e ativamente os receptores de leucotrienos D4 nos eosinófilos, diminuindo, portanto, o recrutamento de eosinófilos no tecido inflamado.[13] A despeito dessa propriedade, seu emprego foi asssociado ao aparecimento da síndrome de Churg-Strauss.[14] Com relação ao mesilato de imatinibe, seu efeito está relacionado à inibição da atividade da enzima tirosina cinase, essencial para o crescimento e o desenvolvimento dos mastócitos.[8] Seu uso no Brasil está restrito às doenças neoplásicas.

▶▶▌ COLITE EOSINOFÍLICA

O acúmulo de eosinófilos está presente no intestino grosso numa variedade de doenças que incluem, além da própria colite eosinofílica, a colite alérgica da criança, as infecções parasitárias, as vasculites, a doença inflamatória intestinal e o uso de medicamentos.

Apesar de a diarreia constituir manifestação clássica, a dor abdominal, a perda de peso e a hiporexia podem ocorrer sem alteração do hábito intestinal. Sua distribuição em relação à faixa etária é bimodal. O primeiro pico de incidência atinge recém-nascidos com aproximadamente 60 dias e adolescentes, enquanto o outro pico acomete indivíduos entre os quarto e quinto decênios de vida.[8] No primeiro grupo, a diarreia, com a presença de sangue, precede o diagnóstico por várias semanas mas, a despeito disso, manifestações constitucionais não estão presentes e a criança tem aparência saudável. Ao exame endoscópico, áreas de eritema e perda do padrão vascular são evidenciadas, principalmente no reto, e podem estender-se para todo o cólon. Sob o ponto de vista histológico, a arquitetura da mucosa encontra-se preservada. As alterações mais comuns são representadas por agregados focais de eosinófilos na lâmina própria, no epitélio abaixo das criptas e na muscular da mucosa, acompanhados de hiperplasia linfonodular.[15] Não existe um padrão para seu diagnóstico mas, sempre que ocorrer eosinofilia periférica acompanhada de eosinófilos nas fezes, a possibilidade de colite eosinofílica deve ser considerada.

O tratamento da colite eosinofílica difere quanto à faixa etária acometida. Em crianças, a retirada do alérgeno detectado pelos testes de alergia anteriormente mencionados é suficiente para proporcionar a melhora do quadro, inclusive com eliminação da perda de sangue pelas fezes em menos de 72 horas. Mesmo quando não se identifica a sensibilidade alimentar, pode-se optar pela eliminação sequencial de leite, carnes de boi e de porco, ovos e glúten. Em outras faixas etárias, raramente são identificados fatores externos, e faz-se necessário o uso de medicamentos. O corticoide, assim como acontece com as outras formas de síndromes eosinofílicas, é o agente medicamentoso mais utilizado. A prednisona e a prednisolona, que não depende do metabolismo hepático, são as drogas de escolha, já que a budesonida não atua no cólon esquerdo. Os imunossupressores da classe dos antiproliferativos (azatioprina ou 6-mercaptopurina) constituem opções terapêuticas para os casos corticodependentes.[8] Drogas que são utilizadas alternativamente para tratamento da gastroenterite eosinofílica, como cromoglicato de sódio, monteluklast e antagonistas de receptores histamínicos, são ineficazes nessa forma de apresentação da doença.[8]

A despeito das considerações acerca do tratamento, a história natural das síndromes eosinofílicas não está bem estabelecida. A esofagite eosinofílica exige tratamento prolongado; caso contrário, pode haver desenvolvimento de fibrose e disfunção secundária do órgão. Do mesmo modo, quando não tratadas, a gastrite e a gastroenteritite eosinofílica podem evoluir com desnutrição proteico-calórica e quadros obstrutivos. Com relação à colite eosinofílica, que se manifesta no primeiro ano de vida, o prognóstico é muito bom. A maioria dos pacientes tolera os alimentos inicialmente alergênicos de 1 a 3 anos após a retirada dos mesmos. A falta de ensaios clínicos, por outro lado, é justificada pela ausência de grandes séries registradas na literatura.

▶▶ REFERÊNCIAS BIBLIOGRÁFICAS

1. Talley NJ, Shorter RG, Phillips SF, Zinsmeister AG. Eosinophilic gastroenteritis: a clinicopathological study of patients with disease of the mucosae, muscle layer, and subserosal tissues. Gut 1990; 31:54-8.

2. Oh HE, Chetty R. Eosinophilic gastroenteritis: a review. J Gastroenterol 2008; 43:741-50.

3. Justinich C, Katz A, Gurbindo C, et al. Elemental diet improves steroid-dependent eosinophilic gastroenteritis and reverses growth failure. J Pediatr Gastroenterol Nutr 1996; 23:81-5.

4. Furuta GT, Liacouras CA, Collins MH, et al. Eosinophilic esophagitis in children and adults: a systematic review and consensus recommendations for diagnosis and treatment. Gastroenterology 2007; 133:1342-63.

5. Remedios M, Campbell C, Jones D, et al. Eosinophilic esophagitis in adults: clinical, endoscopic, histologic fidings, and response to treatment with fluticasone propionate. Gastroint Endosc 2006; 63:13-5.

6. Netzer P, Gschossmann JM, Straumann A, et al. Corticosteroid-dependent eosinophilic oesophagitis: azathioprine and 6-mercaptopurine can induce and maintain long-term remission. Eur J Gastroenterol Hepatol. 2007; 19:865-9.

7. Vilela EG, Cunha AS. Síndromes eosinofílicas do trato digestório. In: Savassi-Rocha PR, Coelho LGV, Moretzsohn LD, Passos MCF (eds.) Tópicos em gastroenterologia 16 – Afecções menos frequentes em gastroenterologia. Rio de Janeiro: Medbook, 2007:542-50.

8. Rothenberg ME. Eosinophilic gastrointestinal disorders. J Allergy Clin Immunol 2004; 113:11-28.

9. Lee CM, Changshein CS, Chen PC, et al. Eosinophilic gastroenteritis: 10 years experience. Am J Gastroenterol 1993; 88:70-4.

10. Paganelli R, Levinsky RJ, Brostoff J, et al. Immune complexes containing food proteins in normal and atopic subjects after oral challenge and effect of sodium cromoglycate on antigen absorption. Lancet 1979; 1:1270-2.

11. Kalantar SJ, Marks R, Lambert JR, et al. Dyspepsia due eosinophilic gastroenteritis. Dig Dis Sci 1997; 42:2327-32.

12. Freeman HJ. Adult eosinophilic gastroenteritis and hypereosinophilic syndromes. World J Gastroenterol 2008; 14:6771-3.

13. Schwartz DA, Pardi DS, Murray JA. Use of montelukast as steroid-sparing agent for recurrent eosinophilic gastroenteritis. Dig Dis Sci 2001; 46:1787-90.

14. O'Donnell MC, Ackman SJ, Gleich GJ, et al. Activation of basophil and mast cell histamine release by eosinophil granule major basic protein. J Esp Med 1983; 157:1981-9.

15. Stellato C, Brummet ME, Plitt JR, et al. Expression of the C-C chemokine receptor CCR3 in human airway epithelial cells. J Immunol 2001; 166:1457-61.

15

Motilidade Gástrica: Como Investigar?

Joffre Rezende Filho

▶▶▎ INTRODUÇÃO

A função motora gastroduodenal pode ser estudada por meio de diversos métodos que avaliam aspectos distintos, como: a atividade contrátil, pela manometria antroduodenal; a capacidade de acomodação gástrica, pela medida de volume intragástrico com barostato; a atividade elétrica, pela eletrogastrografia, e a atividade propulsora, pelos testes de avaliação do esvaziamento gástrico.[1-3]

Os estudos eletrofisiológicos e manométricos são complementares aos que avaliam o esvaziamento gástrico. Estes indicam a velocidade com que o estômago se esvazia e, portanto, são capazes de definir se há ou não estase gástrica. Porém, o estudo do esvaziamento gástrico não indica os mecanismos pelos quais ocorre a estase gástrica. Os testes manométricos e/ou eletrofisiológicos, por sua vez, são incapazes de afirmar se o estômago se esvazia normalmente ou não, mas indicam com maior precisão a localização (fundo, antro, duodeno) ou o tipo da anormalidade motora presente.

Os diversos métodos serão apresentados a seguir e se encontram listados no Quadro 15.1.

▶▶▎ ESVAZIAMENTO GÁSTRICO

Técnicas radiográficas

O estudo radiológico convencional do estômago, utilizando suspensão de bário, não possibilita a quantificação do esvaziamento gástrico. No entanto, o tempo em que o meio de contraste é totalmente esvaziado pode ser determinado.[4] Retenção intragástrica do contraste, além de 6 horas, caracteriza retardo acentuado do esvaziamento gástrico. Nesses casos, podem ser demonstradas, também, dilatação, estase e presença de restos alimentares no interior do estômago. Em alguns casos avançados, apenas o aspecto radiográfico é suficiente para se estabelecer o diagnóstico de gastroparesia.[5]

O emprego de marcadores radiopacos torna possível a avaliação do esvaziamento gástrico de sólidos não trituráveis. Esse teste é útil na avaliação da integridade da fase III do complexo

Quadro 15.1 Métodos de avaliação da motilidade gástrica

1. Avaliação do esvaziamento gástrico
   a. Radiografia com contraste baritado
   b. Radiografia com marcadores sólidos radiopacos
   c. Cintilografia
   d. Testes respiratórios
   e. Ultrassonografia
   f. Cápsula com sensor de pressão e pH
   g. Ressonância nuclear magnética

2. Avaliação da acomodação gástrica
   a. Barostato
   b. Distribuição intragástrica por cintilografia
   c. Tomografia computadorizada por emissão de fóton único (SPECT)
   d. Ressonância nuclear magnética
   e. Ultrassonografia

3. Avaliação da atividade contrátil
   a. Manometria antropiloroduodenal
   b. Cintilografia dinâmica antral
   c. Biosusceptometria de corrente alternada (BAC)

4. Atividade mioelétrica
   a. Eletrogastrografia

5. Avaliação da percepção à distensão gástrica
   a. Barostato
   b. Teste de tolerância à ingestão de líquidos

---

motor interdigestivo, momento em que ocorre o esvaziamento dessas partículas. O método consiste na ingestão de dez fragmentos de sonda nasoenteral (1cm de comprimento), após o que são realizadas radiografias seriadas a cada hora. A permanência de um ou mais fragmentos no interior do estômago, após 6 horas, indica a presença de distúrbio motor gástrico. Esse método simples pode ser utilizado em qualquer hospital ou clínica radiológica.[5]

Técnicas Ultrassonográficas

O estudo ultrassonográfico possibilita a observação de imagens do estômago, nas quais se podem determinar várias áreas seccionais e estimar o volume gástrico.[5] O método mais comumente empregado consiste na medida da área de superfície antral, em plano sagital definido, no qual se visualizam a artéria mesentérica e a aorta, após a ingestão de refeição de prova. A curva da variação da área antral ao longo do tempo, no periodo pós-prandial, torna possível a avaliação do esvaziamento gástrico.[5] O registro de imagens 3D permite avaliar, com melhor precisão, a variação do volume intragástrico.[1,2] Esse método tem sido empregado, também, para inferir quanto à capacidade de acomodação à distensão. Pacientes dispépticos tendem a apresentar aumento pronunciado do volume antral pós-prandial, sugerindo distúrbio da acomodação à distensão; em alguns estudos, esse dado se correlacionou com o relato de sintomas.[5,6]

Estudo Cintilográfico do Esvaziamento Gástrico

As técnicas cintilográficas possibilitam a avaliação do esvaziamento de vários componentes da dieta – líquidos, sólidos digeríveis e não digeríveis – com obtenção de dados quantitativos confiáveis, de modo não invasivo, sendo, hoje, consideradas padrão na avaliação do esvaziamento gástrico.[1,2,5,7]

O método baseia-se na incorporação de um radiotraçador a um elemento da dieta. O marcador mais comumente empregado no estudo do esvaziamento de partículas sólidas é o tecnécio 99^m incorporado a ovo cozido. Após a ingestão da refeição marcada, são obtidas imagens cintilográficas, a intervalos de tempo conhecidos, empregando-se gamacâmera acoplada a microprocessador de imagens. A área gástrica é facilmente reconhecida, na qual se delimita a região em que se faz a contagem da radioatividade, como demonstrado na Figura 15.1.

A construção da curva de radioatividade ao longo do tempo determina o padrão e o ritmo do esvaziamento gástrico. É possível determinar não só o ritmo de esvaziamento total, mas também a distribuição intragástrica do conteúdo ingerido, construindo-se curvas de atividade × tempo nas regiões proximal (fundo-corpo) e distal (antro) do estômago. As curvas de esvaziamento gástrico de líquidos e sólidos demonstram que esses componentes da dieta apresentam padrões distintos de esvaziamento.[1]

Os parâmetros das curvas de esvaziamento gástrico a serem avaliados dependem do objetivo do estudo. No cenário clínico, a simples observação da curva obtida no paciente com a faixa de curvas em grupo de controle é suficiente para indicar a presença de distúrbio motor[5] (Fig. 15.2).

Pode-se também determinar parâmetros como a duração da fase de retenção de sólidos e o T½, definido como o intervalo de tempo em que a radioatividade gástrica alcança a metade do seu valor logo após a ingestão da refeição. A possibilidade de executar o estudo simultaneamente com a cintilografia dinâmica antral torna possível inferir sobre a contratilidade antral.[8,9]

Um consenso da Sociedade Americana de Motilidade e Neurogastroenterologia sugeriu que o estudo do esvaziamento gástrico, com objetivo clínico, deve incluir apenas a medida da

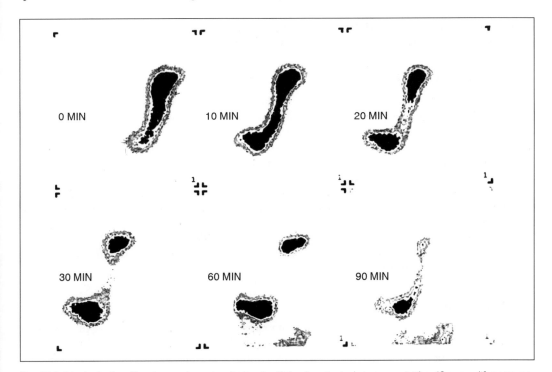

Fig. 15.1 Estudo cintilográfico do esvaziamento gástrico de sólidos. Sequência de imagens cintilográficas em diferentes momentos após a ingestão da refeição.

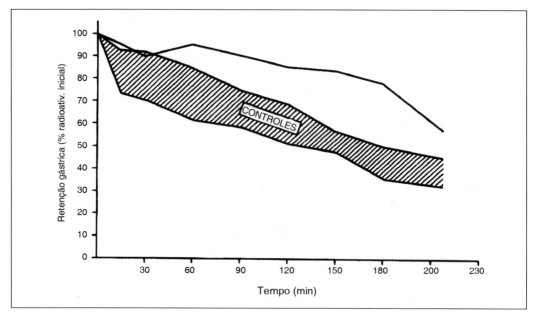

Fig. 15.2 Curva de esvaziamento gástrico por cintilografia. O gráfico ilustra a variação do esvaziamento em um grupo de controle e um caso de gastroparesia.

retenção da radioatividade inicial e em 1, 2 e 4 horas após a ingestão. Esses dados são suficientes para determinar a ocorrência de estase gástrica clinicamente significativa.[7]

Testes Respiratórios

A avaliação do esvaziamento gástrico também pode ser realizada de maneira indireta, medindo-se a excreção, no ar expirado, de marcadores cuja concentração dependa do ritmo de esvaziamento gástrico. Empregam-se testes respiratórios com marcadores que são absorvidos e metabolizados tão logo cheguem ao duodeno – C^{13} ou C^{14} – ácido octanoico ou algas *(Spirulina platensis)* e líquidos (C^{13} – acetato) – como meio de avaliar o ritmo de esvaziamento gástrico de sólidos. Após a ingestão da refeição marcada, realiza-se, a intervalos determinados de tempo, a medida do CO_2 marcado no ar expirado. A curva de concentração do CO_2 ao longo do tempo e a determinação do percentual excretado fornecem os parâmetros para avaliação do ritmo de esvaziamento gástrico.[1,2,10]

Esses testes respiratórios têm como vantagem a possibilidade de serem aplicados em gestantes, já que não há radiação e emprega-se isótopo estável (C^{13}), além de poderem ser repetidos várias vezes no mesmo indivíduo.[1,2]

Cápsula *Smart-pill*

Esse método consiste na ingestão de uma cápsula com sensores de pH e pressão, que emitem sinais contínuos para o meio externo. Desse modo, é possível avaliar, simultaneamente, empregando-se método não invasivo, a atividade motora antral, pela variação de pressão, e o tempo de esvaziamento gástrico, pela mudança brusca de pH – a presença súbita de pH 7 indicaria a passagem da cápsula para o duodeno.[1,11]

Ressonância Nuclear Magnética

Esse método de imagem torna possível a avaliação simultânea e quantitativa do ritmo de esvaziamento gástrico e da variação no volume intragástrico, como meio de avaliar a acomodação, assim como do movimento das paredes gástricas, como marcador da atividade contrátil.[2] Apesar de promissor, poucos estudos validam esse método em situações de distúrbios motores gástricos. Além disso, o alto custo, a pouca disponibilidade e a necessidade de se manter o paciente em posição supina limitam o emprego da ressonância magnética na avaliação da motilidade gástrica.

Indicações Clínicas do Estudo do Esvaziamento Gástrico

O estudo do esvaziamento gástrico ainda é pouco empregado na prática clínica. O diagnóstico de distúrbio de esvaziamento gástrico deve ser reconhecido como marcador de disfunção motora, mas a simples ocorrência de maior lentidão no ritmo de esvaziamento gástrico não pode, necessariamente, ser responsabilizada pelas manifestações clínicas. O emprego de testes quantitativos do esvaziamento gástrico poderá fornecer informações úteis em determinadas situações clínicas, como:

- Pacientes com manifestações dispépticas crônicas inexplicadas, nos quais haja suspeita clínica de distúrbios da motilidade gastroduodenal, na tentativa de individualização de subgrupos que se possam beneficiar do uso de procinéticos, moduladores de acomodação à distensão, modificadores de percepção sensorial visceral e candidatos à neuroestimulação elétrica gástrica.

- Pacientes diabéticos com ou sem manifestações dispépticas que estejam apresentando dificuldade de controle glicêmico.

- Pacientes com doença do refluxo gastroesofágico, em que haja suspeita clínica de distúrbio motor gástrico associado, influenciando o quadro clínico; ou em pacientes com doença do refluxo gastroesofágico submetidos à fundoplicatura, que evoluam com manifestações que possam sugerir lesão de nervo vago.

- Pacientes em pós-operatório de cirurgia gástrica – avaliação de *dumping* e estase gástrica pós-cirúrgica.

▶▶ MÉTODOS DE AVALIAÇÃO DA CONTRATILIDADE GASTRODUODENAL

Os métodos disponíveis para avaliação da contratilidade gastroduodenal incluem métodos que possibilitam a visualização e a documentação dinâmica dos movimentos das paredes gástricas ou do conteúdo intragástrico (videofluoroscopia,[4] ultrassonografia,[5] ressonância nuclear magnética,[2] cintilografia dinâmica antral[8,9] e biosusceptometria de corrente alternada [BAC][12]) e métodos que medem diretamente variações de pressão intraluminal (manometria antroduodenal[13,14] e medida de tônus de fundo gástrico por barostato[15]).

Manometria Antroduodenal

O estudo manométrico do antro não é realizado isoladamente.[3] Habitualmente, a manometria compreende o estudo do antro, do piloro, do duodeno e do jejuno. A manometria antroduodenal avalia a atividade contrátil da musculatura gastroduodenal, medindo a frequência e a amplitude das ondas de variação de pressão causadas pelas contrações. Empregam-se cateteres perfundidos continuamente ou transdutores de pressão intraluminais. Pode ser realizada em laboratório ou por registro prolongado ambulatorial.[13,14]

Técnica

A manometria antroduodenal emprega cateteres com múltiplos orifícios, pelo menos três no antro e dois no duodeno. Dependendo da disponibilidade de canais de registro, pode-se aumentar o número de orifícios no antro gástrico, de modo a diminuir os efeitos da migração. O estudo da atividade motora do piloro pode ser realizado empregando-se cateter com múltiplos orifícios próximos, à distância de 1cm entre eles, ou com um *sleeve*. O posicionamento do cateter deve ser observado à fluoroscopia. A duração do estudo é prolongada. O emprego de manometria de alta resolução com 36 sensores e a 1cm de intervalo apresenta maior sensibilidade na medida das contrações antrais.[1,2] Devem-se avaliar os padrões motores interdigestivos e pós-prandiais e, portanto, o estudo manométrico deverá ter, no mínimo, a duração de 4 horas.[13,14] O estudo manométrico da região antroduodenal encontra-se ilustrado na Figura 15.3.

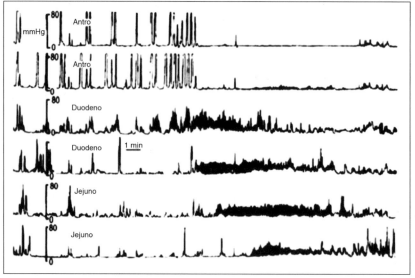

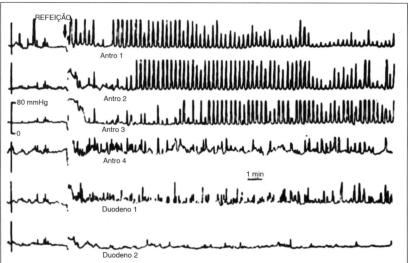

Fig. 15.3 Manometria antroduodenal no período interdigestivo (à esquerda) e no período pós-prandial (à direita).

Interpretação

A manometria antroduodenal possibilita o reconhecimento de anormalidades de padrões motores dessa região, as quais caracterizam diversos processos fisiopatológicos, como hipomotilidade antral, piloroespasmo, incoordenação antropiloroduodenal e ausência do complexo motor interdigestivo ou do padrão digestivo da motilidade.[1,2,13]

Anormalidades motoras no antro e no duodeno podem ocorrer tanto no período interdigestivo como no período pós-prandial, ou em ambos. Reconhecem-se dois tipos básicos de alterações motoras, os quais sugerem a origem da anormalidade do tipo miopático – caracterizado por ondas de pequena amplitude com hipomotilidade antral e duodenal, com presença de complexo motor interdigestivo, e do tipo neuropático – com contrações com amplitude preservada, mas com propagação anormal, mais expressivo na análise da fase III do CMID ou, ainda, a ausência ou a parcialidade de conversão do padrão interdigestivo.[1,2,14] O encontro de hipomotilidade antral (índice de motilidade baixo) sugere esvaziamento gástrico lento.[14]

Limitações

A manometria antroduodenal apresenta várias limitações que dificultam o seu emprego rotineiro como método clínico de avaliação da função motora gastroduodenal. A necessidade de tubagem e a manutenção do cateter por várias horas tornam o procedimento desconfortável para o paciente, o que limita seu emprego. A variação de pressão intraluminal pela contração só é registrada quando a parede do órgão oclui o cateter. No caso do estômago, devido às suas dimensões, isso ocorre somente no antro distal e na região pilórica. Assim, o registro de hipomotilidade pela manometria pode não refletir, necessariamente, a diminuição do número ou a força das contrações. Portanto, o posicionamento do cateter é de fundamental importância para a correta avaliação do registro. Por vezes, pode haver migração proximal em decorrência da acomodação do fundo gástrico. Em pacientes com gastroparesia, pode haver muita dificuldade na transposição pilórica do cateter, o qual se dobra no interior do estômago.

Outro aspecto a ser considerado refere-se à grande variabilidade dos padrões motores em indivíduos sadios, o que dificulta o estabelecimento de parâmetros de normalidade. Um exemplo é a grande variação da ocorrência da fase III do CMID em normais, que pode variar de 40 a 215 minutos. Ademais, o efeito do estresse sobre a motilidade antroduodenal deve ser considerado. Sabe-se que o estresse induz a diminuição da atividade motora antral, o aumento de contrações em salva no duodeno e maiores intervalos dos complexos motores interdigestivos.[1]

Estudo da Função Motora do Fundo Gástrico com o Emprego do Barostato

A manometria com cateteres perfundidos é inadequada para estudo do fundo gástrico. Para tanto, emprega-se o barostato, que é útil para avaliar relações entre volumes e pressões intraluminais. O barostato consiste num sistema composto de dispositivo capaz de aspirar ou insuflar ar contido num balão intragástrico, mantendo-se pressão constante preestabelecida dentro do sistema.[15] Desse modo, variações no tônus gástrico são inferidas pela variação no volume do balão intragástrico. Quando ocorre relaxamento das paredes gástricas, há aumento do volume de ar dentro do balão; por outro lado, quando há contração, ocorre a diminuição do volume. Emprega-se o barostato para avaliar: tônus do fundo gástrico, capacidade de acomodação e limiar de percepção à distensão.[16] O emprego do barostato tem se restringido a protocolos de pesquisa, ainda não alcançando a aplicabilidade clínica. A invasividade e o desconforto do procedimento limitam seu emprego rotineiro. Por isso, procura-se desenvolver outros métodos não invasivos para avaliação da acomodação gástrica. Entre estes, destaca-se avaliação da capacidade de ingestão hídrica ou de refeição líquida.[17]

Outros métodos empregados na avaliação da variação do volume intragástrico são a ressonância magnética, a ultrassonografia e o SPECT (tomografia computadorizada por emissão de fóton único).[1-3]

►►| MÉTODOS DE AVALIAÇÃO DA ATIVIDADE MIOELÉTRICA GÁSTRICA

O registro da atividade mioelétrica gástrica pode ser realizado afixando-se eletrodos subserosos por laparotomia, por eletrodo peroral aderido à superfície mucosa ou, ainda, por meio de eletrodos colocados sobre a superfície cutânea da região epigástrica. Denomina-se eletrogastrografia o registro da atividade mioelétrica gástrica por meio de eletrodos colocados sobre a superfície cutânea. A eletrogastrografia oferece a grande vantagem de ser método não invasivo e inócuo. No entanto, o emprego da eletrogastrografia por muito tempo ficou limitado, tendo em vista as dificuldades na interpretação criteriosa e confiável do sinal obtido, denominado eletrogastrograma (EGG), dadas a sua baixa amplitude e a possível interferência com sinais originados de outros tecidos, tornando a sua análise visual extremamente difícil em alguns casos. A introdução de técnicas computadorizadas de análise do sinal, baseadas em análise espectral contínua de frequência (transformação rápida de Fourrier), veio facilitar muito a interpretação do eletrogastrograma e o seu maior emprego como método de investigação clínica de distúrbios do ritmo elétrico gástrico.[18,19]

Eletrogastrograma
Análise

Os principais parâmetros do EGG, habitualmente avaliados, são a frequência das ondas, a regularidade dessa frequência, a amplitude do sinal e a variação dessa amplitude em resposta à refeição de prova. O sinal do EGG tem o formato sinusoidal, com amplitude em torno de 100µV, com nítido aumento da intensidade do sinal no período pós-prandial, com frequência em torno de 3 ciclos por minuto. Frequências abaixo de 2 ciclos por minuto são consideradas bradigastria, e entre 4 e 9 ciclos por minuto, taquigastria. Frequências acima de 10 ciclos por minuto podem corresponder a sinais com origem respiratória ou duodenal. Os sinais captados são submetidos à análise espectral contínua da frequência, empregando-se *software* apropriado[18,19] (Fig. 15.4).

Achados anormais do eletrogastrograma

O EGG é capaz de registrar o ritmo elétrico gástrico e suas variações. As anormalidades do EGG incluem alterações na frequência dominante do sinal (sugerindo distúrbio no ritmo elétrico gástrico e caracterizando as disritmias gástricas) e alterações na amplitude do sinal do EGG no período pós-prandial (sugerindo distúrbio na atividade motora gástrica). Os episódios de disritmias gástricas, incluindo taqui e bradigastrias, apresentam duração variável, podendo ser transitórios, por poucos minutos, ou muito prolongados, persistindo durante todo o período de registro (Fig. 15.5) Há casos em que o EGG caracteriza-se por diminuição acentuada do sinal, em que não é possível o reconhecimento do ritmo elétrico gástrico.[18,19]

Episódios de disritmias gástricas são mais prevalentes em grande número de condições clínicas associadas a distúrbios motores gástricos e à sensação de náuseas. Pacientes com gastroparesia de diversas etiologias, como diabética, pós-cirúrgica, isquêmica, pseudo-obstrução intestinal e idiopática, apresentam EGG anormal, havendo maior frequência de disritmias gástricas. Vários estudos têm demonstrado que cerca de 50% dos pacientes com sintomas dispépticos crônicos apresentam EGG anormal, podendo haver maior frequência de disritmias gástricas e também o encontro de diminuição paradoxal da intensidade do sinal do EGG no período pós-

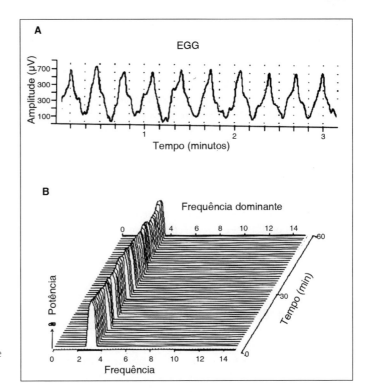

Fig. 15.4 Registro de eletrogastrograma (EGG) e da análise espectral da frequência dominante do EGG.

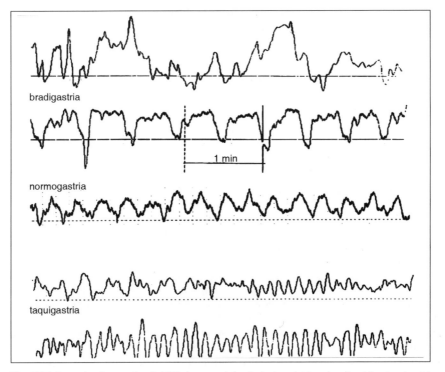

Fig. 15.5 Exemplos de traçados de EGG, destacando as disritmias gástricas: bradigastria e taquigastria.

prandial. Como meio de avaliação diagnóstica, o achado de EGG anormal em pacientes com manifestações dispépticas constitui-se em fator preditivo de distúrbio do esvaziamento gástrico. Em pacientes com estase gástrica, o achado de EGG com normogastria e grande aumento da amplitude do sinal sugere obstrução mecânica piloroduodenal.

O EGG anormal pode indicar a presença de alguma disfunção neuromuscular gástrica, ou, ainda, demonstrar o grau de modulação autonômica por supressão vagal ou hiperatividade simpática prevalente sobre a musculatura gástrica no momento do registro. É importante ressaltar que não há padrão específico de anormalidade do EGG que seja característico de entidade clínica até o momento reconhecida.

Limitações

A eletrogastrografia apresenta algumas limitações, incluindo: registro de sinais de origem em outras vísceras (como sinais colônicos) ou mesmo superposição de atividade elétrica duodenal, os quais podem ser interpretados como disritmias gástricas; possibilidade de interferência no sinal do EGG pelo excesso de artefatos de movimentação; dificuldade de registro do sinal do EGG em pacientes obesos; período de registro insuficiente para demonstrar episódios de disritmias gástricas.

▶▶| CONSIDERAÇÕES FINAIS

O estudo da motilidade gástrica pode ser realizado por meio de vários métodos, que avaliam diferentes aspectos, como esvaziamento gástrico, acomodação e sensação gástricas, atividade contrátil e mioelétrica da musculatura gástrica. Esses métodos são mais comumente empregados em estudos de fisiologia e de fisiopatologia dos distúrbios motores, sendo ainda hoje pouco difundidos na prática clínica. Destes, o estudo do esvaziamento gástrico por cintilografia é o mais comumente empregado na avaliação de manifestações dispépticas. Novos métodos não invasivos vêm sendo propostos e aplicados em centros de pesquisa.

▶▶| REFERÊNCIAS BIBLIOGRÁFICAS

1. Parkman HP, Jones MP. Tests of gastric neuromuscular function. Gastroenterology 2009; 136:1526-43.
2. Szarka LA, Camilleri M. Methods for measurement of gastric motility. Am J Physiol Gastrointest Liver Physiol 2009; 296:G461-75.
3. Schmidt PT, Abrahamsson H, Dolk A, et al. Methods to assess gastric motility and sensation. Scand J Gastroenterol 2008; 43:1285-95.
4. Firman CMG, Costa MMB, Costa ML, Lemme E. Avaliação qualitativa e quantitativa do esvaziamento gástrico através do método videofluoroscópico. Arq Gastroenterol 2000; 37:81-8.
5. Rezende Filho, J. Esvaziamento gástrico: métodos de avaliação. In Castro LP, Savassi-Rocha PR, Cunha-Melo JR (eds.) Tópicos em gastroenterologia 5. Rio de Janeiro: Medsi, 1994:35-47.
6. Haruma K, Kusunoki H, Manabe N, et al. Real-time assessment of gastroduodenal motility by ultrasonography. Digestion 2008; 77 (Suppl 1):48-51.
7. Abell TL, Camilleri M, Donohoe K, et al. American Neurogastroenterology and Motility Society and the Society of Nuclear Medicine. Consensus recommendations for gastric emptying scintigraphy: a joint report of the American Neurogastroenterology and Motility Society and the Society of Nuclear Medicine. Am J Gastroenterol. 2008; 103:753-63.
8. Misiara GP, Troncon LE, Moraes ER, Secaf M. Comparison between manual and automated techniques for assessment of data from dynamic antral scintigraphy. Ann Nucl Med 2008; 22:761-7.
9. Barbieri CL, Troncon LE, Herculano JR Jr., et al. Postprandial gastric antral contractions in patients with gastro-oesophageal reflux disease: a scintigraphic study. Neurogastroenterol Motil 2008; 20:471-8.

10. Ghoos YF, Maes BD, Geypens BJ, et al. Measurement of gastric emptying rate of solids by means of a carbon-labeled octanoic acid breath test. Gastroenterology 1993; 104:1640-7.

11. Kuo B, McCallum RW, Koch KL, et al. Comparison of gastric emptying of a non-digestible capsule to a radio-labeled meal in healthy and gastroparetic subjects. Aliment Pharmacol Ther 2008; 27:186-96.

12. Américo MF, Oliveira RB, Romeiro FG, Baffa O, Corá LA, Miranda JR. Scintigraphic validation of AC Biosusceptometry to study the gastric motor activity and the intragastric distribution of food in humans. Neurogastroenterol Motil 2007; 19:804-11.

13. Thumshirn M, Bruninga K, Camilleri M. Simplifying the evaluation of postprandial antral motor function in patients with suspected gastroparesis. Am J Gastroenterol 1997; 92:1496-500.

14. Camilleri M, Bharucha AE, di Lorenzo C, et al. American Neurogastroenterology and Motility Society consensus statement on intraluminal measurement of gastrointestinal and colonic motility in clinical practice. Neurogastroenterol Motil 2008; 20:1269-82.

15. Sarnelli G, Vos R, Cuomo R, Janssens, J, et al. Reproducibility of gastric barostat studies in healthy controls and in dyspeptic patients. Am J Gastroenterol 2001; 96:1047-53.

16. Tack J, Caenepeel P, Fischler B, et al. Symptoms associated with hypersensitivity to gastric distension in functional dyspepsia. Gastroenterology 2001; 121:526-35.

17. Tack J, Caenepeel P, Piessevaux H, Cuomo R, Janssens J. Assessment of meal induced gastric accommodation by asatiety drinking test in health and in severe functional dyspepsia. Gut 2003; 52:1271-7.

18. Rezende-Filho J. Estudo da atividade elétrica por eletrogastrografia cutânea – Eletrogastrograma. Arq Gastroenterol 1995; 32:54-65.

19. Rezende Filho J, de Rezende JM, Melo JR. Electrogastrography in patients with Chagas' disease. Dig Dis Sci 2005; 50:1882-8.

III

INTESTINO DELGADO

16

Doença Celíaca: O que Fazer Além da Dieta?

André Zonetti de Arruda Leite

A doença celíaca (DC) consiste em desordem autoimune sistêmica que afeta primariamente o trato gastrointestinal e é causada pela intolerância permanente ao glúten presente no trigo, na cevada e no centeio. Resulta em lesão característica da mucosa do intestino delgado, não patognomônica, e melhora com a retirada do glúten da dieta.

O quadro clínico é variável e depende da idade, da sensibilidade e da quantidade de glúten ingerido, além de outros fatores ainda não conhecidos.[1] A forma clássica, mais frequente em crianças, é caracterizada por esteatorreia, distensão abdominal, edema, baixa estatura e adinamia.[1] O espectro das manifestações gastrointestinais pode variar desde quadro grave de má absorção e desnutrição proteicocalórica até manifestações inespecíficas[1] e mal caracterizadas, como distensão abdominal, flatulência e alteração do hábito intestinal, semelhantes às observadas na síndrome do intestino irritável.[1,2] A diarreia pode ocorrer em menos de 50% dos casos e, algumas vezes, a doença celíaca pode evoluir de maneira assintomática.

O tratamento consiste na exclusão total e definitiva do glúten da dieta, independentemente do quadro clínico. Esta orientação é fundamentada em estudos populacionais que mostram que a doença celíaca não tratada está associada à maior incidência de tumores malignos, principalmente o linfoma, e doenças autoimunes,[3] além de outras complicações, incluindo osteoporose, anemia por deficiência de ferro, depressão e infertilidade.[4]

A adesão à dieta sem glúten reduz os sintomas, melhora a qualidade de vida e também previne complicações e deficiências nutricionais. O seguimento por equipe multiprofissional, que englobe médico e nutricionista com experiência no manejo desses pacientes, tem fundamental importância na orientação de dieta balanceada com adequado aporte de nutrientes, atrativa ao paladar e isenta de glúten, promovendo maior adesão, uma vez que porcentagem significativa dos pacientes não segue rigorosamente a dieta. Vale ressaltar que a dieta e os produtos sem glúten são frequentemente pobres em vitaminas B, cálcio, ferro, zinco, magnésio e fibras, aumentando o risco de deficiências nutricionais.[5]

A aderência à dieta depende da idade do diagnóstico, da motivação dos profissionais de saúde envolvidos no atendimento ao paciente e da presença de manifestações clínicas. Estudos clínicos mostram que mais de 80% dos pacientes diagnosticados em idade jovem, ou durante a infância, mantêm dieta adequada na idade adulta.[6,7] Ao contrário, menos de 50% dos pacientes diagnosticados na idade adulta são capazes de manter a dieta sem glúten.[8] Outro estudo avaliou a adesão ao tratamento a longo prazo, com seguimento de 28 anos, e verificou que apenas 22% dos pacientes faziam seguimento da doença com um gastroenterologista e somente a metade deles seguia a dieta.[9]

No paciente com diagnóstico de DC, recomenda-se o monitoramento do perfil de ferro, vitamina D, vitamina B_{12} e ácido fólico,[5,8] em virtude da maior incidência de deficiências nutricionais, particularmente quando o diagnóstico é feito na fase adulta. A possibilidade de osteoporose deve ser considerada e avaliada por densidade óssea e dosagem de paratormônio.

O paciente deve ser avaliado entre o terceiro e o sexto mês do diagnóstico para avaliação da aderência à dieta e esclarecimento das dúvidas. Por se tratar de doença crônica e de difícil aderência ao tratamento, o seguimento deve ser anual, objetivando: (a) reforçar a necessidade da manutenção de dieta sem glúten; (b) manter o vínculo do paciente com o médico; e (c) possibilitar a identificação de possíveis complicações. No entanto, existe pequena evidência científica de que o seguimento clínico ou a investigação sistemática reduzam as complicações e melhorem a qualidade de vida do paciente, sendo também controverso o benefício da realização de exames periódicos de rotina.

O Quadro 16.1 compara as recomendações de diversos grupos para o seguimento a longo prazo por meio de exames laboratoriais, radiológicos e adesão à dieta.

Quadro 16.1 Recomendações para seguimento a longo prazo

Categorias	Pietzak[8]	AGA[17]*	NIH[18]**	NASPGHAN[19]***	PCSG[20]****	Pessoal
Avaliação dos sintomas na consulta	✓	✓	✓	✓	✓	✓
Peso e altura	✓	✓		✓	✓	✓
Exame físico	✓			✓		✓
Teste sorológico	✓		✓	✓	✓	✓
Hemoglobina	✓	✓			✓	
Folato	✓	✓			✓	
Ferritina	✓	✓			✓	
Albumina	✓				✓	
Cálcio	✓	✓			✓	
Eletrólitos	✓					
Vitamina B_{12}					✓	
Vitaminas A e E	✓					
Vitamina D	✓				✓	
Atividade da protrombina	✓					
Fosfatase alcalina	✓	✓			✓	
Hormônio da paratireoide	✓					
Função hepática	✓					
DXA⊕	✓				✓	
Revisão da dieta com nutricionista	✓		✓	✓	✓	✓
Reforço da necessidade da dieta		✓		✓	✓	✓
Participação em associações	✓	✓	✓	✓	✓	

⊕Densitometria óssea.
*American Gastroenterological Association.
**National Institutes of Health.
***North American Society for Pediatric Gastroenterology, Hepatology and Nutrition.
****Primary Care Society for Gastroenterology.

Alguns pacientes persistem com má absorção e atrofia das vilosidades, mesmo sem exposição ao glúten, condição conhecida como doença celíaca refratária.[10] Esta pode ser dividida em: *tipo I*, caracterizado pela presença de linfócitos intraepiteliais com fenótipo normal, baixa incidência de linfoma e excelente sobrevida em 5 anos, e *tipo II*, no qual os linfócitos intraepiteliais deixam de expressar CD3/CD8, apresentam CD3ε intracitoplasmático e rearranjo da cadeia gama do receptor das células T.[11] Este grupo está associado ao desenvolvimento de linfoma e apresenta mortalidade superior a 50% em 5 anos.

O tratamento da doença celíaca refratária com corticoide é acompanhado por melhora das manifestações clínicas, mas raramente observa-se benefício histológico. Diversos outros imunossupressores já foram testados com resultados insatisfatórios. O uso de terapia biológica com bloqueio da interleucina-15 (IL-15) e o transplante autólogo de medula óssea mostraram resultados promissores, mas ainda não fazem parte da prática clínica.

Diversos estudos, compilados em recente publicação,[12] buscaram alternativas à restrição de glúten na dieta no tratamento da doença celíaca, como: (a) uso de endopeptidases[13] capazes de digerir a gliadina presente na dieta; (b) uso de anticorpos monoclonais contra citocinas específicas envolvidas na fisiopatogenia da doença, como a IL-15;[14] (c) a síntese de gliadina com peptídeos azidoprolina,[15] que se ligam ao HLA-DQ com afinidade semelhante à gliadina, mas que não desencadeiam resposta de células T; (d) a elaboração de alimentos contendo gliadina transamidada,[16] que impede a deaminação da gliadina e, desse modo, não desencadeia a ativação dos linfócitos, mantendo as propriedades físicas do glúten, importantes para a culinária.

▶▶ CONSIDERAÇÕES FINAIS

Certamente, o desenvolvimento de novas terapias promoverá melhoras importantes no tratamento da doença celíaca, mas atualmente a resposta à pergunta inicial "o que fazer além da dieta?" se restringe a: manter o paciente informado sobre a doença para que ele valorize a relevância do tratamento independentemente do quadro clínico e tenha melhor aderência à dieta sem glúten. Devemos lembrar que, apesar de o tratamento da doença celíaca ser teoricamente fácil, sua realização exige alto grau de comprometimento do paciente e grande empenho da equipe de saúde na valorização da importância da restrição completa do glúten no tratamento.

▶▶ REFERÊNCIAS BIBLIOGRÁFICAS

1. Dewar DH, Ciclitira PJ. Clinical features and diagnosis of celiac disease. Gastroenterology 2005; 128 (Suppl 1):S19-S24.
2. Trier JS. Celiac sprue. N Engl J Med 1991; 325:1709-19.
3. Green PH, Jabri B. Coeliac disease. Lancet 2003; 362:383-91.
4. Ciclitira PJ, King AL, Fraser JS. AGA technical review on Celiac Sprue. American Gastroenterological Association. Gastroenterology 2001; 120:1526-40.
5. Kupper C. Dietary guidelines and implementation for celiac disease. Gastroenterology 2005; 128(Suppl 1):S121-S127.
6. Hogberg L, Grodzinsky E, Stenhammar L. Better dietary compliance in patients with coeliac disease diagnosed in early childhood. Scand J Gastroenterol 2003; 38:751-4.
7. Rashid M, Cranney A, Zarkadas M, et al. Celiac disease: evaluation of the diagnosis and dietary compliance in Canadian children. Pediatrics 2005; 116:754-9.
8. Pietzak MM. Follow-up of patients with celiac disease: achieving compliance with treatment. Gastroenterology 2005; 128(Suppl 1):S135-S141.

9. O'Leary C, Wieneke P, Healy M, et al. Celiac disease and the transition from childhood to adulthood: a 28-year follow-up. Am J Gastroenterol 2004; 99:2437-41.

10. Malamut G, Afchain P, Verkarre V, et al. Presentation and long-term follow-up of refractory celiac disease: comparison of type I with type II. Gastroenterology 2009; 136:81-90

11. Tjon JM, Verbeek WH, Kooy-Winkelaar YM, et al. Defective synthesis or association of T-cell receptor chains underlies loss of surface T-cell receptor-CD3 expression in enteropathy-associated T-cell lymphoma. Blood 2008; 112:5103-10

12. Silano M, Vincentini O, Iapello A, et al. Antagonist peptides of the gliadin T-cell stimulatory sequences: a therapeutic strategy for celiac disease. J Clin Gastroenterol 2008; 42(Suppl 3) Pt 2:S191-S192.

13. Gass J, Bethune MT, Siegel M, et al. Combination enzyme therapy for gastric digestion of dietary gluten in patients with celiac sprue. Gastroenterology 2007; 133:472-80.

14. Benahmed M, Meresse B, Arnulf B, et al. Inhibition of TGF-beta signaling by IL-15: a new role for IL-15 in the loss of immune homeostasis in celiac disease. Gastroenterology 2007; 132:994-1008.

15. Kapoerchan VV, Wiesner M, Overhand M, et al. Design of azidoproline containing gluten peptides to suppress CD4+ T-cell responses associated with celiac disease. Bioorg Med Chem 2008; 16:2053-62.

16. Gianfrani C, Siciliano RA, Facchiano AM, et al. Transamidation of wheat flour inhibits the response to gliadin of intestinal T cells in celiac disease. Gastroenterology 2007; 133:780-9.

17. American Gastroenterological Association medical position statement: Celiac Sprue. Gastroenterology 2001; 120:1522-5.

18. National Institutes of Health Consensus Development Conference Statement on Celiac Disease, June 28-30, 2004. Gastroenterology 2005; 128(Suppl 1):S1-S9.

19. Hill ID, Dirks MH, Liptak GS, et al. Guideline for the diagnosis and treatment of celiac disease in children: recommendations of the North American Society for Pediatric Gastroenterology, Hepatology and Nutrition. J Pediatr Gastroenterol Nutr 2005; 40:1-19.

20. The management of adults with coeliac disease in primary care. Primary Care Society for Gastroenterology, 2006. Ref Type: Electronic Citation.

17

Doença Inflamatória Intestinal: O Tratamento Biológico Deve ser Sempre Realizado em Conjunto com Imunossupressor?

Adérson Omar Mourão Cintra Damião

▶▶▶| INTRODUÇÃO

A doença inflamatória intestinal (DII) compreende, basicamente, a retocolite ulcerativa inespecífica (RCU) e a doença de Crohn (DC). Embora as duas doenças tenham muitos aspectos clínicos em comum, elas diferem:[1]

- **do ponto de vista imunológico:** resposta predominantemente Th1 e Th17 na DC e Th2 na RCU;
- **no comprometimento do trato gastrointestinal:** cólon e reto na RCU e da boca à região anal e perianal na DC, com predileção pelas regiões ileal, ileocecal, colônica e anal/perianal;
- **pelo caráter penetrante (fistulizante):** fístulas são mais comuns na DC (20% a 50%) do que na RCU (< 10%);
- **pelo aspecto anatomopatológico:** inflamação mucosa e submucosa na RCU e transmural na DC;
- **no aspecto endoscópico:** segmentar, úlceras profundas e serpiginosas intercaladas por mucosa aparentemente normal na DC (aspecto de paralelepípedo ou *cobblestone*), reto não necessariamente comprometido e lesões contínuas, não segmentares e uniformes na RCU, com comprometimento retal em mais de 90% dos casos.

O tratamento medicamentoso da DII baseia-se, tradicionalmente, no uso de derivados salicílicos (sulfassalazina e mesalazina), corticosteroides (prednisona, hidrocortisona, budesonida) e imunossupressores ou imunomoduladores (azatioprina, 6-mercaptopurina, metotrexato, ciclosporina).[2] Mais recentemente, a terapia biológica,[3] em nosso meio representada pelo infliximabe-IFX (antifator de necrose tumoral [anti-TNF] 75% humano e 25% murínico) e pelo adalimumabe (anti-TNF 100% humano), passou a ser utilizada no tratamento da DII, com grande impacto na sua história natural.[1-3]

Sabe-se hoje que, apesar da melhora na qualidade de vida dos pacientes, a terapia tradicional com salicilatos, corticoides e imunossupressores, na sequência habitualmente recomendada (denominada estratégia *step-up*), partindo-se dos salicilatos e seguindo de acordo com a gravidade e a refratariedade aos corticoides e imunossupressores, não parece afetar a história natural da doença.[1] Os índices de cirurgia na DC continuam os mesmos, ao redor de 70% a 80% após 15 anos de evolução.[4] Por outro lado, quando os imunossupressores (azatioprina [AZA], 6-mercaptopurina [6-MP]) são usados mais precocemente, os resultados costumam ser bem melhores.[5-7] Aparentemente, a falta de impacto sobre a história natural da estratégia *step-up* ou tradicional tem a ver com o uso tardio de drogas mais potentes e com a incapacidade de se obter remissão endoscópica e histológica, particularmente no caso dos corticoides.[8] De fato, embora a remissão clínica com o corticoide seja rápida e alcance até 80% a 90% dos pacientes em curto prazo (4 a 6 semanas), os resultados a longo prazo são desalentadores, com apenas 30% dos pacientes com remissão clínica mantida após 12 meses. A taxa de remissão endoscópica e histológica com o corticoide é de cerca de 30% após 4 a 6 semanas de tratamento.[1,8]

Desse modo, inspirados no tratamento da artrite reumatoide com os biológicos e nos resultados insatisfatórios da estratégia *step-up* no tratamento da DII, em especial da DC, alguns autores optaram por avaliar a estratégia *top-down* no tratamento de casos moderados e graves de DC.[9] Pela abordagem *top-down*, o tratamento inicia-se com o biológico (no caso, foi usado o IFX) associado com imunossupressor oral (AZA, 6-MP), evitando-se, assim, o corticoide. O IFX foi administrado nas semanas 0, 2 e 6 (5mg/kg, EV) e, a seguir, sob demanda (episódica). A remissão endoscópica ao final de 2 anos foi de 73% no grupo *top-down versus* 30% no grupo *step-up* (p < 0,002). Trata-se do primeiro estudo com essa estratégia, e os resultados iniciais são muito animadores.

Sem dúvida, vivemos um momento de transição no tratamento da DII e, portanto, precisamos desenvolver nosso senso crítico e avaliar cada sugestão atentamente. O bom senso é aliado confiável nesses momentos. Muito do que se discute atualmente baseia-se, ainda, em resumos apresentados em congressos internacionais, ainda não publicados na íntegra e não submetidos ao crivo científico pela comunidade médica. De qualquer modo, é importante acompanharmos o andamento da discussão e assumirmos alguma postura diante das questões discutidas. No Quadro 17.1 estão assinaladas as principais mudanças no tratamento da DII que vêm sendo discutidas nos últimos 2 a 3 anos, bem como os problemas que surgiram com as novas abordagens.

No presente capítulo trataremos, especificamente, da questão do uso concomitante de imunossupressor com a terapia biológica. Utilizaremos os termos *monoterapia* para designarmos o tratamento somente com imunossupressor ou biológico e *terapia combinada* para descrevermos

Quadro 17.1 Principais mudanças no tratamento da doença inflamatória intestinal

No caso da doença de Crohn

1. Valorização das remissões endoscópica e histológica[1,3,8]

2. Valorização de estratégias que promovam mais remissão endoscópica e histológica (p. ex., imunossupressores orais, terapia nutricional e terapia biológica)[8]

3. Risco aumentado de infecções (p. ex., tuberculose, infecções oportunistas) e de neoplasias (particularmente linfoma), especialmente nos pacientes em uso de terapia combinada (imunossupressor + terapia biológica)[10,11]

4. Tentativas de reduzir a imunossupressão: suspensão do biológico ou do imunossupressor[10,11]

5. Estratégia *top-down* para pacientes selecionados, mais graves (jovens, lesões perianais importantes e necessidade de altas doses de corticoide no primeiro surto)[9-12]

No caso da RCU

1. Valorização das remissões endoscópica e histológica[1,3]

2. Incorporação da terapia biológica no tratamento da RCU grave[1,3]

3. Os demais itens mencionados para DC configuram preocupações também no caso da RCU, mas não têm, até o momento, sido estudados

CONDUTAS RECOMENDADAS PARA REDUÇÃO DO RISCO DE INFECÇÕES E LINFOMA

o tratamento com biológico + imunossupressor. Além disso, dividiremos a discussão em: (1) condutas recomendadas para redução do risco de infecções e linfoma; (2) tratamento nos casos de DC virgens de imunossupressores; (3) tratamento nos casos de DC não virgens de imunossupressores; (4) considerações finais.

Todos os pacientes que iniciarão terapia biológica devem realizar PPD e radiografia de tórax. Qualquer evidência de tuberculose (Tb) ativa implicará o tratamento da Tb e, obviamente, a suspensão do tratamento com biológico. Se o PPD for ≥ 5mm, com radiografia de tórax normal, estará indicada a profilaxia com isoniazida (300mg/dia) por 6 meses. A terapia biológica poderá ser iniciada a partir do primeiro ou segundo mês de isoniazida. No caso de abscessos anais/perianais, estes devem ser devidamente drenados com sedenhos (ou *setons*), os antibióticos introduzidos (p. ex., associação de ciprofloxacina + metronidazol), e só então o anti-TNF poderá ser iniciado.

A questão da vacinação prévia ao tratamento com os biológicos e/ou imunossupressores tem merecido especial atenção.[13,14] Nos pacientes em uso de imunossupressores, as vacinas com vírus atenuado (p. ex., febre amarela) não são recomendadas. As com vírus inativado podem ser oferecidas a qualquer momento. Antes do uso de imunossupressores, e especialmente antes do uso de biológicos, recomenda-se que os pacientes com DII sejam vacinados contra gripe (*influenza*), *Pneumococcus* e varicela. Nas mulheres até 45 anos, a vacina contra o HPV (papilomavírus) também está recomendada. Além disso, os vírus B e C da hepatite devem ser pesquisados. Pacientes HbsAg e anti-HbsAg-negativos devem ser vacinados. Se portadores do vírus B, deve ser discutido o tratamento antes dos imunossupressores/biológicos. No caso do vírus C, se positivo, o tratamento prévio deve ser discutido.

Se considerarmos que todo paciente diagnosticado com DII, principalmente aqueles com DC, apresenta, potencialmente, risco para uso de imunossupressores e/ou biológicos,[12] a ideia de atualizar a *carteira de vacinação*, logo após o diagnóstico, parece bem razoável, ainda mais quando levamos em conta que algumas vacinas exigem mais de uma dose ou mesmo reforços.

Em pacientes em uso de corticoide, a vacinação deve ser feita 1 mês após a retirada deste, no caso dos imunossupressores, 3 meses após. Os imunossupressores e/ou biológicos podem ser iniciados 3 semanas após a vacinação.

Além da questão referente à infecção, existe também o risco do linfoma, que é proporcionalmente maior ao grau de imunossupressão.[10,11] Assim, a terapia combinada (incluindo o uso associado de corticoides) carrega maior potencial de malignização. Embora na maioria dos casos o risco de linfoma seja sobrepujado pelos benefícios, dois grupos de pacientes parecem ser críticos nesse cenário: (a) as crianças e adolescentes e (b) os mais idosos (> 65 a 70 anos).[15] O linfoma hepatoesplênico de células T ocorre mais entre crianças, adolescentes e jovens, é raro, e foi descrito, principalmente, nos pacientes com DII e que recebiam terapia combinada (biológico + imunossupressor).[16] A mortalidade é alta (> 80%). Cerca de 100 casos foram descritos na literatura, com 32 deles correspondendo a casos de DII (a maioria com DC, poucos com RCU e raramente com artrite reumatoide). O risco absoluto no caso da DII é de 1:23.164 pacientes tratados com terapia combinada. Esse tipo de linfoma, extremamente agressivo, ocorre com maior frequência em pacientes do sexo masculino. Desse modo, parece mais razoável que, em pacientes pediátricos e nos mais idosos, a monoterapia com biológico seja empregada com intuito de minimizar os riscos de linfoma. Do mesmo modo, a suspensão do imunossupressor ou do biológico, em algum momento da evolução dos pacientes, especialmente em subgrupos de menor risco de recaída, surge como alternativa para minimizar os efeitos indesejáveis (p. ex., infecções, linfoma) da imunossupressão mais intensa, como no caso da terapia combinada.

▶▶▌ TRATAMENTO NOS CASOS DE DC VIRGENS DE IMUNOSSUPRESSORES

Recentemente, Sandborn *et al.*[17] conduziram o estudo controlado SONIC (*Study Of biologic and immunomodulator Naive patients In Crohn's disease*), no qual 508 pacientes com DC, virgens de tratamento com imunossupressores (incluindo biológicos), foram aleatoriamente distribuídos para receber azatioprina (2,5mg/kg, VO) somente, IFX (5mg/kg EV, semanas 0, 2 e 6 e, a seguir, a cada 8 semanas) somente ou a combinação de AZA + IFX. Os pacientes eram, em sua maioria, dependentes de corticoide. O desfecho primário foi a remissão clínica (CDAI < 150), sem corticoide, ao final de 6 meses. Objetivos secundários incluíram remissão clínica em 1 ano e remissão endoscópica em 6 meses, entre outros.

Ao final de 6 e 12 meses, a combinação de AZA + IFX, nessa população de pacientes, mostrou-se superior às demais. O mesmo ocorreu com a remissão endoscópica em 6 meses. Os efeitos colaterais ocorreram de forma semelhante nos três grupos. A análise de subgrupos mostrou que os pacientes que mais se beneficiaram com a combinação de AZA + IFX foram aqueles com PCR (proteína C reativa) elevada e com ulcerações ao exame endoscópico inicial. Fora deste contexto, as diferenças entre os grupos não foram tão nítidas. O estudo SONIC aponta, portanto, para um grupo de pacientes nos quais a terapia combinada (e até mesmo a monoterapia com IFX somente) parece ser mais eficaz. Assim, o estudo SONIC, ainda não publicado na íntegra, suscita as seguintes conclusões:

1. Em pacientes sem uso prévio de imunossupressores (p. ex., AZA, 6-MP, metotrexato, biológicos), corticoide-dependentes ou refratários aos tratamentos habituais que não os imunossupressores, a melhor opção terapêutica é a combinação de terapia biológica (IFX) + AZA nas doses mencionadas.

2. Pacientes de base com PCR elevada e ulcerações ao exame endoscópico responderam melhor com IFX ou IFX + AZA (40% e 50% de remissão na semana 50, respectivamente).

3. Níveis mais elevados de IFX no sangue foram obtidos com a combinação de IFX + AZA e se relacionaram com maior índice de remissão na semana 26 (70%).

O estudo SONIC, entretanto, não responde duas questões cruciais:

a. Por quanto tempo devemos manter a terapia combinada?

b. Qual a evolução com a suspensão do imunossupressor oral ou do biológico?

Alguns autores preconizam o uso de terapia combinada por tempo indeterminado.[10] No entanto, em face dos riscos descritos, referentes às infecções e ao linfoma, há forte tendência em se tentar a suspensão de uma das medicações (biológico ou imunossupressor) nesse tipo de paciente. Nenhum estudo desse tipo foi realizado nessa população de pacientes, ou seja, virgens de imunossupressão. A continuidade do SONIC, agora dentro de diferentes vertentes de manutenção (manutenção combinada *versus* AZA de manutenção somente *versus* IFX de manutenção somente), poderia esclarecer essa questão, mas é pouco provável que exista "n" suficiente para cada braço de tratamento. Seja como for, aparentemente, faz mais sentido suspender o biológico nesse grupo de pacientes em remissão após 1 ano com a combinação de IFX + AZA, uma vez que os pacientes são virgens de tratamento imunossupressor e, neste grupo específico, a manutenção com AZA traz algum benefício após o uso de terapia combinada.[7]

▶▶▌ TRATAMENTO NOS CASOS DE DC NÃO VIRGENS DE IMUNOSSUPRESSORES

Na nossa abordagem terapêutica tradicional (*step-up*) para a DII, frequentemente deparamos com refratariedade aos imunossupressores (p. ex., AZA, 6-MP, metotrexato). De acordo com as recomendações atuais, o próximo passo é o uso de biológicos – em nosso meio, IFX ou adalimumabe.[1] Surge então a questão: por quanto tempo manter a combinação de imunossupressor e biológico? A questão aflora diante dos percalços econômicos e dos efeitos adversos que advêm da terapia combinada por longo prazo já salientados. Se, por um lado, alguns estudos realçam a segurança e a eficácia do uso de biológicos em longo prazo (seguimento de 5 anos, com ou sem imunosssupressores, excluindo os corticoides, pois o biológico associado ao corticoide causou mais infecções),[18,19] outros têm revelado maiores índices de complicações infecciosas e neoplásicas com o uso de imunossupressores, incluindo os biológicos, com a elevação dos riscos com as associações de agentes imunossupressores (p. ex., corticoides, AZA, biológicos etc.).[10,11] Assim, Van Assche et al.[20] avaliaram a suspensão do imunossupressor oral em pacientes em remissão clínica por pelo menos 6 meses com a combinação de imunossupressor + IFX. Após 2 anos, não houve diferença estatisticamente significativa nos índices de remissão endoscópica. Entretanto, o grupo que interrompeu o uso do imunossupressor oral evoluiu com aumento de PCR, maior frequência de anticorpos quiméricos contra o IFX e, consequentemente, menor nível plasmático (ou circulante) de IFX. Conquanto esses aspectos não tenham influenciado significativamente a taxa de recaída endoscópica em 2 anos, não se pode garantir que a remissão será mantida por mais de 2 anos no grupo que suspendeu o imunossupressor e seguiu somente com o biológico. De qualquer modo, o grupo belga, responsável por esse estudo, mantém a conduta de suspender o imunossupressor nos pacientes assintomáticos com pelo menos 6 meses de uso da combinação IFX + imunossupressor (AZA, 6-MP etc.).

O contrário, ou seja, a suspensão do biológico e a manutenção somente do imunossupressor, também foi avaliado nessa população, não virgem de tratamento imunossupressor. Louis et al.[21] avaliaram a suspensão do IFX em pacientes com DC, não virgens de tratamento imunossupressor prévio, em remissão clínica, laboratorial (inclusive calprotectina fecal) e endoscópica após 1 ano de terapia combinada com IFX + imunossupressor oral. No espaço de 1 ano, cerca de 40% dos pacientes tiveram recaída (50% em 18 meses). A reintrodução do IFX nesses pacientes promoveu nova e rápida resposta terapêutica em 93% e 88% dos casos, 1 e 4 meses após o retratamento, respectivamente. Entretanto, o dado mais interessante do trabalho foi a possibilidade de extração de fatores preditivos para alto e baixo risco de recaída. Os fatores preditivos para alto risco de recaída foram PCR elevada de base (> 5mg/L; risco de 3,1; p = 0,0009) e lesões no exame endoscópico antes do início da terapia combinada (índice de atividade endoscópica, CDEIS > 0; risco de 2,6; p = 0,005). Os pacientes que não se encaixaram nesse perfil foram considerados de baixo risco para recaída. De fato, este grupo apresentou somente 17% de taxa de recaída em 1 ano. Fica claro, portanto, que existe um subgrupo de pacientes com baixo risco de recaída, nos quais a retirada do biológico ou do imunossupressor oral não parece influenciar a evolução.

▶▶▌ CONSIDERAÇÕES FINAIS

Na fase de transição em que nos encontramos com relação ao tratamento da DII, com tantas informações aparentemente discordantes, lacunas a serem preenchidas e falta de consenso em vários itens, sobretudo no caso da DC, é praticamente impossível tecermos conclusões definitivas sobre o assunto. Subentende-se, portanto, que a qualquer momento certas afirmações poderão ser canceladas e devidamente substituídas. No momento, parece-nos lógico concluir que:

1. Sem imunossupressor previamente – combinação por 12 meses; em seguida, deve-se avaliar a suspensão de um deles, particularmente naqueles pacientes com baixo risco de recaída; fazem mais sentido a suspensão do biológico e a manutenção do imunossupressor oral, uma vez que os pacientes são virgens de imunossupressores.

2. Com refratariedade prévia ao imunossupressor – associar anti-TNF por 3 meses (adalimumabe) ou 6 meses (IFX) para reduzir a formação de anticorpos contra o biológico e, a seguir, suspender o imunossupressor oral.

3. Em pacientes pediátricos e nos idosos, a monoterapia com biológico é bastante razoável (devido ao risco de linfoma).

4. A suspensão de medicamentos deve ser feita, preferencialmente, após constatação de remissão endoscópica.

5. A melhor caracterização do chamado grupo de baixo risco de recaída contribuirá para a tomada de decisões quanto à suspensão de medicamentos; para tanto, alguns parâmetros, como PCR, CDEIS, calprotectina fecal, nível de IFX, anticorpos contra biológicos, entre outros, poderão ser de grande valia.

▶▶ REFERÊNCIAS BIBLIOGRÁFICAS

1. Damião AOMC, Rodrigues M, Damião EBC, et al. Doença inflamatória intestinal. Rev Bras Med 2006; 63:108-22.

2. Lichtenstein GR, Hanauer SB, Sandborn WJ. Management of Crohn's disease in adults. Am J Gastroenterol 2009; 104:465-83.

3. Rutgeerts P, Vermeire S, Van Assche G. Biological therapies for inflammatory bowel diseases. Gastroenterology 2009; 136:1182-97.

4. Veloso FT, Ferreira JT, Barros L, et al. Clinical outcome of Crohn's disease: analysis according to the Viena classification and clinical activity. Inflamm Bowel Dis 2001; 7:306-13.

5. Candy S, Wright J, Gerber M, et al. A controlled double blind study of azathioprine in the management of Crohn's disease. Gut 1995; 37:674-8.

6. Markowitz J, Grancher K, Kohn N, et al. A multicenter trial of 6-mercaptopurine and prednisone in children with newly diagnosed Crohn's disease. Gastroenterology 2000; 119:895-902.

7. Lemann M, Mary JY, Duclos B, et al. Infliximab plus azathioprine for steroid-dependent Crohn's disease patients: a randomized placebo-controlled trial. Gastroenterology 2006; 130:1054-61.

8. Pimentel-Nunes P, Diniz-Ribeiro M, Magro F. Systematic review on drug and diet-induced endoscopic remission in Crohn's disease. Eur J Gastroenterol Hepatol 2009; 21: 491-503.

9. D'Haens G, Baert F, Van Assche G, et al. Early combined immunosupression or conventional management in patients with newly diagnosed Crohn's disease: an open randomized trial. Lancet 2008; 371:660-7.

10. Hanauer SB. Risks and benefits of combining immunosupressives and biological agents in inflammatory bowel disease: is the synergy worth the risk? Gut 2007; 56:1181-3.

11. Schölmerich J. Balancing the risks and benefits of prolonged use of infliximab. Gut 2008; 58:477-8.

12. Beaugerie L, Seksik P, Nion-Larmurier I, et al. Predictors of Crohn's disease. Gastroenterology 2006; 130:650-6.

13. Melmed GY, Ippoliti AF, Papadakis KA, et al. Patients with inflammatory bowel disease are at risk for vaccine-preventable illnesses. Am J Gastroenterol 2006; 101:1834-40.

14. Sands BE, Cuffari C, Katz J, et al. Guidelines for immunizations in patients with inflammatory bowel disease. Inflamm Bowel Dis 2004; 10:677-92.

15. Lewis J, Schwartz S, Lichtenstein GR. Azathioprine for maintenance of remission in Crohn's disease: benefits outweigh the risk of lymphoma. Gastroenterology 2000; 118:1018-24.

16. Shale M, Kanfer E, Panaccione R, et al. Hepatosplenic T cell lymphoma in inflammatory bowel disease. Gut 2008; 57:1639-41.

17. Sandborn WJ, Rutgeerts PJ, Reinisch W, et al. One year data from the SONIC study: a randomized, double-blind trial comparing infliximab and infliximab plus azathioprine to azathioprine in patients with Crohn's disease naive to immunomodulators and biologic therapy. Gastroenterology 2009; 136:A 751f.

18. Schnitzler F, Fidder H, Ferrante M, et al. Long-term outcome of treatment with infliximab in 614 patients with Crohn's disease: results from a single-centre cohort. Gut 2009; 58: 492-500.

19. Fidder H, Schnitzler F, Ferrante M, et al. Long-term safety of infliximab for the treatment of inflammatory bowel disease: a single-centre cohort study. Gut 2009; 58:501-8.

20. Van Assche G, Magdelaine-Beuzelin C, D'Haens G, et al. Withdrawal of immunosupression in Crohn's disease treated with scheduled infliximab maintenance: a randomized trial. Gastroenterology 2008; 134:1861-8.

21. Louis E, Vernier-Massouille G, Grimaud J, et al. Infliximab discontinuation in Crohn's disease patients in stable remission on combined therapy with immunosupressors: a prospective ongoing cohort study. Gastroenterology 2009; 136:A961.

18

Diarreia Crônica: Como Identificar a Origem (Intestino Delgado ou Cólon?)

Aloísio Sales da Cunha • Maria de Lourdes de Abreu Ferrari

▶▶ INTRODUÇÃO

A diarreia por si só não configura doença, mas trata-se de um conjunto de sinais e sintomas que traduz distúrbio da evacuação. Entende-se por diarreia a alteração no ritmo intestinal, no qual se observa aumento no teor de líquido nas fezes, associado ao aumento tanto do número diário das evacuações como do volume fecal emitido nas 24 horas. Fine e Schiller,[1] em artigo de revisão sobre diarreia crônica, conceituam a diarreia como diminuição da consistência fecal das evacuações.

O termo *diarreia aguda* é utilizado para determinar quadro diarreico de início súbito, de curta duração, de 3 a 10 dias, autolimitado, em pacientes capazes de reagir imunológica e metabolicamente de maneira adequada. Considera-se a ocorrência de *diarreia aguda prolongada* quando há quadros de início súbito e curso insidioso de até 30 dias.

A diarreia crônica pode ter início agudo ou insidioso, com curso clínico superior a 30 dias.[2]

O tubo digestório, morfologicamente, é um sistema aberto no sentido craniocaudal, mas comporta-se funcionalmente como sistema fechado, onde solutos e solventes fluem num intercâmbio incessante e bidirecional entre o lúmen intestinal e os espaços intra e extracelulares – espaço este denominado compartimento transintestinal – onde são reconhecidos fluxos bidirecionais básicos e fásicos. O reconhecimento da dinâmica desses fluxos pelo compartimento transintestinal esclareceu alguns dos mecanismos utilizados pelos intestinos para manusear grandes volumes de líquidos. Assim, reconhece-se que a eficiência de reabsorção dos intestinos está longe de sua capacidade máxima. Estudos têm demonstrado que o cólon pode absorver 5,7L de água, 816mEq de sódio e 44mEq de potássio, sendo esta capacidade maior no segmento ascendente.[3]

Assim, a compensação eficiente da absorção pelo cólon pode retardar o aparecimento da diarreia como manifestação clínica da doença do delgado, que só seria observada quando o conteúdo jejunoileal superasse tal capacidade absortiva máxima.

De modo geral, podemos caracterizar a diarreia como perda anormal de água e eletrólitos, a qual ocorre nas seguintes condições:

a. Quando a secreção gastrointestinal está aumentada.

b. Sempre que a capacidade de absorção intestinal se achar diminuída.

c. Quando ocorre aceleração enterocólica do trânsito intestinal, situações que geram conteúdo intestinal maior que a capacidade de absorção máxima do cólon.

Segundo Campos,[3] os conhecimentos sobre a diarreiogênese tornam-se a cada dia mais complexos e, como foi visto, resulta da interação de fatores, como a permeabilidade da mucosa intestinal, a gravidade e a extensão da lesão do epitélio, em consequência de processos inflamatórios, as agressões microbianas e parasitárias, bem como os distúrbios da motilidade, que comprometem tanto o delgado como o cólon.

▶▶▶ ESTRUTURA ANATÔMICA ENVOLVIDA NAS DIARREIAS CRÔNICAS

A modalidade de divisão apresentada procura acompanhar, na extensão do trato gastointestinal, o envolvimento dos segmentos do tubo digestório na determinação do quadro diarreico. As características clínicas da manifestação possibilitam a identificação do local de comprometimento estrutural: diarreia de intestino delgado ou do cólon.

As *doenças do intestino delgado* manifestam-se, mais comumente, por meio de dor abdominal, sangramento e diarreia crônica, associada ou não a sinais de má absorção intestinal.[4]

A *dor abdominal intestinal* apresenta-se, caracteristicamente, como dor em cólica, que ora se localiza na região periumbilical, ora é difusa, de localização pouco precisa. Pode ser constante, com grande desconforto para o paciente mas, na maioria das vezes, é intermitente ou recorrente.

O *sangramento digestivo*, quando proveniente do intestino delgado, é, em geral, de pequena intensidade, às vezes sem modificar a cor das fezes. Quando o volume de sangue é pouco mais acentuado, as fezes tornam-se escuras, negras, como ocorre na melena.

Na *diarreia crônica, com sinais de má absorção intestinal*, observa-se, de início, diarreia com eliminação de grande volume de conteúdo fecal, muitas vezes não absorvido. Às vezes, as fezes são volumosas, brilhantes, amareladas e fétidas, com restos alimentares variados e, ocasionalmente, gotículas de gorduras.

Em virtude da má absorção dos nutrimentos no intestino delgado, o conteúdo hiperosmótico determina acentuada hipersecreção, com consequente estagnação de líquidos e nictúria. As manifestações clínicas decorrentes da deficiente absorção dos nutrientes são as mais variadas. A perda de peso corporal manifesta-se rapidamente, com consequente deficiência na absorção de ácido fólico, ferro e vitamina B_{12}. A anemia decorrente desse processo determina certo grau de palidez, fraqueza e cansaço fácil. A má absorção de vitamina D e cálcio conduz à osteomalácia e à osteoporose, resultando em dores ósseas frequentes. A deficiente absorção de gorduras faz com que a vitamina K, lipossolúvel, não seja absorvida completamente, resultando em deficiente produção de fatores da coagulação pelo fígado, como os fatores VII, IX e X, com sangramento gastrointestinal e urinário, equimoses e sufusões hemorrágicas cutâneas. A deficiente absorção de aminoácidos pelo epitélio intestinal conduz à redução da albumina sérica, com consequente diminuição da pressão coloidosmótica, resultando em edemas.[2]

Em geral, as fezes são volumosas, claras, brilhantes, leves, espumosas e com odor fétido, rançoso. Dos elementos anormais, atenção deve ser dada à presença comumente observada de restos alimentares. É importante afastar os chamados alimentos não digeríveis, como aqueles que contêm fibras alimentares, desprovidos de significado. A presença de gotículas de gorduras, que tornam as fezes brilhantes, é dado semiótico importante, pois caracteriza a esteatorreia.

Esse conjunto de características apresentadas torna evidente que o órgão comprometido, responsável pelo quadro diarreico, é o intestino delgado.

O exame físico desses pacientes varia desde os casos mais frustos, em que o exame é normal, até quadros com manifestação clínica exuberante, com desnutrição grave.

Em relação à *diarreia crônica baixa*, que se origina de *afecção que compromete o intestino grosso*, torna-se relevante mencionar que este segmento do tubo digestório é capaz de absorver, percentualmente, os maiores volumes de água que transitam pelo trato gastrointestinal. O cólon direito é capaz de remover cerca de 90% do conteúdo aquoso ofertado pelo íleo, transferindo-o para o meio interno, em conjunto com sódio e cloro, em troca com potássio e bicarbonato. Além disso, o aumento de permeabilidade da mucosa doente favorece a secreção de potássio, bem como de sódio e água, ampliando a excreção fecal, o que permite inferir prejuízos hidroeletrolíticos que se somam às doenças que afetam o cólon.[5]

As doenças colônicas acompanhadas de diarreia também se exteriorizam por meio de alterações nas fezes, bem como pelas características clínicas do comprometimento desse órgão.

Nessa circunstância, a diarreia apresenta-se, frequentemente, com menor volume, contém elementos anormais (como muco, pus e sangue), acompanha-se, em geral, por tenesmo, urgência evacuatória, dor abdominal em cólica na topografia do cólon distal (quadrante inferior esquerdo do abdome), a qual é aliviada, temporariamente, com o esvaziamento do conteúdo intestinal.

O Quadro 18.1 apresenta as principais características clínicas das diarreias crônicas do intestino delgado e do cólon.

Todavia, esses dois padrões estruturais semiológicos de diarreia não são excludentes, isto porque, em alguns casos de doenças do intestino delgado, ocorre a passagem anormal de determinadas substâncias, como ácidos graxos livres ou sais biliares, que não foram absorvidas, criando condições para instalação da *diarreia baixa*, ou colônica. Outra situação a ser mencionada ocorre quando o processo patológico acomete simultaneamente o intestino delgado e o cólon, como acontece, por exemplo, na doença de Crohn. Assim, características dos dois tipos de diarreia podem estar presentes, dificultando o raciocínio clínico.

Quadro 18.1 Características clínicas dos pacientes com diarreia crônica: intestino delgado e cólon

Características	Intestino delgado	Cólon
Número evacuações	Em geral pequeno	Grande
Volume fecal	Volumoso	Pequeno em cada evacuação
Consistência	Pastosa	Esfarelada ou liquefeita
Cor	Amarelada, brilhante	Normal
Odor	Rançoso	Pútrido
Tenesmo	Não	Sim
Urgência fecal	Rara	Frequente
Restos alimentares	Frequente	Não
Muco	Não	Sim
Sangue visível	Pouco comum	Frequente
Dor abdominal	Periumbilical	Quadrante inferior esquerdo
Alívio da dor com evacuação	Não	Sim
Desnutrição	Frequente	Pouco comum

Adaptado de Miszputen (1992).[5]

CONSIDERAÇÕES FINAIS

Tendo em vista as características clínicas dos pacientes com diarreia crônica, e com base nos elementos fisiopatológicos, a estrutura anatômica intestinal envolvida no quadro diarreico não apresenta dificuldade na identificação de sua origem, exceto em situações especiais, como, por exemplo, na afecção que acomete simultaneamente os intestinos delgado e grosso. Assim sendo, uma boa anamnese vai orientar a propedêutica no sentido de localizar o órgão a ser investigado para o estabelecimento do diagnóstico diferencial das diversas afecções que se manifestam com diarreia crônica.

REFERÊNCIAS BIBLIOGRÁFICAS

1. Fine KD, Schiller LR. AGA technical review on the evaluation and management of chronic diarrhea. Gastroenterology 1999; 116:1464-86.
2. Ferrari MLA, Cunha AS. Intestino delgado. In: Lopez M, Medeiros JL (eds.) Semiologia médica. Rio de Janeiro: Revinter 1999; 735-72.
3. Campos JVM. Mabsorção intestinal: conceito e classificação. In: Castro LP, Savassi-Rocha PR, Cunha-Melo JR (eds.) Tópicos em gastroenterologia 5. Rio de Janeiro: Medsi, 1994; 117-31.
4. Campos JVM. Mabsorção intestinal. In: Dani R, Castro LP (eds.) Gastroenterologia clínica. 3 ed., Rio de Janeiro: Guanabara Koogan 1993; 718-24.
5. Miszputen SJ. Diarréias crônicas baixas. In: Kotze LMS (ed.) Diarréias crônicas. Diagnóstico e tratamento. Rio de Janeiro: Medsi 1992; 383-416.

19

Doenças do Intestino Delgado: Qual o Papel da Enterografia por Tomografia?

Luciana Costa Silva • Tatiana Martins

▶▶| INTRODUÇÃO

Tradicionalmente, o estudo radiológico do intestino delgado sempre foi realizado por meio de exames baritados, como a enteróclise convencional e o trânsito intestinal, sendo este, por vários anos, considerado o método de imagem padrão.[1] Apresenta alta resolução espacial, fornece informação funcional e torna possível a visualização do lúmen e do relevo mucoso. No entanto, não possibilita a avaliação da parede e de alterações extraparietais (Fig. 19.1).

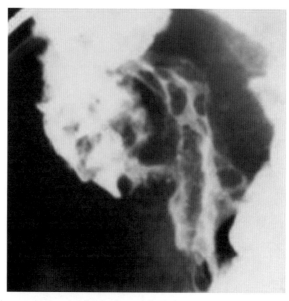

Fig. 19.1 Trânsito intestinal em paciente portador de doença de Crohn mostrando irregularidades da superfície mucosa do íleo terminal, com aspecto em pedras de calçamento (*cobblestones*).

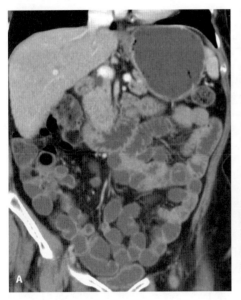 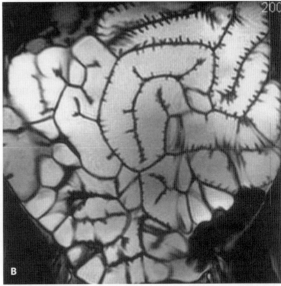

Fig. 19.2 A. Enterografia por tomografia computadorizada em paciente com dor abdominal inespecífica. Exame sem anormalidades. Observar a boa distensão das alças de delgado e o padrão de pregueado mucoso do jejuno e do íleo. **B.** Enteróclise por ressonância magnética após intubação nasojejunal. Imagem no plano coronal mostrando adequada distensão do intestino delgado por metilcelulose; as pregas coniventes têm aspecto normal.

O desenvolvimento recente de novas tecnologias, como a cápsula endoscópica e a enteroscopia, introduziu a possibilidade de diagnóstico de pequenas anormalidades do intestino delgado, antes não identificadas pelos exames baritados convencionais.[2] Ao mesmo tempo, nos últimos anos, as técnicas radiológicas também voltaram a ter destaque na avaliação do delgado, com a introdução de métodos seccionais, realizados por meio de tomografia computadorizada (TC) ou ressonância magnética (RM) – as enterografias e enteróclises.[3]

Os métodos seccionais apresentam como principais vantagens a possibilidade de avaliação de alterações parietais e extraparietais, como mesentério, tecido adiposo perivisceral, espaços peritoneais, linfonodos e irrigação vascular intestinal, além de permitirem avaliação multiplanar, sobretudo no plano coronal (Fig. 19.2).

A enterografia por tomografia computadorizada (êntero-TC) tem sido cada vez mais utilizada na avaliação do intestino delgado, principalmente em decorrência dos avanços obtidos com o advento dos tomógrafos multidetectores e a grande variedade de meios de contraste entéricos disponíveis. As principais indicações para o exame estão descritas no Quadro 19.1.

Quadro 19.1 Principais indicações para êntero-TC

Doença inflamatória intestinal
Tumores do intestino delgado
Doença celíaca
Síndromes polipoides
Outras: hemorragia, infarto intestinal, obstrução intestinal

▶▶▎ ENTEROGRAFIA POR TOMOGRAFIA COMPUTADORIZADA – ASPECTOS TÉCNICOS

Várias técnicas tomográficas têm sido descritas para avaliação do intestino delgado.[4,5] Podem ser utilizados meios de contraste oral positivos ou neutros.[4,6,7] Em geral, nas enterografias e enteróclises seccionais, os meios de contrastes neutros, cuja densidade se assemelha à da água, são preferidos para preenchimento do intestino delgado, em associação com meio de contraste venoso, para realce das paredes intestinais. A aquisição das imagens é realizada durante a fase de maior contrastação parietal, em fase entérica (Fig. 19.3). Assim, é maximizada a diferença entre o lúmen "escuro" e as paredes "claras".

Entre os meios de contrastes entéricos neutros disponíveis temos: água, polietilenoglicol (PEG), metilcelulose, lactulose, bário diluído a 0,1% com sorbitol (VoLumen®), entre outros. A água não é considerada bom meio de contraste para enterografia, pois é absorvida rapidamente, ao longo do intestino, não se obtendo boa distensão.[8] Assim, agentes não absorvíveis são preferidos. Mazzeo et al.[4] demonstraram que boa distensão intestinal foi obtida com a administração de cerca de 2.000mL de PEG em curto espaço de tempo (Fig. 19.4).

Existem dois métodos de administração do meio de contraste no intestino delgado: via oral, caracterizando as enterografias, e via intubação nasojejunal, visando promover a distensão máxima das alças e caracterizando as enteróclises[5] (Fig. 19.5). A principal desvantagem desse método é a necessidade de posicionamento de cateter no jejuno, com o desconforto relacionado.

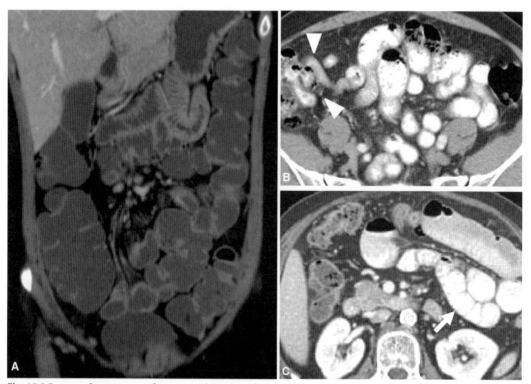

Fig. 19.3 Enterografia por tomografia computadorizada na fase entérica em pacientes com doença de Crohn. Em (**A**), a utilização de meio de contraste oral neutro (polietilenoglicol) permite a adequada avaliação da captação do meio de contraste venoso na parede intestinal. Em (**B**) e (**C**), o contraste positivo (iodado) intraluminal pode obscurecer eventuais alterações parietais por não haver grande diferença de contrastação entre a parede e o lúmen intestinal (*seta*). Observar que a distensão insatisfatória das alças também prejudica a interpretação do exame (*cabeças de seta*).

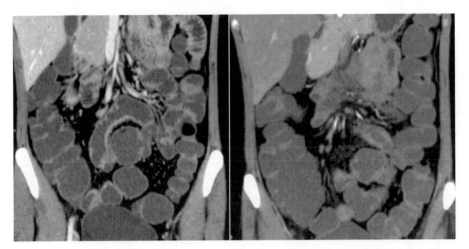

Fig. 19.4 Enterografia por tomografia computadorizada, cortes coronais, em paciente do sexo feminino, de 30 anos, portadora de doença de Crohn. Exame utilizando meio de contraste oral neutro não absorvível (polietilenoglicol), demonstrando boa distensão dos diferentes segmentos intestinais, desde o jejuno até o íleo, com adequada contrastação das paredes.

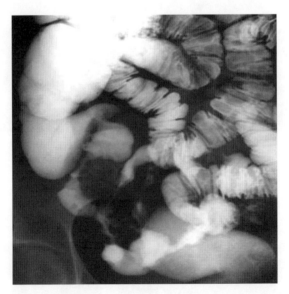

Fig. 19.5 Enteróclise convencional com bário demonstrando excelente distensão de alças de intestino delgado, com irregularidades parietais, ulcerações e estenoses no íleo terminal, em paciente portador de doença de Crohn.

A administração via oral apresenta maior tolerância e menor desconforto, sendo o exame mais rápido e de menor custo. Apesar das controvérsias sobre a melhor via de administração do meio de contraste, estudos recentes, como o de Wold *et al.*,[9] têm demonstrado que não existem diferenças estatisticamente significativas entre a enterografia e a enteróclise com relação à distensão de alças intestinais em pacientes com doença inflamatória intestinal confirmada ou suspeita.

A êntero-TC permite a avaliação de cada segmento intestinal sem sobreposição de alças e fornece informações sobre o acometimento parietal, do mesentério, da gordura perientérica e de outras estruturas abdominais. A interpretação criteriosa do exame baseia-se na análise da localização da lesão no intestino delgado, do padrão e da intensidade da captação parietal do meio de contraste venoso, da extensão do envolvimento e do grau de espessamento parietal, além de outros achados associados.

▶▶| ENTEROGRAFIA POR TOMOGRAFIA COMPUTADORIZADA – PRINCIPAIS INDICAÇÕES

Doença de Crohn (DC)

A êntero-TC tem como principal aplicação clínica a avaliação de pacientes com doença de Crohn (DC) suspeita ou confirmada.[10] Nesse contexto, tem papel no diagnóstico inicial e no acompanhamento para avaliação da extensão e gravidade da doença e suas complicações, como fístulas e abscessos[11] (Fig. 19.6).

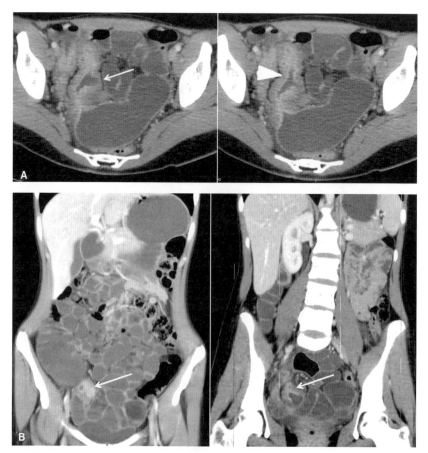

Fig. 19.6A. Enterografia por tomografia computadorizada: imagem no plano axial, em paciente de 18 anos, com quadro de diarreia e dor abdominal de etiologia indefinida. Espessamento parietal significativo do íleo distal, com estratificação parietal e realce aumentado pelo meio de contraste venoso, associado a fístula em fundo cego (*seta branca*) em sua parede medial. Diagnóstico definitivo: doença de Crohn. **B.** Enterografia por tomografia computadorizada: imagem no plano coronal (mesma paciente de **A**).

A principal vantagem da êntero-TC na avaliação da DC, com relação ao trânsito intestinal, é a possibilidade de avaliação da parede e das estruturas perientéricas, notando-se maior acurácia na avaliação de fístulas e abscessos e reprodutibilidade inter e intraobservadores[12] (Fig. 19.7).

Alterações como impregnação parietal aumentada pelo meio de contraste, espessamento e estratificação parietal (relacionada a realce da mucosa e edema da submucosa), densificação da gordura mesentérica perientérica, ingurgitamento dos vasos intestinais relacionados ao segmento acometido e a presença de fístulas, abscessos e linfonodomegalias sugerem atividade da doença[10,13,14] (Figs. 19.8 e 19.9). O espessamento e o realce parietal aumentados são os critérios mais sensíveis.[10,14-16] Ingurgitamento da *vasa recta* e densificação da gordura perientérica são os achados mais específicos de atividade da doença.[17]

Solem *et al.*,[18] avaliando a acurácia da êntero-TC no diagnóstico inicial de DC, encontraram sensibilidade de 83%, semelhante à da cápsula endoscópica (83%) e da enteroscopia (74%). Nesse estudo, a especificidade da cápsula endoscópica foi significativamente inferior à dos outros métodos.

Em estudo que avaliou o grau de espessamento e impregnação parietal pelo meio de contraste à êntero-TC em pacientes com DC e sua correlação com achados de enteroscopia e biópsia, Bodily *et al.*[15] observaram sensibilidade de 81% e especificidade de 70% para o diagnóstico de atividade inflamatória. À enteroscopia, a sensibilidade e a especificidade observadas foram, respectivamente, de 81% e 97%.

Outra importante aplicação da êntero-TC em pacientes com DC que cursam com dor abdominal é para o diagnóstico diferencial de estenoses parietais, se de origem fibrótico/cicatricial ou secundárias ao edema/espasmo nos casos de atividade inflamatória. Sabe-se que pacientes com doença ativa podem beneficiar-se do uso de esteroides, enquanto procedimentos intervencionistas ou cirurgia parecem ser a melhor opção naqueles com doença crônica[10,19] (Fig. 19.10).

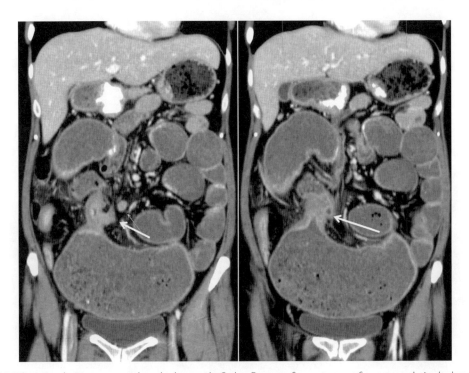

Fig. 19.7 Paciente de 36 anos, portadora de doença de Crohn. Enterografia por tomografia computadorizada demonstra espessamento parietal acentuado do íleo distal, com estenose e significativa dilatação a montante. Existe trajeto linear originando-se do segmento citado e direcionando-se ao cólon transverso, caracterizando fístula enterocólica (*setas brancas*).

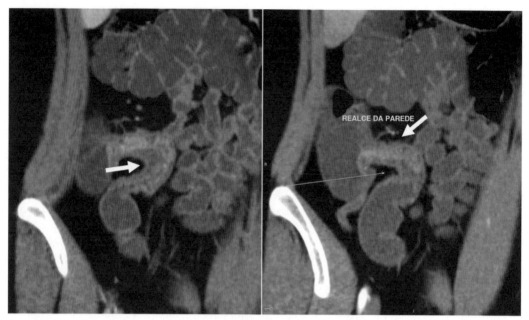

Fig. 19.8 Paciente de 22 anos, do sexo feminino. PCR levemente aumentada. Espessamento em grau leve a moderado das paredes do íleo terminal (*setas*) associado a estratificação parietal e leve aumento do realce pelo meio de contraste endovenoso, indicativo de doença de Crohn com atividade inflamatória leve.

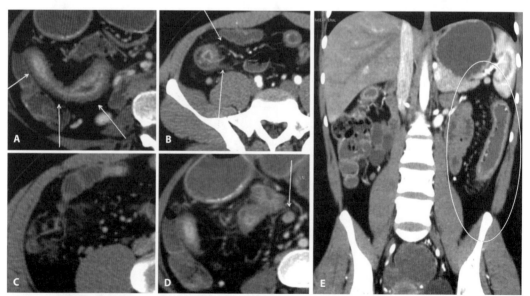

Fig. 19.9 Doença de Crohn com atividade inflamatória moderada a acentuada. **A** e **B**. Observam-se, nos cortes axiais, impregnação parietal aumentada pelo meio de contraste, espessamento e estratificação da parede do íleo terminal (relacionada a realce da mucosa e edema da submucosa). **C.** Densificação da gordura mesentérica perientérica. **D.** Linfonodomegalia mesentérica reacional. **E.** Ingurgitamento dos vasos intestinais (*vasa recta*) relacionados com o segmento acometido (imagem no plano coronal).

A colite de Crohn também pode ser detectada pela êntero-TC. Após distensão satisfatória do cólon pelo contraste oral neutro, podem-se observar os mesmos achados encontrados na doença do intestino delgado, com sensibilidade de 74% a 89%[10] (Fig. 19.11).

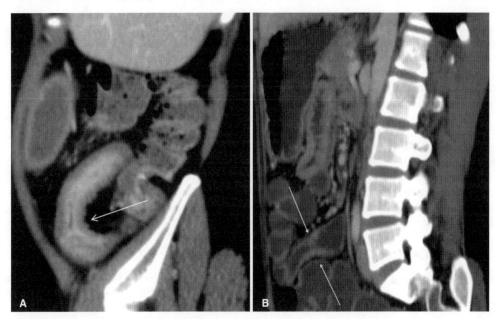

Fig. 19.10 Doença de Crohn: inflamação ativa (**A**) *versus* fibroestenose (**B**), imagens reformatadas no plano sagital. Observar realce aumentado na mucosa, edema na submucosa e espessamento parietal – *seta* (**A**). Em (**B**), nota-se discreto espessamento parietal. No entanto, o realce do segmento acometido é semelhante ao das demais alças intestinais adjacentes.

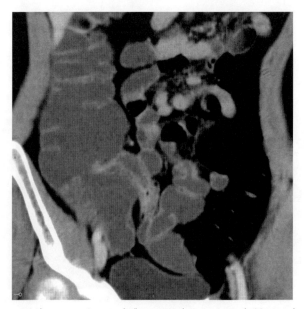

Fig. 19.11 Colite de Crohn associada a acometimento do íleo terminal em paciente de 38 anos, do sexo feminino. Observa-se espessamento parietal do ceco e do íleo terminal.

Tumores do Intestino Delgado

As neoplasias do intestino delgado são raras, representando cerca de 3% a 6% de todos os cânceres do trato digestório.[14,20,21] Os métodos endoscópicos tradicionais são limitados na avaliação do intestino delgado, devido à sua extensão e à sua posição no tubo digestório. Assim, métodos radiológicos têm papel importante na investigação desses tumores. A tomografia computadorizada demonstra alterações em cerca de 90% dos casos, promovendo significativa melhora da acurácia ao favorecer a distensão satisfatória das alças.[14]

Os principais tipos de neoplasias são adenocarcinomas, tumores carcinoides, linfomas e tumores do estroma gastrointestinal (GIST). Entre as lesões benignas, podem ser citados os pólipos hamartomatosos da síndrome de Peutz-Jeghers e os pólipos hiperplásicos. Apresentam-se, principalmente, como espessamento parietal, massas intraluminais, áreas de captação focal do meio de contraste ou estenoses. Alguns aspectos de imagem, assim como sua localização, sugerem alguns tumores particulares. Os adenocarcinomas localizam-se, principalmente, no duodeno, mas podem apresentar-se de maneiras diversas. Os tumores carcinoides tendem a aparecer como áreas de espessamento ou pólipos que captam intensamente o meio de contraste, mais frequentemente no íleo[14] (Fig. 19.12). A êntero-TC, devido aos seus aspectos técnicos, relacionados com a melhor distensão das alças e a maior capacidade de avaliação da impregnação parietal pelo meio de contraste endovenoso, pode demonstrar melhor esses tumores.

Doença Celíaca

A doença celíaca consiste em desordem autoimune desencadeada, basicamente, pela ingestão de glúten em indivíduos geneticamente predispostos. Pode manifestar-se em qualquer idade,

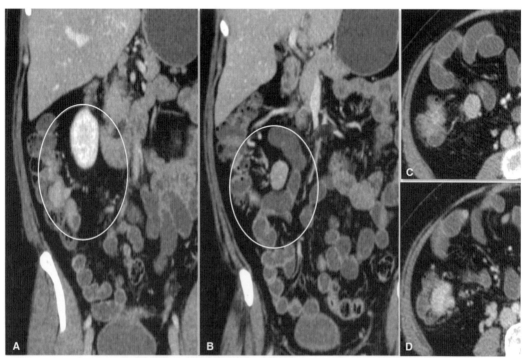

Fig. 19.12 Enterografia por tomografia computadorizada. Plano coronal (**A** e **B**) e plano axial (**C** e **D**): lesão expansiva hipervascular no íleo terminal. Linfonodomegalia mesentérica regional. Anatomopatológico: carcinoide de íleo terminal com comprometimento linfonodal.

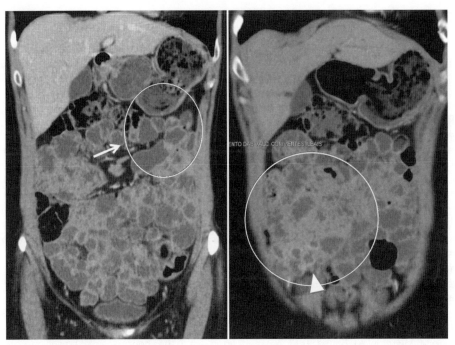

Fig. 19.13 Paciente do sexo feminino, 46 anos, com diagnóstico de doença celíaca. Enterografia por tomografia computadorizada demonstra padrão reverso de pregas de alças jejunoileais, com perda das válvulas coniventes e atrofia vilosa do jejuno (*seta*) associada à jejunização do íleo, representada pelo maior número de pregas ileais (*cabeça de seta*).

sobretudo na infância, com prevalência de cerca de 1%.[22] O diagnóstico definitivo é feito pela biópsia duodenal. No entanto, alguns achados de imagem sugerem a doença, sobretudo em fases mais avançadas.[14,23] O trânsito intestinal continua tendo papel importante na avaliação da doença celíaca. Podem ser observadas alterações inespecíficas, como dilatação de alças, separação das pregas, intussuscepção e alterações extraintestinais, como linfonodomegalias. A êntero-TC pode demonstrar, nessa doença, inversão do padrão habitual de pregas jejunoileais, notando-se redução das pregas coniventes do jejuno, provavelmente devido à atrofia vilosa e ao aumento compensatório das mesmas no íleo, achado bem demonstrado nas reconstruções coronais[14,24] (Fig. 19.13).

Outra aplicação da tomografia na doença celíaca é nos casos de pacientes que, mesmo adotando dieta sem glúten, desenvolvem novos sinais e sintomas, como perda de peso, febre, dor abdominal ou recorrência de diarreia. A êntero-TC, assim como a ressonância magnética e a enteróclise, é útil na avaliação de possíveis complicações da doença, como desenvolvimento de doença linfoproliferativa, adenocarcinomas intestinais e doença hepatobiliar.[23]

▶▶▶ HEMORRAGIA DIGESTIVA DE ORIGEM OBSCURA

Em alguns estudos, a êntero-TC está indicada também para avaliação do foco de hemorragia digestiva. Esse método e a cápsula endoscópica parecem cumprir papéis complementares e, devido às dificuldades inerentes a esta última, como identificação do local da lesão, visibilização prejudicada pela presença de fluido e sangue intraluminal ou ausência de distensão das alças, a êntero-TC pode, em alguns casos, detectar lesões não visualizadas pela cápsula.[25,26] Em caso de sangramento ativo, o método tem acurácia semelhante à da angiografia. São necessários mais estudos para definir seu papel na avaliação do sangramento intestinal.

▶▶ CONSIDERAÇÕES FINAIS

A êntero-TC apresenta boa acurácia na avaliação do intestino delgado, sobretudo no estudo da doença de Crohn. Seu custo é similar ao da tomografia computadorizada abdominal, além de ser exame rápido e com boa aceitação e tolerância por parte do paciente.

▶▶ REFERÊNCIAS BIBLIOGRÁFICAS

1. Horsthuis K, Stokkers PCF, Stoker J. Detection of inflammatory bowel disease: diagnostic performance of cross-sectional imaging modalities. Abdom Imaging 2008; 33:407-16.
2. Triester SL, Leighton JA, Leontiadis GI, et al. A meta-analysis of the yield of capsule endoscopy compared to other diagnostic modalities in patients with non-stricturing small bowel Crohn's disease. Am J Gastroenterol 2006; 101:954-64.
3. Fidler JL. Small bowel disease: CT imaging. Abdom Imaging 2008 [Epub ahead of print].
4. Mazzeo S, Caramella D, Battolla L, et al. Crohn disease of the small bowel: spiral CT evaluation after oral hyperhydration with isotonic solution. J Comput Assist Tomogr 2001; 24:612-6.
5. Maglinte DDT, Sandrasegaran K, Lappas JC, et al. CT enteroclysis. Radiology 2007; 245:661-71.
6. Fletcher JG. CT enterography technique: theme and variations. Abdom Imaging 2008 [Epub ahead of print].
7. Fletcher JG, Huprich JE. CT enterography: principles, technique and utility in Crohn's disease. Eur J Radiology 2009; 69:393-7.
8. Macari M, Megibow AJ, Balthazar EJ. A pattern approach to the abnormal small bowel: observations at MDCT and CT enterography. AJR 2007; 188:1344-55.
9. Wold PB, Fletcher JG, Johnson CD, et al. Assessment of small bowel Crohn disease: noninvasive peroral CT enterography compared with other imaging methods and endoscopy-feasibility study. Radiology 2003; 229:271-81.
10. Hara AK, Swartz PG. CT enterography of Crohn's disease. Abdom Imaging 2008 [Epub ahead of print].
11. Booya F, Akram S, Fletcher JG, et al. CT enterography and fistulizing Crohn's disease: clinical benefit and radiographic findings. Abdom Imaging 2008 [Epub ahead of print].
12. Lee SS, Kim AY, Yang SK, et al. Crohn disease of the small bowel: comparison of CT enterography, MR enterography, and small-bowel follow-through as diagnostic techniques. Radiology 2009 [Epub ahead of print].
13. Huprich JE, Fletcher JG. CT enterography: principles, technique and utility in Crohn's disease. Eur J Radiol 2009; 69:393-7.
14. Paulsen SR, Huprich JE, Fletcher JG, et al. CT enterography as a diagnostic tool in evaluating small bowel disorders: review of clinical experience with over 700 cases. Radiographics 2006; 26:641-57.
15. Bodily KD, Fletcher JG, Solem CA, et al. Crohn disease: mural attenuation and thickness at contrast-enhanced CT enterography-correlation with endoscopic and histologic findings of inflammation. Radiology 2006; 238:505-16.
16. Baker ME, Walter J, Obuchowski NA, et al. Mural attenuation in normal small bowel and active inflammatory Crohn's disease on CT enterography: location, absolute attenuation, relative attenuation, and the effect of wall thickness. AJR 2009; 192:417-23.
17. Booya F, Fletcher JG, Huprich JE, et al. Active Crohn disease: CT findings and interobserver agreement for enteric phase CT enterography. Radiology 2006; 241:787-95.
18. Solem CA, Loftus EV Jr, Fletcher JG, et al. Small-bowel imaging in Crohn's disease: a prospective, blinded, 4-way comparison trial. Gastrointest Endosc 2008; 68:255-66.
19. Higgins PD, Caoili E, Zimmermann M, et al. Computed tomographic enterography adds information to clinical management in small bowel Crohn's disease. Inflamm Bowel Dis 2007; 13:262-8.
20. Masselli G, Polettini E, Casciani E, et al. Small-bowel neoplasms: prospective evaluation of MR enteroclysis. Radiology 2009 [Epub ahead of print].

21. Boriskin HS, Devito BS, Hines JJ, et al. CT enterography vs. capsule endoscopy. Abdom Imaging 2009; 34:149-55.

22. Green PH, Cellier C. Celiac disease. N Engl J Med 2007; 357:1731-43.

23. Soyer P, Boudiaf M, Fargeaudou Y, et al. Celiac disease in adults: evaluation with MDCT enteroclysis. AJR 2008; 191:1483-92.

24. Tomei E, Marini M, Messineo D, et al. Computed tomography of the small bowel in adult celiac disease: the jejunoileal fold pattern reversal. Eur Radiol 2000; 10:119-22.

25. Huprich JE, Fletcher JG, Alexander JA, et al. Obscure gastrointestinal bleeding: evaluation with 64-section multiphase CT enterography – initial experience. Radiology 2008; 246:562-71.

26. Singh V, Alexander JA. The evaluation and management of obscure and occult gastrointestinal bleeding. Abdom Imaging 2008 [Epub ahead of print].

20

Supercrescimento Bacteriano do Intestino Delgado: Quando e Como Tratar?

Emanuella Braga de Carvalho • Maria de Lourdes de Abreu Ferrari

▶▶▌ INTRODUÇÃO

O trato gastrointestinal é colonizado por, aproximadamente, 500 espécies bacterianas. O tipo e a concentração desses micro-organismos distribuem-se diferentemente ao longo da topografia gastrointestinal. O estômago e o intestino delgado proximal apresentam pequena quantidade de bactérias, menos de 10^4 unidades formadoras de colônias/mL (UFC/mL), constituída de lactobacilos, enterococos e anaeróbios facultativos. O íleo terminal, considerado área de transição entre o intestino delgado e o cólon, apresenta concentração de até 10^{12}UFC/mL, predominando anaeróbios, como bacterioides e bifidobactérias.[1]

Ao nascimento, o intestino é estéril e a colonização bacteriana completa-se após o primeiro ano de vida. Em indivíduos saudáveis, a composição da microflora intestinal permanece praticamente estável durante toda a vida e é minimamente alterada por fatores dietéticos.[2]

O sistema digestório dispõe de mecanismos de controle da microflora gastrointestinal. Destacam-se o peristaltismo, a secreção ácida do estômago, a bile, as enzimas proteolíticas da digestão, o sistema imune (imunoglobulina A) e a papila ileocecal, que inibe a transposição de bactérias do cólon para o intestino delgado.[3] Qualquer desordem nos mecanismos de defesa intestinal permite a proliferação bacteriana do intestino delgado, com a possibilidade de desenvolvimento da síndrome do supercrescimento bacteriano do intestino delgado (SCBID).

A SCBID é geralmente definida pelo encontro de mais de 10^5UFC/mL no intestino delgado superior. Alguns autores consideram o valor de 10^3UFC/mL, se a bactéria isolada no aspirado jejunal for típica do intestino grosso ou se estiver ausente na saliva ou no suco gástrico do paciente.[4,5]

As manifestações clínicas da síndrome irão depender da natureza da alteração intestinal que proporcionou o supercrescimento bacteriano e da gravidade da doença. Apenas pequena parcela dos acometidos se mantém assintomática. As manifestações clínicas são inespecíficas e incluem diarreia, esteatorreia, flatulência, distensão, dor abdominal, dispepsia, anemia (geralmente macrocítica) e perda ponderal. Embora raros, há descrição de casos de tetania por deficiência de vitamina D, cegueira noturna por deficiência de vitamina A, dermatite, artrite e lesão hepática. No idoso, a doença pode manifestar-se de forma atípica, por vezes com simples queda do estado geral, sem diarreia ou perda de peso.[5]

SUPERCRESCIMENTO BACTERIANO DO INTESTINO DELGADO: QUANDO E COMO TRATAR?

A cultura do aspirado jejunal, coletado por meio de endoscopia ou entubação jejunal guiada por fluroscopia, é considerada padrão de diagnóstico. As espécies bacterianas mais encontradas são estreptococos, bacterioides, *Escherichia coli* e lactobacilos. O método é de difícil execução e oneroso, podendo haver contaminação pela flora do trato respiratório e da orofaringe. Entretanto, a quantificação do número de bactérias não é suficiente para o diagnóstico da SCBID, pois há necessidade da ocorrência dos sintomas e sinais que caracterizam a síndrome. Os testes respiratórios são métodos indiretos de diagnóstico. O teste da D-xilose marcada com [14]C é o exame que apresenta melhor perfil diagnóstico, com sensibilidade de 95% e especificidade de 100%. Entretanto, a técnica é viável apenas em alguns centros acadêmicos.[6] Os testes do hidrogênio expirado, empregando-se glicose e lactulose como substrato, apresentam sensibilidade de 27% a 93% e especificidade de 30% a 86% para glicose e sensibilidade de 17% a 89% e especificidade de 44% a 100% para lactulose.[7] A aplicação clínica desses testes deve ser feita com cautela devido à sua baixa acurácia.[8]

▶▶| QUANDO TRATAR?

O diagnóstico da SCBID baseia-se, essencialmente, nas manifestações clínicas. Assim sendo, essa síndrome deve ser considerada em todo paciente com sinais e sintomas compatíveis, especialmente em idoso ou na presença de condições predisponentes. O tratamento está indicado e deve ser instituído em todo paciente sintomático.

Numa série de 100 pacientes com SCBID, 90% dos casos apresentavam síndrome de dismotilidade intestinal ou pancreatite crônica.[9] Até 40% dos pacientes com pancreatite crônica podem apresentar SCBID, cuja etiologia é multifatorial (p. ex., diminuição da motilidade intestinal devido à dor, alterações inflamatórias, obstrução, uso de opioides e intervenções cirúrgicas prévias).[10]

Sabe-se que vários fatores predispõem o aumento da flora bacteriana do intestino delgado, incluindo o envelhecimento.[11] A senilidade diminui a motilidade intestinal e reduz as secreções ácida e biliar. Nos idosos, também é mais frequente a ocorrência de divertículos no delgado.[12] Qualquer doença que predisponha a hipocloridria gástrica favorece o supercrescimento de bactérias, como gastrite atrófica e gastrectomias. Lewis *et al.*[13] encontraram aumento da colonização bacteriana do duodeno em pacientes usando omeprazol por 4 meses. Nesses pacientes, o diagnóstico foi realizado pelo teste da D-xilose.

Doenças que alteram a motilidade gastrointestinal, como esclerodermia, enterite actínica, aderências intestinais, hipotireoidismo, neuropatia autonômica diabética, pseudo-obstrução intestinal e fístulas, estão associadas à alteração da flora bacteriana. Pacientes submetidos a gastrectomias, enterectomias e *bypass* cirúrgico têm alta predisposição para SCBID, principalmente quando se realizam anastomoses látero-terminais, que formam as alças em fundo cego e enterostomias.

Recentemente, a SCBID tem sido associada à cirrose hepática com hipertensão porta, predispondo à peritonite bacteriana espontânea, mas os dados da literatura ainda são controversos.[14]

A SCBID é diagnóstico diferencial importante na investigação da diarreia crônica. Pacientes com diarreia crônica por doença celíaca e doença de Crohn refratária ao tratamento clínico podem responder ao tratamento empírico com antibióticos, sugerindo a associação dessas doenças com a SCBID. Do mesmo modo, a resposta terapêutica ao uso de antibióticos em fístulas já estabelecidas que ocorrem na doença de Crohn poderia estar relacionada ao supercrescimento bacteriano concomitante. Rubio-Tapia *et al.*[15] diagnosticaram SCBID por meio de cultura de aspirado jejunal em 9,3% dos 79 pacientes celíacos não responsivos à dieta isenta de glúten. Tursi *et al.*[16] detectaram SCBID em 10 de 15 pacientes celíacos que persistiam com manifestações gastrointestinais após dieta isenta de glúten e que evoluíram com melhora clínica após terapia antimicrobiana.

Outra etiologia frequente de diarreia é a síndrome do intestino irritável (SII), considerada por muitos autores a mais prevalente doença gastrointestinal, com alta morbidade e grande impacto na qualidade de vida. A literatura descreve prevalência de 78% a 84% de SCBID em pacientes diagnosticados com SII.[17] Acredita-se que o supercrescimento bacteriano produz excesso de gás por fermentação de carboidratos pelas bactérias, sendo responsável pela distensão e pela dor abdominal na SII e, consequentemente, pela diarreia osmótica.[18] O diagnóstico de aumento bacteriano do conteúdo intestinal na SII pode ser confirmado com prova terapêutica. Nayak *et al.*[19] observaram que o tratamento com metronidazol reduziu significativamente os sintomas da SII em relação ao placebo. Pimentel *et al.*[20] realizaram estudo duplo-cego com neomicina em 111 pacientes com SII, nos quais a normalização do teste respiratório com lactulose associou-se à melhora dos sinais e sintomas da doença.

A suspeita de SCBID deve sempre existir nas deficiências nutricionais relacionadas com a má absorção, mesmo na ausência de diarreia. As bactérias entéricas são capazes de sintetizar vitamina B_{12}, mas competem com o hospedeiro pela sua absorção, principalmente as bactérias anaeróbicas, que são capazes de utilizar a vitamina B_{12} ligada ao fator intrínseco. A carência de vitamina B_{12} é responsável por neuropatias e anemia macrocítica.

A absorção de lipídios está prejudicada pela desconjugação dos sais biliares pelas bactérias. Consequentemente, ocorre diminuição na absorção de vitaminas lipossolúveis D, A, E e K. A literatura tem descrito a coexistência de SCBID com doença metabólica óssea, mas estudos controlados ainda serão necessários para comprovar essa associação.[21] As bactérias são capazes de degradar carboidratos e lesar os enterócitos, com diminuição da produção de dissacaridases, agravando os sinais e sintomas intestinais pela hipolactasia. Do mesmo modo, a diminuição da absorção proteica ocasiona enteropatia perdedora de proteínas, que é revertida com o tratamento antimicrobiano.[4]

▶▶┤ COMO TRATAR?

O tratamento da SCBID não consiste apenas no uso de antimicrobianos, objetivando tratar, igualmente, os fatores predisponentes, quando possível, bem como diminuir o conteúdo bacteriano intestinal e corrigir distúrbios nutricionais.

Quando o fator predisponente está relacionado com a doença de base, como pancreatite crônica, diabetes melito, hipotireoidismo, doença celíaca e doença inflamatória intestinal, o tratamento clínico dessas enfermidades pode reduzir os sinais e sintomas e auxiliar a resposta antimicrobiana.

Nos casos de hipomotilidade, os procinéticos podem ser benéficos. Os agonistas do receptor $5-HT_4$ mostraram-se eficazes em experiência inicial. Entretanto, o tegaserode foi retirado do mercado por causa de seus efeitos cardiovasculares.[22] O octreotida, análogo sintético da somatostatina, induz o complexo motor migratório, determinando a propagação contínua da onda peristáltica do intestino delgado. Em estudo-piloto realizado em cinco pacientes com esclerodermia, houve redução dos sinais e sintomas de SCBID e redução da excreção do hidrogênio expirado após uso de octreotida.[23]

O objetivo do tratamento com antimicrobianos não é erradicar a microflora, mas modificá-la, diminuindo o conteúdo bacteriano e aliviando as manifestações clínicas. A escolha do antibiótico é empírica, e tem como objetivo cobrir a flora intestinal, constituída de bactérias aeróbicas e anaeróbicas.[4,24] Apesar de, teoricamente, a cultura do aspirado jejunal com antibiograma ser o procedimento ideal para orientação terapêutica, este procedimento não é útil, uma vez que na flora intestinal coexistem várias espécies de bactérias com diferentes sensibilidades aos antibióticos. O Quadro 20.1 sumaria os principais esquemas antimicrobianos.[5,24]

Quadro 20.1 Esquemas de antimicrobianos para tratamento do supercrescimento bacteriano do intestino delgado[5]

Antimicrobiano	Posologia
Tetraciclina	250mg VO de 6/6h
Sulfametoxazol + trimetroprima	800 + 160mg VO de 12/12h
Norfloxacina	400mg VO de 12/12h
Ciprofloxacina	500mg VO de 12/12h
Amoxicilina-clavulanato	500mg VO de 8/8h
Metronidazol	250mg VO de 8/8h
Cloranfenicol	250mg VO de 6/6h
Doxiciclina	100mg VO de 12/12h

A rifaximina é antibiótico não absorvível que vem sendo testado no tratamento da SCBID, e que tem a vantagem de apresentar mínimos efeitos colaterais.[25] No entanto, essa medicação ainda não está disponível para uso no Brasil.

O período de tratamento, de 7 a 10 dias, é acompanhado por melhora do quadro clínico em 46% a 90% dos pacientes, bem como normalização do teste respiratório em 20% a 75% dos casos.[2,5] Entretanto, a recorrência é comum. Em estudo que envolveu 80 pacientes com diagnóstico de SCBID tratados com sucesso com rifaximina, a recorrência foi de 13%, 28% e 44%, no intervalo de tempo de 3, 6 e 9 meses, respectivamente. A recorrência predomina nos pacientes idosos e em uso crônico de inibidor da bomba de prótons.[26] A opção terapêutica, nesses casos, é a utilização de ciclos periódicos de antimicrobianos, como, por exemplo, 1 semana a cada 30 dias ou, ainda, o tratamento contínuo. Recomenda-se fazer rodízio entre as opções terapêuticas disponíveis, para que se evite o surgimento de resistência bacteriana.[5]

O uso de probióticos tem sido descrito na SII, com aparente melhora dos sintomas clínicos.[27] Na mesma linha de raciocínio, esse medicamento também poderia trazer benefício na SCBID, porém sua utilização necessita de comprovação por meio de estudos controlados.[2]

Para o tratamento adequado dos pacientes, é importante repor as deficiências nutricionais, principalmente das vitaminas lipossolúveis e da vitamina B_{12}. O uso de triglicerídeos de cadeia média tem pouco valor, uma vez que sua vantagem consiste apenas na maior facilidade absortiva pelos vasos linfáticos intestinais.

▶▶▶ REFERÊNCIAS BIBLIOGRÁFICAS

1. Guarner F, Malagelada JR. Gut flora in health and disease. Lancet 2003; 361:512-9.
2. Quigley EM, Quera R. Small intestinal bacterial overgrowth: roles of antibiotics, prebiotics, and probiotics. Gastroenterology 2006; 130:78-90.
3. Riordan SM, McIver CJ, Wakefield D, et al. Small intestinal mucosal immunity and morphometry in luminal overgrowth of indigenous gut flora. Am J Gastroenterol 2001; 96:494-500.
4. Singh VV, Toskes PP. Small bowel bacterial overgrowth: presentation, diagnosis, and treatment. Curr Treat Options Gastroenterol 2004; 7:19-28.
5. Salgado CJ, Resende CC, Ferrari MLA. Intolerância à lactose e supercrescimento bacteriano intestinal. In: Savassi-Rocha PR, Coelho LGV, Moretzsohn LD, Passos MCF (eds.) Tópicos em gastroenterologia 16. Afecções menos frequentes em gastroenterologia. Rio de Janeiro: Medbook 2007: 203-17.
6. Simrén M, Stotzer PO. Use and abuse of hydrogen breath tests. Gut 2006; 55:297-303.

7. Khoshini R, Dai SC, Lezcano S, et al. A systematic review of diagnostic tests for small intestinal bacterial overgrowth. Dig Dis Sci 2008; 53:1443-54.

8. Romagnuolo J, Schiller D, Bailey RJ. Using breath tests widely in a gastroenterology practice: an evidence-based review of indications and pitfalls in interpretation. Am J Gastroenterol 2002; 97:1113-26.

9. Boissieu D, Chaussain M, Badoual J, et al. Small-bowel bacterial overgrowth in children with chronic diarrhea, abdominal pain, or both. J Pediatr 1996; 128:203-7.

10. Trespi E, Ferrieri A. Intestinal bacterial overgrowth during chronic pancreatitis. Curr Med Res Opin 1999; 15:47-52.

11. Donald IP, Kitchingmam G, Donald F, et al. The diagnosis of small bowel bacterial overgrowth in elderly patients. J Am Ger Soc 1992; 40:692-6.

12. Singh VV, Toskes PP. Small bowel bacterial overgrowth: presentation, diagnosis, and treatment. Curr Treat Options Gastroenterol 2004; 7:19-28.

13. Lewis SJ, Franco S, Young G, et al. Altered bowel function and duodenal bacterial overgrowth in patients treated with omeprazole. Aliment Pharmacol Ther 1996; 10:557-61.

14. Gunnarsdottir SA, Sadik R, Shev S, et al. Small intestinal motility disturbances and bacterial overgrowth in patients with liver cirrhosis and portal hypertension. Am J Gastroenterol 2003; 98:1362-70.

15. Rubio-Tapia A, Barton SH, Rosenblatt JE, et al. Prevalence of small intestine bacterial overgrowth diagnosed by quantitative culture of intestinal aspirate in celiac disease. J Clin Gastroenterol 2009; 43:157-61.

16. Tursi A, Brandimarte G, Giorgetti G. High prevalence of small intestinal bacterial overgrowth in celiac patients with persistence of gastrointestinal symptoms after gluten withdrawal. Am J Gastroenterol 2003; 98:839-43.

17. Nucera G, Gabrielli M, Lupascu A, et al. Abnormal breath tests to lactose, fructose and sorbitol in irritable bowel syndrome may be explained by small intestinal bacterial overgrowth. Aliment Pharmacol Ther 2005; 21:1391-5.

18. Lupascu A, Gabrielli M, Lauritano EC, et al. Hydrogen glucose breath test to detect small intestinal bacterial overgrowth: a prevalence case-control study in irritable bowel syndrome. Aliment Pharmacol Ther 2005; 22:1157-60.

19. Nayak AK, Karnad DR, Abraham P, et al. Metronidazole relieves symptoms in irritable bowel syndrome: the confusion with so-called "chronic amebiasis". Indian J Gastroenterol 1997; 16:137-9.

20. Pimentel M, Chow EJ, Lin HC, et al. Normalization of lactulose breath testing correlates with symptom improvement in irritable bowel syndrome: a double-blind, randomized, placebo-controlled study. Am J Gastroenterol 2003; 98:412-9.

21. Anantharaju A, Klamut M. Small intestinal bacterial overgrowth: a possible risk factor for metabolic bone disease. Nutr Rev 2003; 61:132-5.

22. Beattie DT, Smith JA, Marquess D, et al. The 5-HT4 receptor agonist, tegaserod, is a potent 5-HT2B receptor antagonist in vitro and in vivo. Br J Pharmacol 2004; 143:549-60.

23. Soudah HC, Halser WL, Owyang C. Effect of octreotide on intestinal motility and bacterial overgrowth in scleroderma. N Engl J Med 1991; 325:1461-7.

24. Van Citters GW, Lin HC. Management of small intestinal bacterial overgrowth. Curr Gastroenterol Rep 2005; 7:317-20.

25. Lauritano EC, Gabrielli M, Lupascu A, et al. Rifaximin dose-finding study for the treatment of small intestinal bacterial overgrowth. Aliment Pharmacol Ther 2005; 22:31-5.

26. Lauritano E, Gabrielli M, Scarpellini E, et al. Small intestinal bacterial overgrowth recurrence after antibiotic therapy. Am J Gastroenterol 2008; 103:2031-5.

27. Barbara G, Stanghellini V, Cremon C, et al. Probiotics and irritable bowel syndrome: rationale and clinical evidence for their use. J Clin Gastroenterol 2008; 42:214-7.

21

Síndrome do Intestino Irritável: Qual a Contribuição da Infecção Intestinal na Sua Etiologia?

Maria do Carmo Friche Passos • Ana Flávia Passos Ramos

"The bowels are at one time constipated, another lax, in the same person.
How the disease has two such different symptoms I do not profess to explain."

Cumming W., 1849

▶▶▎ INTRODUÇÃO

A síndrome do intestino irritável (SII) é um distúrbio funcional do trato digestório no qual não se demonstrou, até o momento, qualquer alteração metabólica, bioquímica ou estrutural da(s) víscera(s) envolvida(s), expressando-se por acentuação, inibição ou simplesmente modificação da função intestinal.[1] Tem evolução crônica e manifesta-se clinicamente por dor ou desconforto abdominal, associado à alteração do hábito intestinal – constipação, diarreia ou alternância de uma e de outra. Outras manifestações frequentes são muco nas fezes, urgência retal, distensão abdominal e flatulência.[2]

A SII acomete entre 10% e 20% da população,[1,3] com predomínio no sexo feminino (duas a três mulheres para cada homem),[4] tendo incidência anual estimada em 1%.[3] Ocorre mais comumente em grupos etários mais jovens (15 a 44 anos) do que naqueles com idade mais avançada (45 anos ou mais).[1-4] Essa síndrome é responsável, segundo alguns autores, por quase metade dos atendimentos ambulatoriais em gastroenterologia, sendo também muito comum nos atendimentos de clínica médica,[1,3] implicando a necessidade de constante atualização desse tema por parte dos médicos, tanto generalistas como gastroenterologistas.

De acordo com o comitê internacional de especialistas do consenso Roma III,[2] a SII é definida por episódios de dor e/ou desconforto abdominal, contínuos ou recorrentes, geralmente localizados no abdome inferior, que ocorrem, no mínimo, 3 dias por mês nos últimos 3 meses e que apresentam pelo menos duas das três seguintes características: (a) alívio com as evacuações, (b) início associado às mudanças na frequência das evacuações e (c) início da dor associado com alteração na forma e na aparência das fezes.

Os pacientes portadores da SII devem ser classificados de acordo com o padrão das fezes e a frequência evacuatória em quatro subgrupos, como sugerido pelo consenso Roma III: (1)

SII com constipação (SII-C): fezes sólidas ou fragmentadas ≥ 25% e fezes pastosas ou líquidas em < 25% de movimentos intestinais; (2) *SII com diarreia (SII-D)*: fezes pastosas ou líquidas ≥ 25% e fezes sólidas ou fragmentadas < 25% de movimentos intestinais; (3) *SII mista (SII-M)*: fezes sólidas ou fragmentadas ≥ 25% e fezes pastosas ou líquidas ≥ 25% de movimentos intestinais; (4) *SII indeterminda (SII-I)*.[2]

▶▶ FISIOPATOLOGIA

Embora não conheçamos ainda a exata fisiopatologia da SII, várias anormalidades fisiológicas e psicológicas têm sido identificadas nos últimos anos.[5,6] Esses novos conhecimentos têm possibilitado melhor compreensão dos prováveis mecanismos etiopatogênicos envolvidos, especialmente com relação aos distúrbios motores e anormalidades na percepção visceral e na regulação das conexões do sistema nervoso central (SNC) com o sistema nervoso entérico (SNE).[5] Além disso, fatores psicossociais, ambientais e genéticos também parecem contribuir para a expressão das manifestações clínicas em geral.[6]

Recentemente, foram descritas a presença de alteração da microflora intestinal e modificações da mucosa em parte dos pacientes com a SII e com história prévia de infecção intestinal (gastroenterite aguda), surgindo, desse modo, nova possibilidade fisiopatológica para os portadores dessa síndrome.[7,8]

Pesquisas atuais sugerem que a ativação imunológica e a inflamação da mucosa podem estar associadas com as alterações neuropáticas relatadas há muitos anos na fisiopatologia da SII.[8-12] A literatura apresenta inúmeras evidências de que a flora bacteriana está alterada num subgrupo de pacientes com SII e que existe inflamação da mucosa caracterizada por infiltração celular, com alteração no número de mastócitos e linfócitos T, anormalidades do RNAm da interleucina 1 (IL-1), redução da relação entre IL-10 e IL-12, aumento na circulação de IL-6, IL-8 e do fator alfa de necrose tumoral, justificando, dessa maneira, o novo conceito de SII pós-infecciosa,[10-12] como discutiremos a seguir.

▶▶ SII PÓS-INFECÇÃO

O conceito da SII pós-infecciosa (SII-PI) foi proposto pela primeira vez em 1962, para descrever um subgrupo de pacientes que desenvolvem sinais e sintomas crônicos compatíveis com a SII após quadro de infecção intestinal aguda.[13] Entretanto, foi somente no final dos anos 1990 que os estudos epidemiológicos controlados proporcionaram evidências mais concretas dessa relação.[9,11,14] Estudos recentes fornecem evidências que embasam o diagnóstico da SII-PI,[9-12] sendo a gastroenterite aguda fator de risco independente para o desenvolvimento da síndrome, como mostraremos a seguir.

Dados epidemiológicos publicados nos últimos anos sugerem que a SII-PI ocorre em 3% a 30% dos indivíduos com gastroenterite[10] e que existem alguns fatores considerados de risco para o seu aparecimento, como sexo feminino, idade (acomete pacientes mais jovens), toxicidade da bactéria, enterite mais prolongada, vômitos, presença de eventos estressantes durante o curso da infecção (p. ex., ansiedade e depressão) e a gravidade do quadro geral, baseando-se na necessidade de buscar um serviço de urgência e hospitalização.[9] Alguns autores demonstraram que a gravidade da infecção inicial é o principal fator preditivo para o desenvolvimento do quadro crônico compatível com a SII.[11]

Em grande estudo prospectivo[15] em que foram incluídos 2.069 indivíduos expostos a águas contaminadas com *Escherichia coli* e *Campylobacter jejuni*, os autores verificaram que 44% deles relataram episódio de gastroenterite e que, destes, 27,1% evoluíram com sinais e sintomas

SÍNDROME DO INTESTINO IRRITÁVEL: QUAL A CONTRIBUIÇÃO DA INFECÇÃO INTESTINAL NA SUA ETIOLOGIA?

133

crônicos compatíveis com o diagnóstico da SII-PI (predomínio da forma diarreica), comparado com 10,1% de grupo de controle.

Em outro estudo, Parry *et al.*,[16] encontraram SII-PI em 16,7% dos pacientes. O risco relativo de desenvolvimento da SII-PI, 6 meses após episódio de gastroenterite bacteriana, comparado ao grupo de controle, foi de 11,1% (4,4% a 27,9%).

Tem sido descrito risco elevado para o desenvolvimento da SII-PI após infecção por numerosos micro-organismos, incluindo *C. jejuni, Yersinia, Salmonella* e *Shigella*.[9-12,16] Recentes estudos indicam que, além das bactérias, alguns vírus (rotavírus, adenovírus, calicivírus)[10] e parasitas[17] (*Giardia lamblia, Blastocystis hominis*) podem também estar envolvidos no desencadeamento da síndrome.

Os dados dos trabalhos realizados nessa área estão resumidos em duas metanálises, publicadas recentemente. A primeira, realizada por Halvorson *et al.*,[18] incluiu oito estudos nos quais foi demonstrada a presença da SII após enterite aguda em 9,8% dos pacientes (4% a 13,3%), comparados com 1,2% em grupos de controle (0,4% a 1,8%; p = 0,01). Esses autores relataram que o risco relativo do desenvolvimento da SII após episódio de infecção intestinal aguda é, em média, sete vezes maior. Thabane *et al.*[19] realizaram outra metanálise que incluiu nove estudos prospectivos, observando aumento de quase seis vezes no risco estimado de desenvolvimento de SII após infecção intestinal aguda. Essa revisão também confirma algumas observações prévias que identificam a depressão, a ansiedade e a enterite prolongada como fatores de risco para o aparecimento dessa síndrome.

Assim sendo, existem fortes indícios na literatura atual de que, após infecção intestinal, há o risco do desenvolvimento de quadro clínico crônico que pode durar meses a anos e que se assemelha, em inúmeros aspectos, à SII. Novos estudos se fazem necessários para a definição dos reais fatores etiológicos de risco, dos mecanismos fisiopatológicos fundamentais, da história natural e do real prognóstico dessa síndrome.

▶▶ FISIOPATOLOGIA DA SII-PI

Estudos muito recentes demonstram que os pacientes com SII-PI diferem daqueles com SII não infecciosa pela presença de marcadores de inflamação crônica e de infecção intestinal aguda, disbiose e supercrescimento bacteriano do intestino delgado.[9-11]

Trabalhos prévios evidenciaram aumento de células inflamatórias e enterocromafins na mucosa do cólon de pacientes com gastroenterite por *C. jejuni*. Dunlop *et al.*,[20] observaram, em biópsias retais de pacientes com diagnóstico de SII-PI, aumento das células enterocromafins e de linfócitos, quando comparadas as de grupo de controle. Esses autores também demonstraram aumento dos níveis plasmáticos pós-prandiais de serotonina (5-HT) nesse grupo de pacientes. Sabendo-se que a serotonina desempenha importante papel na regulação da motilidade digestória e na percepção visceral, sua liberação aumentada poderia contribuir para os sinais e sintomas pós-prandiais desses pacientes, proporcionando base lógica para pesquisa de antagonistas da serotonina no tratamento dessa síndrome.[8,12]

Spiller *et al.*[21] observaram aumento das células enterocromafins até 1 ano após a infecção inicial na SII-PI. Esses autores sugerem que a infecção aguda provavelmente ocasionaria a ativação de citocinas intestinais capazes de alterar a permeabilidade capilar intestinal e a secreção de eletrólitos pela mucosa. Os prováveis mediadores dessas alterações seriam interleucinas, interferon, prostaglandinas e fator de necrose tumoral. Como resultado final ocorreriam, provavelmente, sensibilização de vias aferentes sensitivas e aumento da atividade propulsiva e da secreção de água e eletrólitos para a luz intestinal.[10,21]

Tem sido evidenciado aumento da expressão da interleucina-1β (IL-1β) na SII-PI, e foram descritas alterações regionais da mucosa colônica que se seguem à infecção por *Shigella*.[9-12,22]

Por meio de biópsias realizadas durante procedimento colonoscópico demonstrou-se, ainda, aumento da expressão do RNAm de IL-1β na região retossigmóidea e no íleo somente em pacientes com SII-PI (em comparação com o grupo com SII não infecciosa).[21]

Os mastócitos também parecem desempenhar papel fundamental como mediadores do aumento da permeabilidade intestinal em pacientes com SII-PI.[10,12] O aumento da permeabilidade implica desorganização da barreira normal, possibilitando o acesso de produtos bacterianos da lâmina própria e propiciando, desse modo, o mecanismo de perpetuação da inflamação crônica.[10]

Inúmeros estímulos, como citocinas, estresse e alérgenos, são capazes de ativar os mastócitos com consequente liberação parácrina de substâncias químicas, incluindo inúmeros mediadores (histamina, serotonina, leucotrienos, entre outros).[10,20] A interação desses mediadores com receptores presentes nos neurônios das terminações aferentes sensitivas induzirá o SNE a se reprogramar, o que poderia determinar alterações na fisiologia intestinal e aumento da percepção visceral, originando, desse modo, as manifestações clínicas da SII.

Wang et al.[23] observaram elevação no número de mastócitos na mucosa do íleo terminal de todos os pacientes portadores da SII (SII-PI e SII não infecciosa). Eles demonstraram estreita relação entre o número de mastócitos e as fibras nervosas da mucosa intestinal, relacionada com a intensidade e a frequência da dor abdominal. Foi evidenciada, também, maior densidade de fibras nervosas em torno de mastócitos em pacientes com SII, em comparação com controles assintomáticos.

Evidências de Inflamação Crônica

Até recentemente, a maioria dos estudos incluía pacientes com SII como controles negativos de inflamação crônica. Contudo, evidências recentes demonstram que pelo menos um subgrupo dos pacientes com SII apresenta altos níveis de mediadores inflamatórios na mucosa intestinal. Um estudo avaliou a concentração de mieloperoxidase e outros mediadores de neutrófilos em biópsias intestinais de pacientes com SII, retocolite ulcerativa e controles assintomáticos.[23] Os autores observaram que os níveis desses mediadores em pacientes com SII eram muito similares àqueles encontrados na retocolite sem atividade, porém significativamente maiores do que os achados em controles.

A etiologia da inflamação nesses pacientes é desconhecida, mas poderia refletir falha na regulação dos mediadores inflamatórios induzida por episódio de gastroenterite aguda.[10,12] Estudo genético[25] demonstrou que o polimorfismo de interleucina-10 (IL-10), associado à produção de IL-10 (homozigoto-1082'G), era significativamente menor na SII, quando comparado com controles saudáveis (21% vs. 32%). Minderhound et al.[26] demostraram a presença de sinais e sintomas típicos da SII em até um terço dos pacientes com retocolite ulcerativa e em 42% dos pacientes com doença de Crohn em remissão, sugerindo que a inflamação crônica pode ocasionar déficit permanente na função intestinal.

▶▶ SII-PI E SÍNDROME DE SUPERCRESCIMENTO BACTERIANO DO INTESTINO DELGADO

A síndrome de supercrescimento bacteriano do intestino delgado (SCBID), geralmente definida pela presença de população bacteriana no intestino delgado (ID) que excede 10^5 a 10^6 unidades formadoras de colônias – UFC/mL, tem sido descrita com bastante frequência em pacientes com SII. O supercrescimento no ID surge quando os mecanismos homeostáticos habituais de controle da população bacteriana entérica estão alterados.[27,28] Os dois principais fatores predisponentes são a diminuição da secreção de ácido gástrico e a presença de alteração da motilidade intestinal.[27]

Quadro 21.1 Prevalência da SCBID em pacientes com SII

Estudo	N	Prevalência (%)
Teste do H_2 expirado – Lactulose		
Nucera *et al.*, 2004	200	75
Nucera *et al.*, 2005	98	65
Pimentel *et al.*, 2000	202	78
Pimentel *et al.*, 2003	111	84
Walters *et al.*, 2005	39	10
Teste do H_2 expirado – Glicose		
McCallum *et al.*, 2005	143	38
Lupascu *et al.*, 2005	65	31
Cultura de aspirado jejunal		
Simrén *et al.*, 2003	33	12
Posserud *et al.*, 2007	162	04

SCBID: supercrescimento bacteriano do intestino delgado; SII: síndrome do intestino irritável.

Alguns autores acreditam que a SII-PI acompanha-se, frequentemente, de supercrescimento de bactérias no intestino delgado. Existe, na verdade, grande sobreposição de sinais e sintomas nas duas síndromes – diarreia, constipação intestinal, dor abdominal, flatulência e distensão abdominal. Assim sendo, tem sido questionada a possibilidade de os pacientes com SII apresentarem SCBID subjacente.

Um estudo relevante, realizado pelo grupo da Universidade de Los Angeles, evidenciou a associação entre a presença de supercrescimento bacteriano e a redução das células intersticiais de Cajal, o que poderia explicar o desenvolvimento da SII-PI.[29]

O Quadro 21.1 mostra a prevalência da SCBID em pacientes com SII encontrada por diferentes pesquisadores.

Estudo realizado no Chile, por Madrid *et al.*,[30] evidenciou a presença da SCBID em diferentes subgrupos de pacientes com distúrbios funcionais digestivos, selecionados de acordo com critérios do Roma II. A SCBID foi diagnosticada em percentuais elevados em todos os grupos estudados. Esses dados são concordantes com os descritos por Pimentel *et al.*[28] que, empregando teste do H_2 expirado com lactulose, encontraram alta prevalência de supercrescimento bacteriano em pacientes com SII. Contrariamente, Posserud *et al.*[31] realizaram culturas de aspirado jejunal e observaram supercrescimento (definido como $> 10^5$UFC/mL de bactérias colônicas) em apenas 4% dos pacientes com SII. Contudo, elevação discreta da contagem bacteriana (> 56.103 UFC/mL) foi mais comum nos pacientes do que nos controles (43% *vs.* 12%, p = 0,002).

Tem sido descrito que a microflora intestinal dos pacientes com SII difere significativamente da de controles assintomáticos, embora sem diferenças na contagem global das bactérias.[28,30]

É preciso salientar que a grande discrepância entre os estudos se deve, pelo menos em parte, aos métodos empregados para o diagnóstico, às diferentes definições da SCBID e aos critérios distintos de inclusão dos pacientes com SII (Roma I/II/III).

Diversos mecanismos têm sido propostos para justificar o aumento da população bacteriana no ID em pacientes com SII, especialmente observado em pacientes com SII-PI.[10,11,28,30] Eles incluem: (a) aumento na produção e alteração na distribuição do gás ao longo do intestino; (b) distúrbios na motilidade do ID; (c) alterações no metabolismo da serotonina; (d) produção de citocinas, associada à desregulação entre citocinas anti e pró-inflamatórias, determinada por fatores genéticos.

De fato, foi demonstrado que pacientes com SII apresentam diminuição no número e na duração da fase III do complexo motor migratório, quando comparados aos controles sadios.

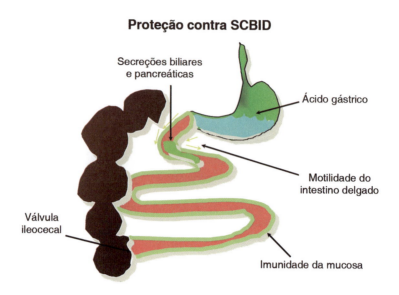

Fig. 21.1 Fatores de proteção contra o SCBID. Adaptada de Pimentel et al., 2007.[29] (SCBID: supercrescimento bacteriano do intestino delgado.)

Observou-se dismotilidade entérica em 86% e 39% dos pacientes com SII, com e sem supercrescimento bacteriano, respectivamente (p = 0,02).[28]

Outros mecanismos também considerados essenciais são a integridade da mucosa intestinal, a camada de muco, as secreções intestinais, pancreáticas e biliares, o efeito protetor da flora comensal (*Lactobacillus*) e a válvula ileocecal, como demonstrado na Figura 21.1.

Recente publicação de Spiegel et al.[32] questiona se a alta prevalência de supercrescimento bacteriano observada na SII não estaria associada à hipoacidez gástrica, considerando-se o grande número de portadores da síndrome que fazem uso crônico de medicação antissecretora (até 40% dos pacientes com SII apresentam concomitantemente DRGE e 30% a 50%, sintomas dispépticos).

De fato, há anos acredita-se que a existência do ácido no estômago seria a primeira defesa natural contra a infecção entérica. Assim, a remoção da barreira natural com o uso de potentes inibidores da secreção poderia levar à alteração da flora entérica. Vários autores descreveram a presença da SCBID em pacientes portadores de doença do refluxo gastroesofágico (DRGE), usuários crônicos de inibidores da bomba protônica. Os estudos realizados até agora não consideraram essa possibilidade e não discriminaram pacientes com SII usuários ou não de inibidores da bomba de prótons.

Na prática, os testes respiratórios que empregam lactulose ou glicose como substrato são os mais utilizados para diagnóstico de supercrescimento bacteriano e apresentam boas sensibilidade e especificidade.[27,28] Esses testes indiretos e não invasivos são capazes de quantificar, no ar expirado, a concentração de H_2 e/ou metano, produzidos a partir do metabolismo bacteriano intestinal.

Pimentel et al.[28] demonstraram que os pacientes com SII e constipação intestinal apresentam predomínio de bactérias produtoras do gás metano, ou seja, a excreção de metano no teste respiratório foi associada ao subgrupo com SII com constipação (SII-C). Ao contrário, diante de flora produtora de H_2 ou flora mista, os pacientes apresentam mais frequentemente SII

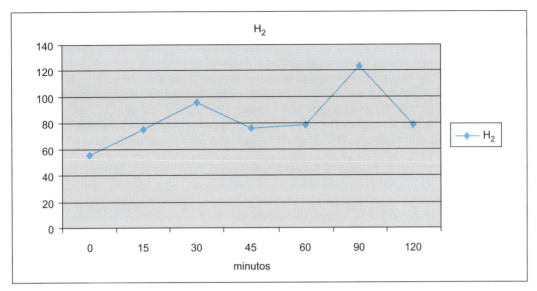

Fig. 21.2 Teste do H_2 expirado evidenciando curva tipicamente positiva para o supercrescimento bacteriano. Observa-se valor basal (antes da ingestão do substrato) muito elevado (55ppm) e, a seguir, um duplo pico na excreção de H_2 aos 30 (98ppm) e aos 90 (125ppm) minutos da prova. (Gráfico produzido no Laboratório de Testes Respiratórios – Instituto Alfa de Gastroenterologia, Hospital das Clínicas, UFMG, 2009.)

com diarreia ou mista. Posserud et al.[31] encontraram baixa prevalência de SCBID em pacientes com SII, mas o metano expirado não foi medido, o que pode ter ocasionado resultados falso-negativos (23% dos pacientes tinham SII-C).[31] A importância do papel das bactérias produtoras de metano como causa de constipação intestinal funcional ou SII-C foi enfatizada por alguns autores, os quais confirmaram melhora significativa do ritmo intestinal após tratamento com neomicina.[27] O tipo de flora metanogênica e/ou produtora de H_2 poderia, desse modo, determinar o ritmo predominante do trânsito intestinal e ocasionar manifestações clínicas digestivas, na dependência da reação do indivíduo à presença de flora bacteriana excessiva no intestino.[28]

A Fig. 21.2 mostra curva típica de SCBID em paciente com SII obtida por meio do teste do H_2 expirado.

▶▶ TRATAMENTO DA SII-PI

O tratamento da SII-PI é igual ao utilizado classicamente para a síndrome, ou seja, tratamos os pacientes de acordo com a manifestação principal, seja dor, diarreia e/ou constipação intestinal, e os medicamentos devem ser prescritos de acordo com a intensidade dos sinais e sintomas. Não existem estudos que tenham comparado a eficácia dos antiespasmódicos, antidepressivos, laxantes e antidiarreicos em pacientes com SII associada ou não à infecção intestinal prévia. Acredita-se, contudo, que a resposta ao tratamento é semelhante nos dois grupos.

Como vimos, existem inúmeras evidências científicas de que a SII-PI se associa a anormalidades inflamatórias da mucosa e, até mesmo, à presença de supercrescimento intestinal. Dessa maneira, tem-se tentado demonstrar que drogas que atuam sobre a inflamação e equilibram a microflora intestinal seriam capazes de melhorar o quadro clínico desses pacientes.

Estudos iniciais que empregaram anti-inflamatórios ou corticosteroides nos pacientes com SII-PI mostraram resultados desapontadores.[10] Estudo duplo-cego, controlado e randomizado,[33] inclui 29 pacientes com SII-PI após infecção por *C. jejuni* recebendo prednisona (30mg/dia, por 3 semanas). Foi observada nítida redução no número de linfócitos, mas não no número de células enterocromafins na mucosa intestinal e, o mais importante, os sinais e sintomas persistiram inalterados e a droga foi mal tolerada nesse grupo de pacientes.

Como tem sido observada elevação dos níveis pós-prandiais de serotonina (5-HT) em pacientes com SII-PI e, sabendo que a 5-HT estimula a motilidade e a secreção intestinal (5-HT$_3$), seria lógico supor que antagonistas específicos desse receptor poderiam ser eficazes, mas eles nunca foram empregados, com esse objetivo, nesse grupo de pacientes. O alosetron apresenta boa resposta em pacientes com SII-D, mas não existem estudos específicos em pacientes com SII-D pós-infecciosa.

Ao contrário, alguns estudos, com metodologia adequada, demonstraram que até 75% dos sinais e sintomas da SII podem melhorar com antibioticoterapia nos pacientes com SII que apresentam supercrescimento intestinal. Pimentel *et al.*,[34] em estudo duplo-cego randomizado, compararam rifaximina e placebo em 87 pacientes com SII e evidenciaram melhora global dos sinais e sintomas, especialmente da flatulência, no grupo que recebeu a droga ativa. Este medicamento ainda não está disponível no Brasil. No nosso meio, os antibióticos rotineiramente empregados para o tratamento da SCBID são as quinolonas (ciprofloxacino, norfloxacino, levofloxacino), metronidazol, amoxicilina-ácido clavulânico, cloranfenicol e tetraciclina.

A duração do tratamento não está estabelecida, mas a maioria dos autores recomenda cursos de antibióticos durante 7 a 10 dias.[27-30] Um estudo demonstrou que tratamento único por 7 dias pode melhorar os sinais e sintomas da SII em 46% a 90% dos pacientes e normalizar o teste respiratório em 20% a 75% dos casos.[35]

Alguns autores sugerem que efeito anti-inflamatório e de normalização da flora intestinal poderia ser efetivamente obtido com o emprego de probióticos,[27] porque, muitas vezes, a inflamação do intestino aparece como reação à microflora comensal e a possibilidade de modificá-la com esses medicamentos tem sido opção atrativa nos últimos anos.

Desse modo, inúmeros estudos atuais têm avaliado o efeito dos probióticos na SII, e os primeiros resultados revelam-se promissores.[36] Um estudo controlado com placebo demonstrou redução consistente nos níveis do H$_2$ expirado após 21 dias de tratamento no grupo que recebeu *Lactobacillus*. Outros autores, no entanto, não encontraram os mesmos resultados.[36]

Terapêuticas potenciais futuras para a SII-PI incluem agentes com efeitos anti-inflamatórios (p. ex., mesalazina) e medicamentos capazes de corrigir possível anormalidade da microbiota colônica, como novos probióticos, prebióticos e antibióticos pobremente absorvidos.

Novos estudos, bem elaborados e rigorosos do ponto de vista metodológico, são necessários para esclarecer o real valor dessa nova abordagem terapêutica para o tratamento da SII e, desse modo, definir, para o gastroenterologista, a indicação desse tipo de medicamento na rotina diária.

▶▶▶ REFERÊNCIAS BIBLIOGRÁFICAS

1. Mayer EA. Clinical practice. Irritable bowel syndrome. N Engl J Med 2008; 358:1692-9.

2. Longstreth GF, Thompson WG, Chey WD, et al. Functional bowel disorders. Gastroenterology 2006; 130:1480-91.

3. Schmulson M, Valenzuela J, Alvarado J, et al. Latin-american consensus on irritable bowel syndrome: algorithm. Gastroenterol Hepatol 2004; 27:635.

4. Heitkemper MM, Jarrett ME. Update on irritable bowel syndrome and gender differences. Nutr Clin Pract 2008; 23:275-83.

5. Camilleri M, Talley NJ. Pathophysiology as a basis for understanding symptom complexes and therapeutic targets. Neurogastroenterol Motil 2004; 62:35-42.

6. Ohman L, Simren M. New insights into the pathogenesis and pathophysiology of irritable bowel syndrome. Dig Liver Dis 2007; 39:201-15.

7. Rhee SH, Pothoulakis C, Mayer EA. Principles and clinical implications of the brain-gut-enteric microbiota axis. Nat Rev Gastroenterol Hepatol 2009; 6:306-14.

8. Parkes GC, Brostoff J, Whelan K. Gastrointestinal microbiota in irritable bowel syndrome: their role in its pathogenesis and treatment. Am J Gastroenterol 2008; 103:1557-67.

9. Dupont AW. Post-infectious irritable bowel syndrome. Curr Gastroenterol Rep 2007; 9:378-84.

10. Spiller R, Garsed K. Postinfectious irritable bowel syndrome. Gastroenterology 2009; 136:1979-88.

11. Barbara G, Cremon C, Pallotti F, et al. Postinfectious irritable bowel syndrome. J Pediatr Gastroenterol Nutr 2009; 48(Suppl 2):S95-7.

12. Camilleri M. Evolving concepts of the pathogenesis of irritable bowel syndrome: to treat the brain or the gut? J Pediatr Gastroenterol Nutr 2009; 48:S46-8.

13. Chaudhary NA, Truelove SC. The irritable colon syndrome. A study of the clinical features, predisposing causes, and prognosis in 130 cases. Q J Med 1962; 31:307-22.

14. Mertz HR. New concepts of irritable bowel syndrome. Curr Gastroenterol Rep 1999; 1:433-40.

15. Marshall JK, Thabane M, Garg AX, et al. Incidence and epidemiology of irritable bowel syndrome after a large waterborne outbreak of bacterial dysentery. Gastroenterology 2006; 131:445-50.

16. Parry SD, Stansfield R, Jelley D. Does bacterial gastroenteritis predispose people to functional gastrointestinal disorders? A prospective, community-based, case-control study. Am J Gastroenterol 2003; 98:1970-5.

17. Hanevik K, Dizdar V, Langeland N. Development of functional gastrointestinal disorders after *Giardia lamblia* infection. BMC Gastroenterol 2009; 21:9-27.

18. Halvorson HA, Schlett CD, Riddle MS. Postinfectious irritable bowel syndrome – a meta-analysis. Am J Gastroenterol 2006; 101:1894-9.

19. Thabane M, Kottachchi DT, Marshall JK. Systematic review and meta-analysis: the incidence and prognosis of post-infectious irritable bowel syndrome. Aliment Pharmacol Ther 2007; 26:535-44.

20. Dunlop SP, Hebden J, Campbell E, et al. Abnormal intestinal permeability in subgroups of diarrhea-predominant irritable bowel syndromes. Am J Gastroenterol 2006; 101:1288-94.

21. Spiller RC, Jenkins D, Thornley JP, et al. Increased rectal mucosal enteroendocrine cells, T lymphocytes, and increased gut permeability following acute *Campylobacter enteritis* and in post-dysenteric irritable bowel syndrome. Gut 2000; 47:804-11.

22. Ji S, Park H, Lee D, et al. Post-infectious irritable bowel syndrome in patients with Shigella infection. J Gastroenterol Hepatol 2005; 20:381-6.

23. Wang LH, Fang XC, Pan GZ. Bacillary dysentery as a causative factor of irritable bowel syndrome and its pathogenesis. Gut 2004; 53:1096-101.

24. Marshall JK, Thabane M, Garg AX, et al. Intestinal permeability in patients with irritable bowel syndrome after a waterborne outbreak of acute gastroenteritis in Walkerton, Ontario. Aliment Pharmacol Ther 2004; 20:1317-22.

25. Liebregts T, Adam B, Bredack C, et al. Immune activation in patients with irritable bowel syndrome. Gastroenterology 2007; 132:913-20.

26. Minderhoud IM, Oldenburg B, Wismeijer JA, et al. IBS-like symptoms in patients with inflammatory bowel disease in remission; relationships with quality of life and coping behavior. Dig Dis Sci 2004; 49:469-74.

27. Dukowicz AC, Lacy BE, Levine GM. Small intestinal bacterial overgrowth: a comprehensive review. Gastroenterol Hepatol 2007; 3:112-22.

28. Pimentel M. The prevalence of small intestinal bacterial overgrowth in irritable bowel syndrome: IBS vs healthy controls (not historical definitions). Gut 2008; 57:1334-5.

29. Pimentel M, Chatterjee S, Chang C, et al. A new rat model links two contemporary theories in irritable bowel syndrome. Dig Dis Sci 2007; 53:982-9.

30. Madrid AM, Defilippi CC, Defilippi GC, et al. Small intestinal bacterial overgrowth in patients with functional gastrointestinal diseases. Rev Med Chil 2007; 135:1245-52.

31. Posserud I, Stotzer PO, Björnsson ES, et al. Small intestinal bacterial overgrowth (SIBO) in irritable bowel syndrome Gut 2007; 56:802-8.

32. Spiegel BM, Chey WD, Chang L. Bacterial overgrowth and irritable bowel syndrome: unifying hypothesis or a spurious consequence of proton pump inhibitors? Am J Gastroenterol 2008; 103:2972-6.

33. Dunlop SP, Jenkins D, Neal KR, et al. Randomized, double-blind, placebo-controlled trial of prednisolone in post-infectious irritable bowel syndrome. Aliment Pharmacol Ther 2003; 18:77-84.

34. Pimentel M. Review of rifaximin as treatment for SIBO and IBS. Expert Opin Investig Drugs 2009; 18:349-58.

35. Attar A, Flourie B, Rambaud JC, et al. Antibiotic efficacy in small intestinal bacterial overgrowth-related chronic diarrhea: a crossover, randomized trial. Gastroenterology 1999; 117:794-7.

36. Brenner DM, Moeller MJ, Chey WD. The utility of probiotics in the treatment of irritable bowel syndrome: a systematic review. Am J Gastroenterol 2009; 104:1033-49.

22

Síndrome do Intestino Irritável: Qual o Papel dos Probióticos e Antibióticos?

Adérson Omar Mourão Cintra Damião

▶▶▌ INTRODUÇÃO

A síndrome do intestino irritável (SII) é doença funcional intestinal (sem alterações estruturais ou orgânicas), cujo diagnóstico baseia-se nos chamados critérios de Roma III,[1] que são: dor ou desconforto abdominal, recorrente, nos últimos 6 meses, durante pelo menos 3 dias/mês, não necessariamente consecutivos, nos últimos 3 meses, *mais* duas ou mais das seguintes características: (a) melhora dos sinais e sintomas com a evacuação; (b) início associado à mudança na frequência das evacuações; e (c) início associado à mudança na forma ou aparência das fezes (p. ex., fezes pastosas/líquidas, fezes endurecidas/empedradas [em cíbalos ou caprinas]).

A SII é frequente na população geral, com prevalência ao redor de 15%, ocorrendo mais nas mulheres. Acomete tanto crianças como adultos e tem considerável impacto econômico, social e sobre a qualidade de vida.[2,3] A SII representa 12% das consultas em centros primários de referência e cerca de 30% das consultas dos gastroenterologistas.[4]

A etiopatogenia da SII envolve alterações motoras, na sensibilidade visceral e na interação entre o sistema nervoso entérico e o sistema nervoso central (SNC). Mais recentemente, a microbiota intestinal e suas relações com a atividade motora e sensorial intestinal têm sido avaliadas.[5] De fato, alterações qualitativas e quantitativas da microbiota intestinal foram recentemente descritas na SII, suscitando, pelo menos do ponto de vista teórico, possíveis justificativas para o uso de estratégias que interferem na microbiota intestinal, como é o caso dos probióticos e antibióticos.[5]

Alguns estudos revelaram redução fecal de *Lactobacilli* e *Bifidobacteria* e aumento de *Streptococci*, *Escherichia coli* e de micro-organismos anaeróbicos, como o *Clostridium*.[5] Técnicas recentes de PCR (*polymerase chain reaction*) identificaram diminuição de *Lactobacillus* spp em amostras fecais de pacientes com SII e predomínio de diarreia e aumento da bactéria anaeróbica *Veillonella* spp em pacientes com SII e predomínio de constipação.[6] O mesmo grupo também descreveu aumento de *Lactobacilli* e *Colinsella* em indivíduos normais, aumento de *Bacteroides* e *Allisonella* em pacientes com forma mista de SII (diarreia e constipação alternadas) e de *Ruminococci* e *Streptococci* em pacientes com SII e predomínio de constipação.[7]

O supercrescimento bacteriano no intestino delgado também tem sido descrito na SII. A utilização de testes respiratórios com hidrogênio (p. ex., teste respiratório com lactulose ou glicose) torna possível identificar pacientes com SII e supercrescimento bacteriano.[8-10] A prevalência varia de 38% a 84%.[5] O uso de rifaximina, antibiótico de ação puramente luminal (não absorvido), reduziu a excreção respiratória de hidrogênio e, paralelamente, melhorou os sintomas dos pacientes com SII.[10] Da mesma maneira, um subgrupo de pacientes com SII apresentou leve aumento no número de bactérias ($\geq 5 \times 10^3$ UFC/mL) no aspirado jejunal.[11]

Alterações na microbiota intestinal relacionam-se com produção de gases, metabolismo de sais biliares, modificações nas funções motoras e sensoriais do intestino e ativação do sistema imune da mucosa.[5] Todos esses aspectos são relevantes no universo de manifestações clínicas da SII, principalmente diante do fato de que alguns pacientes com SII têm permeabilidade intestinal aumentada.[12]

Em síntese, existe de fato justificativa razoável para o uso de probióticos e antibióticos na SII. A seguir, veremos as evidências clínicas para o uso desses agentes no tratamento da SII.

▶▶ PROBIÓTICOS NA SII

Recentemente, foi publicada revisão sistemática dos trabalhos que utilizaram probióticos na SII.[13] Nela observamos que as doses de probióticos variaram bastante (10^8 a 10^{11} UFC/mL) e foram utilizados tanto probióticos únicos do gênero *Lactobacilli* e *Bifidobacteria* quanto combinados (p. ex., VSL#3). Dezesseis trabalhos controlados e aleatórios foram selecionados. Destes, 11 estudos revelaram problemas metodológicos, como pequeno número de pacientes, tempo inadequado de duração do tratamento e falta de análise estatística por *intenção de tratar* (*intention-to-treat*). De maneira geral, os probióticos foram bem tolerados. Os autores comentaram a dificuldade para extrair conclusões, uma vez que diferentes bactérias (isoladamente ou em combinações) foram usadas e com diferentes concentrações. Os resultados com *Bifidobacteria* parecem ser superiores aos obtidos com os *Lactobacilli*, dado ratificado nas recentes recomendações do Colégio Americano de Gastroenterologia (ACG) para o tratamento da SII.[14] Os melhores resultados foram obtidos com o *Bifidobacterium infantis* cepa 35624 (10^8 UFC/mL). A melhora observada envolveu as seguintes manifestações: dor abdominal, estufamento/distensão abdominal e regularização do hábito intestinal. No entanto, vários pontos ainda carecem de esclarecimento, como dose e cepas ideais, probióticos isolados *versus* combinados, efeito a longo prazo e subgrupos mais favorecidos com o tratamento. Essas limitações também foram ressaltadas em outra revisão recente.[4]

▶▶ ANTIBIÓTICOS NA SII

As alterações da microbiota intestinal descritas nos pacientes com SII encorajaram os pesquisadores a estudar o uso de antibióticos no tratamento da SII.[5]

Os melhores resultados descritos até o momento foram obtidos com a rifaximina (400mg, três vezes ao dia, via oral, por 10 a 14 dias), particularmente nos pacientes com predomínio de diarreia e/ou estufamento/distensão.[14] O alívio dos sinais e sintomas durou de 10 a 12 semanas na maior parte dos casos. Não há dados sobre o tratamento de longo prazo nem sobre o uso intermitente da rifaximina.

Outros antibióticos avaliados incluem claritromicina, neomicina e metronidazol, com resultados inicialmente favoráveis, principalmente com os dois últimos.[14] Portanto, os resultados com rifaximina parecem ser os mais favoráveis no momento, pelo menos a curto prazo. A droga, no entanto, ainda não é comercializada no Brasil.

▶▶| REFERÊNCIAS BIBLIOGRÁFICAS

1. Longstreth GF, Thompson WG, Chey WD, et al. Functional bowel disorders. Gastroenterology 2006; 130:1480-91.

2. Drossman DA, Whitehead WE, Camilleri M. Irritable bowel syndrome: a technical review for practice guideline development. Gastroenterology 1997; 112:2120-37.

3. Maxwell PR, Mendall MA, Kumar D. Irritable bowel syndrome. Lancet 1997; 350:1691-5.

4. Hoveyda N, Heneghan C, Mahtani KR, et al. A systematic review and meta-analysis: probiotics in the treatment of irritable bowel syndrome. BMC Gastroenterology 2009; 16:9-15.

5. Barbara G, Stanghellini V, Cremon C, et al. Probiotics and irritable bowel syndrome: rationale and clinical evidence for their use. J Clin Gastroenterol 2008; 42 (Suppl 3) Part 2: S214-S217.

6. Malinen E, Rinttila T, Kajander K, et al. Analysis of the fecal microbiota of irritable bowel syndrome patients and healthy controls with real-time PCR. Am J Gastroenterol 2005; 100:373-82.

7. Kassinen A, Krogius-Kurikka L, Makivuokko H, et al. The fecal microbiota of irritable bowel syndrome patients differs significantly from that of healthy subjects. Gastroenterology 2007; 133:24-33.

8. Pimentel M, Chow EJ, Lin HC. Eradication of small intestinal bacterial overgrowth reduces symptoms of irritable bowel syndrome. Am J Gastroenterol 2000; 95:3503-6.

9. Nucera G, Gabrielli M, Lupascu A, et al. Abnormal breath tests to lactose, fructose and sorbitol in irritable bowel syndrome may be explained by small intestinal bacterial overgrowth. Aliment Pharmacol Ther 2005; 21:1391-5.

10. Pimentel M, Park S, Mirocha J, et al. The effect of a nonabsorbed oral antibiotic (rifaximin) on the symptoms of the irritable bowel syndrome: a randomized trial. Ann Intern Med 2006; 145:557-63.

11. Posserud I, Stotzer PO, Björnsson ES, et al. Small intestinal bacterial overgrowth in patients with irritable bowel syndrome. Gut 2007; 56:802-8.

12. Barbara G. Mucosal barrier defects in irritable bowel syndrome. Who left the door open? Am J Gastroenterol 2006; 101:1295-8.

13. Brenner DM, Moeller MJ, Chey WD, et al. The utility of probiotics in the treatment of irritable bowel syndrome: a systematic review. Am J Gastroenterol 2009; 104: 1033-49.

14. American College of Gastroenterology Task Force. An evidence-based systematic review on the management of irritable bowel syndrome. Am J Gastroenterol 2009; 104 (Suppl 1): S8-S35.

23

Propedêutica da Diarreia Crônica: Qual a Real Contribuição da Coprocultura?

Maria de Lourdes de Abreu Ferrari • Ricardo Pereira Mendes

▶▶▶ INTRODUÇÃO

A diarreia, por si só, não configura doença, mas representa um conjunto de sinais e sintomas que traduz um distúrbio da evacuação. É manifestação clínica de várias enfermidades que acometem o aparelho digestório, podendo ser secundária a doenças que se originam em outros sistemas orgânicos. Entende-se por diarreia a alteração do ritmo intestinal, na qual se observa aumento no teor de líquido das fezes, associado ao aumento tanto do número diário das evacuações como do volume fecal emitido nas 24 horas. É considerada aguda quando tem duração inferior a 4 semanas e apresenta, geralmente, início súbito e etiologia infecciosa, sendo autolimitada em pacientes capazes de reagir imunológica e metabolicamente de maneira adequada. No entanto, a diarreia aguda pode ser denominada persistente, caso tenha duração maior que 2 e menor que 4 semanas. Admite-se o conceito de diarreia crônica quando esta manifestação clínica persiste por mais de 4 semanas, podendo ter início agudo ou insidioso.[1,2]

Diarreia crônica é queixa comum na clínica gastroenterológica. Sua prevalência mundial é desconhecida. Segundo dados da Organização Mundial da Saúde, a prevalência mundial varia de 3% a 20% em crianças, não existindo dados disponíveis para a população adulta. A repercussão econômica das diarreias aguda e crônica é difícil de ser estimada, mas calcula-se que o custo médico direto anual é da ordem de 1 bilhão de dólares para o tratamento da diarreia aguda na população pediátrica nos EUA, enquanto o custo relacionado com perdas de dias de trabalho e produtividade e o impacto sobre a qualidade de vida individual nos adultos não foram estimados.[1]

O diagnóstico diferencial da diarreia crônica é complexo, pois esta manifestação tem múltiplas etiologias e envolve, para sua investigação, uma diversidade de exames complementares. Segundo Fine e Schiller,[1] as principais causas de diarreia crônica parecem depender do nível socioeconômico da população analisada. Em países desenvolvidos, os diagnósticos mais frequentes incluem síndrome do intestino irritável, doenças inflamatórias intestinais, síndrome de má-absorção, infecção crônica e diarreia secretória idiopática. Em países menos desenvolvidos, além dos distúrbios funcionais, doenças inflamatórias intestinais e má absorção, infecção bacteriana crônica (como tuberculose) e infecções parasitárias são causas comuns.

▶▶ PROPEDÊUTICA DA DIARREIA CRÔNICA

A propedêutica da diarreia crônica inicia-se com anamnese e exame físico detalhados, que, habitualmente, permitem orientar o inicio da investigação. Para avaliação da estrutura e da função dos intestinos encontra-se disponível um conjunto amplo de métodos, que muito tem contribuído para o esclarecimento de diversas entidades. Não é o objetivo deste capítulo descrever os diferentes métodos existentes para abordagem da diarreia crônica.[1,2]

A avaliação funcional, principalmente do intestino delgado, é feita utilizando-se do estudo do material fecal, como exame parasitológico, pesquisa de leucócitos, pesquisa qualitativa e quantitativa de gordura, pH, osmolaridade e dosagem de α-1-antitripsina. Diferentes testes são utilizados para avaliar a absorção de proteínas, carboidratos e gorduras, bem como a permeabilidade intestinal e a pesquisa de supercrescimento bacteriano intestinal.[2]

A avaliação estrutural dos intestinos é realizada por meio de radiografia contrastada, tomografia computadorizada e ultrassonografia abdominais. Os métodos endoscópicos, como endoscopia digestiva alta, enteroscopia e colonoscopia, possibilitam a visualização direta da mucosa intestinal e a coleta de fragmentos para estudo histopatológico.[2]

▶▶ CONTRIBUIÇÃO DA COPROCULTURA NA PROPEDÊUTICA DA DIARREIA CRÔNICA

A coprocultura auxilia o clínico no diagnóstico etiológico das diarreias bacterianas por meio do isolamento de patógenos entéricos. Na maioria dos laboratórios, o processamento rotineiro das fezes detecta alguns patógenos: *Salmonella* sp, *Shigella* sp, *Campylobacter* e alguns sorotipos de *Escherichia coli*. Em virtude da excreção irregular de patógenos nas fezes e do fato de que a maioria dos episódios de diarreia aguda é causada por vírus, por patógenos não detectáveis ou por causas não infecciosas, as coproculturas são frequentemente negativas. Em levantamento realizado, a Foodborne Disease Active Surveillance Network avaliou dados provenientes de 264 laboratórios dos EUA durante o ano de 1996. Foram testadas 233.212 amostras fecais para pesquisa de *Salmonella* e *Shigella*, e a positividade das culturas foi de 0,9% e 0,6%, respectivamente. Dados semelhantes foram descritos para pesquisa de *Campylobacter*, com positividade de 1,2%, e para *Escherichia coli* O157, com positividade de 0,3%. Assim sendo, calcula-se que o custo da coprocultura por exame positivo varia de US$ 952 a US$ 1.200. Custo expressivo, que reflete a pequena sensibilidade do método para isolar o provável patógeno nos quadros de diarreia aguda.[3-5]

Culturas especiais, como para *Vibrio, Listeria*, alguns sorotipos de *E. coli, Clostridium, Aeromonas* e *Pleisiomonas*, devem ser especificadas na solicitação médica, dependendo do contexto clínico-epidemiológico da doença.[3,4]

As amostras de fezes enviadas para cultura devem ser, preferencialmente, coletadas dentro de 2 horas após a evacuação, visando otimizar a detecção de bactérias que se decompõem facilmente. Aproximadamente 20g de fezes devem ser coletados em frascos fornecidos pelo laboratório com conservante. Sempre que houver muco, pus ou sangue, esta porção deve ser coletada para pesquisa de parasitos. Deve-se evitar contaminação com urina.[3,4]

Nem mesmo na diarreia aguda existe consenso a respeito de quando solicitar a cultura de fezes. Como referido anteriormente, a positividade do exame é baixa e, além disso, não está claro se é necessária a documentação do agente envolvido, visto que a maioria dos casos de diarreia infecciosa é autolimitada. A coprocultura pode ser útil na avaliação de pacientes imunossuprimidos e portadores de doenças associadas em que a diarreia possa comprometer a evolução clínica, como nos idosos. Ela também poderá ser necessária em funcionários que trabalham em empresas que processam alimentos, como restaurantes, hospitais e outros. Nas diarreias nosocomiais, iniciadas mais de 3 dias após a internação, a coprocultura também é de pouco auxílio, pois a positividade deste exame é baixa. Estudo multicêntrico europeu sugere que, na presença de fatores como idade superior a 65 anos, presença de comorbidades, neutropenia ou na síndrome de imunodeficiência adquirida, a coprocultura possa ter algum valor, mesmo se a diarreia teve início após os 3 primeiros dias de internação.[3-6]

Infecção bacteriana é causa rara de diarreia crônica. Assim sendo, em pacientes imunocompetentes, a cultura de fezes não contribui para o esclarecimento etiológico na maioria dos casos. Em indivíduos imunossuprimidos, causas infecciosas comuns de diarreia aguda, como *Campylobacter* ou *Salmonella* sp, podem ter curso prolongado. Nessa população, a cultura das fezes deve fazer parte da avaliação diagnóstica inicial. Em geral, coprocultura negativa não é suficiente para descartar a possibilidade de infecção bacteriana.[1-3]

▶▶ REFERÊNCIAS BIBLIOGRÁFICAS

1. Fine KD, Schiller LR. AGA technical review on the evaluation and management of chronic diarrhea. Gastroenterology 1999; 116:1464-86.
2. Ferrari MLA, Cunha AS. Intestino delgado. In: López M, Laurentys-Medeiros J (eds.) Semiologia médica. As bases para o diagnóstico clínico. Rio de Janeiro: Revinter, 2004: 663-88.
3. Guerrant RL, Van Gilder T, Steiner TS, et al. Practice guidelines for the management of diarrhea. CID 2001; 32:331-51.
4. Rohner P, Pittet D, Pepey B, et al. Etiological agents of infectious diarrhea: implications for request of microbial culture. J Clin Microbiol 1997; 35:1427-32.
5. Oplustil CP, Zoccoli CM, Tobouti NR, Sinto SI. Cultura de fezes. In: Oplustil CP, Zoccoli CM, Tobouti NR, Sinto SI (eds.) Procedimentos básicos em microbiologia clínica. São Paulo: Sanvier, 2004: 94-104.
6. Bauer TM, Lalvani A, Fahrenbach E, et al. Derivation and validadion of guidelines for stool cultures for enteropathogenic bacteria other than *Clostridium difficile* in hospitalized adults. JAMA 1990; 285:313-9.

24

Hemorragia Obscura do Intestino Médio: Enteroscopia ou Cápsula?

David Corrêa Alves de Lima • Luiz Ronaldo Alberti

▶▶▎ INTRODUÇÃO

A hemorragia obscura do intestino médio (HIM) é caracterizada pelo sangramento persistente ou recidivante não esclarecido após avaliação endoscópica convencional das partes alta e baixa do trato digestório, sendo responsável por cerca de 5% dos casos de hemorragia digestiva.[1,2] Nos 5% de casos de HIM não esclarecidos, o sangramento, na maioria das vezes, tem origem no intestino delgado (90%). Nos 10% restantes dos pacientes, a lesão não foi detectada à esofagogastroduodenoscopia (EGD) ou à colonoscopia por motivo de falha técnica ou lesão inaparente (Dieulafoy, hemobilia, divertículo colônico que parou de sangrar etc.).

As *angioectasias*, comumente denominadas *angiodisplasias*, são as causas mais comuns de sangramento do intestino delgado, correspondendo a mais de 50% dos casos. As angioectasias são dilatações de veias submucosas preexistentes e dos capilares mucosos suprajacentes.[3] Endoscopicamente, são lesões planas ou levemente elevadas, avermelhadas, com cerca de 2 a 10mm. Um vaso proeminente pode ser visível, e pode existir um halo claro, correspondendo à área de desvascularização ao redor da lesão.[4] As angioectasias podem associar-se a diversas condições clínicas, incluindo insuficiência renal crônica, estenose aórtica e doença de von Willebrand. As angioectasias podem evoluir com quadros de sangramento vivo, melena ou sangue oculto positivo nas fezes.[4] Outras causas menos comuns são: tumores carcinoides, tumores estromais com erosão, adenocarcinoma, linfomas, sarcoma de Kaposi, doença de Crohn, úlceras por drogas, fístulas aortoentéricas, divertículo de Meckel e varizes do intestino delgado.

▶▶▎ INVESTIGAÇÃO

Diante da evidência clínica ou laboratorial de sangramento obscuro, é importante definir a sequência propedêutica.[1] A abordagem do paciente será feita de acordo com as manifestações da hemorragia: (a) sinais de sangramento evidente: investigação rápida e em nível hospitalar; (b) sem sangramento visível exteriorizado: investigação planejada em nível ambulatorial.

A menos que existam sintomas claramente relacionados com o trato gastrointestinal alto, a avaliação deve ser iniciada por colonoscopia, sobretudo se o paciente tiver mais de 40 anos. Os pacientes com anemia ferropriva, nos quais não se identificaram focos de sangramento extraintestinais, são candidatos ao exame simultâneo dos tratos digestórios alto e baixo.[6]

Deve-se evitar atribuir a causa da anemia ou da pesquisa positiva de sangue oculto nas fezes às lesões do trato digestório que habitualmente não se associam a sangramentos ocultos. As varizes de esôfago e os divertículos colônicos, em geral, sangram de forma visível, e não oculta. O relato de hemorroidas ou dispepsia induzida por anti-inflamatórios não esteroides (AINE) não deve desviar a atenção para outras doenças que ocorrem na mesma faixa etária, como os cânceres colorretal e gástrico. Os casos de HIM que se manifestam de maneira aguda devem ser abordados em nível hospitalar, visando à identificação e ao tratamento imediatos da hemorragia. Nos sangramentos do tipo obscuro-oculto, a abordagem pode ser realizada ambulatorialmente.[5,6]

▶▶▎ DIAGNÓSTICO

A experiência com os métodos mais recentes de investigação na HIM, especialmente a enteroscopia e a cápsula endoscópica, tem revelado que algumas das lesões encontradas durante a investigação secundária poderiam ter sido identificadas nos exames previamente realizados.

Até poucos anos atrás, os métodos mais eficazes para diagnóstico e terapêutica das lesões hemorrágicas do delgado eram a *push*-enteroscopia (PE), a sonda enteroscópica e a enteroscopia intraoperatória. Recentemente, a cápsula endoscópica e a enteroscopia com duplo balão (EDB) ou de balão único vêm sendo utilizadas e cada vez mais divulgadas, e têm se mostrado de importância diagnóstica e terapêutica.[1]

Apesar da superioridade da cápsula endoscópica e da EDB em relação à PE, esta continua sendo utilizada por ser a técnica mais facilmente disponível para se obter exploração da parte proximal do intestino delgado.

A *enteroscopia intraoperatória* (EIO) é realizada sob anestesia geral, com a participação do cirurgião, sendo reservada como último recurso na tentativa de se esclarecer a origem da HIM. Sua principal desvantagem é a necessidade de anestesia geral e, na maioria das vezes, de laparotomia ou videocirurgia. O cirurgião examina a serosa por transiluminação e marca as lesões encontradas no exame endoscópico. Complicações relacionadas com a EIO variam de 0% a 52%, incluindo lacerações mucosas, hematomas intramurais, hematomas mesentéricos, perfuração, íleo prolongado, isquemia intestinal e infecção da ferida operatória. A mortalidade relacionada com o procedimento ou com as complicações pós-operatórias chega a 11%.[7]

A *cápsula endoscópica* (CE), descrita em 2001, é considerada o método não invasivo mais eficaz para o estudo do intestino delgado (Fig. 24.1). O exame da CE apresenta como vantagem o fato de dispensar sedação ou analgesia, sendo realizado ambulatorialmente e preservando as atividades habituais do paciente. Suas desvantagens consistem em: a definição das imagens não são tão apuradas, quando comparada à videoendoscopia, não permite direcionamento para exame repetido e detalhado de eventuais lesões e não possibilita a realização de biópsias ou de terapêuticas. A visibilização do intestino delgado revela áreas cegas devido ao escurecimento progressivo da imagem, especialmente nos segmentos distais, sendo prejudicada pela presença de bile e resíduo alimentar. Nos casos de trânsito intestinal lento que ultrapasse o tempo de capacidade da bateria (6 a 8 horas), a transmissão dos sinais é interrompida antes que a cápsula tenha percorrido todo o delgado, sendo o exame incompleto. Outra limitação é o preço elevado do exame. A CE apresenta acurácia média de 42%, podendo chegar a 66% nos casos de sangramento em atividade no momento do exame.[8] As contraindicações absolutas para CE incluem a obstrução e a pseudo-obstrução do trato digestório. Como contraindicações relativas são relata-

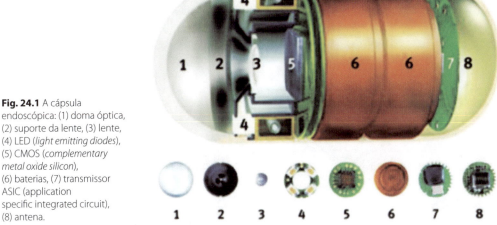

Fig. 24.1 A cápsula endoscópica: (1) doma óptica, (2) suporte da lente, (3) lente, (4) LED (*light emitting diodes*), (5) CMOS (*complementary metal oxide silicon*), (6) baterias, (7) transmissor ASIC (application specific integrated circuit), (8) antena.

das desordens de motilidade intestinal (p. ex., gastroparesias), presença de estenoses e fístulas, gravidez, doença diverticular do intestino delgado, divertículo de Zenker, múltiplas operações abdominais, radioterapia prévia, distúrbios da deglutição ou disfagia e uso de desfibrilador ou cardioversor. Ainda que não haja estudos bem estabelecidos em pacientes portadores de marca-passo, evidências sugerem que a CE possa ser realizada com segurança nesses casos.

Com o objetivo de superar as limitações previamente descritas da CE, Yamamoto *et al.*[9] descreveram, em 2001, a *enteroscopia com duplo balão* (EDB). Esta técnica difere das enteroscopias tradicionais por utilizar um videoendoscópio especificamente desenvolvido para exame do intestino delgado, com diâmetro externo de 8,5mm para diagnóstico (Fujinon EN-450P5) e de 9,4mm para terapêutica (Fujinon EN-450T5), com comprimento de 200cm (Fig. 24.2). Em sua extremidade é acoplado um balão, o qual é introduzido em um *overtube* com comprimento de 145cm e, em sua extremidade distal, é acoplado outro balão, ambos utilizados de maneira sincronizada. Os enteroscópios com canal de trabalho de 2,8mm possibilitam a passagem de acessórios convencionais e a realização de vários procedimentos terapêuticos na hemorragia (polipectomias, biópsias, injeção de substâncias com agulhas injetoras, aplicação de plasma de argônio e colocação de hemoclipes).[10,11]

Os balões são insuflados e desinsuflados de maneira segura e eficaz por meio de bomba insufladora de ar que, por meio de toques, possibilita o controle rigoroso das pressões dentro dos balões. A enteroscopia total pode ser confirmada colocando-se marcas de tinta (tatuagem) nanquin durante a primeira introdução e identificando-se a respectiva marcação na inserção do aparelho por via oposta.[9]

Em mãos experientes, a combinação de ambas as abordagens possibilita a enteroscopia total, utilizando o endoscópio com duplo balão, em até 80% dos casos.[11,12] Possibilita, também, o exame nos casos de alça cega e alça aferente, bem como nas estenoses de intestino delgado.[10,11] Com esse sistema pode-se, então, atingir as porções mais distais do intestino delgado, com traumatismos mínimos e baixos índices de complicações.

As principais contraindicações ao uso da EDB são os casos em que há fragilidade da parede intestinal, como anastomose intestinal ou pancreatite recentes, ulcerações extensas no ID, linfoma em vigência de quimioterapia ou síndrome de Ehlers-Danlos. A EDB também deve ser evitada em pacientes com coagulopatias ou suspeita de obstrução ou perfuração intestinais. Embora seja método pouco invasivo, a EDB apresenta complicações em torno de 0,8% dos casos, taxa próxima àquela encontrada nas colonoscopias. A principal intercorrência relatada foi a

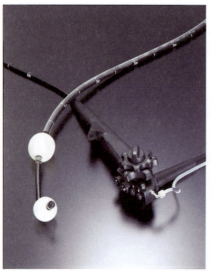
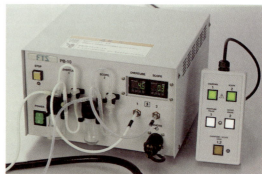

Fig. 24.2A Enteroscópio de duplo balão (Fujinon EN-450P5) – modelo diagnóstico: comprimento de 200cm, diâmetro externo de 8,5mm e canal de trabalho de 2,2mm. **B.** Bomba insufladora de ar (Fujinon PB-10) no sistema de enteroscopia de duplo balão. (Cortesia do Dr. Hinori Yamamoto, Japão.)

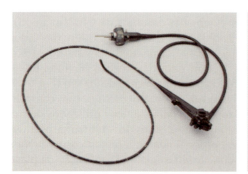
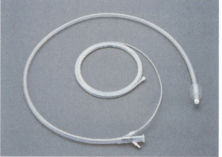

Fig. 24.3A Enteroscópio de balão único (Olympus SIF Q 180) – modelo terapêutico: comprimento de 200cm, diâmetro externo de 9,5mm e canal de trabalho de 2,8mm. **B.** Bomba insufladora de ar (Olympus OBCU) no sistema de enteroscopia de balão único.

pancreatite, cuja causa ainda não foi completamente determinada, embora se acredite que seja provocada por compressão da papila de Vater pelo balão do enteroscópio durante o exame. Nas EDB terapêuticas, complicações mais graves, como hemorragia e perfuração, são observadas em 4,3% dos procedimentos.[11,12]

Recentemente, tornou-se disponível a *enteroscopia com sistema de balão único* (Fig. 24.3), aplicando os mesmos princípios técnicos da EDB, porém a literatura ainda carece de dados relacionados com seu desempenho.[13]

De acordo com o Consenso de Tóquio (2006), todo paciente com diagnóstico clínico de hemorragia de origem obscura deve ser submetido novamente à esofagogastroduodenoscopia e à colonoscopia. Se esses procedimentos forem negativos, define-se a existência de sangramento ativo agudo. Nesses casos, recomenda-se a realização de EDB que, além de propedêutica, permite realizar hemostasia, polipectomia e biópsias.[14]

Segundo orientação da European Society of Gastrointestinal Endoscopy, a EDB deve ser o método inicial quando se suspeita de que pode haver necessidade de hemostasia endoscópica, ou quando há histórico de cirurgia da obesidade ou em Y de Roux.[15]

O Segundo Consenso Internacional de Berlim (2007) sugeriu, de maneira objetiva, a sequência de abordagem da HIM. Inicialmente, todos os pacientes devem ser submetidos a nova colonoscopia com avaliação do íleo terminal e esofagogastroduodenoscopia. A EDB deveria ser realizada, inicialmente, em pacientes que aguardam a realização de terapêutica, ou seja, pacientes com anemia aguda em decorrência de sangramento ativo. Ela está também indicada na sequência de estudo por CE em que foi diagnosticada lesão hemorrágica. Em pacientes com pequena probabilidade de procedimento terapêutico, principalmente naqueles com anemia crônica, a CE deve ser preferida como método inicial.[15]

Na ausência de lesões estenosantes do intestino médio, a CE pode ser realizada primeiramente, até mesmo para definir a via inicial de realização da EDB (via anterógrada ou retrógrada). Em pacientes com anatomia modificada cirurgicamente, principalmente naqueles submetidos a reconstruções intestinais em Y de Roux, a EDB é a única opção. É importante lembrar que, na suspeita de estenoses, a EDB torna possível a realização de estudos contrastados devido à possibilidade de insuflação simultânea dos balões, oferecendo importantes resultados em pacientes com fístulas.[11,12,16,17]

Comparando-se esses dois novos métodos (DBE e CE), é importante frisar que eles não são mutuamente excludentes. Segundo o consenso de 2007 da American Gastroenterology Society,[18] a CE é o próximo exame a ser pedido na investigação da HIM, após resultados negativos de endoscopia alta e colonoscopia (recomendação também feita pela British Society of Gastroenterology[19] no seu consenso de 2008). Os resultados iniciais da CE podem orientar uma posterior EDB terapêutica, bem como a sua via inicial de entrada.

▶▶▶ CONSIDERAÇÕES FINAIS

Apesar de todos os recursos propedêuticos atuais, a hemorragia do intestino médio ainda permanece um desafio. Observa-se tendência para a indicação de CE como propedêutica inicial, por tratar-se de método não invasivo, que não exige sedação e que pode orientar a via de acesso da enteroscopia posterior (em caso de necessidade da terapêutica). Cabe ressaltar que a EDB ou a enteroscopia de balão único poderá ser empregada como primeiro método quando este estiver disponível e onde houver forte suspeita de lesão sangrante demonstrada por outros métodos investigatórios. Nos casos de sangramento intenso ou não esclarecido, ainda há espaço para o emprego da EIO com possibilidade de resolver a situação de maneira eficaz e definitiva. Estudos comparativos prospectivos já começam a definir claramente o papel específico de cada método e o melhor momento para sua utilização uma vez que são métodos complementares, e não excludentes.

▶▶▶ REFERÊNCIAS BIBLIOGRÁFICAS

1. Singh V, Alexander JA. Evaluation and management of obscure gastrointestinal bleeding. Abdom Imaging 2008 [epub ahead of print].
2. AGA guideline: Evaluation and management of occult and obscure gastrointestinal bleeding. Gastroenterology 2000; 118:197-200.
3. Pennazio M. Bleeding update. Gastrointest Endosc Clin North Am 2006; 16:251-66.
4. Schmit A, van Gossum A. Proposal for an endoscopic classification of digestive angiodysplasias for therapeutic trials [letter]. Gastroenterol Endosc 1998; 48:659.

5. Lima DCA, Yamamoto H, Rosa RM. Endoscopia do intestino delgado. In: Savassi-Rocha PR, Coelho LGV, Silva RG, Ferrari TC (eds.) Tópicos em gastroenterologia – 15: Avanços em gastroenterologia. Rio de Janeiro: Guanabara Koogan, 2006: 101-18.

6. Mergener K, Ponchon T, Gralnek I, et al. Literature review and recommendations for clinical application of small-bowel capsule endoscopy, based on a panel discussion by international experts. Consensus statements for small-bowel capsule endoscopy, 2006/2007. Endoscopy 2007; 39:895-90.

7. Ingrosso M, Prete F, Pisani A, Carbonara R, Azzarone A, Francavilla A. Laparoscopically assisted total enteroscopy: a new approach to small intestinal diseases. Gastrointest Endosc 1999; 49:651-2.

8. Melmed GY, Lo SK. Capsule endoscopy: practical application. Clin Gastroenterol Hepatol 2005; 3:411-22.

9. Yamamoto H, Sekine Y, Sato Y, et al. Total enteroscopy with a nonsurgical steerable double-balloon method. Gastrointest Endosc 2001; 53:216-20.

10. Yamamoto H, Kita H, Sunada K, et al. Clinical outcomes of double-balloon endoscopy for the diagnosis and treatment of small-intestinal diseases. Clin Gastroenterol Hepatol 2004; 2:1010-6.

11. Sunada K, Yamamoto H, Kita H, et al. Clinical outcomes of enteroscopy using the double-balloon method for strictures of the small intestine. World J Gastroenterol 2005; 11:1087-9.

12. Ohmiya N, Yano T, Yamamoto H, et al. Diagnosis and treatment of obscure GI bleeding at double balloon endoscopy. Gastrointest Endosc 2007; 66:S72-7.

13. Hartmann D, Eickhoff A, Tamm R, Riemann JF. Balloon-assisted enteroscopy using a single-balloon technique. Endoscopy 2007; 39 (Suppl 1):E276.

14. Sugano K, Marcon N. The First International Workshop on Double Balloon Endoscopy: a consensus meeting report. Gastrointest Endosc 2007; 66:S7-11.

15. Pohl J, Blancas JM, Cave D, et al. Consensus report of the 2nd International Conference on double balloon endoscopy. Endoscopy 2008; 40:156-60.

16. Lin S, Rockey DC. Obscure gastrointestinal bleeding. Gastroenterol Clin North Am 2005; 34:679-98.

17. Heil U, Jung M. The patient with recidivent obscure gastrointestinal bleeding. Best Pract Res Clin Gastroenterol 2007; 21:393-407.

18. Raju GS, Gerson L, Das A, Lewis B. American Gastroenterological Association. American Gastroenterological Association (AGA) Institute technical review on obscure gastrointestinal bleeding. Gastroenterology 2007; 133:1697-717.

19. Sidhu R, Sanders DS, Morris AJ, McAlindon ME. Guidelines on small bowel enteroscopy and capsule endoscopy in adults. Gut 2008; 57:125-36.

25

Obstrução Intestinal Recorrente por Aderências: O Que Fazer?

Fernando Novo • Samir Rasslan

▶▶ INTRODUÇÃO

Apesar de todos os avanços no campo da cirurgia e da incorporação de novas técnicas e equipamentos que, às vezes, quase superam a nossa capacidade de acompanhar o progresso que ocorre constantemente, as aderências peritoneais continuam sendo um desafio significativo para o cirurgião e um problema recorrente e de longo prazo. Alguns estudos relatam incidência de até 94% de formação de aderências peritoneais após laparotomia.[1]

As aderências peritoneais podem ser decorrentes de traumatismo peritoneal, radiação, infecção ou ter causa congênita. No entanto, a causa mais frequente de aderências peritoneais é, de longe, a laparotomia. Estudo recente, que acompanhou por até 40 anos um grupo de 500 pacientes operados por obstrução intestinal por causa de aderências, mostrou que 83% dos pacientes tinham pelo menos uma cirurgia abdominal prévia.[2] As aderências peritoneais causam vários problemas, como aumento da dificuldade e do risco nas reoperações, infertilidade e dor abdominal e pélvica crônica. Nas reoperações, são também causa de lesão de vísceras abdominais, além de aumentarem significativamente o tempo operatório e a duração da internação hospitalar. São ainda consideradas a principal causa de conversão de laparoscopia para laparotomia.[3]

A complicação mais grave, contudo, é a obstrução intestinal.[4] De fato, no adulto, a obstrução de intestino delgado é decorrente de aderências em 75% das vezes. A incidência de obstrução intestinal por aderências aumentou nos três últimos decênios, graças ao aumento do número de laparotomias.[5,6] A mortalidade associada à cirurgia de obstrução intestinal por aderências é de cerca de 3%, e a morbidade pós-operatória gira em torno de 18%.[7,8] Em 1994, nos EUA, os custos foram calculados em 1,3 bilhão de dólares, sendo que a Health Care Financing Administration mostrou que, em 1996, só o Medicare pagou mais de 3,2 bilhões de dólares para o tratamento de complicações relacionadas com as aderências peritoneais.[4,9] Assim, a obstrução intestinal por aderências continua sendo problema médico e social significativo.

▶▶▎ ETIOLOGIA E INCIDÊNCIA

Embora as aderências pós-operatórias possam ocorrer em até 95% dos pacientes submetidos a operação abdominal, a obstrução intestinal a elas associada tem incidência bem mais baixa e está relacionada com o tipo de operação a que o doente foi submetido. Em geral, cerca de 5% dos pacientes submetidos a operações abdominais e pélvicas têm obstrução intestinal por aderências, variando a incidência desde 0,05% nas cesarianas e 1% nas apendicectomias, até 10% nas operações colorretais.[6] Além de apresentarem incidência maior de complicações obstrutivas por aderências, os pacientes submetidos a operações colorretais têm maior probabilidade de desenvolver aderências múltiplas (*matted adhesions*) do que os demais pacientes. É conhecido que, em comparação com as aderências simples (*adhesive bands*), os pacientes com aderências múltiplas têm cirurgias mais complicadas e maior probabilidade de recorrência da obstrução intestinal.[7] As operações ginecológicas têm risco comparável ao das operações colorretais, e as operações sobre as vias biliares e sobre o estômago ou duodeno têm risco menor de causar obstrução intestinal por aderências.[7] A análise do intervalo de tempo entre a operação e a complicação obstrutiva mostra que os pacientes nunca ficam livres das aderências. De fato, o pico de ocorrência da obstrução intestinal acontece nos primeiros anos após a operação abdominal, mas a obstrução pode ocorrer dentro de poucos dias até vários decênios após a operação.[6] Num estudo envolvendo 410 pacientes internados por obstrução intestinal por aderências, num período de 10 anos, em 56 pacientes (14%) a última laparotomia havia sido realizada mais de 20 anos antes. Além disso, o paciente que apresenta obstrução intestinal por aderências está sujeito a recidiva dos sintomas, podendo vir a precisar da operação por mais de uma vez, num espaço de tempo extremamente variável.

▶▶▎ TRATAMENTO

O tratamento dos pacientes com obstrução intestinal por aderências pode ser operatório ou não operatório. Mais de 50% dos pacientes com obstrução intestinal por aderências respondem ao tratamento conservador.[7] Em princípio, os pacientes que apresentarem obstrução completa, obstrução em alça fechada ou sinais de estrangulamento devem ser operados prontamente. Por outro lado, os pacientes que apresentarem obstrução intestinal mecânica nos primeiros 30 dias após operação abdominal, em princípio, devem ser tratados de maneira conservadora, pois, nessa fase, as aderências tendem a ser frouxas e a resolver-se sem operação.[10] Como muitos pacientes têm resolução do quadro obstrutivo sem necessidade de operação, o tratamento clínico deve ser instituído sempre que não houver indicação clara de operação de urgência. Este consiste na descompressão gástrica e do intestino proximal por meio de cateter gástrico e na reposição de volume e eletrólitos, com a correção dos distúrbios que possam estar presentes. Mesmo no paciente que necessitar de operação de emergência, devem ser feitas a reposição volêmica adequada e a descompressão gástrica, como preparo pré-operatório. Em estudos que incluem grande número de pacientes, a necessidade de operação varia de cerca de 30% até próximo de 60% dos pacientes com obstrução.[7,11] Além da decisão de operar ou não o paciente, o cirurgião precisa decidir o melhor momento de indicar a operação. Nem sempre é fácil ter segurança de que o paciente não apresenta estrangulamento intestinal. O retardo da operação no paciente com sofrimento vascular intestinal aumenta em três vezes a mortalidade pós-operatória.[5] Na maioria dos pacientes, contudo, é seguro indicar inicialmente o tratamento conservador, por 12 a 24 horas, desde que o paciente seja cuidadosamente acompanhado e avaliado periodicamente. Alguns autores sugerem que se insista por mais tempo no tratamento não operatório, mesmo na presença de obstrução intestinal total. A presença de dor abdominal constante ou a mudança no caráter da dor de intermitente para contínua devem ser interpretadas como sinais de possível complicação isquêmica e indicar operação imediata. Embora ainda amplamente utilizada para o acompanhamento da evolução dos pacientes com obstrução intestinal por aderências, a radiografia simples de abdome, ainda que muito útil no diagnóstico inicial de obstrução, não é capaz de mostrar sinais precoces de complicação isquêmica, sendo assim de pouca utilidade no acompanhamento. A tomografia de abdome, por sua vez, pode mostrar espessamento de parede de intestino ou de mesentério, gás na parede de alças ou líquido livre, sinais que podem definir a indicação de operação.

A operação pode ser feita por laparotomia ou por laparoscopia. Embora ainda não existam dados definitivos, há evidências de que a cirurgia laparoscópica possa associar-se a menor taxa de aderências e de obstrução intestinal.[12] Alguns estudos retrospectivos indicam que a abordagem laparoscópica é segura nos pacientes que não têm doença maligna nem doença inflamatória intestinal e que foram submetidos previamente a, no máximo, uma laparotomia por obstrução intestinal. As taxas de sucesso estão entre 60% e 80%, e as complicações são raras, sendo a principal a perfuração de alça intestinal aderida ou distendida, seja pelo trocarte, seja pela manipulação na exploração.[13] No intraoperatório, pode ser necessária a ressecção de alças intestinais, ou por apresentarem isquemia ou por lesão na liberação das aderências. Um estudo mostrou que, nos pacientes em que foi feita ressecção intestinal, a taxa de recorrência foi menor (22%) do que nos pacientes em que foi feita apenas a lise de aderências (34%).[7]

▶▶ O PROBLEMA DA RECORRÊNCIA: O QUE FAZER?

Esta questão não é fácil de ser respondida e representa, para o cirurgião, um dos desafios das operações abdominais por urgência não traumática. Como vimos, o problema das aderências peritoneais é para toda a vida. Após um surto de obstrução intestinal, o paciente está sujeito a recidiva. Uma vez que toda operação abdominal pode causar formação de aderências, o tratamento operatório da obstrução intestinal pode ser mais um fator na formação de novas aderências. A taxa de recorrência de obstrução intestinal varia de 12% a 53% e não parece ser influenciada pelo tratamento, operatório ou não. Alguns trabalhos mostram que os operados têm risco menor de recorrência do que os tratados de forma não operatória, e outros mostram que os não operados, embora tenham risco igual de precisar de operação, têm recorrência mais precocemente.[2,7,8] Todos os trabalhos, contudo, são unânimes em mostrar que o risco de recorrência aumenta com o número de internações por obstrução e com o tipo de aderências (banda simples ou aderências múltiplas). Com o aumento do número de episódios de obstrução, diminui também o intervalo de tempo entre eles, ou seja, a recorrência ocorre mais precocemente.

A pergunta que precisa ser respondida é: o que fazer para evitar a recorrência? As plicaturas intestinais (operação de Noble e similares) e os tubos nasointestinais longos (tubo de Baker, chamado às vezes de *plicatura sem pontos*) foram abandonados.[14,15] A operação de Noble foi muito comentada no passado, mas pouco utilizada, e mesmo cirurgiões com longa experiência em intervenções de urgência não tiveram a oportunidade de praticá-la.

Uma opção, também poucas vezes empregada, frente à recorrência com múltiplas aderências é a ressecção, em bloco, do segmento comprometido do intestino delgado desde que, evidentemente, não se *crie* um grande enterectomizado.

A alternativa de derivação interna não é conduta adequada, pois mantém um segmento excluso do trânsito, funcionando como alça cega com todas as suas consequências.

Os doentes com várias intervenções prévias por aderência constituem sério problema terapêutico. A tendência do cirurgião é postergar, ao máximo, ou evitar o tratamento operatório, desde que não existam evidências de comprometimento vascular do intestino. Algumas vezes, a laparotomia indicada é não terapêutica.

Todo serviço de emergência tem um ou outro doente crônico, frequentador assíduo, conhecido por todos os cirurgiões da equipe e que já foi operado várias vezes.

Muitos agentes foram tentados com o intuito de prevenir a formação de aderências: fibrinolíticos, anticoagulantes, anti-inflamatórios, antibióticos, dextran e outros polímeros de glicose, mel, estatinas ou azul de metileno. Alguns parecem diminuir a formação de aderências em animais, mas sua eficácia não foi comprovada no ser humano. Além disso, muitos têm efeitos colaterais inaceitáveis, como o aumento do risco de peritonite e de deiscência de anastomoses.[6] Outra tecnologia disponível para diminuir a formação de aderências é o uso de barreiras por membranas bioabsorvíveis. Existem dois produtos disponíveis, o *Intercede* (celulose oxigenada regenerada) e o *Seprafilm* (carboximetilcelulose baseada em hialuronato de sódio). Ambos parecem seguros e efetivos em diminuir as aderências no local onde são aplicados. Contudo, sua manipulação durante a operação não é muito simples, e eles não afetam a formação de aderências fora do local onde são aplicados. Além disso, se aplicados sobre anastomoses, podem aumentar o risco de deiscência.[4,16] Até o momento, enquanto o mecanismo celular e molecular da formação de aderências não for totalmente desvendado, o melhor modo de prevenir sua ocorrência e complicações é por meio de técnica operatória cuidadosa, o que inclui reduzir o traumatismo tecidual com a consequente diminuição da reação inflamatória inicial, controlar meticulosamente o sangramento, evitar corpos estranhos (fios, talco, fiapos de gaze e de compressa), não deixar tecido desvitalizado, minimizar isquemia e dissecção e prevenir a infecção.[4]

▶▶| REFERÊNCIAS BIBLIOGRÁFICAS

1. Menzies D. Peritoneal adhesions. Incidence, cause, and prevention. Surg Annu 1992; 24:27-45.
2. Fevang B-Ts, Fevang J, Lie SA, et al. Long-term prognosis after operation for adhesive small bowel obstruction. Ann Surg 2004; 240(2):193-201.
3. van Goor H. Consequences and complications of peritoneal adhesions. Colorectal Dis 2007; 9 (Suppl 2):25-34.
4. Becker JM, Stucchi AF. Intra-abdominal adhesion prevention: are we getting any closer? Ann Surg 2004; 240(2):202-4.
5. Fevang BT, Fevang J, Stangeland L, et al. Complications and death after surgical treatment of small bowel obstruction: a 35-year institutional experience. Ann Surg 2000; 231(4):529-37.
6. Cappell MS, Batke M. Mechanical obstruction of the small bowel and colon. Med Clin N Am 2008; 92:575-97.
7. Miller G, Boman J, Shrier I, et al. Natural history of patients with adhesive small bowel obstruction. Br J Surg 2000; 87:1240-7.
8. Duron JJ, Silva NJ, du Montcel ST, et al. Adhesive postoperative small bowel obstruction: incidence and risk factors of recurrence after surgical treatment: a multicenter prospective study. Ann Surg 2006; 244(5):750-7.
9. Ray NF, Denton WG, Thamer M, et al. Abdominal adhesiolysis: inpatient care and expanditures in the United States in 1994. J Am Coll Surg 1998; 186:1-9.
10. Pickelman J, Lee RM. The management of patients with suspected early postoperative small bowel obstruction. Ann Surg 1989; 210(2):216-9.
11. Williams SB, Greenspon J, Young HA, et al. Small bowel obstruction: conservative *vs.* surgical management. Dis Colon Rectum 2005; 48:1140-6.
12. Gutt CN, Oniu T, Schemmer P, et al. Fewer adhesions induced by laparoscopic surgery? Surg Endosc 2004; 18(6):898-906.
13. Mancini GJ. Nationwide impact of laparoscopic lysis of adhesions in the management of intestinal obstruction in the US. J Am Coll Surg 2008; 207:520-6.
14. Noble TB Jr. Plication of small intestine as prophylaxis against adhesions. Am J Surg 1937; 35:41-4.
15. Weigelt JA, Snyder III, WH, Norman JL. Complications and results of 160 Baker tube plications. Am J Surg 1980; 140:810-5.
16. Beck DE, Cohen Z, Fleshman JW et al. A prospective, randomized, multicenter, controlled study of the safety of seprafilm adhesion barrier in abdominopelvic surgery of the intestine. Dis Colon Rectum 2003; 46:1310-9.

26

Tumor Carcinoide de Intestino Delgado: Como Estadiar?

Frederico Teixeira • Samir Rasslan

▶▶❘ CASO CLÍNICO

Uma jovem de 23 anos procura atendimento médico por causa de diarreia e cólicas intestinais há 3 meses. Informa que emagreceu 5kg no período, tem fadiga e refere quadro de *flush* facial. Há mais de 2 anos apresenta dor abdominal não muito bem caracterizada, às vezes em cólica. Ao exame, encontra-se levemente descorada, anictérica e eutrófica. O abdome é plano, flácido, indolor à palpação, sem visceromegalias, com ruídos aumentados não metálicos. Os dados clínicos – diarreia e *flush* facial – levaram à suspeita de tumor neuroendócrino A dosagem de ácido 5-hidróxi-indolacético (5-HIAA) na urina é de 12mg/24h (VN = 2 a 6mg/24h). A investigação com exames de imagem revela múltiplos nódulos sólidos no fígado, sugestivos de acometimento secundário. Exames endoscópicos não revelam lesões primárias. Biópsia percutânea de um dos nódulos hepáticos revela tumor neuroendócrino. Cintilografia com ^{131}I-metaiodobenzilguanidina (MIBG) não revela o tumor primário. A paciente é encaminhada para o Grupo de Cirurgia Oncológica e submetida a laparotomia exploradora. O inventário da cavidade abdominal mostra múltiplas lesões hepáticas e tumor estenosante é identificado a 50cm da válvula ileocecal com linfonodos satélites aumentados em seu mesentério. Foi submetida a ressecção intestinal com anastomose primária (Fig. 26.1 a 26.4).

* **Qual o estadiamento desta doente?**
* **Qual o seu prognóstico?**

▶▶❘ TUMOR CARCINOIDE DE INTESTINO DELGADO (TCID) – CONSIDERAÇÕES GERAIS

O termo carcinoide (*karzinoide*) foi utilizado, pela primeira vez, há mais de 100 anos com o objetivo de distinguir estes tumores dos já conhecidos carcinomas gastrointestinais, em virtude de seu comportamento biológico menos agressivo, levando à evolução clínica mais indolente.[1]

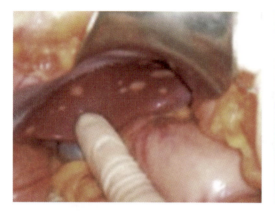

Fig. 26.1 Múltiplos nódulos hepáticos.

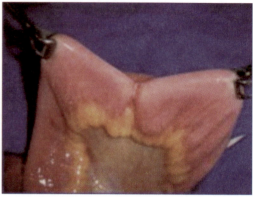

Fig. 26.2 Tumor carcinoide estenosante ileal.

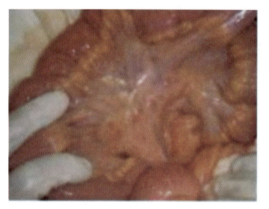

Fig. 26.3 Adenopatia satélite no mesentério ileal.

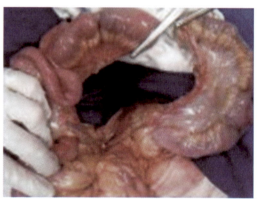

Fig. 26.4 Visão panorâmica após ressecção intestinal.

O primeiro tumor descrito foi justamente um carcinoide de intestino delgado (TCID) ileal, semelhante ao caso descrito. São tumores que, de modo geral, têm crescimento mais lento e são mais raros que os carcinomas.

Originalmente, os carcinoides foram classificados, quanto à sua localização, de acordo com a origem embrionária respectiva do território vascular: tronco celíaco e artéria mesentérica superior (AMS) e inferior.[2]

Os tumores carcinoides que se originam do trato gastrointestinal, que é vascularizado pela AMS, são reconhecidos como carcinoides *clássicos* (*midgut carcinoids* – duodeno distal, jejuno, íleo, apêndice e cólon ascendente).[3]

TCID surgem a partir das células endócrinas de Kultschitzky das criptas intestinais e podem secretar diferentes tipos de peptídeos, como serotonina, bradicininas, prostaglandinas, catecolaminas e substância P, entre outros. Como presumido, a origem embriológica dessas células advém do tecido neuroectodérmico, levando ao uso do termo tumor neuroendócrino. Seu potencial maligno foi reconhecido desde a década de 1950, bem como a observação de que podem ser produtores de serotonina (5-hidroxytriptamina). Quando metastatizam para pulmão ou fígado causam a síndrome carcinoide (SC).[4,5] A serotonina leva a efeitos procinéticos, cardiovasculares e brônquicos, ocasionando diarreia e vasodilatação e causando *flush* facial, broncoespasmo e doença cardíaca valvar. Como a produção de serotonina endócrina das células tumorais ganha a circulação entero-hepática, a metabolização no fígado limita a

TUMOR CARCINOIDE DE INTESTINO DELGADO: COMO ESTADIAR?

sua ação sistêmica. Entretanto, com a evolução para metástases hepáticas, sítios tumorais passam a produzir serotonina, liberada diretamente para circulação sistêmica, ocasionando SC e levando à detecção de níveis elevados de seu metabólito (5-HIAA) excretados pelos rins. Uma minoria dos doentes pode apresentar SC sem doença metastática, quando o tumor primário se localiza próximo à veia cava ou no retroperitônio e libera polipeptídeos diretamente para circulação sistêmica por meio de veias lombares ou diretamente para a veia cava. Os TCID são os mais comumente associados à SC.[6] Cerca de 20% a 30% dos pacientes portadores de TCID evoluem com SC, e a evolução para o óbito, neste grupo, resulta da doença cardíaca associada à síndrome em 50% dos casos.[7,8] Os efeitos a longo prazo da serotonina sobre as valvas cardíacas, notadamente as valvas pulmonares e tricúspide, levam à disfunção das câmaras cardíacas direitas devido às alterações fibróticas e à redução de calibre. A predominância da disfunção de câmaras direitas ocorre porque o tecido pulmonar libera enzimas que metabolizam serotonina. A disfunção de câmaras cardíacas esquerdas somente ocorre na presença de múltiplas metástases pulmonares.

TCID tem potencial biológico muitas vezes desfavorável, com cerca de 58% a 64% dos pacientes apresentando doença não localizada no momento do diagnóstico.[6]

Os dados clínicos isolados muitas vezes não são específicos, levando a pensar no diagnóstico apenas quando os sinais e sintomas se encontram presentes em conjunto. A história de dor abdominal intermitente, dor em cólica e diarreias paroxísticas, sobretudo quando acompanhadas de *flush* facial, sugere o diagnóstico. A intolerância à ingestão de álcool e a piora do *flush* facial podem reforçar a suspeita. Sua progressão local leva à formação de adenopatia desmoplásica com extensão para o mesentério, causando fibrose com retração. Crises de suboclusão intestinal compõem o quadro clínico. A ação da serotonina nos vasos mesentéricos causa seu espessamento, conhecido como elastose vascular, levando a graus variáveis de isquemia intestinal. Essas manifestações clínicas relacionadas com o mesentério ocorrem exclusivamente nos TCID, sugerindo a conjunção de fatores biológicos, devido à ação da serotonina, e locais, devido à adenopatia desmoplásica.

Cerca de 50% dos pacientes com TCID apresentam níveis elevados de 5-HIAA na urina independentemente da presença de SC.

A cromogranina A sérica, proteína constituinte dos grânulos presentes nas células neuroendócrinas, pode ser detectada na ausência de apresentações clínicas típicas e em doentes em seguimento, sendo um marcador de recorrência da doença. Sua sensibilidade é de 80% a 100%. Além disso, representa fator prognóstico independente quando acima de 5.000µg/L.[9]

Os TCID de duodeno são diagnosticados de maneira usual por endoscopia alta para investigação de síndrome dispéptica ou sangramento. Os exames de imagem axial (TC, RNM) não costumam identificar o tumor primário, que normalmente tem pequenas dimensões, demonstrando, mais amiúde, evidências de doença sistêmica e/ou adenopatia regional.[10] Para identificar lesões secundárias, ou quando o tumor primário não foi identificado, a cintilografia com octreotide (análogo da somatostatina) tem sido recomendada como a modalidade diagnóstica mais sensível. A base fisiológica para indicar esse exame está no fato de que os TCID expressam receptores de somatostatina, especialmente os subtipos 2 e 5. A sensibilidade desse exame para detectar as lesões primárias é de 90%, sendo de 61% a 96% para diagnóstico de lesões secundárias. A captação evidenciada no *octreotide scan* pode predizer, de modo positivo, a resposta à terapia com análogos de somatostatina. A sua indicação antes da operação do tumor primário pode alterar a programação operatória em 33% dos casos.[11] Também tem sido usada, para detecção de doença secundária, a cintilografia com ^{131}I-metaiodobenzilguanidina (MIBG), que se acumula nos grânulos argentafins. Esta tem menor sensibilidade que o *octreotide scan* (60% a 85%). A investigação com PET-TC usando ^{11}C com 5-HTP (5-hidroxitriptofano), um precursor da serotonina, é capaz de identificar tumores tão pequenos quanto 0,5cm.

▶▶ DIAGNÓSTICO INTRAOPERATÓRIO

Cerca de metade dos doentes com TCID é diagnosticada durante operação de emergência por causa de obstrução ou, mais raramente, perfuração ou sangramento. O reconhecimento intraoperatório de TCID não é fácil. O local predominante é o íleo. O cirurgião deve suspeitar de lesões submucosas, espessamentos da parede intestinal e fibroses locais, com ou sem retração da serosa. Um terço dos doentes tem múltiplos TCID menores próximos à lesão maior, sendo sugerido que esta é uma forma de disseminação linfática. A palpação do intestino delgado é fundamental para detecção de outros nódulos. Metástases linfonodais são comuns mesmo quando os tumores são pequenos. Ocasionalmente, massas mesentéricas maiores e próximas à parede intestinal podem dificultar a identificação do tumor primário. Outras vezes, pode-se observar retração mesentérica sem massas por fibrose local. Em casos avançados, múltiplas alças de intestino delgado estão retraídas e convergem para fibrose do mesentério ou para conglomerado linfonodal, sendo estas as causas de obstrução mais comuns do que a oclusão da luz intestinal por tumor ou intussuscepção.

Deve-se realizar inspeção e palpação bimanual do fígado sistematicamente, além de coleta de líquido ascítico, quando presente. O material coletado deve ser encaminhado para exame citológico.

Recomenda-se, ao encontrar esses achados intraoperatórios, a realização de ressecção em bloco, removendo a fibrose do mesentério, a cadeia linfonodal e o tumor primário, além de outros nódulos encontrados durante a palpação do intestino delgado. Os linfonodos devem ser dissecados e os vasos jejunoileais individualizados para limitar a extensão da ressecção intestinal. Mesmo quando é diagnosticada metástase hepática ou doença linfonodal distante, deve-se remover o tumor primário em bloco com o mesentério e os linfonodos. Quando os linfonodos não foram removidos durante a operação inicial, é recomendada futura reabordagem para ressecção em bloco, a fim de evitar a progressão para obstrução intestinal por retração mesentérica, que é de difícil resolução. Uma vez removida toda doença grosseira, espera-se que o doente curse por período prolongado livre das manifestações de suboclusão intestinal. No pós-operatório, os TCID clássicos costumam progredir lentamente, e as manifestações clínicas das recorrências costumam surgir 5 a 10 anos após o tratamento inicial.

▶▶ DIAGNÓSTICO HISTOPATOLÓGICO

O padrão para diagnóstico e estadiamento do TCID é definido por análise histopatológica detalhada, classificando-se os tumores de acordo com a Organização Mundial de Saúde (OMS)[12] (Quadro 26.1). A imuno-histoquímica costuma definir o diagnóstico quando positivam marcadores de tecido neuroendócrino, como sinaptofisia e cromogranina A.

▶▶ COMO ESTADIAR O TUMOR CARCINOIDE DE INTESTINO DELGADO?

Pouco se conhece sobre a evolução, a longo prazo, dos TCID, o que limita a capacidade de prognosticar e estratificar estratégias de tratamento como se faz tradicionalmente para outras doenças epiteliais malignas do trato gastrointestinal com base no sistema TNM. Até o momento, não existe sistema de estadiamento universalmente aceito, embora, dada a relevância do problema, tentativas recentes de estadiar esses tumores de acordo com o sistema TNM venham sendo publicadas.[13,14]

Quadro 26.1 Classificação da OMS para os TCID

Localização	Bem diferenciado (comportamento benigno)	Bem diferenciado (comportamento incerto)	Bem diferenciado (maligno baixo grau)	Indiferenciado (maligno alto grau)
Duodeno e jejuno proximal	Confinado à mucosa e à submucosa, < 1cm, sem invasão vascular	Confinado à mucosa e à submucosa, > 1cm ou com invasão vascular	Bem a moderadamente diferenciado, invasão da muscular própria ou além, metástases	Carcinoma de pequenas células
Jejuno distal e íleo	Confinado à mucosa e à submucosa, < 1cm	Confinado à mucosa e à submucosa, > 1cm	Bem a moderadamente diferenciado, invasão da muscular própria ou além, metástases	Carcinoma de pequenas células

Recentemente, uma conferência para consenso do estadiamento de acordo com o sistema TNM dos TCID foi realizada em Frascati (Roma), organizada pela Sociedade Europeia de Tumor Neuroendócrino (ENETS).[13] Este consenso foi baseado na conjunção dos dados do comportamento biológico do tumor, de acordo com a classificação proposta pela OMS e a opinião de 57 especialistas de 18 países diferentes.

Para os TCID não existe definição proposta para tumor *in situ*, uma vez que não têm sido identificadas lesões precursoras, diferentemente dos carcinomas do trato gastrointestinal, cujo modelo de carcinogênese é bem entendido. Em correlação com a classificação da OMS, as dimensões do tumor primário podem indicar comportamento biológico mais favorável (T1 e T2), ao passo que tumores mais invasivos e de maior dimensão (T3 e T4) apresentam comportamento biológico mais agressivo. Desse modo, leva-se em conta a dimensão do maior tumor primário, quando múltiplos TCID são encontrados. O estadiamento linfonodal é simplificado, bastando a presença de um linfonodo positivo para elevar o estadiamento à condição de N_1. A presença de doença linfonodal é aceita como fator prognóstico negativo. Entretanto, não se sabe qual o significado do número de metástases linfonodais. O consenso ENETS recomenda dissecção linfonodal apropriada utilizando, como referência, o número mínimo de 12 linfonodos negativos no espécime.

A disseminação para órgãos distantes coloca o doente na condição de M_1, incluindo a presença de doença linfonodal fora da cadeia regional. O consenso recomenda a especificação do sítio de metástase (pulmonar, hepático, ósseo etc.). Subsequentemente, o estadiamento é dividido de I a IV. O estádio I define doença precoce; os estádios IIA e IIB, doença de caráter invasivo, o IIIa e o IIIB, doença com envolvimento de estruturas vizinhas e regionais, respectivamente, refletindo potencial maligno e alto risco para progressão de doença, e o estádio IV, doença sistêmica (Quadros 26.2 e 26.3).

A estratificação dos TCID em graus também foi proposta nesse consenso, que definiu os tumores de acordo com a atividade proliferativa expressa pela contagem mitótica e o índice do Ki-67 (Quadro 26.4).

Outra proposta recente para o estadiamento dos TCID de acordo com o sistema TNM foi baseada na análise de dados de 6.380 doentes cadastrados no programa SEER (*Surveillance, Epidemiology and End Results*) do National Cancer Institute entre 1977 e 2004, levando em conta as características clinicopatológicas e seu impacto na sobrevida global desses doentes.[14] A estratificação do T nesse grupo foi definida pelo tamanho e o grau de invasão da parede intestinal, relacionada com a sobrevida. A presença de doença linfonodal foi definida como N1, a qual, na avaliação dos dados, teve impacto significativo na sobrevida. Esse estudo concluiu não existir diferença na sobrevida dos doentes com maior número de linfonodos acometidos. Além disso, demonstrou a alta porcentagem de doença regional mesmo nos tumores T1 e T2. Os doentes portadores de TCID T1 tiveram 33% de acometimento linfonodal, os T2, 65%, e os T3, 83%, o que reforça a necessidade de ressecção da cadeia linfonodal regional em bloco com o primário para melhorar o estadiamento e minimizar os riscos da progressão regional da doença (Quadro 26.5).

Quadro 26.2 Proposta de estadiamento TNM para TCID

T –Tumor primário	
TX	Não pode ser definido
T0	Sem evidência de tumor primário
T1	Invade mucosa ou submucosa < 1cm
T2	Invade muscular própria ou > 1cm
T3	Invade subserosa
T4	Invade peritônio ou órgãos adjacentes
N – Linfonodos regionais	
NX	Não pode ser definido
N0	Sem metástase linfonodal
N1	Metástase linfonodal
M – Metástase distante	
MX	Não pode ser definido
M0	Sem metástase a distância
M1	Metástase a distância

ENETS – 2007.[13]

Quadro 26.3 Estadiamento da doença TCID

Estádio	T – Tumor primário	N – Metástase linfonodal	M – Metástase a distância
Estádio I	T1	N0	M0
Estádio IIA	T2	N0	M0
Estádio IIB	T3	N0	M0
Estádio IIIA	T4	N0	M0
Estádio IIIB	Qualquer T	N1	M0
Estádio IV	Qualquer T	Qualquer N	M1

ENETS – 2007.[13]

Quadro 26.4 Proposta de gradação dos TCID

Grau	Contagem mitótica (10HPF)	Índice do Ki-67 (%)
G1	< 2	≤ 2
G2	2 a 20	3 a 20
G3	> 20	> 20

ENETS – 2007.[13]

TUMOR CARCINOIDE DE INTESTINO DELGADO: COMO ESTADIAR?

163

Quadro 26.5 Proposta de estadiamento TNM baseado no resultado do banco de dados SEER[14]

T – Tumor primário	
T1 ≤ 2cm	Invade até muscular própria
T2 ≤ 2cm	Além da muscular própria
> 2cm	Invade até muscular própria
T3 > 2cm	Além da muscular própria
N – Metástase linfonodal	
N0	Sem metástase linfonodal
N1	Metástase linfonodal regional
M – Metástase distante	
M0	Sem metástase a distância
M1	Metástase a distância

Quadro 26.6 Proposta de estadiamento TNM para TCID baseado no banco de dados[14]

Estádio	Tumor	N – linfonodo	Metástase
I	T1	N0	M0
II	T1	N1	M0
	T2	Qualquer N	M0
III	T3	Qualquer N	M0
IV	Qualquer T	Qualquer N	M1

Para doentes nos estádios I e II, a sobrevida global em 5 anos foi de 96% e 87%, respectivamente, enquanto pacientes no estádio III tiveram sobrevida de 74% e aqueles no estádio IV, 43% (Quadro 26.6).

▶▶▶ CONSIDERAÇÕES FINAIS

Com relação ao caso clínico e às duas questões formuladas, as respostas mostram tratar-se de doente com tumor carcinoide do intestino delgado estádio IV, cuja probabilidade de sobrevida em 5 anos é de aproximadamente 40%.

▶▶▶ REFERÊNCIAS BIBLIOGRÁFICAS

1. Obendorfer S. Karzinoide tumoren des dunndarms. Frakf Z Pathol 1907; 1:425-9.
2. Williams ED, Sandler M. The classification of carcinoid tumors. Lancet 1963; 1:238.
3. Wilander E, Portela Gomes G, Grimelius L, et al. Argentaffin and argyrophil reactions of human gastrointestinal carcinoids. Gastroenterology 1997; 73:733-6.
4. Lembeck F. 5-Hydroxytryptamine in a carcinoid tumor. Nature 1953; 172:910-1.
5. Pernow B, Waldestrom J. Paroxysmal flushing and other symptoms caused by 5-hydroxytryptamine and histamine in patiens with malignant tumors. Lancet 1954; 2:951-6.

6. Modlin IM, Lye KD, Kidd MA. Five decade analyses of 13,715 carcinoids tumors. Cancer 2003; 97:934-59.

7. Akerstrom G, Hellaman P, Hessman O, et al. Managemant of midgut carcinoids. J Surg Oncol 2005; 89:161-9.

8. Strodel We, Talpos G, Eckhouser F, et al. Surgical therapy for small bowel carcinoid tumors. Arch Surg 1983; 118:391-7.

9. Vries H, Verschueren RCJ, Willemse PH, et al. Diagnostic, surgical and medical aspect of the midgut carcinoids. Cancer Rev Treat 2002; 28:11-25.

10. Sugimoto E, Lorelius LE, Eriksson B, et al. Acta Radiol 1995; 36:367-71.

11. Ramage JK, Davies AH, Ardill J, et al. Guidelines for the management of gastroenteropancreatic neuroendocrine tumors (including carcinoid) tumors. Gut 2005; 54:1-16.

12. Capella C, Hietz PU, Hofler H, et al. Revised classification of neuroendocrine tumors of the lung, pancreas and gut. Virchows Arch 1995; 425:547-60.

13. Rindi G, Kloppel G, Couvelard A, et al. TNM stagin of midgut and hindgut (neuro) endocrine tumors: a consensus proposal including a grading system. Virchows Arch 2007; 451:757-62.

14. Landry CS, Brock Guy, Scoggins C, et al. A proposed stagins system for small bowel carcinoid tumors based on an analysis of 6,380 patients. Am J Surg 2008; 196:896-903.

IV

CÓLON

27

Colite Pseudomembranosa: Como Diagnosticar e Tratar?

Maria de Lourdes de Abreu Ferrari • Natália Pimenta Resende

▶▶▎ INTRODUÇÃO

O *Clostridium difficile* é um bacilo anaeróbio, gram-positivo, formador de esporos, que foi identificado como agente da colite pseudomembranosa associada ao uso de antibióticos no final dos anos 70. A infecção por *C. difficile* (ICD) é responsável por 15% a 35% de todos os casos de diarreia associada à antibioticoterapia. É uma das infecções nosocomiais mais comuns e frequente causa de morbidade e mortalidade entre idosos. A prevalência de esporos do *C. difficile* é elevada em pacientes hospitalizados, com taxa de colonização que varia de 10% a 25%. A frequência entre indivíduos que residem em instituições como asilos e casas de repouso é de 4% a 20%. Na população geral, a taxa de colonização varia de 2% a 3%.[1-4]

Desde o ano 2000, têm sido observadas mudanças no comportamento epidemiológico da ICD. Os relatos oriundos de diversos países da Europa e da Ásia, assim como nos EUA e do Canadá, chamam atenção para aumento da incidência, da gravidade e da mortalidade da doença. Essas mudanças estão sendo associadas à emergência de nova cepa de *C. difficile*, conhecida como BI, *North American Pulsed Field type 1* (NAP-1), e PCR *rybotype* 027 (NAP-1/027). Algumas características da cepa NAP-1/027, como produção aumentada das toxinas A e B, resistência às fluorquinolonas e produção de toxina binária, têm sido responsabilizadas por sua maior virulência. Outro aspecto epidemiológico, recentemente observado, é o diagnóstico de casos na população que não apresenta os fatores de risco previamente conhecidos.[1-6]

A transmissão do *C. difficile* se faz intervivos e por via fecal-oral. No entanto, a ocorrência da ICD em jovens e crianças, oriundos da comunidade, sem doenças concomitantes ou uso prévio de antibióticos, tem chamado atenção para a possibilidade de alguns reservatórios, como animais domésticos (cães e gatos) e de zona rural (cavalo, porco e vaca). Em recente estudo canadense, esporos do *C. difficile* foram identificados em 20% das carnes de gado e vitela.[7] Cepas toxigênicas do *C. difficile* foram isoladas em ração para cães e gatos. Estas observações atentam para a possibilidade de o *C. difficile* ser transmitido por alimentos contaminados. No entanto, estudos são necessários para determinar a relevância clínica e epidemiológica desses achados.[1,2]

A ICD ocorre quando hospedeiros suscetíveis ingerem esporos de *C. difficile*, que colonizam o intestino grosso. O desequilíbrio da microflora colônica, consequência do uso de antibióticos, cirurgias intestinais e quimioterapia oncológica, é fator predisponente para a colonização intestinal. Os esporos, no cólon, transformam-se na forma vegetativa da bactéria que produz e secreta, principalmente, duas citotoxinas, denominadas A e B, responsáveis pelo processo inflamatório colônico. Algumas cepas produzem, também, uma toxina binária, cujo papel na patogênese da doença permanece desconhecido.[1,3,6]

Os fatores de risco para ICD incluem a exposição prévia aos antibióticos, principalmente aqueles de largo espectro, que induzem desequilíbrio na microbiota intestinal. Os antibióticos que mais se associam à ICD são clindamicina, cefalosporinas, penicilinas e fluorquinolonas; contudo, qualquer antibiótico, incluindo metronidazol e vancomicina, pode predispor à infecção. Os sinais e sintomas podem surgir durante a antibioticoterapia, 5 a 10 dias após o seu término, ou, mais raramente, até 10 semanas após a suspensão dos antibióticos. A população com idade superior a 65 anos tem 20 vezes mais chance de desenvolver ICD do que a população mais jovem. A imunossupressão está associada a maior risco de ICD, com destaque para pacientes em quimioterapia oncológica ou em uso de medicação imunossupressora. Não existe consenso, na literatura, quanto à relação entre supressão da produção gástrica de ácido e maior risco de desenvolvimento da ICD. No entanto, alguns estudos têm destacado esta associação, que se mostra maior com o uso de inibidores da bomba de prótons do que com antagonistas de receptores H_2.[1,2] Dois estudos retrospectivos relataram aumento de duas a três vezes na frequência de ICD em pacientes com retocolite ulcerativa e doença de Crohn.[8,9] Quadros de exacerbação das doenças inflamatórias intestinais têm sido associados à ICD.[1-3,6,10,11]

Dois fatores parecem influenciar a expressão clínica da doença: a virulência da cepa infectante e a resposta imunológica do hospedeiro. O espectro da doença varia desde o estado de portador assintomático até a colite pseudomembranosa grave, fulminante, com megacólon tóxico e perfuração intestinal. Nos quadros leves, em geral, diarreia é a única manifestação clínica, caracterizando-se por até 10 dejeções diárias, com fezes aquosas e odor fétido. As manifestações sistêmicas, habitualmente ausentes nas formas leves da doença, são comuns nos quadros mais graves. Febre ocorre em aproximadamente 28% dos pacientes, a dor abdominal é observada em 22% dos casos, e leucocitose, que pode atingir até 50.000 células/mm^3, está presente em aproximadamente 50% dos pacientes. Nesses casos, a diarreia é profusa e raramente ocorre hematoquezia, acompanhada de distensão abdominal, hipovolemia, acidose lática e hipoalbuminemia como resultado de grande perda entérica de proteínas. Em raras ocasiões, a diarreia pode estar ausente, fato associado ao megacólon tóxico e ao íleo funcional. As pseudomembranas podem ser observadas em todos os segmentos do trato digestório, incluindo esôfago, estômago e intestino delgado. Nos quadros de febre de origem indeterminada, leucocitose e dor abdominal em pacientes que receberam antibióticos, mesmo na ausência de diarreia, a ICD deve ser considerada no diagnóstico diferencial.[1,2,6]

▶▶| DIAGNÓSTICO

Apesar de não existir um teste considerado padrão para o diagnóstico de ICD, o ensaio citotóxico é o melhor exame disponível. Alcança sensibilidade de 94% a 100% e especificidade de 99%. Esse exame é realizado acrescentando-se uma amostra de fezes preparada a uma monocamada de células em cultura. Se as toxinas do C. difficile, A, B ou ambas, estiverem presentes, elas exercerão efeito citopático, que é caracterizado pela presença de fibroblastos em círculo no tecido de cultura. Esse exame não é realizado rotineiramente devido ao alto custo e à demora no resultado, que geralmente dura de 24 a 48 horas.[1-3,12]

O exame mais utilizado na prática clínica é o ensaio imunoenzimático (ELISA), que possibilita a identificação direta das toxinas do C. difficile com especificidade de até 99% e sensibilidade que varia de 60% a 95%. Esse exame pode identificar as toxinas A, B, ou ambas, dependendo do *kit* utilizado. Os testes que detectam as duas toxinas são melhores, pois existem cepas que produzem apenas a toxina B e cepas que produzem toxina A mutante. É um método tecnicamente simples e fornece resultados dentro de 24 horas.[1-3,12]

O teste do glutamato desidrogenase (GHD) é ensaio imunoenzimático para identificação da enzima GHD. O *C. difficile* produz GHD em níveis facilmente detectáveis e, assim, testes fundamentados na detecção da GHD têm bons níveis de sensibilidade, alcançando 96% a 100%. Esse teste equivale a uma cultura positiva, pois, indica apenas a presença do micro-organismo, e não a produção de toxinas. Além disso, outros micro-organismos podem produzir GHD. É exame de baixo custo, rápido, e o resultado pode ser obtido dentro de 14 a 45 minutos. É o teste mais utilizado para *screening*, pois possibilita a detecção de espécimes que deverão ser submetidos a ensaio citotóxico ou imunoenzimático para identificação das toxinas.[1-3,12]

A identificação do *C. difficile* pode ser feita por coprocultura, usando-se meio de cultura especial. A cultura das fezes apresenta alta sensibilidade e baixa especificidade para o diagnóstico da ICD. Esse exame identifica a bactéria, mas não detecta a produção de toxinas. As altas taxas de portadores assintomáticos, principalmente entre pacientes hospitalizados, são características que limitam a coprocultura no diagnóstico da doença. Outro fator que limita seu uso é o tempo necessário para a obtenção do resultado, que varia de 3 a 4 dias. A coprocultura é útil na avaliação de epidemias, pois possibilita a identificação do genótipo do *C. difficile* isolado e de sua sensibilidade aos antimicrobianos. A reação em cadeia de polimerase usando *primers* que têm como alvo região do gene da toxina B pode vir a ser útil no diagnóstico.[1-3,12]

Os métodos endoscópicos podem ser utilizados no diagnóstico da ICD e estão indicados quando existe suspeita clínica e os exames laboratoriais mostram-se negativos, ou quando há necessidade de diagnóstico imediato ou não se observa resposta ao tratamento, sendo então necessária a realização de diagnósticos diferenciais. Estão também indicados nos casos de apresentação atípica da doença. A colonoscopia é o exame mais indicado, uma vez que, em um terço dos pacientes, as pseudomembranas podem estar presentes apenas no cólon direito. No entanto, esse exame está contraindicado nos casos graves, em virtude do risco de perfuração intestinal. A retossigmoidoscopia (Fig. 27.1) é bem tolerada pelos pacientes e promove o diagnóstico rápido e a coleta de material de biópsia e de amostras fecais para a realização de novas pesquisas de toxinas, principalmente nos pacientes que não apresentam aspecto endoscópico sugestivo da ICD. A mucosa intestinal pode exibir espectro de alterações que variam de eritema e friabilidade à presença de pseudomembranas, aspecto observado em até 51% dos pacientes. Nas doenças inflamatórias intestinais, as pseudomembranas podem estar ausentes.[1-3]

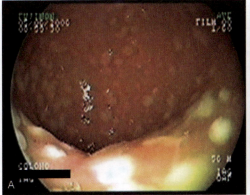 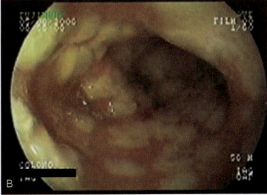

Fig. 27.1 Retossigmoidoscopia. **A.** Aspecto endoscópico característico das lesões de colite pseudomembranosa. Observam-se múltiplas placas amareladas no reto. Em certas áreas, em torno das placas de pseudomembranas amarelas, nota-se edema, com perda do padrão vascular normal. **B.** Lesões do sigmoide e edema difuso e extenso com ulcerações.

A tomografia computadorizada de abdome pode ajudar no diagnóstico das formas graves de ICD. As características mais observadas são espessamento da parede colônica e da região pericólica, o aspecto sanfonado do cólon e o sinal de duplo halo. Estes dois últimos aspectos são muito sugestivos do diagnóstico da forma grave de colite pseudomembranosa. Ascite associada à hipoalbuminemia pode estar presente em alguns casos.[1-3]

▶▶ TRATAMENTO

A principal abordagem terapêutica da ICD deve basear-se na adoção das medidas preventivas, discriminadas no Quadro 27.1. O uso apropriado de antibióticos, especialmente daqueles de largo aspecto e que predispõem à infecção pelo *C. difficile*, continua sendo a base fundamental para o controle da ICD. Vários estudos têm demonstrado que a prescrição criteriosa dos antibióticos reduz a taxa de infecção pelo *C. difficile* em aproximadamente 50%.[6] Como a transmissão da doença ocorre por via fecal-oral, as precauções de contato devem ser adotadas para evitar a disseminação dos esporos. O uso de luvas e gorros e a lavagem das mãos com água e sabão contendo gluconato de clorexidina têm se mostrado úteis em reduzir a disseminação dos esporos do *C. difficile* por profissionais de saúde.[1,5,6]

O tratamento dos pacientes com ICD deve ser individualizado e depende da gravidade do quadro clínico, bem como se a doença é primária ou recorrente. A cura permanente da ICD exige a restauração da microflora intestinal. A primeira medida a ser tomada é a suspensão do antibiótico predisponente. Esta conduta tem sido a única adotada nas formas leves da doença. Estudos têm demonstrado melhora da diarreia em 2 a 4 dias após a suspensão do antibiótico. O tratamento não está indicado para portadores assintomáticos.[1,5,6]

Os pacientes com sinais e sintomas moderados ou graves devem receber antibioticoterapia. Desde as primeiras descrições da ICD, o tratamento tem sido feito com metronidazol ou vancomicina oral. A despeito do aumento da incidência e da gravidade da doença observado no último decênio, esses dois agentes têm permanecido como tratamento de escolha para todos os pacientes. Tendo como base revisões de literatura anteriores ao ano 2000, as taxas de falência terapêutica para o metronidazol e a vancomicina mostraram-se semelhantes, sendo de 2,5% e 3,5%, respectivamente. Depois desse período, observou-se aumento significativo da taxa de falência terapêutica associada ao metronidazol, em níveis de aproximadamente 18,2%.[1,5,6]

Quadro 27.1 Medidas de prevenção da infecção pelo *Clostridium difficile*

Medida individual
Uso limitado de antibióticos

Medidas institucionais
Lavagem das mãos após contato com todos os pacientes
Isolamento do paciente sabidamente infectado com o *C. difficile*
Uso de luvas e gorros durante contato com pacientes suspeitos ou sabidamente infectados pelo *C. difficile*
Desinfecção de objetos contaminados com detergentes apropriados, como hipoclorito de sódio, glutaraldeído ou óxido de etileno

Medidas regionais
Educação do corpo médico e da população de alto risco acerca da infecção pelo *C. difficile*
Vigilância ativa dos pacientes infectados, pelos órgãos de saúde regionais e nacionais

Modificado de Leffler e Lamont.[6]

O metronidazol tem sido indicado, pela maioria dos autores, como medicamento de primeira escolha no tratamento dos quadros de ICD com manifestações clínicas de moderada intensidade. A dose recomendada é de 500mg três vezes ao dia ou 250mg quatro vezes ao dia, por via oral. Como o metronidazol possui excreção biliar e intestinal, pode ser usado por via venosa na dose de 500mg três vezes ao dia. O tratamento deve ser mantido por 10 a 14 dias, ou até 1 semana após a suspensão do antibiótico predisponente. A vancomicina, na dose de 125mg quatro vezes ao dia, via oral, está indicada nos casos de intolerância ou falência terapêutica do metronidazol.[1,5,6]

As manifestações de doença grave são mais frequentes na primeira infecção do que na recorrência. Constituem marcadores de doença grave a colite pseudomembranosa, a leucocitose, a insuficiência renal aguda e a hipotensão arterial. Os pacientes devem ser tratados com antibioticoterapia, suporte clínico e monitoramento. O megacólon tóxico deve ser suspeitado nos pacientes que evoluem com distensão abdominal e redução da diarreia.

Tendo por base estudos prospectivos recentes, a vancomicina oral é recomendada como terapia de primeira linha na doença grave. Este fármaco é acompanhado de melhora rápida dos sinais e sintomas e menor risco de falência terapêutica. A dose recomendada é de 125mg por via oral, quatro vezes ao dia, por 10 a 14 dias. Os pacientes com íleo funcional podem beneficiar-se da adição do metronidazol venoso, na dose de 500mg três vezes ao dia. O enema de vancomicina pode ser considerado nos casos graves que evoluem com íleo funcional.[1,5,6]

O papel da cirurgia no tratamento da doença grave tem sido reconhecido há vários anos. As indicações cirúrgicas incluem megacólon tóxico, perfuração intestinal, toxicidade sistêmica e falência terapêutica. O procedimento de escolha é a colectomia total com ileostomia.[1,5,6]

A recorrência da ICD após suspensão da antibioticoterapia ocorre em 15% a 30% dos pacientes. As taxas de recorrência com metronidazol e vancomicina são semelhantes (20,2% e 18,4%, respectivamente). O maior número de recorrências é observado nas 2 primeiras semanas após a interrupção do antibiótico, mas também pode ocorrer até 2 a 3 meses depois. Alguns fatores, como uso prolongado de antibióticos, longa permanência hospitalar, idade superior a 65 anos, diverticulose colônica e presença de comorbidades, estão associados com maior predisposição às recorrências. Aproximadamente metade das recorrências está relacionada com reinfecção, em função da ingestão de nova cepa do *C. difficile* antes do restabelecimento da flora intestinal normal. Os outros 50% configuram-se em recidivas, que são atribuídas à erradicação incompleta do micro-organismo responsável pelo quadro inicial.[1,5,6]

A primeira recorrência pode ser tratada com o mesmo esquema terapêutico utilizado previamente. Caso as manifestações clínicas sejam de leve intensidade, o paciente pode ser acompanhado sem antibioticoterapia.[1,5,6]

Na segunda recorrência, o tratamento deve ser realizado com doses intermitentes de antibióticos, associadas ou não aos probióticos. O uso intermitente do antibiótico visa acabar com os esporos que persistem na luz intestinal, após a terapia convencional. A abordagem das recorrências subsequentes baseia-se no uso intermitente da vancomicina, associada a outros antibióticos ou a terapias alternativas (Quadro 27.2).[1,5,6]

Outros antibióticos têm sido avaliados no tratamento da ICD. Entre eles, destaca-se a rifaximina, que é opção terapêutica quando existe necessidade de manutenção da antibioticoterapia por período prolongado. Fármacos, como nitazoxinida, ramoplamina, teicoplamina e oritavancina, entre outros, encontram-se em estudos para avaliação de sua eficácia na ICD.[1,5,6]

Os probióticos geralmente são usados para prevenção e tratamento da diarreia infecciosa. Vários probióticos foram estudados como terapêutica adjuvante na ICD. No entanto, a literatura tem se mostrado controversa quanto a seu real valor no tratamento da ICD. A despeito dos resultados discrepantes observados, os probióticos, principalmente o *Saccharomyces boulardii*, permanecem como opção para a prevenção de infecções iniciais e no tratamento das recaídas.[1,5,6]

Quadro 27.2 Tratamento das recorrências da infecção pelo *Clostridium difficile*

Primeira recorrência

Infecção leve a moderada
  Metronidazol 500mg a cada 8 horas por 10 a 14 dias
Infecção grave ou intolerância/não resposta ao metronidazol
  Vancomicina 125mg a cada 6 horas por 10 a 14 dias
Considerar o uso de probiótico

Segunda recorrência

Vancomicina oral
  125mg a cada 6 horas por 14 dias
  125mg a cada 12 horas por 7 dias
  125mg a cada 24 horas por 7 dias
  125mg a cada 2 dias por 8 dias (4 doses)
  125mg a cada 3 dias por 15 dias (5 doses)
Considerar probiótico por 4 semanas, com início na segunda semana de antibioticoterapia

Terceira recorrência ou recorrências posteriores

Vancomicina 125mg a cada 6 horas por 14 dias ou esquema semelhante ao descrito acima
Acrescido de rifaximina 400mg a cada 12 horas por 14 dias.
Considerar probiótico por 4 semanas, com início na segunda semana de antibioticoterapia
Considerar imunoterapia ou bacterioterapia fecal

Modificado de Leffler e Lamont.[6]

A incapacidade de se estabelecer resposta imune protetora ao *C. difficile* e suas toxinas favorece o aparecimento de recorrências. Com base nesta informação, as imunoglobulinas venosas têm sido usadas no tratamento da doença recorrente, apesar da ausência de estudos randomizados.[1,5,6]

A infecção recorrente por *C. difficile* resulta no desequilíbrio da flora intestinal, induzida pela antibioticoterapia e mantida pelo metronidazol e pela vancomicina. Alguns tratamentos têm sido propostos para restaurar a flora colônica. A *bacterioterapia fecal* constitui-se de filtrado de fezes humanas, obtidas de um membro da família, que pode ser administrado através de cateter nasogástrico ou por colonoscopia. Várias séries descrevem a eficácia dessa terapêutica em prevenir a recorrência da doença. No entanto, na ausência de estudos controlados, a *bacterioterapia fecal* permanece impopular por motivos práticos e éticos.[1,5,6] As resinas que se ligam às toxinas têm sido indicadas como terapia adjuvante, em casos especiais. No entanto, seu real valor tem de ser melhor avaliado.[6]

▶▶▎ REFERÊNCIAS BIBLIOGRÁFICAS

1. Monaghan T, Boswell T, Mahida YR. Recent advances in *Clostridium difficile*-associated disease. Gut 2008; 57:850-60.

2. Bartlett JG, Gerding DN. Clinical recognition and diagnosis of *Clostridium difficile* infection. CID 2008; 46(suppl 1):S12-8.

3. Calfee DP. *Clostridium difficile:* a remerging pathogen. Geriatrics 2008; 63:10-21.

4. Fletcher KR, Cinalli M. Identification, optimal management, and infection control measures for *Clostridium difficile*-associated disease in long-term care. Geriatrics Nursing 2007; 28:171-81.

5. Kelly CP, LaMont T. *Clostridium difficile* – More difficult than ever. N Engl J Med 2008; 359:1932-40.

6. Leffler DA, Lamont JT. Treatment of *Clostridium difficile*-associated disease. Gastroenterology 2009; 136:1899-912.

7. Rodriguez-Palacios A, Staempfli HR, Duffield T, et al. *Clostridium difficile* in retail ground meat, Canada. Emerg Infect Dis 2007; 13:485-7.

8. Rodemann JF, Dubberke ER, Reske KA, et al. Incidence of *Clostridium difficile* infection in inflammatory bowel disease. Clin Gastroenterol Hepatol 2007; 5:339-44.

9. Issa M, Vijayapal A, Graham MB, et al. Impact of *Clostridium difficile* on inflammatory bowel disease. Clin Gastroenterol Hepatol 2007; 5:345-51.

10. Freeman HJ. Recent developments on the role of *Clostridium difficile* in inflammatory bowel disease. World J Gastroenterol 2008; 14:2794-6.

11. Howitt JR, Grace JW, Schaefer MG, et al. *Clostridium difficile*-positive stools: A retrospective identification of risk factors. AJIC 2008; 36:488-91.

12. Delmée M. Laboratory diagnosis of *Clostridium difficile* disease. Clin Microbiol Infect 2001; 7:411-6.

28

Colite Microscópica: Como Diagnosticar e Tratar?

André Zonetti de Arruda Leite

A colite microscópica engloba as colites linfocítica e colágena. Ela não deve ser confundida com a reconhecida inflamação fisiológica presente no intestino, descrita habitualmente pelos patologistas como colite crônica inespecífica e que não denota doença gastrointestinal propriamente dita.

A colite colágena, descrita por Lindström em 1976,[1] acomete mais mulheres, na proporção de 7:1,[2] entre o sexto e o sétimo decênios de vida, e é epidemiologicamente indistinguível da colite linfocítica, descrita mais recentemente, porém com menor predominância do sexo feminino sobre o masculino (3:1).[3] Anteriormente tidas como raras, essas duas enfermidades representam cerca de 10% a 20% dos casos de diarreia crônica ou recorrente, quando investigados por colonoscopia.[4]

As colites colágena e linfocítica têm quadro clínico semelhante, com diarreia aquosa crônica ou recorrente, inclusive no período noturno, sem sangue, associada a dor abdominal, perda de peso, fadiga e náusea, comprometendo a qualidade de vida dos pacientes.[2,5,6] Os exames laboratoriais e de imagens são normais ou mostram alterações discretas e inespecíficas A colonoscopia, na maioria dos casos, é normal, mas pode evidenciar áreas com processo inflamatório leve e inespecífico.

O diagnóstico de colite microscópica é realizado por meio de biópsia sistemática do cólon, durante o procedimento de colonoscopia, para investigação da diarreia crônica. O diagnóstico histopatológico da colite colágena, por sua vez, baseia-se na deposição de colágeno subepitelial distribuído difusamente, com mais de 10μm de espe ssura, associada a lesão epitelial e infiltrado mononuclear da lâmina própria. Na colite linfocítica há, necessariamente, aumento do número de linfócitos intraepiteliais, acima de 20 por 100 enterócitos, sem espessamento do colágeno subepitelial. Em todos os casos de diarreia crônica, é importante afastar a doença celíaca, principalmente em pacientes com colite microscópica, situação em que a incidência de doença celíaca pode chegar a 17%.[4] Além disso, deve-se considerar a intolerância à lactose como causa da diarreia.

O tratamento inicial prevê a substituição de medicamentos que podem causar diarreia e de medicações sintomáticas, como a loperamida e a colestiramina. Vários trabalhos testaram diversos medicamentos com resultados insatisfatórios, entre eles: (a) corticoide sistêmico,[7] (b) subsalicilato de bismuto,[8] (c) mesalazina[9] e (d) imunossupressores.[10,11] A budesonida de liberação controlada resultou nos melhores resultados e está indicada nos pacientes com manifestações persistentes: a dose sugerida é de 9mg/dia, via oral, por 4 a 6 semanas. Esta recomendação baseia-se em três estudos clínicos duplos-cegos e randomizados,[12-14] totalizando 94 pacientes. Os dados mostraram superioridade do tratamento com budesonida em relação ao placebo na melhora das manifestações clínicas (81% *vs.* 17%), da qualidade de vida[5] e na reversão da lesão histológica, porém com alta taxa de recidiva após a suspensão do tratamento (61% em 16 meses). Assim, o tratamento de manutenção com budesonida, na dose de 6mg/dia, foi avaliado em dois estudos recentes,[15,16] com resultados semelhantes. A medicação foi capaz de manter a resposta clínica (83% *vs.* 28%) e histológica (45% *vs.* 15%) pelo período de 24 semanas. No entanto, esse mesmo benefício não foi observado a longo prazo (48 semanas). A evolução clínica em 10 anos[17] foi boa, mesmo sem tratamento de manutenção, com resolução da diarreia em cerca da metade dos casos e persistência do quadro de diarreia em apenas 23% dos pacientes.

▶▶▶ REFERÊNCIAS BIBLIOGRÁFICAS

1. Lindstrom CG. Collagenous colitis with watery diarrhoea – a new entity? Pathol Eur 1976; 11(1):87-9.
2. Pardi DS, Loftus EV Jr., Smyrk TC, et al. The epidemiology of microscopic colitis: a population based study in Olmsted County, Minnesota. Gut 2007; 56(4):504-8.
3. Olesen M, Eriksson S, Bohr J, et al. Lymphocytic colitis: a retrospective clinical study of 199 Swedish patients. Gut 2004; 53(4):536-1.
4. Olesen M, Eriksson S, Bohr J, et al. Microscopic colitis: a common diarrhoeal disease. An epidemiological study in Orebro, Sweden, 1993-1998. Gut 2004; 53(3):346-50.
5. Madisch A, Heymer P, Voss C, et al. Oral budesonide therapy improves quality of life in patients with collagenous colitis. Int J Colorectal Dis 2005; 20(4):312-6.
6. Pardi DS, Ramnath VR, Loftus EV Jr., et al. Lymphocytic colitis: clinical features, treatment, and outcomes. Am J Gastroenterol 2002; 97(11):2829-33.
7. Munck LK, Kjeldsen J, Philipsen E, et al. Incomplete remission with short-term prednisolone treatment in collagenous colitis: a randomized study. Scand J Gastroenterol 2003; 38(6):606-0.
8. Fine KD, Lee EL. Efficacy of open-label bismuth subsalicylate for the treatment of microscopic colitis. Gastroenterology 1998; 114(1):29-36.
9. Calabrese C, Fabbri A, Areni A, et al. Mesalazine with or without cholestyramine in the treatment of microscopic colitis: randomized controlled trial. J Gastroenterol Hepatol 2007; 22(6):809-14.
10. Pardi DS, Loftus EV Jr., Tremaine WJ, et al. Treatment of refractory microscopic colitis with azathioprine and 6-mercaptopurine. Gastroenterology 2001; 120(6):1483-4.
11. Riddell J, Hillman L, Chiragakis L, et al. Collagenous colitis: oral low-dose methotrexate for patients with difficult symptoms: long-term outcomes. J Gastroenterol Hepatol 2007; 22(10):1589-93.
12. Baert F, Schmit A, D'Haens G, et al. Budesonide in collagenous colitis: a double-blind placebo-controlled trial with histologic follow-up. Gastroenterology 2002; 122(1):20-5.
13. Bonderup OK, Hansen JB, Birket-Smith L, et al. Budesonide treatment of collagenous colitis: a randomised, double blind, placebo controlled trial with morphometric analysis. Gut 2003; 52(2):248-51.
14. Miehlke S, Heymer P, Bethke B, et al. Budesonide treatment for collagenous colitis: a randomized, double-blind, placebo-controlled, multicenter trial. Gastroenterology 2002; 123(4):978-84.
15. Miehlke S, Madisch A, Bethke B, et al. Oral budesonide for maintenance treatment of collagenous colitis: a randomized, double-blind, placebo-controlled trial. Gastroenterology 2008; 135(5):1510-6.
16. Bonderup OK, Hansen JB, Teglbjaerg PS, et al. Long-term budesonide treatment of collagenous colitis: a randomised, double-blind, placebo-controlled trial. Gut 2009; 58(1):68-72.
17. Madisch A, Miehlke S, Lindner M, et al. Clinical course of collagenous colitis over a period of 10 years. Z Gastroenterol 2006; 44(9):971-4.

29

Preparo de Cólon Pré-Endoscopia: Quais as Opções?

Jairo Silva Alves • Bernardo Hanan • Raquel dos Santos Malheiros • Grabriela Londe Alves

▶▶▎ INTRODUÇÃO

Com o desenvolvimento dos videoendoscópios de alta resolução, o aprimoramento técnico pessoal e a pesquisa de recursos para melhora diagnóstica em colonoscopia (como a cromoscopia e a magnificação de imagem), houve um grande aumento nas indicações diagnósticas e terapêuticas. A qualidade do preparo colônico, a partir da utilização de produtos eficientes e pouco tóxicos, passou a ser questão de debate frequente. Para realização dos principais diagnósticos e intervenções terapêuticas durante o exame colonoscópico (neoplasias, doenças inflamatórias, hemorragia digestiva baixa), a limpeza intestinal deve ser adequada. A definição da solução para preparo colônico é realizada após entrevista cuidadosa com o paciente e avaliação de comorbidades, do estado clínico geral e da história de intolerância a preparos utilizados anteriormente. O preparo ideal deve ser seguro, eficaz, com preço acessível e bem tolerado. Independentemente do produto escolhido, o paciente deverá ser submetido à dieta sem resíduos no tempo definido pelo protocolo adotado pelo serviço.

▶▶▎ MEDICAMENTOS DISPONÍVEIS PARA LIMPEZA COLÔNICA

Polietilenoglicol (PEG)

Solução eletrolítica, osmótica, não absorvível, que percorre todo o trato gastrointestinal sem promover absorção ou secreção, o PEG é considerado, atualmente, padrão no preparo do cólon para realização do exame (NulyTELY®, polietilenoglicol). Produz limpeza mecânica adequada, com segurança, sem alterar o aspecto endoscópico ou histológico da mucosa.[1] Não produz gases inflamáveis (hidrogênio e metano) devido à sua fermentação bacteriana e, por isso, não está associado ao risco de explosão colônica durante o uso de correntes elétricas. Além disso, não provoca alteração do peso e dos sinais vitais ou distúrbios hidroeletrolíticos, sendo boa opção em pacientes com risco de instabilidade hemodinâmica.[2] É solúvel em água e bem tolerado, apesar de necessitar de grandes volumes (4L) para agir adequadamente como catártico. Cinco a 15% dos pacientes não toleram o preparo com o PEG em decorrência de seu gosto salgado desagradável ou devido ao volume a ser ingerido.[3-5] Os efeitos colaterais mais comuns são náuseas, vômitos, dor abdominal em cólicas e distensão abdominal. Deve ser associado à dieta líquida pelo menos 2 horas antes da ingestão da solução e até a evacuação de líquido claro ou consumo total dos 4L da solução. Não há evidências do benefício da associação de enemas ou laxantes.[3,5,6] Resultados semelhantes são obtidos quando o produto é administrado em dose única ou fracionado (na véspera e no dia do exame). É a solução de primeira escolha em pacientes com diarreia devida à colite aguda.[7]

Soluções de baixo volume e sem sulfato de sódio foram desenvolvidas com o objetivo de melhorar sua aceitação. O PEG sem sulfato é mais palatável, tem menor teor de potássio e de cloro, mantém a segurança e a eficácia da solução tradicional, porém apresenta os mesmos efeitos colaterais da formulação tradicional.[6] As soluções de baixo volume (PEG 3350) não contêm excesso de eletrólitos, sendo agentes muito seguros e com excelente capacidade osmótica.[3,8-10] São consumidas no montante de 2L e têm melhores resultados quando associadas a laxativo como bisacodil ou citrato de magnésio.[9]

Manitol

O manitol é um carboidrato que age como laxante osmótico não absorvível. Seu sabor adocicado pode ser atenuado com a associação de sucos cítricos. Diferentemente do PEG, o manitol causa perda hídrica significativa com hemoconcentração, redução da diurese e tendência à retenção de sódio, não sendo indicado para pacientes com risco de instabilidade hemodinâmica (cardiopatas, nefropatas, hepatopatas e idosos).[3,11] É necessária a ingestão de líquidos logo após o preparo ou a reposição simultânea de solução fisiológica ou Ringer lactato, por via endovenosa, para prevenir a desidratação. O volume do preparo adequado varia de 500 a 1.500mL de solução (metade de manitol a 10% ou 20% e metade de suco cítrico coado). Recomenda-se ingestão num período de 2 horas. Antieméticos ou procinéticos podem ser prescritos para prevenir as náuseas e os vômitos associados ao seu uso. Atinge até 90% de sucesso na limpeza intestinal. Embora seguro, alguns relatos na literatura sobre explosão colônica reduzem a sua indicação. A produção de gases inflamáveis pela fermentação bacteriana traria esse risco teórico quando em contato com as correntes de cautério usadas nas ressecções endoscópicas.[3,12-17] Seu uso é difundido no Brasil, mas foi abandonado nos EUA.

Fosfato de Sódio Aquoso (NaP)

O NaP é uma solução laxativa de baixo volume, hiperosmolar, que causa deslocamento de água do espaço intravascular para o lúmen intestinal, promovendo a limpeza do cólon. Contém 48g de fosfato de sódio monobásico e 18g de fosfato de sódio dibásico para cada 100mL. Os principais efeitos adversos são vômitos, desidratação e alteração do equilíbrio hidroeletrolítico.[3] Deve ser diluído para ingestão e associado à hidratação abundante. Seus efeitos relacionam-se com a dose e a idade dos pacientes. Não deve ser prescrito para pacientes com hipercalemia ou em uso de diuréticos retentores de potássio devido ao risco de nefropatia induzida pelo NaP.[3,12,14,16] Sua eficácia é semelhante à do PEG. Nos EUA, foram desenvolvidos comprimidos de NaP com o objetivo de melhorar a aceitação e limitar o volume a ser administrado. Cada comprimido contém 2g (1.500mg de ingredientes ativos e 460mg de celulose microcristalina, polímero inerte e não absorvível no trato gastrointestinal[3,18,19]). Deve-se evitar o uso de soluções fosfatadas em pacientes com colite grave, pois elas podem produzir lesões aftoides de mucosa, inespecíficas, mas similares às observadas na doença de Crohn.[12,14] O uso das soluções fosfatadas também apresenta maior risco em idosos devido à diminuição da função renal, ao uso concomitante de outras medicações e a doenças sistêmicas e gastrointestinais.[3,12,14]

Picossulfato Dissódico

A solução salina hiperosmótica picossulfato dissódico (Picolax®) aumenta o conteúdo líquido intraluminal e, como consequência, a motilidade intestinal.[3] O magnésio presente na formulação do produto também libera colecistocinina, com consequente estímulo ao trânsito colônico. Pode causar desidratação e distúrbios hidroeletrolíticos (principalmente a hipocalemia) e ácidos-básicos. Seus efeitos adversos mais comuns são cefaleia, náuseas, vômitos e dor abdominal. Bastante utilizado no Reino Unido, deve ser administrado cuidadosamente a pacientes idosos e é contraindicado em pacientes com insuficiência renal. Estudos comparativos com PEG sugerem resultados semelhantes em eficácia quanto à qualidade do preparo, com melhor tolerabilidade.[3] O sachê deve ser diluído em 250mL de água filtrada e a solução ingerida completamente na véspera e no dia do exame.

▶▶▎ ADJUVANTES NO PREPARO MECÂNICO DO CÓLON

Antes do desenvolvimento das substâncias descritas, enemas eram utilizados com frequência para limpeza colônica. Atualmente, têm papel complementar naqueles casos de preparo incompleto com as soluções convencionais. A metoclopramida é antagonista dopaminérgico que aumenta o peristaltismo do estômago, do duodeno e do jejuno, mas não interfere no peristaltismo colônico.[20] O bisacodil e o citrato de magnésio, laxantes muito usados como adjuvantes em preparos de cólon, estimulam o peristaltismo colônico e podem reduzir o tempo de preparo, porém sem apresentar diferença no resultado final.[21] A dimeticona é um agente antigás, de mecanismo de ação desconhecido, usado para eliminar a presença de espumas e bolhas remanescentes do preparo. Melhora a visibilidade da mucosa colônica e a tolerância ao preparo.[22,23]

▶▶▎ PREPARO DO CÓLON EM CIRCUNSTÂNCIAS ESPECIAIS

O preparo do cólon em pediatria deve ser individualizado, baseado na idade, no peso, no estágio cognitivo do paciente, nas condições clínicas subjacentes e na adesão familiar. O jejum preconizado pela Academia Americana de Pediatria é de 4, 6 e 8 horas para as idades de 0 a 5 meses, 6 a 36 meses e acima de 36 meses, respectivamente. Os preparos tradicionais combinam dietas líquido-pastosas, sem resíduos, e soluções eletrolíticas por via oral, entre elas manitol a 10%, PEG e fosfato de sódio. A solução oral de PEG é administrada na dose de 30mL/kg de peso corporal. A solução de manitol a 10% é preconizada na dose de 15 a 20mL/kg, diluídos em sucos de frutas coados,[24] associada à dieta pobre em resíduos 48 horas antes do exame e dieta líquida exclusiva na véspera do exame. Deve ser ingerida, no máximo, em 2 horas. Os principais efeitos colaterais são náuseas e vômitos, mas, em geral, apresenta boa tolerância e resultados satisfatórios. Antieméticos podem ser prescritos antes do início do preparo. Em recém-nascidos e lactentes, deve-se manter o aleitamento materno por até 12 horas antes do procedimento ou dieta líquida na véspera. Administra-se supositório de glicerina ou clister (salino ou glicerina) na manhã do exame. Em pré-escolares e escolares, adota-se dieta sem resíduos 24 a 48 horas antes do exame, com líquidos em abundância, exceto leite. Os enemas de fosfatos são contraindicados em crianças menores de 2 anos de idade devido à possibilidade de hiperfosfatemia.[7,24]

Nas colostomias, o esquema de preparação não deve ser reduzido somente porque o cólon é mais curto, pois, nesses pacientes, a dificuldade é semelhante ou até maior em relação a outros indivíduos. Além disso, enemas pela colostomia são tediosos e difíceis de realizar satisfatoriamente. Da mesma maneira, na anastomose ileorretal, deve-se fazer preparação oral completa, pois o intestino delgado pode adaptar-se e ter aumento da microbiota alguns meses após a cirurgia.[7] As ileostomias esvaziam-se com facilidade e não necessitam de outra preparação, além de algumas horas de jejum e ingestão de líquidos claros. A limpeza das bolsas pélvicas ileoanal deve ser realizada por meio de enema salino ou lavagem oral.

No intestino desfuncionalizado, o preparo deve ser realizado com enemas convencionais com água ou solução salina.

Atualmente, entre as substâncias disponíveis, o PEG é o produto que apresenta os melhores resultados na maioria dos pacientes. A seleção do produto pelo médico, baseado nas condições clínicas do paciente, em sua informação e na adesão ao preparo, é fundamental para realização de exame de boa qualidade. No mercado farmacêutico, não se encontram alguns dos produtos relacionados, mas é possível sua formulação em farmácias de manipulação.

▶▶ REFERÊNCIAS BIBLIOGRÁFICAS

1. Adler M, Quenon M, Even-Adin D, et al. Whole gut lavage for colonoscopy: a comparison between two solutions. Gastrointest Endosc 1984; 30:65-7.

2. Marschall H-U, Bartels F. Life-threatening complications of nasogastric administration of polyethylene glycol-electrolyte solutions (Golytely) for bowel cleansing. Gastrointest Endosc 1998; 47:408-10.

3. Wexner SD, Beck DE, Baron TH, et al. A consensus document on bowel preparation before colonoscopy: prepared by a Task Force from The American Society of Colon and Rectal Surgeons (ASCRS), the American Society for Gastrointestinal Endoscopy (ASGE), and the Society of American Gastrointestinal and Endoscopic Surgeons (SAGES). Gastrointest Endosc 2006; 63(7):894-909.

4. Golub RW, Kerner BA, Wise WE Jr. Colonoscopic preparations-which one? A blinded, prospective, randomized trial. Dis Colon Rectum 1995; 58:594-7.

5. Rosch T, Classen M. Fractional cleansing of the large bowel with Golytely for colonoscopic preparations: a controlled trial. Endoscopy 1987; 19:198-200.

6. Lever EL, Walter MH, Condon SC, et al. Addition of enemas to oral lavage preparation for colonoscopy is not necessary. Gastrointest Endosc 1992; 38:369-72.

7. Cotton PB, Williams CB. Colonoscopy and flexible sigmoidoscopy. In: Cotton PB, Williams CB (eds.). Practical gastrointestinal endoscopy: the fundamentals. 5 ed. Oxford: Blackwell Publishing, 2003:83-171.

8. Fordtran JS, Santa Ana CA, Cleveland MVB. A low-sodium solution for gastrointestinal lavage. Gastroenterology 1990; 98:11-6.

9. Adams WJ, Meagher AP, Lubowski DZ, et al. Bisacodyl reduces the volume of PEG solution required for bowel preparation. Dis Colon Rectum 1994; 27:229-33.

10. Schiller LR, Emmett M, Santa Ana CA, et al. Osmotic effects of polyethylene glycol. Gastroenterology 1988; 94:933-41.

11. Habr-Gama A, Gama-Rodrigues JJ, Teixeira MG, et al. Preparo intestinal pela ingestão de manitol a 10%. Rev Bras Coloproct 1981; 1(2):84-94.

12. Zanoni CE, Bergamini C. Whole gut lavage for surgery. A case of intraoperative colonic explosion after administration of manitol. Dis of Colon Rectun 1982; 25(6):580-1.

13. Abubakar K, Goggin N, Gormally S, et al. Preparing the bowel for colonoscopy. Arch Dis Child 1995; 73(5):459-61.

14. Faigel DO, Eisen GM, Baron TH, et al. Guideline: preparation of patients for GI endoscopy. Gastrointest Endosc 2003; 57(4):446-50.

15. Morsoletto EM. Colonoscopia. In: Magalhães AF, Cordeiro FT, Quilici FA, et al. (eds.) Endoscopia digestiva diagnóstica e terapêutica. Rio de Janeiro: Revinter, 2005: 76-84.

16. Frommer D. Cleansing ability and tolerance of three bowel preparations for colonoscopy. Dis Colon Rectum 1997; 40:100-4.

17. Hsu CW, Imperiale TF. Meta-analysis and cost comparison of polyethylene glycol lavage versus sodium phosphate for colonoscopy preparation. Gastrointest Endosc 1998; 48:276-82.

18. Afridi SA, Barthel JS, King PD, et al. Prospective, randomized trial comparing a new sodium phosphate-bisacodyl regimen with conventional PEG-ES lavage for outpatient colonoscopy preparation. Gastrointest Endosc 1995; 41:485-9.

19. Curran MP, Plosker GL. Oral sodium phosphate solution: a review of its use as a colonic cleanser. Drugs 2004; 64:1.697-714.

20. Brady CE III, DiPalma JA, Pierson WP. Golytely lavage: is metoclopramide necessary? Am J Gastroenterol 1985; 80:180-4.

21. Brady CE, DiPalma JA, Beck DE. Effect of bisacodyl on gut lavage cleansing for colonoscopy. Am Clin Res 1987; 19:34-8.

22. Shaver WA, Storms P, Peterson WL. Improvement of colonic lavage with supplemental dimethicone. Dig Dis Sci 1988; 33:185-8.

23. Ziegenhagen DJ, Zehnter E, Tacke W, et al. Senna versus bisacodyl in addition to GoLytely lavage for colonoscopy preparation: A prospective randomized trial. Z Gastroenterol 1992; 30:17-9.

24. Morsoletto EM, Monnerat MMC. Colonoscopia: indicações, contra-indicações e preparo de cólon. In: Silva MGD, Milward G (eds.). Endoscopia pediátrica. 1 ed. Rio de Janeiro: Guanabara Koogan, 2004: 165-7.

30

Preparo de Cólon em Operações Colônicas Eletivas: Deve ser Compulsório?

Bernardo Hanan • Magda Maria Profeta da Luz • Rodrigo Gomes da Silva

▶▶▎ INTRODUÇÃO

Historicamente, os pacientes submetidos a ressecção de cólon são geralmente preparados com antibióticos, o denominado preparo químico, e laxativos, o preparo mecânico anterógrado do cólon. No início da década de 1980, estudos prospectivos e randomizados que compararam placebo e antibióticos resultaram na conclusão de que o uso de antibióticos é imprescindível para o paciente a ser submetido à colectomia. Por outro lado, o preparo mecânico de cólon (PMC), usado rotineiramente para operações colorretais eletivas, permanece com seu papel indefinido.

Muitos cirurgiões consideram indispensável o PMC para reduzir a morbidade pós-operatória atribuída às complicações sépticas associadas com a contaminação fecal.[1,2] Essa prática, porém, sempre foi baseada em experiências individuais, opiniões de especialistas e estudos não controlados com pequeno número de pacientes. O objetivo do PMC é eliminar o conteúdo fecal da luz do cólon. Os benefícios teóricos relacionados com seu uso seriam: a manipulação de um cólon limpo, que reduziria a contaminação fecal da cavidade peritoneal e as complicações infecciosas, como os abscessos intra-abdominais e de ferida operatória; a prevenção das fístulas anastomóticas, ao evitar a passagem de fezes formadas pela sutura recém-confeccionada, e a manipulação de um cólon vazio que ocupa menor espaço na cavidade, reduzindo, assim, o tempo operatório.

As desvantagens do PMC têm sido relatadas. Alguns autores acreditam que o preparo de cólon aumentaria as complicações infecciosas e a taxa de fístulas de anastomose.[3-5] Primeiro, o preparo seria responsável por alterações inflamatórias na parede intestinal com aumento de linfócitos e células polimorfonucleares, além da perda de células da mucosa e do muco superficial por esfoliação. Segundo, distúrbios na microcirculação da parede colônica levariam à isquemia pontual na linha de sutura. Essas alterações fisiológicas, associadas à desidratação dos tecidos e aos distúrbios hidroeletrolíticos gerados durante o preparo, propiciariam maior taxa de fístulas de anastomose. O aumento da taxa de infecções ocorreria pelo aumento da incidência de fezes líquidas e pastosas pós-preparo, facilitando a contaminação da cavidade e da ferida operatória. A translocação bacteriana ocorreria mais facilmente pelas alterações inflamatórias

182 — CÓLON

e microvasculares decorrentes do preparo. Nenhuma dessas teorias, entretanto, foi confirmada por estudos científicos.[6-8]

▶▶ EVIDÊNCIAS DA LITERATURA

Desde os anos 70, o PMC vem sendo questionado. Um dos primeiros autores a questionar o PMC foi Hughes, em 1972.[2] A omissão do preparo pouparia paciente e equipe de enfermagem, reduziria o tempo de admissão pré-operatória, não afetaria as taxas de fístulas e infecções, além de reduzir custos.[9-12]

A partir da década de 1980, estudos controlados, prospectivos e com distribuição aleatória de pacientes em grupos com e sem preparo compararam o PMC em pacientes submetidos a ressecção colônica.

Bucher et al.,[3] em 2004, avaliaram sete estudos prospectivos e randomizados, incluindo o total de 1.118 pacientes na metanálise. As limitações relatadas pelos autores foram: dois estudos incluídos haviam sido publicados apenas na forma de resumo, número maior de casos de colectomias direitas e ausência de cálculo de amostra. Eles observaram maior taxa de fístula anastomótica no grupo com PMC, 5,6% (36/642) versus 2,8% (18/655), quando comparado com o grupo sem PMC. As taxas de infecção intra-abdominal e de ferida operatória foram similares entre os dois grupos. Reoperações, realizadas na maioria dos casos por causa de fístula anastomótica, foram mais comuns no grupo que recebeu PMC. Os autores concluíram que o PMC poderia acarretar maior taxa de fístulas e recomendaram seu abandono.[3] Slim et al.,[4] em 2004, publicaram outra metanálise com 1.454 pacientes e encontraram resultados similares. Fístula anastomótica foi mais comum no grupo com PMC (5,6% vs. 3,2%), quando comparado com o grupo sem PMC.[4]

Em 2005, Wille-Jorgesen et al.[5] avaliaram nove estudos prospectivos e randomizados com 791 pacientes no grupo com PMC e 803 pacientes no grupo sem PMC. Os autores compararam a taxa de fístula separadamente para ressecção colônica e retal. Não houve diferença na taxa de fístula dos pacientes submetidos a ressecção anterior do reto (9,8% no grupo com PMC e 7,5% no grupo sem PMC). Em operações colônicas, a taxa de fístula também foi similar (2,9% no grupo com PMC e 1,6% no grupo sem PMC). Quando agrupados, a taxa de fístula foi maior no grupo com PMC (6,2% vs. 3,2%) do que no grupo sem PMC.[5]

Após 2005, alguns estudos prospectivos randomizados relataram os resultados de complicações extraintestinais, como embolia pulmonar, infecção urinária e eventos cardíacos.[5] Desse modo, as metanálises realizadas mais recentemente incluíram esses dados.[5,12] Doze estudos prospectivos e randomizados, incluindo 4.919 pacientes, foram selecionados.[5] Não houve diferença na taxa de fístula anastomótica entre os dois grupos. Entre os eventos extra-abdominais, não houve diferença na taxa de complicações entre os dois grupos, exceto para eventos cardíacos, mais comuns no grupo com PMC (4% vs. 2%) do que no grupo sem PMC. A definição de eventos cardíacos, entretanto, somente foi explícita em um dos cincos estudos que relataram essa complicação.

Pineda et al.,[13] em 2008, avaliaram estudos que incluíram 4.601 pacientes distribuídos em grupos com PMC (n = 2.304) e sem PMC (n = 2.297). Nessa análise, não houve diferença na taxa de fístula entre os dois grupos (4,2% vs. 3,5%). A taxa de infecção de ferida operatória também foi similar. Os autores recomendam que o PMC não seja mais considerado cuidado padrão no preparo de pacientes para ressecções colônicas.

A mais recente metanálise sobre o tema foi publicada por Slim[9] e incluiu 14 estudos controlados com número total de 4.859 pacientes. Não houve diferença estatística entre as taxas de fístula de anastomose dos pacientes com e sem PMC. O autor ressalta a inclusão de estudos com grande número de pacientes, já que metanálises que contemplam estudos com grande número de pacientes aproximam-se de resultado estatístico mais fidedigno. Os achados relativos às complicações infecciosas foram semelhantes. Não houve diferença nas taxas de infecções intra-abdominais e de ferida operatória entre os grupos estudados. Esse estudo sugere que os preparos com polietilenoglicol e fosfato de sódio devem ser considerados semelhantes, uma vez que o manitol foi praticamente abandonado nos EUA.

▶▶▎ PERSPECTIVAS FUTURAS

Ainda existe uma lacuna na literatura com relação ao PMC para cirurgia colorretal laparoscópica.[9] Os autores dos trabalhos mais recentes acreditam que os resultados encontrados para operações pela via aberta possam ser extrapolados para laparoscopia. Tal inferência resultaria na não realização de preparo para operações laparoscópicas como forma de prevenir as complicações infecciosas ou reduzir as taxas de fístulas de anastomose. Por outro lado, operações laparoscópicas são procedimentos que usualmente envolvem mais de um quadrante abdominal, beneficiando-se, para alguns autores, de intestinos vazios e sem distensão, o que facilita a exposição das estruturas.

A imprecisão da colonoscopia na localização de lesões, principalmente no cólon esquerdo e no cólon transverso, pode exigir a repetição do procedimento no peroperatório. O cólon preparado possibilitaria a identificação endoscópica das lesões no peroperatório. Mesmo lesões tatuadas podem não ser identificadas à laparoscopia. As tatuagens podem localizar-se na margem mesentérica, nas porções retroperitoneais do cólon, ou podem ser cobertas por tecido gorduroso de apêndice epiploico ou mesmo de um dos ligamentos do cólon. As tatuagens devem ser realizadas em quatro quadrantes, para evitar dificuldades na sua localização durante a laparoscopia.

Zmora et al.[14] avaliaram, retrospectivamente, 200 pacientes submetidos a colectomia laparoscópica com e sem PMC. Oito por cento deles necessitaram de localização colonoscópica intraoperatória da lesão. A incidência de conversão foi maior (14%) no grupo sem PMC do que no grupo com PMC (9%), mas sem significância estatística. Não houve diferença na taxa de complicações pós-operatórias.

Faltam ainda estudos que estratifiquem o local da anastomose, principalmente para avaliar as anastomoses retais baixas e coloanais do restante do cólon.[5,6,9] As taxas de fístulas de anastomoses distais costumam ser mais elevadas. Não há evidências da necessidade de se realizar ou não preparo nessas situações. Haveria justificativa para o uso de enemas? Grande parte dos estudos prospectivos e randomizados incluiu, na maior parte de sua casuística, operações colônicas e excluiu operações retais com anastomoses baixas.

O uso de antibioticoprofilaxia foi comum entre os grupos submetidos ou não ao PMC na maioria dos trabalhos. Assim, os resultados encontrados em relação às complicações infecciosas poderiam não ser os mesmos em caso de omissão do uso de antibióticos no pré-operatório.[10] O tema permanece controverso, principalmente, porque a maioria dos cirurgiões colorretais tem dificuldade em abandonar seu dogma por diversas crenças, mesmo que a literatura aponte para direções diferentes.

▶▶▎ CONSIDERAÇÕES FINAIS

A não realização de preparo anterógrado do cólon parece ser segura em pacientes a serem submetidos à ressecção colônica. Entretanto, pacientes submetidos à colectomia laparoscópica podem beneficiar-se do PMC, caso seja necessária a colonoscopia intraoperatória para localização da lesão. Novos estudos serão necessários para avaliar se o abandono do PMC nesse subgrupo de pacientes pode ser incorporado à prática clínica. Além disso, o subgrupo de pacientes a serem submetidos a resseção do reto com anastomose baixa parece beneficiar-se de PMC e estomia protetora.

▶▶ REFERÊNCIAS BIBLIOGRÁFICAS

1. Chung RS, Gurll NJ, Berglund EM. A controlled trial of whole gut lavage as a method of bowel preparation for colonic operations. Am J Surg 1979; 137:75-81.
2. Hughes ES. Asepsis in large-bowel surgery. Ann R Coll Surg Engl 1972; 51:347-56.
3. Bucher P, Mermillod BS, Gervaz P, et al. Mechanical bowel preparation for elective colorectal surgery a meta-analysis. Arch Surg 2004; 139:1359-64.
4. Slim K, Vicaut E, Panis Y, et al. Meta-analysis of randomized clinical trials of colorectal surgery with or without mechanical bowel preparation Br J Surg 2004; 91:1125-30.
5. Wille-Jorgensen P, Guenaga KF, Matos D, et al. Pre-operative mechanical bowel cleansing or not? An updated meta-analysis. Colorectal Dis 2005; 7:304-10.
6. The Association of Coloproctology of Great Britain and Ireland (2001). Guidelines for the management of colorectal cancer, 2001. The Association of Coloproctology of Great Britain and Ireland, London. [www.guideline.gov]
7. Scottish. Intercollegiate Guidelines Network (SIGN) & Scottish Cancer Therapy Network. (1997) Colorectal Cancer, A National Clinical Guideline Recommended for Use in Scotland, 16. SIGN, Edinburgh. [www.sign.ac.uk/guidelines]
8. Otchy D, Hyman NH, Simmang C, et al. Practice parameters for colon cancer. Dis Colon Rectum 2004; 47:1269-84.
9. Slim K. Updated systematic review and meta-analysis of randomized clinical trials on the role of mechanical bowel preparation before colorectal surgery. Ann Surg 2009; 249:203-9.
10. Hughes ES. Asepsis in large-bowel surgery. Ann R Coll Surg Engl 1972; 51:347-56.
11. Moore J, Hewet P, Penfold JC. Practice parameters for the management of colonic cancer I. surgical issues. Recommendations of the Colorectal Surgical Society of Australia. ANZ J Surg 1999; 69:415-21.
12. Gravante G, Caruso R, Andreani SM, et al. Mechanical bowel preparation for colorectal surgery: a meta-analysis on abdominal and systemic complications on almost 5,000 patients. Int J Colorectal Dis 2008; 23:1145-50.
13. Pineda CE, Shelton AA, Hernandez-Boussard T, et al. Mechanical bowel preparation in intestinal surgery: a meta-analysis and review of the literature. J Gastrointest Surg 2008; 12:2037-44.
14. Zmora O, Lebedyev A, Hoffman A, et al. Colectomy without mechanical bowel preparation. Int J Colorectal Dis 2006; 21:683-7.

31

Rastreamento e Prevenção do Câncer Colorretal: Quando Indicar Pesquisa de Sangue Oculto nas Fezes ou Colonoscopia?

Antônio Lacerda-Filho • Augusto Motta Neiva • Cristiane de Souza Bechara

▶▶I INTRODUÇÃO

O câncer colorretal (CCR), um importante problema de saúde pública nos países ocidentais,[1] é o terceiro câncer mais comum e a terceira causa de morte pela doença no mundo.[2,3] Um em cada três pacientes com CCR irá a óbito por causa da neoplasia.[4] No Brasil, ocorreram cerca de 27 mil novos casos da doença em 2008, a qual é a segunda neoplasia mais letal em mulheres e a terceira em homens na região Sudeste.[1]

Como a morbidade e a mortalidade dessa doença estão diretamente relacionadas com o estadiamento, o diagnóstico precoce por meio de programas de rastreamento é fundamental para melhorar o prognóstico desses pacientes. Além disso, a remoção de pólipos adenomatosos pela colonoscopia pode interromper a sequência adenoma-carcinoma, reduzindo drasticamente a incidência do CCR.

A estratégia de rastreamento dos pacientes para CCR inicia-se com a avaliação do risco pela anamnese, que deve ser iniciada aos 20 anos de idade ou antes, para rastreamento de possíveis pacientes ou parentes de portadores de síndromes hereditárias relacionadas ao CCR.[2] Devem ser realizadas reavaliações a cada 5 anos, uma vez que esse risco é dinâmico e pode aumentar com o diagnóstico de novos casos na família, modificando a estratégia do rastreamento.[2] Os pontos importantes a serem investigados estão listados no Quadro 31.1.

Os testes para rastreamento e prevenção do CCR podem ser divididos em duas categorias:

- **Testes fecais:** incluem a pesquisa de sangue oculto e de DNA nas fezes. São exames considerados efetivos para identificação da presença do CCR ou de adenomas avançados. Por isso, têm papel fundamental no diagnóstico precoce da doença, e não em sua prevenção.[3]

- **Testes estruturais**: avaliam a anatomia colorretal e incluem a sigmoidoscopia flexível, a colonoscopia, o enema opaco de duplo contraste e a colonografia por tomografia computadorizada (*colonoscopia virtual*). Estes exames têm importante papel na prevenção da doença, visto que podem detectar lesões pré-cancerosas – os pólipos adenomatosos.[3] Essas lesões podem ser removidas por meio dos exames endoscópicos, sobretudo a colonoscopia.

Quadro 31.1 Pontos importantes a serem investigados na anamnese, visando ao rastreamento de CCR

História pessoal de CCR ou adenomas
Idade do paciente quando do diagnóstico do CCR
História familiar de CCR ou adenomas
História pessoal ou familiar de câncer de endométrio, ovários, mamas e bexiga
Grau de parentesco, principalmente primeiro (pais, irmãos e filhos) e segundo graus (avós, tios e sobrinhos)
Predisposição genética (síndrome de Lynch ou polipose adenomatosa familiar – PAF)
História de doença inflamatória intestinal com pancolite e tempo de diagnóstico maior do que 8 anos

Os testes de rastreamento variam em termos de grau de suporte de evidência, eficácia na redução da incidência e mortalidade, custo-benefício e aceitabilidade. Alguns pacientes podem não aceitar submeter-se a testes invasivos. Nesses casos, pode ser realizada a coleta de material fecal para pesquisa de sangue oculto ou DNA. No entanto, o paciente deve ser exaustivamente esclarecido de que esses exames não auxiliam a prevenção do CCR, como o fazem os testes estruturais, sobretudo a colonoscopia, o mais invasivo deles. Para serem efetivos, os testes fecais de rastreamento devem ser repetidos em intervalos regulares e, se o resultado for positivo, o exame invasivo deverá ser realizado.

Enfocaremos, a seguir, a pesquisa de sangue oculto nas fezes e a colonoscopia como ferramentas de rastreamento e prevenção do CCR, por serem os testes mais comumente disponíveis, inclusive em nosso meio.

As recomendações relacionadas a esses testes baseiam-se em dois consensos de diretrizes para rastreamento e prevenção do CCR recentemente publicados. O de maior impacto foi realizado pelas sociedades americanas de oncologistas, gastroenterologistas, cirurgiões colorretais, endoscopistas gastrointestinais e radiologistas (US Multi-Society Task Force), publicado em março de 2008.[3] Em setembro de 2008 foi publicado outro consenso, mais conservador, realizado por órgãos governamentais americanos responsáveis pelas políticas de prevenção de doenças (US Preventive Services Task Force).[4]

▶▶ PESQUISA DE SANGUE OCULTO NAS FEZES (PSOF)

Há evidências de que a PSOF, realizada anualmente, reduz a mortalidade por câncer colorretal em 15% a 33%.[3] A realização anual de exames de PSOF de alta sensibilidade pode atingir ganho de vida similar ao observado no rastreamento com colonoscopia a cada 10 anos.[5]

Perda de 0,5 a 1,5mL de sangue nas fezes é considerada normal e não costuma ser detectada pelos exames de PSOF.[6] Exame positivo pode indicar sangramento de qualquer local do trato gastrointestinal. A maior probabilidade de o teste ser positivo depende da quantidade fecal da porção heme da hemoglobina, a qual é afetada pelo tamanho e pela localização da lesão que originou o sangramento.[6]

O teste do guáiaco detecta a atividade da enzima peroxidase, presente na hemoglobina. É necessária a coleta de duas amostras de fezes de três evacuações. Os pacientes devem evitar o uso de ácido acetilsalicílico e anti-inflamatórios não esteroides, além de carne vermelha[3] por 3 dias antes do exame, o que pode aumentar o número de falso-positivos.[6] O consumo de vitamina C não deve exceder 250mg por dia, pois pode haver inibição da ação da peroxidase e aumentar o número de testes falso-negativos. A sensibilidade e a especificidade do teste do guáiaco variam de acordo com a técnica utilizada no exame. O Haemoccult SENSA® é mais sensível que o Haemoccult®, o Haemoccult II® ou o Haemoccult R®. A sensibilidade de um único teste

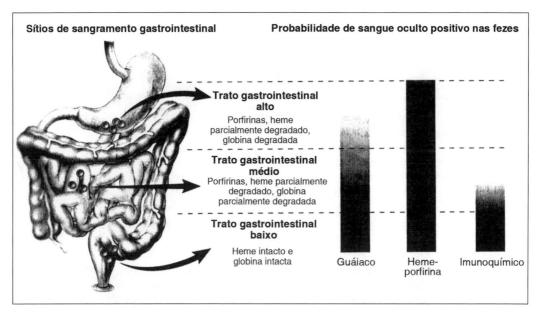

Fig. 31.1 Sítios de sangramento gastrointestinal, metabolismo da hemoglobina intraluminal e acurácia dos testes de pesquisa de sangue oculto nas fezes. (Extraída e modificada de Rockey.[6])

é de 30%, enquanto testes repetidos, periodicamente, elevam essas taxas para 80% a 92%.[4] A reidratação do guáiaco aumenta a sensibilidade e a incidência de resultados positivos. A PSOF realizada em coleta de amostra única de fezes durante o exame digital não é considerada teste adequado para o rastreamento do câncer colorretal.[3,5]

Os testes imunoquímicos detectam a globina humana, sendo mais específicos que os testes baseados no guáiaco.[6] A globina é degradada pelas enzimas do trato digestório superior, o que aumenta a especificidade do teste para o sangramento gastrointestinal baixo devido à maior disponibilidade de heme (Fig. 31.1). O teste imunoquímico também pode ser realizado com amostra de fezes menor.[6]

Não há evidência, na literatura, de que o teste imunoquímico supere o teste do guáiaco de alta sensibilidade. Sua grande vantagem está na possibilidade de livre ingestão de vitamina C e de carnes vermelhas, por ser teste realizado com anticorpo monoclonal anti-hemoglobina humana.

Recomendações[2-5,7-9]

Para o rastreamento do CCR e de adenomas avançados, a PSOF pelo método imunoquímico ou do guáiaco de alta sensibilidade deve ser realizada anualmente em indivíduos assintomáticos, a partir dos 50 anos (indivíduos de baixo risco):

- Qualquer teste positivo deve ser seguido por colonoscopia.
- Não devem ser submetidos à PSOF:
  - Pacientes com sangramento visível.
  - Pacientes com suspeita de CCR (incluindo aqueles com anemia).
  - Pacientes com menos de 40 anos de idade.

- Pacientes já rastreados com colonoscopia.
- Pacientes com teste positivo não devem ser submetidos à PSOF subsequente.

▶▶❘ COLONOSCOPIA

A colonoscopia tem a vantagem de possibilitar a avaliação de toda a mucosa colorretal por visão direta e a realização de biópsias e polipectomias. Entretanto, é procedimento invasivo, que necessita de sedação e preparo de cólon, com suas morbidades inerentes. As taxas de complicações, sobretudo em colonoscopias terapêuticas, não são desprezíveis.

Hemorragias podem ocorrer em 0,03% dos exames diagnósticos, chegando a 6% em caso de polipectomias.[10] As taxas de perfurações variam de 0,17% a 0,3% em colonoscopias diagnósticas, podendo alcançar até 0,1% nas polipectomias.[10]

Além disso, a colonoscopia é exame operador-dependente, apresentando taxa de perda de adenomas de 6% a 12% e podendo chegar a 20%, nos adenomas com menos de 5mm.[11-13] Mesmo pequenas lesões cancerosas podem não ser identificadas em até 5% dos casos.[11-13]

Não existem estudos controlados, prospectivos e randomizados de rastreamento e prevenção com colonoscopia para redução da incidência e da mortalidade do CCR.[2] Entretanto, quando a colonoscopia é realizada após outro teste de rastreamento positivo, existem fortes evidências científicas de que a polipectomia resulta em redução na incidência de CCR e, por extensão, na mortalidade por CCR.[3-5,8,9]

As recomendações a seguir, preconizadas pelos dois consensos americanos já citados,[3,4] pressupõem que a colonoscopia foi completa até o fundo cecal (com documentação fotográfica de seus marcos anatômicos, como o óstio apendicular ou a papila ileocecal), que o preparo de cólon foi adequado e que o colonoscopista é experiente, critérios essenciais para o exame de boa qualidade.[10]

Recomendações[2-5,7-9]
Pacientes com baixo risco para CCR

Devem submeter-se à colonoscopia de 10 em 10 anos a partir dos 50 anos de idade. Sugere-se que o rastreamento seja interrompido quando a expectativa de vida do paciente for menor do que 10 anos, usualmente aos 75 anos. O rastreamento em indivíduos com mais de 85 anos é contraindicado.

Pacientes com risco aumentado para CCR
História Familiar

- Paciente com parente de primeiro grau com CCR ou adenoma diagnosticado em idade menor do que 60 anos ou dois parentes de primeiro grau com o diagnóstico em qualquer idade. Devem fazer a primeira colonoscopia aos 40 anos de idade ou 10 anos antes da idade do parente mais jovem com o diagnóstico (o que for mais precoce), e esta deve ser repetida a cada 5 anos.

- Paciente com parente de primeiro grau com CCR ou adenoma diagnosticado em idade menor do que 60 anos ou dois ou mais parentes de segundo grau com diagnóstico em qualquer idade. Devem fazer a primeira colonoscopia aos 40 anos, e esta deve ser repetida a cada 10 anos. Alternativamente, a PSOF anual pode ser oferecida, como para pacientes de baixo risco, porém iniciando-se aos 40 anos. Nesses casos, a colonoscopia deve ser realizada aos 50 anos, mesmo com testes de PSOF negativos até então.

RASTREAMENTO E PREVENÇÃO DO CÂNCER COLORRETAL...

189

- Pacientes com parente de segundo ou terceiro grau (bisavós ou primos) com CCR. Devem ser rastreados como pacientes de baixo risco.

História Pregressa de CCR

- Pacientes com história pregressa de ressecção oncológica de CCR com colonoscopia pré-operatória negativa para tumores sincrônicos. Devem ser submetidos a colonoscopia de vigilância 1 ano após a operação. Se normal, repetir em 3 anos e, a partir daí, de 5 em 5 anos.

- Pacientes com ressecção de CCR na urgência ou sem colonoscopia pré-operatória (tumor obstrutivo ou estenosante ou exame com impossibilidade de progressão do aparelho). Devem ser submetidos, no pré-operatório, a colonografia por tomografia computadorizada (*colonoscopia virtual*) ou a enema opaco por duplo contraste. Outra conduta consiste em realizar colonoscopia peroperatória ou 3 a 6 meses após a operação. Se normal, deve ser repetida em 3 anos e, a partir daí, a cada 5 anos.

História Pregressa ou Atual de Adenoma

- Pacientes com um ou dois pequenos adenomas tubulares com displasia de baixo grau (< 10mm). Devem repetir a colonoscopia em 5 a 10 anos.

- Pacientes com 3 a 10 adenomas, ou um adenoma maior do que 10mm, ou com componente viloso, ou com displasia de alto grau. Devem repetir a colonoscopia a cada 3 anos, se houver remoção completa dos pólipos e não houver a necessidade de ressecção por *piecemeal*. Se a colonoscopia de seguimento mostrar um ou dois pequenos adenomas tubulares com displasia de baixo grau (< 10mm), esta poderá ser repetida em 5 anos.

- Pacientes com mais de 10 adenomas. Devem ser reexaminados em 1 ano, desde que todos os pólipos tenham sido removidos. Deve ser considerada a possibilidade de síndrome familiar.

- Pacientes com adenomas sésseis removidos por *piecemeal*. Deve-se repetir a colonoscopia em 2 a 6 meses. Uma vez verificada a remoção completa por critérios endoscópicos e patológicos, o seguimento fica a critério do endoscopista. De modo geral, repete-se a colonoscopia em 1 ano, após a lesão ter sido considerada completamente tratada. Todo adenoma suspeito de estar malignizado ou que não seja ressecável por colonoscopia deve ser tatuado em sua vizinhança, a fim de que seja adequadamente identificado em caso de ressecção cirúrgica, sobretudo por via laparoscópica.

- A presença de pequenos pólipos retais hiperplásicos é considerada achado normal. Deve-se repetir a colonoscopia a cada 10 anos, exceto em pacientes com a síndrome poliposa hiperplásica, que devem ser seguidos mais intensivamente (intervalos ainda indeterminados).

Pacientes de Alto Risco para CCR

- Pacientes com história de doença inflamatória intestinal com pancolite (retocolite ulcerativa ou doença de Crohn) e tempo de diagnóstico maior do que 8 anos. Devem submeter-se a colonoscopia anual ou a cada 2 anos.

- Pacientes com predisposição genética a síndromes hereditárias (síndrome de Lynch ou polipose adenomatosa familiar – PAF). Devem seguir protocolos específicos de acompanhamento e ser encaminhados a serviços de referência.

- Síndrome de Lynch (diagnosticada por testes genéticos ou por critérios de Amsterdã, ou pacientes suspeitos). Deve-se realizar colonoscopia entre 20 e 25 anos de idade ou 10 anos antes da idade do parente mais jovem acometido. O exame deve ser repetido a cada 1 ou 2 anos.

- Familiares de primeiro grau de portadores de polipose adenomatosa familiar (sem teste genético). Devem ser submetidos à colonoscopia anualmente, a partir de 10 a 12 anos de idade.

A Fig. 31.2 apresenta um algoritmo sumariando as estratégias de rastreamento e prevenção para o CCR.

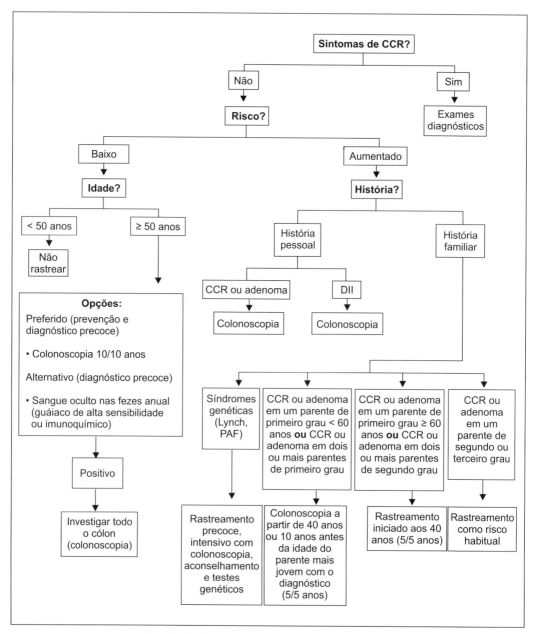

Fig. 31.2 Algoritmo para rastreamento e prevenção do CCR.

▶▶│ REFERÊNCIAS BIBLIOGRÁFICAS

1. www.inca.gov.br/estimativa/2008/index.asp.

2. Rose BD, Rush JM. UpToDate® [homepage na internet]. Waltham: UpToDate®, Inc.; 1992-2009 [atualizada em 2008, Aug 4; acesso em 2009 Apr 16]. Screening for colorectal cancer: Strategies in patients with possible increased risk due to family history [aproximadamente 13 telas]. Disponível em: www.uptodate.com.

3. Levin B, Lieberman DA, Mc Farland B, et al. Screening and surveillance for the early detection of colorectal cancer and adenomatous polyps, 2008: a joint guideline from the American Cancer Society, the US Multi-Society Task Force on Colorectal Cancer, and the American College of Radiology. Gastroenterology 2008; 134:1570-95.

4. US Preventive Services Task Force. Screening for colorectal cancer: U.S. Preventive Services Task Force Recommendation Statement. Ann Intern Med 2008; 149:627-37.

5. Rose BD, Rush JM. UpToDate® [homepage na internet]. Waltham: UpToDate®, Inc.; 1992-2009 [atualizada em 2008, Nov 21; acesso em 2009 Apr 16]. Screening for colorectal cancer: Strategies in patients at average risk [aproximadamente 35 telas]. Disponível em: www.uptodate.com.

6. Rockey DC. Occult gastrointestinal bleeding. N Engl J Med 1999; 341:38-46.

7. Whitlock EP, Lin JS, Lies E, et al. Screening for colorectal cancer: a targeted, updated systematic review for the U.S. Preventive Services Task Force. Ann Intern Med 2008; 149:638-58.

8. Zauber AG, Lansdorp-Vogelaar I, Knudsen AB, et al. Evaluating test strategies for colorectal cancer screening: a decision analysis for the U.S. Preventive Services Task Force. Ann Intern Med 2008; 149:659-69.

9. Rose BD, Rush JM. UpToDate® [homepage na internet]. Waltham: UpToDate®, Inc.; 1992-2009 [atualizada em 2008, Dec 17; acesso em 2009 Apr 16]. Screening and management strategies for patients and families with familial colon cancer syndromes [aproximadamente 27 telas]. Disponível em: www.uptodate.com.

10. Nahas SC, Nahas CSR, Santos AC, Marques CFS, Dias AR. Ileocolonoscopia. In: Sakai P, Ishioka S, Maluf Filho F (eds.). Tratado de endoscopia digestiva diagnóstica e terapêutca – Intestino delgado, cólon e reto. São Paulo: Atheneu, 2007: 13-8.

11. Rex DK, Cutler CS, Lemmel GT, et al. Colonoscopic miss rates of adenomas determined by back-to-back colonoscopies. Gastroenterology 1997; 112:24-8.

12. Pickhardt PJ, Nugent PA, Mysliwiec PA, et al. Location of adenomas missed by optical colonoscopy. Ann Intern Med 2004; 141:352-9.

13. Bressler B, Paszat LF, Vinden C, et al. Colonoscopic miss rates for right-sided colon cancer: a population-based analysis. Gastroenterology 2004; 127:452-6.

32

Doença Inflamatória Intestinal Colônica: Como Realizar a Vigilância Endoscópica?

Natália Pimenta Resende • Rodrigo Roda Rodrigues da Silva

▶▶▶ INTRODUÇÃO

O acometimento colônico da doença inflamatória intestinal (DII) associa-se a risco elevado de câncer colorretal (CCR), quando comparado à população geral. Os pacientes com pancolite secundária à retocolite ulcerativa (RCU) apresentam aumento do risco de CCR a partir de 8 a 10 anos do início dos sinais e sintomas. A incidência cumulativa de CCR é de aproximadamente 5% a 10% após 20 anos de doença e de 12% a 20% após 30 anos de doença.[1] Em geral, os pacientes com pancolite desenvolvem o CCR um decênio antes dos pacientes com colite esquerda.[2] Acredita-se que o risco de câncer na doença de Crohn seja semelhante ao da RCU, quando se comparam doenças com extensão e duração equivalentes.[3]

Diversas variáveis estão relacionadas com o aumento do risco de CCR, como duração da doença, extensão do acometimento colônico, história familiar de CCR, idade ao diagnóstico, intensidade da inflamação e associação com colangite esclerosante primária (CEP).[4] O intervalo médio entre o diagnóstico da CEP e o desenvolvimento de displasia ou câncer é de apenas 2,9 anos.[3]

Na DII, a inflamação crônica da mucosa favorece o surgimento de anormalidades cito-lógicas e arquiteturais, conhecidas como displasia.[5] A displasia é a expressão histológica de alterações genéticas que favorecem o crescimento celular e o surgimento da neoplasia. Ao con-trário do CCR esporádico, que apresenta a sequência adenoma-carcinoma, a displasia na DII é frequentemente encontrada em mucosa plana e de difícil diagnóstico ao exame endoscópico convencional, justificando, assim, o papel das biópsias aleatórias.[5] Existem duas classificações utilizadas para descrever a displasia na DII: a classificação de Viena (Quadro 32.1), revisada por Dixon, e a do IBD – Dysplasia Morphology Study Group.[6,7] A última, mais utilizada nos EUA, divide a displasia em três categorias: negativo para displasia, indefinido para displasia e positivo para displasia.

O achado de lesões displásicas é a chave para a vigilância endoscópica. Não existe evidên-cia clara de que a vigilância endoscópica prolongue a sobrevida de pacientes com colite extensa. Entretanto, existe evidência de que o câncer tende a ser diagnosticado precocemente e associa-se a melhor prognóstico.[3]

Quadro 32.1 Classificação de Viena (revisada) para a neoplasia epitelial gastrointestinal[6]

Categoria	Diagnóstico
1	Negativo para neoplasia intraepitelial
2	Indefinido para neoplasia intraepitelial
3	Neoplasia mucosa de baixo grau Adenoma de baixo grau Displasia de baixo grau
4	Neoplasia mucosa de alto grau 4.1 Displasia/adenoma de alto grau 4.2 Carcinoma não invasivo (carcinoma *in situ*) 4.3 Suspeita de carcinoma invasivo 4.4 Carcinoma intramucoso
5	Carcinoma invadindo submucosa

Quadro 32.2 Características do adenoma esporádico e DALM[5]

	Adenoma esporádico	DALM
Idade	> 40 a 60 anos	Qualquer
Duração	Qualquer	> 8 a 10 anos
Extensão	Qualquer	Mais comum na pancolite
Localização	Qualquer	Região inflamada
Mucosa adjacente	Sem displasia	Colite + displasia
Arquitetura	Mais comum tubular	Mais comum viloso

▶▶ DALM

Os pacientes com DII podem apresentar displasia associada a lesão ou massa (DALM), além de adenomas esporádicos, com a mesma taxa que a população geral. É importante distinguir uma DALM de um adenoma esporádico, pois a primeira apresenta alto risco de câncer e representa indicação de colectomia. O Quadro 32.2 apresenta as características que auxiliam essa diferenciação.

▶▶ VIGILÂNCIA ENDOSCÓPICA

Existe consenso de que os pacientes com DII colônica devem submeter-se à vigilância endoscópica. Entretanto, o início da vigilância, o intervalo e o número de biópsias não estão estabelecidos.

Quem?

A vigilância deve ser oferecida para todos os pacientes com pancolite a partir de 8 anos de doença, para aqueles com colite esquerda após 12 anos de doença, e para todos os pacientes com

CEP a partir do diagnóstico. Os pacientes submetidos a colectomia à Hartmann ou com bolsa ileal também se beneficiam da vigilância. A colite ulcerativa limitada ao reto não apresenta maior risco de CCR, não sendo necessária a vigilância endoscópica.[1]

Frequência

A colonoscopia deve ser realizada anualmente, com exceção dos pacientes com bolsa ileal sem atrofia, que podem realizar o exame endoscópico em anos alternados.[1]

Técnica

A maioria dos *guidelines* recomenda biópsias dos quatro quadrantes a cada 10cm, totalizando 30 a 40 espécimes. Esta amostragem representa menos de 1% de toda a superfície colônica, com o risco de potenciais resultados falso-negativos.[8] Em estudo restrospectivo, foi demonstrado que 33 biópsias eram necessárias para detecção de displasia com intervalo de confiança de 90% e 56 biópsias para intervalo de 94%.[9] Idealmente, seis a oito fragmentos de biópsias devem ser coletados e colocados em frascos separados e etiquetados conforme a localização. Além disso, todas as áreas de irregularidade da mucosa e lesões suspeitas devem ser biopsiadas separadamente.[1]

Novas Tecnologias

O desenvolvimento de novas tecnologias tem como objetivo aumentar a sensibilidade na detecção de lesões displásicas, além de reduzir o número de biópsias aleatórias em áreas endoscopicamente normais. Entre as diversas técnicas e tecnologias endoscópicas disponíveis, destacam-se a cromoscopia e a magnificação de imagens.

A cromoscopia isolada, ou em associação com a magnificação, tem aumentado significativamente a detecção de alterações da mucosa.[10] Estudo pioneiro, realizado por Kiesslich *et al.*,[11] avaliou o papel da cromoscopia na detecção de neoplasias intraepiteliais na RCU. Foram randomizados 165 pacientes para realizar colonoscopia convencional ou associada à cromoscopia com azul de metileno. Os autores observaram que a colonoscopia associada à cromoscopia foi mais eficiente em detectar o grau e a extensão da inflamação, além de ser mais sensível na detecção da displasia.[11]

Outros estudos confirmaram a relevância da cromoscopia para detecção de lesões neoplásicas intraepiteliais. Com isso, a cromoscopia é desejável e recomendada por alguns *guidelines* para o seguimento de pacientes com DII de longa duração.[11-14]

Outras recentes tecnologias, como a autofluorescência, a cromoendoscopia virtual, a tomografia com coerência óptica e a microscopia confocal, surgem como métodos promissores para o diagnóstico precoce das neoplasias intraepiteliais.

▶▶ MANEJO

Todas as biópsias indefinidas para displasia e positivas para displasia devem ser revistas por um patologista gastrointestinal experiente devido à variação na concordância interobservadores.

Os estudos revelam evolução da displasia de baixo grau para displasia de alto grau ou câncer muito variável, entre 2% e 50%.[4] Assim sendo, é importante discutir os riscos e benefícios da vigilância agressiva e da proctocolectomia para pacientes com displasia de baixo grau. Se a displasia de baixo grau é multifocal ou encontrada em exames repetidos, a proctocolectomia

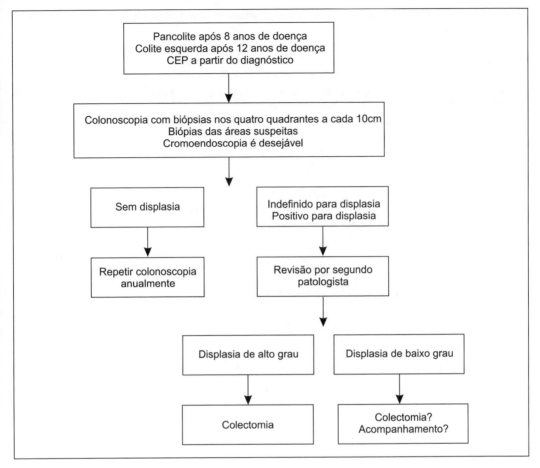

Figura 32.1 Organograma sobre a vigilância endoscópica nos portadores de DII.

deve ser encorajada. Caso o paciente não deseje submeter-se ao tratamento cirúrgico, a colonoscopia deve ser realizada a cada 3 a 6 meses.[5] Para os pacientes com displasia de alto grau, é consensual a realização de colectomia total.[1]

A Fig. 32.1 apresenta a síntese da vigilância endoscópica no paciente com DII colônica.

▶▶ REFERÊNCIAS BIBLIOGRÁFICAS

1. Peppercorn MA, Odze RD. Colorectal cancer surveillance in inflammatory bowel disease. UpToDate online 2009.
2. Greenstein AJ, Sachar DB, Smith H, et al. Cancer in universal and left-sided ulcerative colitis: factors determining risk. Gastroenterology 1979; 77:290-4.
3. Collins PD, Mpofu C, Watson AJ, Rhodes JM. Strategies for detecting colon cancer and/or dysplasia in patients with inflammatory bowel disease. Cochrane Database of Systematic Reviews 2006; Issue 2. Art.No.: CD000279.DOI:10.1002/14651858. CD000279.pub3.
4. Ahmadi AA, PolyaK S. Endoscopy/surveillance in inflamatory bowel disease. Surg Clin N Am 2007; 87:743-62.

5. Rubin TD, Kavitt RT. Surveillance for cancer and dysplasia in inflamatory bowel disease. Gastroenterol Clin N Am 2006; 35:581-604.

6. Dixon MF. Gastrointestinal epithelial neoplasia: Vienna revisited. Gut 2002; 51:130-1.

7. Riddell R, Goldman H, Ransohoff DF, et al. Dysplasia in inflammatory bowel disease: standardized classification with provisional clinical applications. Hum Pathol 1983; 14:931-68.

8. Itzkowitz SH, Harpaz N. Diagnosis and management of dysplasia in patients with inflammatory bowel diseases. Gastroenterology 2004; 126:1634-48.

9. Rubin CE, Haggitt RC, Burmer GC, et al. DNA aneuploidy in colonic biopsies predicts future development of dysplasia in ulcerative colitis. Gastroenterology 1992; 103:1611-20.

10. Thorlacius H, Toth E. Role of chromoendoscopy in colon cancer surveillance in inflammatory bowel disease. Inflamm Bowel Dis 2007; 13:911-7.

11. Kiesslich R, Fritsch J, Hottmann M, et al. Methylene blue-aided chromoendoscopy for detection of intraepithelial neoplasia and colon cancer in ulcerative colitis. Gastroenterology 2003; 124:880-8.

12. Hurlstone DP. Further validation of high-magnification-chromoscopic-colonoscopy for the detection of intraepithelial neoplasia and colon cancer in ulcerative colitis. Gastroenterology 2004; 126:376-8.

13. Hurlstone DP, Sanders DS, Lobo AJ, et al. Indigo carmine-assisted high-magnification chromoscopic colonoscopy for the detection and characterization of intraepithelial neoplasia in ulcerative colitis: a prospective evaluation. Endoscopy 2005; 37:1186-92.

14. Rutter MD, Saunders BP, Schofield G, et al. Pancolonic indigo carmine dye spraying for the detection or dysplasia in ulcerative colitis. Gut 2004; 53: 256-60.

33

Síndrome de Ogilvie:
Como Diagnosticar e Tratar?

Fábio Lopes de Queiroz • Rodrigo de Almeida Paiva • Teon Augusto Noronha de Oliveira

▶▶ INTRODUÇÃO

A síndrome de Ogilvie, ou pseudo-obstrução aguda do cólon, é o nome dado à dilatação maciça do cólon na ausência de causa mecânica.[1] Ocorre, predominantemente, em pacientes hospitalizados ou institucionalizados, portadores de doenças clínicas graves ou em pós-operatório.[2] Foi descrita pela primeira vez no *British Medical Journal*, em 1948, por Sir William Heneage Ogilvie,[3] em dois pacientes portadores de tumor retroperitoneal com invasão do plexo celíaco. Embora a apresentação clínica seja amplamente documentada, seu diagnóstico ainda é difícil e, com frequência, feito tardiamente. A isquemia e a perfuração são as complicações mais temidas, com taxa de mortalidade de até 50% quando ocorre esta última.[4]

A fisiopatologia, que ainda não é completamente compreendida, decorre do desequilíbrio da regulação autonômica da atividade motora do cólon, seja por supressão da atividade parassimpática, seja por estimulação simpática. Mais especificamente, os mecanismos fisiopatológicos propostos para explicar a síndrome de Ogilvie são: a inibição do reflexo motor pelos nervos esplâncnicos aferentes em resposta a estímulos nocivos, como manipulação de alças; a atividade simpática inibitória excessiva no intestino, que passa a não contrair; a atividade parassimpática excitatória excessiva no intestino, que passa a não relaxar; a diminuição da atividade parassimpática no intestino, que passa a não contrair; a estimulação excessiva dos receptores periféricos de opioide por opioides endógenos ou exógenos, ou, ainda, devido à inibição da liberação de óxido nítrico de neurônios motores, fazendo com que o intestino não relaxe e não permita a peristalse.[5] A causa exata que leva ao desencadeamento de um ou mais dos mecanismos mencionados ainda não está completamente compreendida.

▶▶ COMO DIAGNOSTICAR?

O diagnóstico é suspeitado pela presença de distensão abdominal e parada de eliminação de gases e fezes, sem evidência de obstrução mecânica nos exames radiológicos. A média de idade dos pacientes é de 60 anos, sendo encontrada mais comumente em homens.[6] Ocorre, na maioria das vezes, em pacientes portadores de enfermidades graves, como infarto agudo do miocárdio, isquemia cerebral, peritonite, sepse ou em pós-operatório de operações ortopédicas, cardiovasculares ou pulmonares. Vanek e Al-Salti,[6] em revisão que incluiu 400 casos, relataram que as associações mais frequentes foram traumatismo, em 11% dos pacientes, infecção, em 10%, e doença cardíaca, em especial infarto agudo do miocárdio e insuficiência cardíaca congestiva, em 10%. O traumatismo raquimedular ou do retroperitônio está associado em mais de 50% dos pacientes.[7] Existem relatos da ocorrência da síndrome em crianças de até 2 anos de idade[8,9] e da associação, ainda que rara, com cesariana ou polipectomias.[10] Pode ser a primeira manifestação em doenças como a amiloidose (Quadro 33.1).

Em geral, a distensão abdominal desenvolve-se em 3 a 7 dias, mas pode ocorrer em até 24 horas após o início do quadro. Em pacientes cirúrgicos, os sintomas e sinais aparecem mais tardiamente, em torno do quinto dia de pós-operatório. O desconforto abdominal é comum (80%), porém, muitas vezes, a distensão não está associada à dor abdominal. O peristaltismo pode variar de ausente a aumentado, muitas vezes sugerindo obstrução mecânica. Em até 41% dos pacientes com a síndrome pode haver eliminação de flatos ou mesmo episódios de diarreia. Náuseas e vômitos estão presentes em até 60% dos pacientes. O aparecimento de dor abdominal importante, febre e leucocitose deve levantar a suspeita de isquemia ou perfuração.[6,7]

O diagnóstico é confirmado pela presença de dilatação do cólon na radiografia simples de abdome, com diâmetro cecal igual ou maior que 9cm, na ausência de obstrução mecânica.[7] Podem ocorrer diferentes graus de dilatação colônica, que acomete mais comumente o ceco, o cólon ascendente e o cólon transverso. Eventualmente, o cólon esquerdo e o reto podem estar envolvidos, bem como o intestino delgado. Quando a radiografia de abdome demonstra dilatação de todos os segmentos colônicos, incluindo o reto e o retossigmoide, ela permite que a condição seja diferenciada de obstrução mecânica. Quando a distensão gasosa não está presente em todos os segmentos, pode ser necessária a realização de enema opaco com contraste hidrossolúvel ou tomografia computadorizada de abdome para excluir causa mecânica de obstrução. A tomografia tem sensibilidade de 96% e especificidade de 93% para o diagnóstico da pseudo-obstrução aguda do cólon.[9]

A presença de pneumoperitônio na radiografia simples de abdome indica perfuração intestinal, que pode ocorrer em até 15% dos pacientes com o quadro.[4] O achado de pneumoperitônio, quando associado à pneumatose intestinal, pode ocorrer mesmo sem perfuração, e não indica necessariamente a realização de tratamento cirúrgico.[11] O diagnóstico diferencial deve ser feito com obstrução mecânica e com megacólon tóxico.

Quadro 33.1 Condições associadas à pseudo-obstrução colônica aguda. Análise de 400 casos[6]

Condições	Número	percentual
Traumas (não cirúrgicos)	45	11,3
Infecções (pneumonia, sepses)	40	10
Cardíacas (infarto miocárdio, insuficiência cardíaca)	40	10
Obstétricas/ginecológicas	39	9,8
Cirurgias abdominais/pélvicas	37	9,3
Neurológicas (doença de Parkinson, esclerose múltipla, doença de Alzheimer)	37	9,3
Cirurgias ortopédicas	29	7,3
Miscelânia de condições clínicas (metabólicas, câncer, insuficiência respiratória ou renal)	128	32
Miscelânia de condições cirúrgicas (urológicas, torácicas, neurocirurgias)	47	11,8

*Condições associadas em 400 pacientes, relatadas por Vanek e Alsalti. Alguns pacientes possuem mais de uma condição associada.

▶▶▎ COMO TRATAR?

A abordagem adequada do paciente com suspeita de pseudo-obstrução aguda do cólon exige reconhecimento e diagnóstico precoces, exclusão de causa mecânica, além do afastamento de sinais de peritonite e perfuração.

Os principais parâmetros utilizados para nortear o início e a agressividade do tratamento a ser instituído são a intensidade da dilatação do cólon, medida pelo diâmetro cecal, e o tempo de evolução da dilatação, medido em horas. Esses critérios se relacionam com maior risco de complicações, especialmente com a perfuração e a isquemia, que levam a aumento da morbidade e da mortalidade. O risco de perfuração espontânea é de 3% a 15%. A taxa de mortalidade é de 40%, quando ocorrem isquemia e perfuração, e de 15%, em pacientes com intestino viável.[14]

O risco de perfuração e isquemia é proporcional ao diâmetro cecal. Quando a descompressão cirúrgica é usada em pacientes com obstrução mecânica e diâmetro cecal maior que 9cm, há grande redução da mortalidade, e esta é a base para o uso do *cut off* de 9cm como sinal de risco de perfuração para pacientes com pseudo-obstrução aguda do cólon.[12] Segundo Vanek e Salti,[6] as taxas de perfuração em pacientes com diâmetro cecal de até 12cm, 12 a 14cm ou mais de 14cm foram de 0%, 7% e 23%, respectivamente. A mortalidade também foi associada à demora para descompressão, sendo de 15% naqueles com descompressão em menos de 4 dias após o início do quadro, de 27% quando a descompressão ocorreu entre o quarto e o sétimo dias e de 73% após o sétimo dia. Outros fatores que influenciaram o resultado são idade e viabilidade do intestino.

Johnson *et al.*,[13] ao contrário, mostraram que o valor absoluto do diâmetro cecal não se relaciona com o risco de perfuração, sendo a duração da dilatação o que mantém relação direta com o risco de perfuração. Mesmo assim, o diagnóstico precoce e a pronta instituição do tratamento são fundamentais para a obtenção de melhores resultados.

O tratamento inicial é clínico, e deve ser instituído em todos os pacientes. Consiste na correção de causas potencialmente envolvidas ou de distúrbios associados ao quadro, como infecção, hipovolemia, alterações eletrolíticas, especialmente do potássio e do cálcio, além da retirada de medicamentos que induzem o íleo ou que afetam negativamente a motilidade colônica, como opioides, anticolinérgicos e antagonistas dos canais de cálcio.[12] Jetmore *et al.*[7] relatam associação do quadro com o uso de bloqueadores H_2. O paciente deve ser mantido em jejum e orientado a ficar em posição supina, com o quadril elevado sobre um travesseiro, ou nessa mesma posição com os joelhos fletidos sobre o tórax. Essas posições auxiliam a evacuação e a eliminação de flatos, devendo ser alternadas a cada hora pelo decúbito lateral direito e esquerdo. Deve-se ainda estimular a deambulação, quando possível. Durante o período em que essas medidas conservadoras estiverem sendo implementadas, o exame clínico do paciente deverá ser repetido várias vezes, à procura de sinais de irritação peritoneal, os exames bioquímicos deverão ser realizados periodicamente e a radiografia simples de abdome efetuada a cada 12 a 24 horas.[12] Com essas medidas, pode ocorrer melhora dos sinais e sintomas em 83% a 96% dos pacientes, em 2 a 6 dias. O cateter nasogástrico é indicado quando ocorrem náuseas e vômitos. A colocação de cateter retal é indicada apenas quando o sigmoide está envolvido.[6]

Quando não ocorre melhora do quadro clínico e o diâmetro cecal permanece maior que 9cm, 72 horas após o início do tratamento conservador, então a descompressão deve ser realizada para diminuir o risco de perfuração, isquemia e morte. Se não houver contraindicações, a descompressão clínica por infusão venosa de neostigmine é a melhor opção. O fundamento para a manipulação farmacológica da inervação autonômica do cólon é decorrente de estudos sobre o íleo funcional do delgado realizados por Neely e Catchpole.[14] Baseados nesses estudos, Hutchinson e Griffiths[15] descreveram, pela primeira vez, o uso de neostigmina para tratamento da pseudo-obstrução aguda do cólon, em 1992.

A neostigmina é inibidor reversível da acetilcolinesterase que, indiretamente, estimula os receptores parassimpáticos muscarínicos, aumentando a atividade motora colônica, induzindo a propulsão e acelerando o trânsito.[16]

O tratamento consiste na infusão endovenosa de 1 a 2mg de neostigmina, que deve ser feita em 3 a 5 minutos, com o paciente mantido em posição supina. Devido ao risco de bradicardia, que ocorre em 6% dos casos, os pacientes devem ter seus sinais vitais e eletrocardiográficos monitorizados por pelo menos 60 minutos. Uma dose inicial de 1mg, em vez de 2mg, diminui o risco de bradicardia que, quando ocorre, deve ser revertida com 1mg de atropina venosa. A medicação pode ser repetida em 4 horas, se não houver resposta, ou se houver recorrência da dilatação. Outros efeitos colaterais do uso da neostigmina são: dor abdominal, em 17%; salivação excessiva, em 13%; sudorese, em 4%; náuseas e vômitos, em 4%.

Ponec et al.,[16] em estudo duplo-cego controlado com placebo, avaliaram o uso de neostigmina venosa em pacientes com pseudo-obstrução aguda do cólon sem resposta às medidas clínicas. Observaram resposta em 10 de 11 pacientes que receberam a droga e em nenhum dos pacientes que receberam o placebo. Posteriormente, os pacientes que receberam o placebo foram medicados com neostigmina, com resposta em 7 de 10 pacientes. A taxa global de resposta foi de 94%, e o tempo entre a infusão da droga e o funcionamento intestinal variou de 3 a 30 minutos, com média de 4 minutos. Outros estudos, ainda que não controlados, também sustentam o uso de neostigmina nessa condição com taxa de resposta conjunta de 88%.[15,17-19] Metha et al.,[20] em estudo prospectivo com 27 pacientes, relatam que a taxa de resposta à neostigmina foi melhor em pacientes em pós-operatório e pior em pacientes com distúrbios eletrolíticos ou que estavam usando drogas que inibem a atividade motora intestinal.

As contraindicações ao uso da neostigmina são frequência cardíaca menor que 60 batimentos por minuto, pressão sistólica menor que 90mmHg, broncospasmo ativo, creatinina sérica maior que 3mg/dL, sinais de perfuração intestinal, obstrução mecânica, gravidez e arritmias cardíacas. Korsten et al.,[21] em estudo com pacientes com traumatismo raquimedular, relatam que a associação de neostigmina com glicopirrolato, um agente anticolinérgico seletivo, reduz os efeitos colaterais da neostigmina, em especial a bradicardia e o broncospasmo. Esses autores sugerem, ainda, que outros efeitos, como fasciculação, diaforese, sudorese e dor abdominal, ocorreram de forma menos intensa e com duração menor. A recomendação é que sejam administrados 0,4mg de glicopirrolato com 2mg de neostigmina.

Outras drogas, como eritromicina e cisaprida, também têm sido usadas para tratamento medicamentoso da síndrome. A eritromicina, antibiótico macrolídeo, coordena a atividade motora cíclica do intestino por se ligar aos receptores da motilina no intestino proximal e no cólon. Existem relatos isolados de pacientes tratados com sucesso tanto com a eritromicina oral (250 a 500mg quatro vezes ao dia por 10 dias) quanto venosa (250mg em 250mL de solução salina (0,9%) a cada 8 horas por 3 dias.[21,22] MacColl et al.[23] relatam o uso endovenoso da cisaprida, um agonista parcial dos receptores 5-HT$_4$ com sucesso em paciente com pseudo-obstrução aguda do cólon. Entretanto, em decorrência de suas propriedades arrítmicas, esta droga não tem sido recomendada. A segunda geração desse grupo de drogas, representada pelo tegaserode, pode ser mais ativa em nível cólico, mas também tem efeitos sobre o sistema cardiovascular, restringindo seu potencial de uso.[24] Também existem relatos do uso da metoclopramida. É importante ressaltar que a maioria das evidências científicas da eficácia desses tratamentos é constituída de relatos isolados, revisões retrospectivas e estudos não controlados, e nenhuma dessas drogas foi testada formalmente. Antagonistas periféricos específicos opioides-μ, como metilnaltrexone e alvimopan, podem melhorar o íleo pós-operatório ou secundário ao uso de opioides, sem reverter os efeitos analgésicos, e, embora ainda não tenham sido aplicados para tratamento da síndrome de Ogilvie, aguardam testes futuros.[24,26] Jiang et al.[8] e Khosla e Ponsky[9] relatam sucesso com o uso da eritromicina e da neostigmina, respectivamente, no tratamento da síndrome de Ogilvie em crianças.

O uso da anestesia epidural com bupivacaína no tratamento da síndrome foi descrito com sucesso, no passado, em pequeno grupo de pacientes por Lee *et al.*,[27] porém a restrição a esse tratamento está no aumento do tônus em cólon já distendido, podendo resultar em aumento da pressão intraluminal e perfuração.

Como a neostigmina é método efetivo, seguro e barato para descompressão colônica na pseudo-obstrução aguda do cólon e os dados publicados embasam seu uso, esta deve ser a terapia inicial de escolha em pacientes que não responderam às medidas conservadoras, desde que não existam contraindicações ao seu uso. Pacientes com resposta parcial ou recorrência podem receber dose adicional após 4 horas, o que geralmente resulta em sucesso. A associação com o glicopirrolato pode diminuir os efeitos colaterais cardiopulmonares da neostigmina. Quando não há resposta, deve-se indicar a descompressão colonoscópica.

Descompressão Endoscópica

A descompressão não cirúrgica pode ser feita pela colocação de cateter retal orientado por radioscopia ou, mais comumente, por colonoscopia. A descompressão colonoscópica já foi considerada o tratamento-padrão da síndrome de Ogilvie, mas, atualmente, sua indicação é restrita. Como não existem estudos comparativos que avaliem sua eficácia em relação ao tratamento conservador, o que apresente alto índice de sucesso, a descompressão colonoscópica está indicada apenas quando há falha do tratamento clínico e da descompressão medicamentosa ou em caso de risco muito aumentado de perfuração. A taxa de sucesso da primeira descompressão colonoscópica situa-se em torno de 65%, sendo necessária a realização de mais de uma colonoscopia em até 40% dos casos. A taxa global de sucesso é de 77%.[27-29] O benefício da colocação de tubo descompressivo durante a colonoscopia, ainda que não definido por estudos controlados, tem sido sugerido para maior sucesso do tratamento, bem como para a menor taxa de recorrência. Geller *et al.*[30] encontraram taxa de sucesso global da descompressão de 88%, porém, nos procedimentos nos quais não foi usado cateter retal para descompressão, o índice de sucesso foi de apenas 25%. Sloyer *et al.*[31] relatam estudo que envolveu 25 pacientes portadores de neoplasia com dilatação colônica, dos quais 23 (93%) foram tratados com sucesso apenas com medidas conservadoras, sem descompressão colonoscópica, não tendo ocorrido perfuração. É possível que esses resultados tenham sido obtidos por se tratar de subgrupo específico de pacientes com dilatação menos aguda e sem traumatismo retroperitoneal.

Nos pacientes com indicação de abordagem endoscópica, não é necessário que a colonoscopia seja completa, porém a taxa de sucesso do procedimento é duas vezes maior quando se atinge o ceco ou o cólon ascendente (71% de sucesso), em comparação a quando a flexura hepática não é ultrapassada (37%).[7] Em alguns pacientes, após a descompressão, o diâmetro cecal pode não estar significativamente reduzido. Mesmo assim, a distensão abdominal, ao exame físico, costuma ser menor e a função colônica retorna logo após o procedimento, indicando o sucesso deste. Em geral, a colonoscopia feita nessas condições é mais difícil e arriscada que a colonoscopia eletiva, pois o intestino não está preparado e o paciente, na maioria das vezes, está gravemente doente. É importante ressaltar que a realização de colonoscopia em cólon não preparado pode aumentar ainda mais a distensão e o risco de perfuração. A morbidade da descompressão colonoscópica é de 3%, com taxa de perfuração de aproximadamente 2%[29] e mortalidade de 1%.[32]

A descompressão colonoscópica deve ser considerada tratamento de terceira linha em pacientes com dilatação aguda do cólon com alto risco de perfuração cecal, quando as medidas conservadoras e farmacológicas falharam. Quando não há resolução do quadro com as medidas citadas ou se não é possível realizá-las tecnicamente, deve-se proceder à descompressão percutânea ou cirúrgica.

Descompressão Percutânea

A abordagem percutânea deve ser considerada para os pacientes com falha na descompressão medicamentosa e endoscópica, que apresentam alto risco cirúrgico e não apresentam evidências de isquemia ou perfuração.

A descompressão percutânea é representada pela cecostomia ou colostomia esquerda, realizada pela passagem de um cateter, respectivamente, no ceco ou no cólon esquerdo, com o auxílio da combinação de métodos radiológicos e endoscópicos.

Sonnenberg *et al.*[33] consideram a cecostomia percutânea alternativa para o tratamento definitivo da síndrome de Ogilvie. Em série com cinco pacientes, obtiveram sucesso na descompressão cólica por meio desse procedimento em todos os casos. Não houve complicações relacionadas com o cateter, e nenhum paciente necessitou de tratamento cirúrgico.

A colostomia percutânea esquerda é procedimento minimamente invasivo, descrito como opção à cirurgia em condições como pseudo-obstrução, vólvulo recorrente e constipação funcional. Estudo retrospectivo, realizado em 31 pacientes com afecções colônicas, revelou efetividade na descompressão em dois casos com síndrome de Ogilvie.[34] No entanto, a taxa de complicações infecciosas relacionadas com esse procedimento foi alta, em torno de 77%, contraindicando seu uso rotineiro, devendo ser aplicado apenas em casos selecionados.[35]

Descompressão Cirúrgica

A descompressão cirúrgica está indicada quando há suspeita de perfuração ou isquemia, e para pacientes que não responderam aos outros tratamentos. Inclui cecostomia, colostomia ou ressecção colônica e tem sido associada a resultados piores, possivelmente porque é realizada em pacientes com doença grave que não responderam aos outros tratamentos. O tratamento cirúrgico é essencial em caso de suspeita de perfuração e isquemia. Estudo retrospectivo com 179 pacientes submetidos à intervenção cirúrgica revelou morbidade de 30% e mortalidade de 6%.[6,36]

O tipo de operação dependerá do comprometimento intestinal encontrado. Quando não há perfuração ou isquemia, a cecostomia cirúrgica apresenta alta resolutividade com baixa morbimortalidade. Em pacientes com isquemia, a ressecção do cólon, com ou sem estoma, deverá ser o tratamento de escolha. Em caso de perfuração, a ressecção do segmento acometido ou a exteriorização da lesão são as melhores opções. Quando a perfuração é pequena e o segmento intestinal encontra-se viável, a colocação de um cateter pelo orifício da perfuração, com a confecção de estoma naquele ponto, é boa opção. Em condições seguras, a cecostomia ou a colostomia poderão ser feitas por laparoscopia, desde que a situação clínica do paciente esteja controlada e a equipe conte com as condições técnicas adequadas.[12]

A Sociedade Americana de Endoscopia Gastrointestinal publicou, em 2002,[12] fluxograma (Fig. 33.1) com as orientações para o tratamento da pseudo-obstrução aguda do cólon.

▶▶▎ PREVENÇÃO

A correção de condições prévias que possam estar associadas à pseudo-obstrução, como infecções, distúrbios eletrolíticos, a utilização de técnica cirúrgica adequada, em especial a laparoscopia, e o uso de bloqueio anestésico podem contribuir para reduzir o íleo pós-operatório.[37] Evitar o uso da codeína, que pode piorar o íleo pós-operatório, quando comparado com outros opioides, em especial os transcutâneos, é outra medida útil. A utilização de antagonistas periféricos de opioides, que antagonizam efeitos gastrointestinais sem diminuir os efeitos analgésicos, também exerce papel potencial em reduzir o íleo e a ocorrência da distensão abdominal.

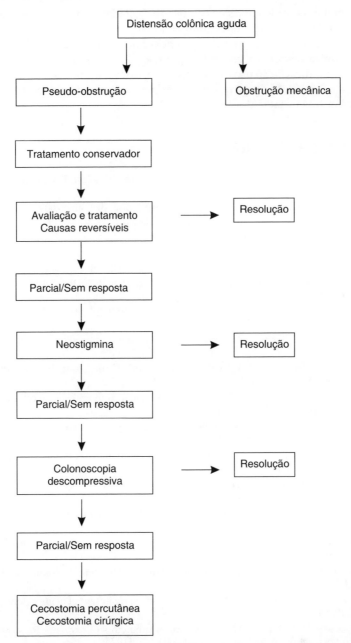

Fig. 33.1 Orientações para o tratamento da pseudo-obstrução aguda do cólon segundo a Sociedade Americana de Endoscopia Gastrointestinal.[12]

▶▶ CONSIDERAÇÕES FINAIS

A pseudo-obstrução aguda do cólon é caracterizada pela distensão colônica sem evidência de obstrução mecânica. Na maioria das vezes, está associada a pacientes gravemente enfermos ou em pós-operatório. A maior parte dos pacientes apresenta melhora clínica com medidas conservadoras e tratamento de condições clínicas associadas. Nos pacientes que não apresentarem melhora, o tratamento com neostigmina endovenosa está indicado, desde que não existam contraindicações. Tal conduta costuma promover descompressão imediata, na maioria dos casos, após uma única dose. Nos pacientes que não responderem a esse tratamento ou que apresentarem contraindicação ao uso de neostigmina, a descompressão colonoscópica é a opção seguinte. A cirurgia é reservada para os casos com peritonite, isquemia, perfuração, ou que não responderam aos outros tratamentos.

▶▶ REFERÊNCIAS BIBLIOGRÁFICAS

1. Saunders MD. Acute colonic pseudo-obstruction. Best Pract Res Clin Gastroenterol 2007; 21(4):671-87.
2. De Giorgio R, Knowles CH. Acute colonic pseudo-obstruction. Br J Surg 2009; 96(3):229-39.
3. Ogilvie WH. Large-intestine colic due to sympathetic deprivation. Br Med J 1948; 2:671-3.
4. Rex DK. Colonoscopy and acute colonic pseudo-obstruction. Gastrointest Endosc Clin North Am 1977; 7:499-508.
5. Delgado-Aros S, Camilleri M. Pseudo-obstruction in critically ill. In: Scholmerich J (ed.) Bailliere's best practice and research in clinical gastroenterology: gastrointestinal disorders and the critically ill. London: Elsevier, 2003; 17:427.
6. Vanek VW, Al-Salti M. Acute pseudo-obstruction of the colon (Ogilvie's syndrome). An analysis of 400 cases. Dis Colon Rectum 1986; 29:230-10.
7. Jetmore AB, Timmcke AE, Gathright BJ Jr, et al. Ogilvie's syndrome: colonoscopic decompression and analysis of predisposing factors. Dis Colon Rectum 1992; 35:1135-42.
8. Jiang DP, Li ZZ, Guan SY, Zhang YB. Treatment of pediatric Ogilvie's syndrome with low-dose erythromycin: a case report. World J Gastroenterol 2007; 13(13):2002-3.
9. Khosla A, Ponsky TA. Acute colonic pseudo-obstruction in a child with sickle cell disease treated with neostigmine. J Pediatr Surg 2008; 43:2281-4.
10. Atiq M, Aduli F, Refai W, et al. Postpolypectomy acute colonic pseudo-obstruction (Olgivie's syndrome). Endoscopy 2008; 40 (suppl 2):E163.
11. Camiulleri M. Acute and chronic pseudo-obstruction. In: Feldman M, Friedman LS, Brandt LJ. Sleisenger and Fordtrans's gastrointestinal and liver disease. Philadelphia: Saunders-Elsevier, 2006: 2698-703.
12. Eisen GM, Baron TH, Dominitz, JA, et al. Acute colonic pseudo-obstruction. Gastrointest Endosc 2002; 56:789-92.
13. Johnson CD, Rice RP. The radiographic evaluation of gross cecal distension. Am J Radiol 1985; 145:1211-7.
14. Neely J, Catchpole B. Ileus: the restoration of alimentary-tract motility by pharmacological means. Br J Surg 1971; 58:21-8.
15. Hutchinson R, Griffiths C. Acute colonic pseudo-obstruction: a pharmacological approach. Ann Royal Coll Surg Engl 1992; 4:364-7.
16. Ponec RJ, Saunders MD, Kimmey MB. Neostigmine for the treatment of acute colonic pseudo-obstruction. N Engl J Med 1999; 341:137-4.
17. Loftus CG, Harewood GC, Baron TH. Assessment of predictors of response to neostigmine for acute colonic pseudo-obstruction. Am J Gastroenterol 2002; 97:3118-22.
18. Stephenson BM, Morgan AR, Salaman JR, et al. Ogilvie's syndrome: a new approach to an old problem. Dis Colon Rectum 1995; 38:424-7.
19. Trevisani GT, Hyman NH, Church JM. Neostigmine: safe and effective treatment for acute colonic pseudo-obstruction. Dis Colon Rectum 2000; 43:599-603.
20. Mehta R, John A, Nair P, et al. Factors predicting successful outcome following neostigmine therapy in acute colonic pseudo-obstruction: a prospective study. J Gastroenterol Hepatol 2006; 21:459-61.
21. Bonacini M, Smith OJ, Pritchard T. Erythromycin as therapy in acute colonic pseudo-obstruction. J Clin Gastroenterol 1991; 13:475-6.

22. Armstrong DN, Ballantyne GH, Modlin IM. Erythromycin for reflex ileus in Ogilvie's syndrome. Lancet 1991; 337:378.

23. MacColl C, MacCannel KL, Baylis B, et al. Treatment of acute colonic pseudo-obstruction (Ogilvie's syndrome) with cisapride. Gastroenterology 1990; 98:773-6.

24. Camilleri M. Review article: Tegaserode. Aliment Pharmacol Ther 2001; 15:277-89.

25. Taguchi A, Sharma N, Saleem RM, et al. Selective postoperative inhibition of gastrointestinal opioid receptors. N Engl J Med 2001; 345:935-40.

26. Yuan CS, Foss JF, OConnor M, et al. Methylnaltrexone for reversal of constipation due to chonic methadone use: a randomized controlled trial. JAMA 2000; 283:367-72.

27. Lee JT, Taylor BM, Singleton BC. Epidural anesthesia for acute pseudo-obstruction of the colon. Dis Colon Rectum 1988; 31:686-91.

28. Strodel WE, Nostrant TT, Eckhauser FE, et al. Therapeutic and diagnostic colonoscopy in nonobstructive colonic dilatation. Ann Surg 1983; 197:416-21.

29. Nivatvongs S, Vermeulen FD, Fang DT. Colonoscopic decompression of acute pseudo-obstruction of the colon. Ann Surg 1982; 196:598-600.

30. Geller A, Petersen BT, Gostout CJ. Endoscopic decompression for acute colonic pseudo-obstruction. Gastrointest Endosc 1996; 44:144-50.

31. Sloyer AF, Panella VS, Demas BE, et al. Ogilvie's syndrome: successful management without colonoscopy. Dig Dis Sci 1988; 33:1391-6.

32. Macrae FA, Tan KG, Williams CB. Towards safer colonoscopy: a report on the complications of 5000 diagnostic or therapeutic colonoscopies. Gut 1983; 24:376-83.

33. van Sonnenberg E, Varney RR, Casola G, et al. Percutaneous cecostomy for Ogilvie's syndrome: laboratory observations and clinical experience. Radiology 1990; 175:679-82.

34. Cowlam S, Watson C, Elltringham M, et al. Percutaneous endoscopic colostomy of the left side of the colon. Gastrointest Endosc 2007; 65:1007-14.

35. Bertolini D, De Saussure P, Chilcott M, Girardin M, Dumonceau JM. Severe delayed complication after percutaneous endoscopic colostomy for chronic intestinal pseudo-obstruction: a case report and review of the literature. World J Gastroenterol 2007; 13(15):2257-9.

36. Baron TH. Acute colonic obstruction. Gastrointest Endosc Clin N Am 2007; 17(2):323-39.

37. Rodgers A, Walker N, Schug S, et al. Reduction of postoperative mortality and morbidity with epidural or spinal anaesthesia: results from overview of randomized trials. BMJ 2000; 321:1493.

34

Incontinência Fecal: Quais São as Opções Terapêuticas?

Cleber Luiz Scheidegger Maia Júnior • Marco Antônio Miranda dos Santos
Sinara Mônica de Oliveira Leite

▶▶▌ INTRODUÇÃO

A incontinência fecal (IF) é definida como a incapacidade de controlar a eliminação de gases e fezes em local e momento apropriados. Vários fatores contribuem para a manutenção da continência fecal: a consistência das fezes; o peristaltismo colônico, em especial o movimento antiperistáltico retossigmoidiano, mantendo o reto vazio a maior parte do tempo; a complacência retal, que permite armazenar fezes por algum tempo; a musculatura do assoalho pélvico, que contrai, retendo as fezes, e relaxa no momento de eliminá-las; a sensibilidade do reto e do canal anal, informando sobre a presença de fezes no reto distal e permitindo a contração voluntária do músculo esfíncter externo; por fim, o sistema nervoso central, que tem de estar intacto para receber os estímulos sensórios e organizar a resposta motora de maneira adequada. Todos esses fatores formam um sistema para manter a continência.

A IF exerce impacto importante na qualidade de vida, além de produzir gastos econômicos diretos e indiretos (com medicamentos, protetores, fraldas, acompanhamento psicológico e perda de capacidade laborativa).[1] A caracterização da queixa torna possível dividir o problema em IF parcial (perda de flatos ou fezes líquidas) ou total (perda de fezes sólidas). Entretanto, a classificação da IF deve ser feita de modo refinado, com anamnese detalhada, exame proctológico completo e exames complementares que informam sobre a integridade do *sistema continência*:

- **Manometria anorretal:** série de testes que avaliam a função esfincteriana.
- **Defecografia:** visualização radiológica do ato evacuatório.
- **Ultrassom endorretal:** investiga a integridade esfincteriana.
- **Ressonância magnética:** investiga os esfíncteres, o reto baixo e os tecidos circunjacentes.
- **Tempo de latência do nervo pudendo:** avalia lesões nervosas do assoalho pélvico por meio do tempo de resposta entre estímulo neural e resposta motora no esfíncter.
- **Teste de sensibilidade retal:** com balão intrarretal, testam-se o volume inicial percebido, a primeira sensação de evacuação e o volume máximo tolerado.

- **Retossigmoidoscopia:** tem valor limitado, mas descarta doenças que causam diarreia e produção anormal de muco.

O tratamento pode ser dividido em conservador e cirúrgico.

▶▶ TRATAMENTO CONSERVADOR

A abordagem inicial deve ser sempre não cirúrgica e visar a melhora da continência e da qualidade de vida, o bem-estar psicológico e a melhora da função esfincteriana. O objetivo do tratamento farmacológico é obter uma a duas evacuações ao dia, com fezes bem formadas.

Agentes Constipantes

Em pacientes com diarreia, a utilização de medicamentos constipantes mostrou-se eficaz no tratamento da IF. A loperamida é uma das drogas mais conhecidas e utilizadas. Acredita-se que o medicamento ainda atue sobre a fisiologia evacuatória, aumentando a pressão de repouso do esfíncter anal e melhorando a sensibilidade retal.[2] A amitriptilina, antidepressivo tricíclico, também apresenta alguma eficácia no tratamento da IF, provavelmente por seu efeito anticolinérgico sobre o funcionamento colorretal. Agentes formadores de bolo fecal (*psyllium* ou fibras) melhoram a consistência das fezes.

Manter o reto vazio é a melhor maneira de se evitar a perda involuntária de fezes. Pode-se utilizar supositórios de glicerina ou bisacodil ou enemas de fosfato. Além disso, pode ser aconselhada a realização de irrigação com água morna, introduzida por pera de borracha.

Biofeedback

A hipersensibilidade retoanal provoca IF. O *biofeedback* promove o aprendizado da contração muscular pélvica voluntária e o treinamento da percepção de enchimento retal. Estímulos captados por eletroneuromiografia ou manometria endoanal, e traduzidos em sinais visuais ou auditivos, possibilitam o aprendizado da contração muscular pélvica. O treinamento pode ser continuado entre as sessões e o desempenho mensurado para acompanhamento. O trabalho com insuflação de balão endorretal permite ao paciente treinar o reconhecimento dos limites de pressão intraluminal que precedem a evacuação involuntária. Estudos mostraram melhora dos escores de IF em curto prazo, com resultados controversos em seguimentos de longo prazo.[3-5]

Plugs Anais

Tampões hidrofílicos podem representar alternativa quando ocorre fracasso ou indisponibilidade de outras opções terapêuticas. Apesar de alguns pacientes apresentarem desconforto e falha na retenção fecal, o uso dos tampões pode fornecer algum benefício em termos de qualidade de vida aos pacientes que tolerarem seu uso.[6]

▶▶ TRATAMENTO CIRÚRGICO

A operação é reservada para os pacientes com IF grave que não tiveram resultados satisfatórios com o manejo conservador. Os candidatos ao tratamento cirúrgico representam população heterogênea, devendo ser considerada a caracterização detalhada da causa de IF em cada indivíduo. É essencial que esses pacientes tenham expectativas realistas quanto aos resultados e às potenciais complicações cirúrgicas. As diversas opções cirúrgicas são descritas a seguir:

Técnicas de Reparo Direto do Defeito Anatômico
Esfincteroplastia

Seu objetivo é restaurar a integridade anatômica e a função do esfíncter anal externo (EAE) pelo reparo direto ou sobreposição do esfíncter, não havendo diferença significativa de resultado de acordo com a técnica adotada.[7] Esta é indicada, principalmente, para pacientes com defeitos isolados no EAE, como traumas obstétricos ou lesões iatrogênicas pós-cirurgia anorretal. Apresenta taxas de sucesso precoce de 70% a 90%; no entanto, em 5 anos, essa taxa cai para aproximadamente 50%.[8]

Reparo do Assoalho Pélvico

Indicado para pacientes sem defeito esfincteriano específico, com incontinência idiopática ou neurogência. Esse procedimento implica a plicatura de vários componentes da musculatura do assoalho pélvico. Engloba o reparo pós-anal (abordagem interesfincteriana para estreitar o ângulo anorretal) e o reparo total do assoalho pélvico, uma combinação de reparo pós-anal com plástica do músculo elevador. Essa técnica melhora a continência e a qualidade de vida em metade dos pacientes,[9] e atualmente acha-se em desuso.

Técnicas de Construção de Neoesfíncter
Graciloplastia Dinâmica

Envolve a transposição do músculo grácil associada à estimulação elétrica para formação do neoesfíncter. A estimulação elétrica crônica em baixa frequência, por gerador implantado no subcutâneo, torna o músculo capaz de permanecer em estado tônico de contração. Encontra-se indicada para grupo selecionado de pacientes com danos irreparáveis da musculatura esfincteriana e que querem evitar a estomia. Em estudos prospectivos e multicêntricos, as taxas de sucesso atingiram de 56% a 72%. No entanto, a operação é tecnicamente difícil e está associada à alta morbidade, sendo a infecção descrita em cerca de 40% dos casos.[8]

Esfíncter Intestinal Artificial

Consiste num anel inflável de silicone implantado ao redor do canal anal e controlado pelo paciente por bomba localizada no escroto ou no lábio maior. A ativação da bomba força o fluido do anel para o reservatório implantado no espaço suprapúbico de Retzius, esvaziando o anel e possibilitando a evacuação. A seguir, o anel é reinsuflado automaticamente, mantendo a continência. Apresenta as mesmas indicações da graciloplastia dinâmica. As taxas de sucesso do implante ainda são inferiores a 50%. No entanto, naqueles pacientes que mantêm o aparelho, a continência é restaurada em quase 100% dos casos 2 anos após a implantação.[10] Infecção, erosão da pele, mau funcionamento do aparelho e dor são as complicações mais frequentes. Operações repetidas para revisão do implante podem ser necessárias em 46% dos casos.[11]

Técnicas Minimamente Invasivas
Estimulação Nervosa Sacral (Neuromodulação Sacral)

A estimulação elétrica de nervos sacrais é realizada por eletrodos posicionados percutaneamente e um gerador de pulso implantado em subcutâneo. Os pacientes devem ser selecionados pelo uso prévio de neuromoduladores temporários. Estudos mostram resposta positiva à instalação do dispositivo, mas trazem dúvidas quanto ao real papel da estimulação motora no

INCONTINÊNCIA FECAL: QUAIS SÃO AS OPÇÕES TERAPÊUTICAS?

controle da IF.[12,13] Infecção do sítio de implantação do gerador, deslocamento dos fios de conexão e dor local são complicações relacionadas a esse método.

Injeção Perianal de Biomateriais

Biomateriais foram desenvolvidos para aumentar a pressão do esfíncter anal interno (EAI), sendo injetados no ponto de fraqueza esfincteriana ou circunferencialmente, se todo o músculo está afetado. A injeção está indicada para pacientes selecionados com quadro secundário à disfunção do EAI nos quais outras opções de tratamento são limitadas. Numerosos agentes podem ser utilizados, sendo o silicone o de maior experiência e sucesso. Até dois terços dos pacientes apresentam melhora sintomática a curto prazo.[8] No entanto, a experiência ainda é limitada e existem poucos dados com seguimento prolongado.

Procedimento Secca

Esta técnica utiliza energia de radiofrequência, induzida pelo calor, para promover contração e remodelamento do canal anal e do reto distal. Utiliza anuscópio especial com múltiplas agulhas com eletrodos que penetram a mucosa do canal anal. Reações adversas a longo prazo não foram observadas nesse procedimento seguro e bem tolerado pelos pacientes, o qual está indicado para pacientes com IF refratária a tratamentos já padronizados. Complicações incluem ulceração da mucosa e sangramento. Estudos mais aprofundados são necessários para ampliação de seu uso.[14]

Técnicas de Construção de Estomia
Enema Anterógrado (Operação de Malone)

Consiste na anastomose do apêndice cecal ao quadrante inferior direito da parede abdominal, criando uma estomia que permite intubação regular e lavagem do cólon. Está indicado para crianças e pacientes com lesões neurológicas.[10] As complicações mais comuns, a longo prazo, são a fibrose e a estenose da estomia, que podem ser tratadas com dilatações.

Colostomia

Representa boa alternativa nos casos de IF grave, na qual todos os outros tratamentos falharam, ou quando o estado geral do paciente não possibilita a adoção de terapia mais agressiva. A maior parte dos pacientes (83%) submetidos à colostomia permanente para IF refere que suas vidas foram restringidas *pouco* ou *não totalmente* e que *provavelmente* ou *definitivamente* escolheriam a estomia novamente.[8]

A IF é um sintoma que deve ser tratado. Com diagnóstico adequado da causa é possível, na maioria dos casos, ajudar o paciente de maneira conservadora ou cirúrgica. Quase sempre há envolvimento de vários fatores, que devem ser tratados individualmente. O uso de fraldas não deve mais ser considerado padrão de tratamento.

▶▶▎ REFERÊNCIAS BIBLIOGRÁFICAS

1. Baeten CG, Kuijpers HC. Incontinence. In: Wolff BG, Fleshman JW, Beck DE (eds.). The ASCRS textbook of colon and rectal surgery. New York: Springer, 2007: 653-64.

2. Ehrenpreis ED, Chang D, Eichenwald E. Pharmacotherapy for fecal incontinence: a review. Dis Colon Rectum 2006; 50:641-9.

3. Byrne CM, Solomon MJ, Young JM, et al. Biofeedback for fecal incontinence: short-term outcome of 513 consecutive patients and predictors of successful treatment. Dis Colon Rect 2007; 50(4):417-27.

4. Ryn AK, Morren GL, Hallböök O, et al. Long-term results of electromyographic biofeedback training for fecal incontinence. Dis Colon Rectum 2000; 43(9):1262-6.

5. Pager CK, Solomon MJ, Rex J, et al. Long-term outcomes of pelvic floor exercises and biofeedback treatment for patients with fecal incontinence. Dis Colon Rectum 2002; 45(8):997-1003.

6. Bond C, Youngson G, MacPherson I, et al. Anal plugs for the management of fecal incontinence in children and adults – a randomized control trial. J Clin Gastroenterol 2007; 41(1):45-53.

7. Brown SR, Nelson RL. Surgery for faecal incontinence in adults (Cochrane Review). In: The Cochrane Library, Issue 4, 2008. Oxford: Update Software.

8. Gladman MA, Knowles CH. Surgical treatment of patients with constipation and faecal incontinence. Gastroenterol Clin N Am 2008; 37:605-25.

9. Norton C. Faecal incontinence: the management of faecal incontinence. National Clinical Guideline developed by the National Collaborating Centre for Acute Care. NICE Clinical Guideline 49. Issue date: June 2007.

10. Müller C, Belyaev O, Deska T, et al. Faecal incontinence: an up-to-date critical overview of surgical treatment options. Langenbecks Arch Surg 2005; 390:544-52.

11. Robson K, Lembo AJ. Faecal incontinence. *UpToDate 16.3*: October 2008. Jarrett MED. Neuromodulation for constipation and fecal incontinence. Urol Clin N Am 2005; 32:79-87.

12. Norton C, Gibbs A, Kamm, MA. Randomized, controlled trial of anal electrical stimulation for fecal incontinence. Dis Colon Rectum 2005; 49:190-6.

13. Leroi AM, Parc Y, Lehur PA, et al. Efficacy of sacral nerve stimulation for fecal incontinence results of a multicenter double-blind crossover study. Ann Surg 2005; 242(5):662-9.

14. Person B, Person OK, Wexner SD. Novel approaches in the treatment of fecal incontinence. Surg Clin N Am 2006; 86:969-86.

35

Quais os Limites das Ressecções Endoscópicas das Neoplasias Superficiais Colorretais?

Vitor Arantes • Rafael Bueno de Andrade

▶▶▎ INTRODUÇÃO

O câncer colorretal é a terceira causa de morte por neoplasia nos EUA.[1] Os programas de rastreamento do câncer colorretal aliados ao treinamento dos endoscopistas e à evolução tecnológica dos endoscópios têm possibilitado o diagnóstico de neoplasias em estágio precoce, proporcionando aos pacientes a oportunidade de cura por meio da ressecção endoscópica. Os benefícios dessa abordagem são evidentes, destacando-se a redução da morbimortalidade e dos custos hospitalares. Neste capítulo, abordaremos os limites das intervenções endoscópicas nas neoplasias colorretais superficiais.

▶▶▎ CLASSIFICAÇÃO DAS NEOPLASIAS SUPERFICIAIS COLORRETAIS

A neoplasia colorretal é chamada superficial quando aparenta, à endoscopia, estar restrita às camadas mucosa e submucosa da parede intestinal. A Associação Japonesa do Câncer Gástrico publicou classificação macroscópica para neoplasias digestórias, com escala de 1 a 5, derivada da descrição de Borrmann.[2] O subtipo 0 foi então adicionado para as neoplasias superficiais, subdividindo-se em três categorias principais para lesões polipoides (0-I), não polipoides (0-II) e escavadas (0-III) (Quadro 35.1).

No cólon, há predomínio das lesões dos tipos 0-I (50%) e 0-IIa (44%), seguidos pelos tipos 0-IIc (5%), 0-IIb (< 1%) e 0-III (< 1%).[3] Em série publicada pelo Hospital Niigata, envolvendo 3.680 neoplasias colorretais, as lesões de maior risco foram as do tipo 0-IIc, com frequência de invasão de submucosa de até 61%.[3] A apresentação macroscópica das neoplasias colorretais superficiais torna possível predizer a extensão da invasão da camada submucosa e, por conseguinte, o tratamento mais indicado (endoscópico ou cirúrgico), como mostra o Quadro 35.2.

Quadro 35.1 Classificação macroscópica das neoplasias superficiais do trato gastrointestinal[3]

Polipoide	
Pediculada	0-Ip
Séssil	0-Is
Não polipoide	
Ligeiramente elevada	0-IIa
Completamente plana	0-IIb
Ligeiramente deprimida	0-IIc
Formas mistas	0-IIc + IIa
	0-IIa + IIc
Escavada	
Úlcera	0-III
Formas mistas	0-IIc + III
	0-III + IIc

Quadro 35.2 Frequência de invasão da submucosa das lesões tipo 0. Série baseada na análise endoscópica e histopatológica

Subtipo	Cólon (n = 3.680)*
0-I	
0-Ip	5%
0-Is	34%
0-IIa	4%
0-IIb	0
0-IIc	61%
0-III	–

* Casuística do Niigata Hospital, Japão.[3]

▶▶ IDENTIFICAÇÃO E ESTADIAMENTO DA NEOPLASIA COLORRETAL SUPERFICIAL

Pólipos grandes, sésseis ou pedunculados são facilmente detectáveis durante a colonoscopia, porém lesões planas ou deprimidas demandam treinamento apurado do examinador, uso de endoscópios de alta resolução e emprego de recursos de cromoscopia química ou eletrônica. No cólon, o corante mais empregado é o índigo carmim, e nas lesões deprimidas recomenda-se a adição de violeta de cresil. A cromoendoscopia é particularmente útil nas enfermidades inflamatórias, em que a sequência crônica de lesão e reparo pode produzir lesões sutis, representadas por adenomas ou displasias.[4] A cromoendoscopia digital pelo sistema FICE (*Fuji Intelligent Chromo Endoscopy*, Fujinon, Japão) ou pelo sistema NBI (*Narrow-Band Imaging*, Olympus, Japão) utiliza distintos comprimentos de onda do feixe luminoso para promover a visualização da superfície e da microvascularização da mucosa, aumentando a chance de detecção de anormalidades e dispensando o uso de corantes vitais.[5]

A magnificação de imagens possibilita o estudo detalhado da morfologia da lesão neoplásica e da sua microvascularização, aproximando-se da histologia convencional, e proporciona a análise do padrão de criptas das neoplasias e a sua classificação conforme descrito por Kudo *et al.*[6] Esta classificação tem implicações bastante objetivas no diagnóstico histológico da neoplasia e na extensão da invasão tumoral na submucosa, informações que são vitais para se decidir pela ressecção endoscópica ou cirúrgica.

QUAIS OS LIMITES DAS RESSECÇÕES ENDOSCÓPICAS DAS NEOPLASIAS SUPERFICIAIS COLORRETAIS?

O ultrassom endoscópico é outra ferramenta útil no estadiamento das neoplasias superficiais, possibilitando o estudo da profundidade de invasão dos tumores gastrointestinais e a pesquisa de linfadenopatias satélites. Em estudo prospectivo envolvendo 131 pacientes com câncer colorretal, a acurácia da ecoendoscopia para estadiamento linfonodal foi de 87%, com sensibilidade de 95% e especificidade de 71%.[7] Com relação à profundidade da invasão local (estádio T), a acurácia da ecoendoscopia varia de 80% a 95%.[8]

▶▶▶ TÉCNICAS DE TRATAMENTO ENDOSCÓPICO

O tratamento endoscópico das neoplasias superficiais do cólon e do reto pode ser realizado pela técnica de ressecção endoscópica da mucosa (mucosectomia) e de dissecção endoscópica da submucosa (DES). Apesar de outros tipos de tratamento também estarem disponíveis, como os métodos de ablação térmica, apenas a ressecção endoscópica torna possível a recuperação do espécime para estudo e os estadiamentos histológico e final da neoplasia, informações essenciais para determinação do potencial curativo da intervenção endoscópica.

▶▶▶ MUCOSECTOMIA

A mucosectomia consiste em demarcação da lesão, injeção de solução salina ou de outros compostos na base da lesão, para elevação desta, e afastamento do plano muscular, seguidos de ressecção da lesão com alça de polipectomia, auxiliada ou não por pinça de biópsia (*strip biopsy*) ou *cap* para aspiração (*EMR-C*). A injeção submucosa possibilita melhor exposição do tumor e reduz os riscos de perfuração iatrogênica. A não elevação do tumor, ou *non-lifting sing*, sugere uma invasão profunda e contraindica a ressecção endoscópica (Fig. 35.1).

No cólon, a mucosectomia está indicada para neoplasias bem ou moderadamente diferenciadas, confinadas à mucosa (camadas m1, m2 ou m3), ou estendendo-se focalmente na submucosa, em profundidade inferior a 1.000μ (sm1). Aplica-se também para os tumores de espraiamento lateral (*laterally spreading tumors – LST*).[9] Lesões menores que 20mm podem ser removidas *em monobloco*, enquanto as maiores são tipicamente ressecadas em pedaços (*piecemeal resection*).

▶▶▶ DISSECÇÃO ENDOSCÓPICA DA SUBMUCOSA (DES)

A remoção de grandes lesões por meio do método *piecemeal* acarreta a desvantagem da alta taxa de recorrência local, além de não permitir ao patologista análise precisa do espécime quanto à profundidade de invasão e ao acometimento das margens de ressecção. A DES foi desenvolvida para possibilitar ressecções em bloco de neoplasias maiores que 20mm, contribuindo, assim, para avaliação histológica mais precisa e ressecção mais apropriada do ponto de vista oncológico, com margens de segurança e sem fragmentação do tumor. A técnica consite na demarcação da lesão com pelo menos 2 a 5mm de margem, seguida da injeção submucosa para elevação da lesão e posterior dissecção da neoplasia através da camada submucosa por meio de acessórios especiais, chamados *knifes (IT-knife, flush-knife, flex-knife* etc.), tornando possível a remoção do tumor em peça única. A DES está indicada para neoplasias sem padrão de invasão profunda, determinadas pela magnificação endoscópica, e para LST. Esta última pode ser subdividida em forma granular (LST-G) e não granular (LST-NG), com grande diferença entre si quanto ao grau de invasão da submucosa (7% *vs.* 14%).[10] Portanto, de acordo com as indicações estabelecidas pelo National Cancer Center Hospital (NCCH) em Tóquio, tanto LST-NG > 20mm como LST-G > 30mm são passíveis de tratamento endoscópico por DES. As complicações princi-

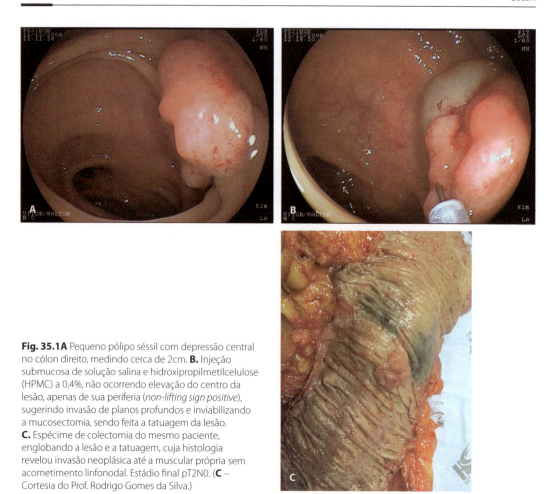

Fig. 35.1A Pequeno pólipo séssil com depressão central no cólon direito, medindo cerca de 2cm. **B.** Injeção submucosa de solução salina e hidroxipropilmetilcelulose (HPMC) a 0,4%, não ocorrendo elevação do centro da lesão, apenas de sua periferia (*non-lifting sign positive*), sugerindo invasão de planos profundos e inviabilizando a mucosectomia, sendo feita a tatuagem da lesão. **C.** Espécime de colectomia do mesmo paciente, englobando a lesão e a tatuagem, cuja histologia revelou invasão neoplásica até a muscular própria sem acometimento linfonodal. Estádio final pT2N0. (**C** – Cortesia do Prof. Rodrigo Gomes da Silva.)

pais são o sangramento e a perfuração, particularmente no cólon direito, com índices superiores aos da mucosectomia convencional, o que vem limitando um pouco a difusão dessa técnica no segmento colorretal.[9]

▶▶ LIMITES DA RESSECÇÃO ENDOSCÓPICA

Atualmente, os limites para ressecção endoscópica baseiam-se, principalmente, no grau de invasão das camadas profundas da parede gastrointestinal pela neoplasia, e não no tamanho ou na localização da lesão. O primeiro fator que deve ser considerado pelo endoscopista, antes de partir para a ressecção endoscópica, é o aspecto macroscópico da lesão, devendo dar atenção àqueles sinais indicativos de invasão profunda, como depressão, ulceração, rigidez, convergência de pregas, superfície irregular, expansão submucosa, friabilidade e amorfismo. A magnificação com cromoendoscopia e o ultrassom endoscópico, quando disponíveis, são ferramentas eficazes para que sejam conhecidos o grau de invasão das lesões e a viabilidade do tratamento endoscópico.[9] Na prática diária, é igualmente útil a injeção submucosa na base da lesão, a qual não exige instrumental especial, além do cateter injetor, e possibilita a avaliação do sinal da não elevação (*non-lifting sign*), com elevada precisão na definição da superficialidade e ressecabilidade da neoplasia colorretal.[11] A mucosectomia e a dissecção endoscópica da submucosa são técnicas que devem ser consideradas para o tratamento das neoplasias colorretais superficiais, desde que respeitadas as indicações corretas e nas mãos de endoscopistas experientes.[12] É fundamental que o endoscopista defina claramente se a ressecção foi completa e satisfatória, ou se restou neoplasia macroscopicamente visível. O espécime deve ser cuidadosamente fixado em cortiça ou isopor para encaminhamento ao patologista. Sangramento e perfuração são as complicações temidas, as quais podem ser corrigidas com medidas endoscópicas, como aplicação de clipes e hemostasia térmica com gás de argônio.

O exame histológico padronizado do espécime é peça-chave na definição do potencial curativo da ressecção endoscópica e ampara a decisão de uma possível abordagem cirúrgica ou acompanhamento endoscópico periódico. Invasão vascular ou linfática, indiferenciação tumoral, comprometimento das margens de ressecção ou invasão profunda da camada submucosa (acima de 1.000µ ou sm2) são fatores histológicos de mau prognóstico, associados com maior risco de metástase linfonodal e recorrência local. Estes fatores, quando presentes, limitam a curabilidade da ressecção endoscópica e a decisão pela ressecção cirúrgica deve ser considerada, sempre à luz dos dados clínicos, como idade, comorbidades e a relação risco/benefício da cirurgia proposta.[11] A vigilância colonoscópica pós-ressecção endoscópica é recomendada, sendo o primeiro controle desejável em curto intervalo de tempo (1 a 3 meses) após a ressecção, para comprovação da cura ou retratamento de neoplasia remanescente.[13]

▶▶ REFERÊNCIAS BIBLIOGRÁFICAS

1. National Center for Health Statistics, Division of Vital Statistics, Centers dor Disease Control. Disponível em: www.cdc.gov.

2. Japanese Gastric Cancer Association. Japanese classification of gastric carcinoma. 2 ed. Gastric Cancer 1998; 1:10-24.

3. The Paris Endoscopic Classification of Superficial Neoplastic Lesions. Esophagus, stomach, and colon. Gastrointest Endosc 2003; 58 (Suppl 6):S3-S43.

4. Thorlacius H, Toth E. Role of chromoendoscopy in colon cancer surveillance in inflammatory bowel disease. Inflamm Bowel Dis 2007; 13:911-7.

5. Kuznetsov K, Lambert R, Rey JF. Narrow-band imaging: potential and limitations. Endoscopy 2006; 38(1):76-81.

6. Kudo S, Kashida H, Tamura T, et al. Colonoscopic diagnosis and management of nonpolypoid early colorectal cancer. World J Surg 2000; 24:1081-90.

7. Hurlstone DP, Brown S, Cross SS, et al. Endoscopic ultrasound miniprobe staging of colorectal cancer: can management be modified? Endoscopy 2005; 37:710-4.

8. Bhutani MS, Nadella P. Utility of an upper echoendoscope for endoscopic ultrasonography of malignant and benign conditions of the sigmoid/left colon and the rectum. Am J Gastroenterol 2001; 96:3318-22.

9. Poppers DM, Haber GB. Endoscopic mucosal resection of colonic lesions: current applications and future prospects. Med Clin N Am 2008; 92:687-705.

10. Uraoka T, Saito Y, Matsuda T, et al. T. Endoscopic indications for endoscopic mucosal resection of laterally spreading tumours in the colorectum. Gut 2006; 55:1592-7.

11. Kato H, Haga S, Endo S, et al. Lifting of lesions during endoscopic mucosal resection (EMR) of early colorectal cancer: implications for de assessment of ressecability. Endoscopy 2001; 33:568-73.

12. Marc G, Lopes CV. Endoscopic resection of superficial gastrointestinal tumors. World J Gastroenterol 2008; 14(29):4600-6.

13. Su M-Y, Ho Y-P, Hsu C-M. How can colorectal neoplasms be treated during colonoscopy? World J Gastroenterol 2005;11:2806-10.

V

METABOLISMO E APARELHO DIGESTIVO

36

Alimentação Oral no Pós-Operatório de Cirurgia Digestiva: Qual o Melhor Critério para Avaliar a Realimentação?

Álvaro Armando Carvalho de Morais • Danilo Nagib Salomão Paulo • Gilmária Millere Tavares

▶▶▎ INTRODUÇÃO

Os cuidados perioperatórios têm sido avaliados à luz da medicina baseada em evidências, justificando mudanças em algumas condutas tradicionais. Tem-se indicado abordagem multi-modal, descrita na literatura internacional como *fast-track surgery* e ERAS (*enhanced recovery after surgery*)[1] e, no Brasil, como ACERTO (ACeleração da Recuperação Total pós-Operatória).[2] Inclui várias medidas: redução do tempo de jejum pré-operatório, bloqueio peridural, evitar hipoter-mia transoperatória, acesso cirúrgico minimamente invasivo, evitar hidratação excessiva, con-trolar dor, deambulação precoce, evitar cateterismo nasogástrico, sondas e drenos, não preparar o cólon. Uma das mudanças indicadas refere-se à realimentação pós-operatória. Ela é feita, tradicionalmente, de maneira gradual (líquida, pastosa, sólida), após retorno do peristaltismo. O retardo da alimentação pode ser danoso para o paciente, levando a repercussões metabólicas, nutricionais e digestivas. Estudos recentes têm demonstrado as vantagens e a segurança da rea-limentação precoce, mas a análise da literatura merece algumas considerações importantes.

▶▶▎ REALIMENTAÇÃO VIA ORAL TRADICIONAL E PRECOCE

Indica-se, tradicionalmente, a realimentação via oral pós-operatória após o aparecimento de peristaltismo e, às vezes, depois da eliminação de gases e até de fezes. O doente é mantido em jejum, com hidratação venosa, às vezes com cateter nasogástrico. Essa conduta tem sido jus-tificada com objetivo de evitar náuseas, vômitos, distensão abdominal e deiscência de suturas gastrointestinais; os vômitos poderiam complicar-se com pneumonia aspirativa, evisceração e hérnia incisional.

Grande parte do conhecimento atual sobre as vantagens da utilização precoce do trato digestório no pós-operatório refere-se à nutrição enteral, com nutrientes infundidos no jeju-no. Pesquisas demonstraram a recuperação muito rápida da motilidade e da capacidade de absorver nutrientes pelo intestino delgado no pós-operatório.[3] Publicações atuais resumem as vantagens da nutrição enteral precoce no pós-operatório: redução do hipermetabolismo, balanço nitrogenado negativo menos significativo, diminuição da resistência insulínica, redução da inflamação, íleo funcional menos prolongado, preservação da integridade da mucosa e da função imunológica intestinal, aumento do fluxo sanguíneo visceral e cicatrização mais efetiva, entre outras.[4]

O conceito de nutrição enteral precoce estendeu-se, recentemente, para alimentação oral precoce. Admite-se que ela pode ser iniciada, frequentemente, antes mesmo da ausculta de peristaltismo intestinal e da eliminação de gases e fezes.[5] É importante, entretanto, considerar algumas diferenças. A alimentação oral acrescenta algumas vantagens. Uma delas é o estímulo à produção de saliva, secreção que contém nitrito e aumenta a produção gástrica de óxido nítrico, que é essencial para estimular a motilidade e o fluxo sanguíneo visceral.[6] Contudo, na realimentação via oral, nem sempre o doente é capaz de ingerir alimentos com a mesma composição e o mesmo volume conseguidos com a nutrição enteral.

▶▶▌ RESULTADOS DA ALIMENTAÇÃO VIA ORAL PRECOCE

Ao se analisarem as pesquisas, é importante distinguir nutrição enteral precoce de alimentação via oral precoce, bem como verificar o conceito utilizado. O termo precoce varia, de acordo com os autores, desde algumas horas a 24, 48 e até 72 horas. A maioria dos estudos tem demonstrado que a realimentação precoce é segura tanto em operações sobre o trato digestório superior[7,8] como sobre o cólon e o reto.[9] Além de segura, a realimentação precoce é responsável por abreviar a duração do íleo[9,10] e reduzir o número de complicações,[11] infecções,[12] deiscências anastomóticas,[12] tempo de internação[13] e até a mortalidade.[7] Apesar dessas vantagens, pode haver maior chance de vômitos.[12] De maneira geral, quando a realimentação precoce faz parte de esquema multimodal, os resultados são melhores.[14,15] Após a aplicação do protocolo do programa ERAS em 26 hospitais na Holanda, incluindo 861 pacientes submetidos a operações colorretais, observou-se que os doentes estavam se alimentando 3 dias mais precocemente que no programa tradicional. Dois dias após a operação, 65% dos pacientes do programa ERAS alimentavam-se normalmente, o que ocorria em apenas 7% dos outros enfermos.[15] Até o momento, portanto, não há evidência de que o retardo da alimentação oral seja benéfico na recuperação pós-operatória dos pacientes.[5]

▶▶▌ ORIENTAÇÃO PARA A REALIMENTAÇÃO

As operações gastrointestinais eletivas são, em sua maioria, de pequeno e médio portes, em doentes bem-nutridos, frequentemente por acesso laparoscópico, e às vezes com bloqueio peridural. Eles podem ser alimentados no dia da operação, mesmo que o peristaltismo esteja inaudível. Recomenda-se iniciar com líquidos claros e, poucas horas depois, progredir para dieta líquida completa ou branda. No dia seguinte, a alimentação é praticamente normal. A segurança dessa abordagem foi confirmada em 453 pacientes submetidos a grandes operações sobre o trato digestório superior; o número de doentes com operações do esôfago foi pequeno, por receio dos cirurgiões que não autorizavam a participação de seus doentes no estudo.[8]

Nas grandes operações, frequentemente há desnutrição associada e o doente tende a ter mais complicações no pós-operatório. Aumenta a chance de íleo funcional prolongado, que se relaciona, principalmente, com retardo na realimentação e reposição hidroeletrolítica vigorosa.[16] Mesmo com função intestinal parcialmente recuperada, existe absorção razoável dos alimentos.[9] Recomenda-se iniciar com a mesma abordagem do item anterior, mas observando peristaltismo, distensão abdominal e vômitos. Caso surjam essas manifestações, principalmente a última, a alimentação deve ser suspensa. Em caso de anorexia, sem evidências de complicações

ALIMENTAÇÃO ORAL NO PÓS-OPERATÓRIO DE CIRURGIA DIGESTIVA: QUAL O MELHOR CRITÉRIO PARA AVALIAR A REALIMENTAÇÃO? **221**

digestivas, o emprego de suplementos nutricionais é muito válido; a indústria tem oferecido grande variedade de produtos, cada vez mais palatáveis. Em caso de desnutrição grave, que se caracteriza por perda de peso superior a 10% nos últimos 6 meses e/ou albumina sérica inferior a 3,0g/dL, recomenda-se terapia nutricional no pré e no pós-operatório, preferentemente com nutrição enteral[17] e, se possível, com dietas imunomoduladoras.[18]

O combate ao íleo pós-operatório é aspecto importante da abordagem multimodal porque reduz náuseas e vômitos e possibilita a realimentação oral mais precoce. Várias medidas são indicadas: prevenção e correção de distúrbios eletrolíticos, principalmente do potássio e do magnésio; uso de sedativos e analgésicos para combater a dor; analgesia peridural torácica alta (T3-T7), sem morfina ou seus derivados; drogas procinéticas e antagonistas dos opiáceos (como naloxona e alvimpan), e acesso cirúrgico minimamente invasivo.[17,19]

A abordagem multimodal não está bem estabelecida para o pós-operatório das urgências abdominais (traumatismo, peritonite etc.).[19]

Existe contraindicação para a utilização temporária do tubo digestório no paciente muito sonolento ou com o sensório alterado e, em especial, em presença de instabilidade hemodinâmica, devido ao risco de agravamento da isquemia intestinal. A tendência atual é de se iniciar a realimentação mais precoce, após ressuscitação adequada, mesmo em presença de drogas vasoativas constritoras, desde que a infusão esteja estável ou em redução.[20]

Em resumo, a realimentação pós-operatória pode ser iniciada no dia da intervenção. No dia seguinte, quase sempre, o paciente tolera dieta livre. Para isso, é importante considerar, principalmente: operação, quadro hemodinâmico e condições do trato digestório. Nos casos não complicados, mesmo em operações de grande porte, não há necessidade de aguardar o aparecimento de peristaltismo.

▶▶▎ REFERÊNCIAS BIBLIOGRÁFICAS

1. Lemmens L, van Zelm R, Borel Rinkes I, et al. Clinical and organizational content of clinical pathways for digestive surgery: a systematic review. Dig Surg 2009; 26:91-9.

2. Aguilar Nascimento JE, Caporossi C, Salomão AB. ACERTO: Acelerando a Recuperação Total pós-operatória. Cuiabá-MT: Editora da Universidade Federal de Mato Grosso, 2009.

3. Ryan Jr JA, Page CP, Babcock L. Early posoperative jejunal feeding of elemental diet in gastrointestinal surgery. Am Surg 1981; 47:383-403.

4. Kawasaki N, Suzuki Y, Nakayoshi T, et al. Early postoperative enteral nutrition is useful for recovering gastrointestinal motility and maintaining the nutritionak status. Surg Today 2009; 39:225-30.

5. Ferrer FV, Esteban MB, Coret JG, et al. Evidence of early oral feeding in colorectal surgery. Rev Esp Enferm Dig 2007; 99:709-12.

6. Duncan C, Dougall H, Johnston R, et al. Chemical generation of nitric oxide in the mouth from the enterosalivary circulation of dietary nitrates. Nat Med 1993; 1:546-51.

7. Lewis SJ, Andersen HK, Thomas S. Early enteral nutrition within 24 h of intestinal surgery versus later commencement of feeding: a systematic review and meta-analysis. J Gastrointest Surg 2009; 13:569-75.

8. Lassen K, Kjoeve J, Fetveit T, et al. Allowing normal food after major upper gastrointestinal surgery does not increase morbidity. A randomized multicenter trial. Ann Surg 2008; 247:721-9.

9. Ng WQ, Neill J. Evidence for early oral feeding of patients after elective open colorectal surgery: a literature review. J Clin Nurs 2006; 15:696-709.

10. Aguilar-Nascimento JE, Goelzer J. Early feeding after intestinal anastomoses: risk or benefits? Rev Assoc Med Bras 2002; 48:348-52.

11. Hyltander A, Bosaeus I, Svedlund J, et al. Supportive nutrition on recovery of metabolism, nutritional state, health-related quality of life, and exercise capacity after major surgery: a randomized study. Clin Gastroenterol Hepatol 2005; 3:466-70.

12. Lewis SJ, Egger M, Silvester PA, et al. Early feeding versus "nil by mouth" after gastrointestinal surgery: systematic review and metanalysis of controlled trials. BMJ 2001; 923:1-5.

13. Suehiro T, Matsumata T, Shikada Y, et al. Accelerated rehabilitation with early postoperative oral feeding following gastrectomy. Hepatogastroenterology 2004; 51:1852-5.

14. Muller S, Zalunardo MP, Hubner M, et al. A fast-track program reduces complications and length of hospital stay after open colonic surgery. Gastroenterology 2009; 136:842-7.

15. Maessen JM, Hoff C, Jottard K, et al. To eat or not to eat: facilitating early oral intake after elective colonic surgery in the Netherlands. Clin Nutr 2009; 28:29-33.

16. Bisanz A, Palmer JL, Reddy S, et al. Caracterizing postoperative paralytic ileus as evidence for future research and clinical practice. Gastroenterol Nurs 2008; 31:336-4.

17. Weimann A, Braga M, Harsanyi L, et al. ESPEN Guidelines on enteral nutrition: surgery including organ transplantation. Clin Nutr 2006; 25:224-44.

18. Waitzberg DL, Saito H, Plank LD, et al. Postsurgical infections are reduced with specialized nutrition support. World J Surg 2006; 30:1592-604.

19. Kehlet H. Postoperative ileus – an uptade on preventive techniques. Nat Clin Pract Gastroenterol Hepatol 2008; 5:552-8.

20. Cresci C, Cúe J. The patient with circulatory shock: to feed or not to feed? Nutr Clin Pract 2008; 23:501-9.

37

Albumina e Proteína C Reativa no Pós-Operatório: Como Interpretar?

Álvaro Armando Carvalho de Morais • Fernanda Semião Garcia • Rafael Carvalho de Morais

▶▶▍ INTRODUÇÃO

Estudos recentes têm mostrado que a inflamação sistêmica é frequente no pré-operatório e está quase sempre presente no pós-operatório de grandes operações.[1] A avaliação dos mediadores da resposta inflamatória, em especial albumina e proteína C reativa (PCR), tem sido considerada muito útil para acompanhar a evolução e para prever complicações pós-operatórias.

▶▶▍ PROTEÍNAS PLASMÁTICAS E RESPOSTA INFLAMATÓRIA

A inflamação sistêmica está presente tanto em agressões agudas (traumatismos, grandes operações, cirurgias cardíacas com circulação extracorpórea) como em doenças crônicas (câncer, obesidade, SIDA e insuficiências orgânicas graves: respiratória, hepática, cardíaca e renal). Essa inflamação caracteriza-se por aumento de algumas proteínas, denominadas proteínas positivas de fase aguda, como PCR, amiloide A, fibrinogênio e α-macroglobulinas, e redução de outras, denominadas proteínas negativas de fase aguda, como albumina, pré-albumina e transferrina.[1]

Entre as proteínas positivas, a PCR tem sido a mais utilizada, pois seu aumento no plasma é elevado, entre 10 e 100 vezes, manifestando-se precocemente, cerca de 6 horas após a agressão. A PCR é produzida pelo fígado, em resposta ao fator de necrose tumoral alfa (TNF-α) e às interleucinas (IL) 6 e 1. A meia-vida independe da doença de base e da falência de órgãos; a produção é pouco alterada na insuficiência hepática, depende apenas da síntese e reflete diretamente a intensidade do processo inflamatório. A PCR tem meia-vida curta, em torno de 19 horas, sendo útil para avaliar atividade de doenças, resposta inflamatória e evolução pós-operatória.[2] Outra proteína, a procalcitonina, tem sido muito empregada para avaliação da resposta inflamatória, principalmente no perioperatório de operações cardíacas.[3]

Entre as proteínas negativas de fase aguda, a albumina é a mais estudada. Ela tem síntese hepática e representa em torno de 50% das proteínas totais do soro humano. Mantém a pressão oncótica e transporta algumas substâncias, como ácidos graxos de cadeia longa e esteroides. O valor normal varia entre 3,5 e 5,0g/dL. A albuminemia foi muito valorizada como marcador do estado nutricional, mas existem limitações, especialmente no doente crítico. A hipoalbuminemia pode resultar de vários fatores, que atuam isolada ou associadamente: síntese diminuída (insuficiência hepática, desnutrição), consumo exagerado (agressões como traumatismos, operações e sepse), diluição (hiper-hidratação, reposição exagerada), desvio de albumina do intravascular para o interstício (aumento de permeabilidade vascular) e desvio de fluidos do interstício para o intravascular. A meia-vida longa, em torno de 20 dias, explica a redução tardia de seus níveis plasmáticos nas desnutrições crônicas, sem inflamação importante associada. Hipoalbuminemia pode ser encontrada tanto no pré como no pós-operatório. Nos doentes operados, o intercâmbio diário entre o espaço intravascular e o extracelular representa 10 vezes a taxa de síntese de albumina.[4]

▶▶ RELAÇÃO ENTRE PROTEÍNAS POSITIVAS E NEGATIVAS

Tanto o aumento das proteínas positivas como a redução das proteínas negativas de fase aguda relacionam-se com o prognóstico de doentes críticos e operados. Em muitos estudos, albumina e PCR são avaliadas isoladamente, mas parece melhor analisá-las em conjunto. Hipoalbuminemia com PCR normal pode indicar desnutrição; albumina plasmática muito baixa associada a aumento da PCR, comum nos doentes graves, na maioria das vezes representa resposta inflamatória e não desnutrição.[5]

Alguns autores têm associado os mediadores, criando os índices inflamatórios: índice prognóstico inflamatório e nutricional (IPIN) e *Glasgow prognostic status* (GPS).

O IPIN correlaciona duas proteínas positivas (PCR e α_1-glicoproteína ácida) e duas negativas (albumina e pré-albumina) numa tentativa de avaliar o estado nutricional e o prognóstico do paciente crítico em sua fase inicial.

A fórmula é a seguinte:

$$IPIN = \frac{[\alpha_1\text{-glicoproteína ácida (mg/L)} \times PCR\ (mg/L)]}{[albumina\ (g/L) \times pré\text{-albumina (mg/L)}]}$$

Se o IPIN for superior a 30, há risco de morte; entre 21 e 30, alto risco de infecção; entre 11 e 20, médio risco de infecção; entre 1 e 10, baixo risco de infecção; e se inferior a 1, ausência de infecção e inflamação.[6] O IPIN foi simplificado por Corrêa e Burini,[7] que demonstraram a eficiência do índice PCR:albumina. Não há risco de complicações se inferior a 0,4; o risco é baixo entre 0,4 e 1,2; médio entre 1,2 e 2,0; e alto se superior a 2,0.[7]

O GPS considera apenas dois valores: PCR > 10mg/dL e albumina < 2,5g/dL. O valor será 2, se ambas estiverem alteradas, 1, se uma delas estiver em nível anormal, ou 0, se ambas estiverem normais.[8] Esse índice tem sido útil para avaliar o prognóstico de doentes com câncer avançado, operados ou não.[9]

▶▶ ALBUMINA E PCR NO PRÉ-OPERATÓRIO

Alguns estudos têm demonstrado que inflamação pré-operatória agrava a evolução pós-operatória em grandes operações abdominais,[10] torácicas[11] e ortopédicas.[12]

Algumas pesquisas avaliaram apenas a albumina. Grande estudo, incluindo 54.215 operações não cardíacas, em 44 centros terciários, analisou morbidade e mortalidade nos 30 primeiros dias de pós-operatório; a redução da albuminemia de 4,6g/dL para 2,1mg/dL associou-se a aumento exponencial da mortalidade de 1% para 29% e da morbidade de 10% para 65%.[13] A hipoalbuminemia constituiu-se em fator de risco para complicações pós-operatórias tanto em operações cardíacas[14] como em ressecções eletivas do reto.[15]

O estudo de doentes submetidos a operações cardíacas demonstrou que o estado nutricional pré-operatório não interferiu na evolução pós-operatória, mas os desnutridos tiveram mais inflamação, que se relacionou com o prognóstico.[16]

▶▶▎ ALBUMINA E PCR NO PÓS-OPERATÓRIO

A evolução dos marcadores inflamatórios parece relacionar-se com complicações e mortalidade, mas a evolução normal não é igual em todas as operações. Em muitos estudos, os dois principais marcadores, albumina e PCR, são analisados isoladamente, não sendo possível uma correlação entre eles.

Em 292 pacientes submetidos a operações abdominais, o número de critérios e a duração da SRIS (síndrome da resposta inflamatória sistêmica) relacionaram-se com pico de PCR no pós-operatório, sendo capazes de prever complicações e falência de órgãos.[17]

Na avaliação de 688 ressecções pancreáticas com anastomose jejunal, encontrou-se pico de PCR no terceiro dia de pós-operatório (132g/L), seguido de regressão progressiva. Nas complicações, o pico foi mais elevado (173mg/L) e persistiu aumentado. Os leucócitos e a temperatura subiram a partir do sexto dia. A complicação infecciosa foi diagnosticada, em média, no nono dia. Valores superiores a 140mg/L, no quarto dia de pós-operatório, sugerem complicações infecciosas; afastando-se pneumonia e infecção de ferida, deve-se procurar fístula e abscesso pancreático.[18] Analisando 383 ressecções com anastomose primária para câncer do reto, em outro estudo, os mesmos autores encontraram pico de PCR no segundo dia de pós-operatório, com mediana de 140mg/L. Valores superiores a este, no terceiro ou quarto dia de pós-operatório, sugerem complicações infecciosas; afastando-se pneumonia e infecção de ferida, há grande chance de deiscência de anastomose.[19]

A avaliação de alguns mediadores inflamatórios, do segundo ao décimo dia de pós-operatório, em 454 pacientes submetidos a operações cardíacas com circulação extracorpórea, demonstrou que albumina inferior a 1,8g/dL e procalcitonina superior a 2,5ng/L são preditores de mortalidade. O pico desses parâmetros no pós-operatório relaciona-se melhor com o prognóstico que os valores no pré-operatório.[3]

Estudo interessante avaliou albuminemia no pré e no primeiro, terceiro e sétimo dias de pós-operatório. Concluiu-se que albumina inferior a 2g/dL no primeiro dia de pós-operatório é fator independente de gravidade, dobrando a prevalência de complicações e aumentando 3,5 vezes a prevalência de insuficiência respiratória e cinco vezes a prevalência de síndrome da angústia respiratória no adulto (SARA) e de mortalidade. O valor absoluto, no pós-operatório, é mais importante que a proporção de redução em relação ao valor inicial no pré-operatório.[20]

▶▶▎ CONSIDERAÇÕES FINAIS

Albumina e PCR devem ser avaliadas no pré e no pós-operatório de grandes operações. Albumina baixa, associada a PCR aumentada, é melhor indicadora de inflamação que de desnutrição. Inflamação no pré-operatório relaciona-se com complicações cirúrgicas. Persistência ou aumento dos mediadores inflamatórios após o segundo ou terceiro dia de pós-operatório sugere aparecimento de complicações, mesmo que o doente ainda não apresente febre e leucocitose.

▶▶▎ REFERÊNCIAS BIBLIOGRÁFICAS

1. Koch A, Zacharowski P, Boehm O, et al. Innate immunity, coagulation and surgery. Front Biosci 2009; 14:2970-82.

2. Pepys MB, Hirschfield GM. C-reactive protein: a critical update. J Clin Invest 2003; 111:1805-12.

3. Fritz HG, Brandes H, Bredle DL, et al. Post-operative hypoalbuminemia and procalcitonin elevation for prediction of outcome in cardiopulmonary bypass surgery. Acta Anaesthesiol Scand 2003; 47;1276-83.

4. Flek A. Plasma proteins as nutritional indicators in the perioperative period. Br J Clin Pract 1988; 42 (suppl 53):20.

5. Gabay C, Kushner I. Acute-phase proteins and other systemic responses to inflammation. N Engl J Med 1999; 340:448-54.

6. Ingenbleek Y, Carpentier YA. A prognostic inflammatory and nutritional index scoring critically ill patients. Int J Vitam Nutr Res 1985; 55:91-101.

7. Corrêa CR, Burini RC. Proteínas plasmáticas reativas positivas à fase aguda. J Bras Patol 2000; 36:26-34.

8. Forrest LM, McMillan DC, McArdle CS, et al. Comparison of an inflammation based prognostic score (GPS) in patients receiving platinum-based chemotherapy for inoperable non-small-cell-lung cancer. Br J Cancer 2004; 90:1704-6.

9. McMillan DC. An inflammation-based prognostic score and its role in the nutrition-based management of patients with cancer. Proc Nutr Soc 2008; 67:257-62.

10. Haupt W, Hohenberger W, Mueller R, et al. Association between preoperative acute phase response and postoperative complications. Eur J Surg 1997; 163:39-44.

11. Amar D, Zhang H, Park B, et al. Inflammation and outcome after general thoracic surgery. Eur J Cardiothorac Surg 2007; 32:431-4.

12. Aono H, Ohwada T, Kaneko N, et al. The post-operative changes in the level of inflammatory markers after posterior lumbar interbody fusion. J Bone Joint Surg Br 2007; 89:1478-81.

13. Gibbs J, Cull W, Henderson W, et al. Preoperative serum albumin level as a predictor of operative mortality and morbidity: results from the National VA Surgical Risk Study. Arch Surg 1999; 134:36-42.

14. Winter JM, Cameron JL, Yeo CJ, et al. Biochemical markers predict morbidity and mortality after pancreaticoduodenectomy. J Am Coll Surg 2007; 204:1029-36.

15. Lohsiriwat V, Lohsiriwat D, Boonnuch W, et al. Pre-operative hypoalbuminemia is a major risk factor for postoperative complications following rectal cancer surgery. World J Gastroenterol 2008; 14:1248-51.

16. Hassen TA, Pearson S, Cowled PA, et al. Preoperative nutritional status predicts the severity of the systemic inflammatory response syndrome (SRIS) folowing major vascular surgery. Eur J Cardiovasc Surg 2007; 33:696-702.

17. Haga Y, Beppu T, Doi K, et al. Systemic inflammatory response syndrome and organ dysfunction following gastrointestinal surgery. Crit Care Med 1997; 25:1994-2000.

18. Welsch T, Frommhold K, Hinz U, et al. Persisting elevations of C-reactive protein after pancreatic resections can indicate developing inflammatory complications. Surgery 2008; 143:20-8.

19. Welsch T, Müller SA, Ulrich A, et al. C-reactive protein as early predictor for infectious postoperative complications in rectal surgery. Int J Colorectal Dis 2007; 22:1499-507.

20. Ryan AM, Hearty A, Prichard RS, et al. Association of hypoalbuminemia on the first postoperative day and complications following esophagectomy. J Gastrointest Surg 2007; 11:1355-60.

38

Nutrição Parenteral: Central ou Periférica?

Maria Isabel Toulson Davisson Correia

▶▶▎ INTRODUÇÃO

A nutrição parenteral (NP), utilizada desde 1970 para tratamento de pacientes impossibilitados de serem nutridos via trato gastrointestinal, tem sido tradicionalmente administrada em veias centrais, mais frequentemente na veia subclávia ou jugular.[1] Isto se deve ao fato de a solução nutricional ter alta osmolaridade, o que causa tromboflebite em vasos menos calibrosos e de baixo fluxo, predispondo a maior morbimortalidade.[2] Contudo, a obtenção de acessos venosos centrais representa riscos de complicações graves, como pneumotórax, hemotórax, lesão do nervo braquial e embolia gasosa, entre outras.[2,3]

O manuseio do cateter central é também fator propiciador de complicações infecciosas, sendo a septicemia a mais temida, porque representa aumento significativo na incidência de morbidade e de mortalidade, além de custos mais elevados.[1-4] Nesse aspecto, o uso de nutrição parenteral em veia periférica, com fórmula especial, porém completa, surge como opção atraente, principalmente nos casos em que esta terapia é prevista por curto período de tempo (menos de 15 dias).[5] A nutrição parenteral periférica, quando individualmente prescrita, atende completamente às necessidades nutricionais do paciente e está associada à diminuição de episódios infecciosos.

▶▶▎ DEFINIÇÃO – NUTRIÇÃO PARENTERAL PERIFÉRICA (NPP)

A NPP consiste na administração de solução completa, contendo glicose, emulsão gordurosa, aminoácidos, vitaminas e minerais, por veia periférica.[5] Pode ou não ter a adição de outras drogas.

▶▶▎ INDICAÇÕES E CONTRAINDICAÇÕES

As indicações, em geral, assim como as contraindicações da nutrição parenteral periférica, são semelhantes às da nutrição parenteral central, respeitando as particularidades de cada doente e, em especial, a enfermidade e os diferentes momentos do tratamento.

A NPP está indicada em pacientes com comprometimento funcional do trato gastrointestinal e cuja estimativa de uso médio da terapia parenteral seja por curto período de tempo (< 15 dias). Estudo feito no Reino Unido, em 1988, mostrou que 84% das nutrições parenterais prescritas foram utilizadas por período inferior a 14 dias e que, em 27% dos casos, foram oferecidas por menos de 7 dias.[6] Outro estudo mostrou que 83% dos tratamentos com NP duraram menos de 7 dias.[7]

As principais contraindicações da NPP são: pacientes com restrição de volume hídrico, intolerância à emulsão lipídica, ausência de veias periféricas patentes e estimativa de nutrição parenteral por tempo prolongado (acima de 15 dias). Além desses aspectos, enfermos com instabilidade hemodinâmica e com disfunção hepática grave devem ter o início da NPP retardado até melhor esclarecimento do diagnóstico, do prognóstico e da evolução da doença (Quadro 38.1).

As vantagens e as limitações do uso da NPP encontram-se sumariadas no Quadro 38.2.

▶▶ FORMULAÇÕES

As características fundamentais da fórmula periférica são: ter osmolaridade inferior a 1.000mOsm/L e, em geral, conter todos os nutrientes necessários para atingir as demandas nutricionais do paciente. Além disso, alguns autores sugerem a adição de heparina, soluções-tampão com bicarbonato de sódio ou, até mesmo, uso de corticosteroides, com o intuito de minimizar o risco de trombofletite do acesso venoso periférico.[8,9]

A osmolaridade da solução, ainda que inferior à da fórmula central, está associada ao aumento do risco de tromboflebite.[1,8,9] No entanto, a gravidade da lesão vascular pode ser minimizada quando se age preventivamente sobre os fatores de risco desencadeadores da tromboflebite. Nesse sentido, é fundamental atentar para o tamanho e o material do cateter, a duração da utilização do acesso, a manipulação do cateter, o calibre da veia e o trauma no momento da punção, entre outros.[1,8,9] O uso de heparina (em geral, não mais que uma unidade por mililitro) é uma das atitudes que colaboram para a diminuição do risco de tromboflebite.[8,9] Alguns estudos têm demonstrado que a adição de 1U/mL diminui o risco de tromboflebite, prolongando a duração do acesso venoso de 26,1 horas para 58,7 horas.[10] Essa dose é baixa, não interfere com os

---

Quadro 38.1 Contraindicações para o uso de nutrição parenteral periférica

Veias periféricas inadequadas
Pacientes com restrição de fluidos
História de alergia a ovos ou emulsões lipídicas endovenosas
Indicação de uso de NP por longos períodos (> 15 dias)
Possibilidade do uso de alimentação enteral de maneira efetiva
Disfunção hepática importante

NP: nutrição parenteral.

Quadro 38.2 Vantagens e limitações da NPP

Vantagens
Eliminar complicações relacionadas com a punção e a presença do cateter central
Punção venosa mais fácil, rápida e de menor custo
Menor probabilidade de hiperglicemia

Limitações
Disponibilidade de veias periféricas
Maior volume de líquidos a ser infundido
Maior probabilidade de interrupção da infusão por perda do acesso (menor durabilidade e maior facilidade de perda)

fatores de coagulação sistêmica, mas é capaz de prevenir a formação de coágulo e, consequentemente, diminuir o risco de flebite. O uso de lipídios a 20% também é incentivado, uma vez que representa maior proteção ao endotélio venoso,[11] além de contribuir para que sejam alcançadas as necessidades calóricas.

▶▶▌ ACESSO VENOSO E MONITORIZAÇÃO

O cateter deverá ser menos calibroso possível; em geral, cateteres com calibre entre 22 e 24 French são os mais utilizados. Eles devem ser de material biocompatível, como poliuretano ou silicone.[12] Os cateteres de silicone são menos trombogênicos, uma vez que a propensão à agregação plaquetária está diminuída.[13,14] Alguns serviços adotam a troca programada do acesso venoso, porém outros, como o nosso, só o fazem quando há indícios de lesão vascular, como dor e presença de rubor ou calor local.

▶▶▌ COMPLICAÇÕES

As complicações relacionadas com a NPP são menos graves, quando comparadas às complicações relacionadas com a via central, uma vez que os problemas técnicos inerentes ao ato da punção central e os sépticos são minimizados. No entanto, a NPP também apresenta complicações importantes, sendo a tromboflebite a mais comum.

Complicações mais graves são raras. No entanto, também podem ocorrer reações alérgicas e a infiltração de grande volume da solução no subcutâneo. Outros distúrbios metabólicos e hidroeletrolíticos são relatados. Salientam-se a hiperglicemia que, no caso da NPP, parece ser menos grave e menos comum, assim como a desidratação, a hiper-hidratação e os distúrbios de eletrólitos. No entanto, pacientes com restrição hídrica podem apresentar insuficiência cardíaca, caso a monitorização de volume não seja adequadamente realizada. A vigilância contínua dos níveis de triglicerídeos e colesterol também deve ser rotineira, uma vez que a quantidade de lipídios ofertada na NPP é maior do que a habitual.

▶▶▌ CONSIDERAÇÕES FINAIS

A literatura e a nossa experiência justificam o uso da NPP.[6,15,16] É boa opção terapêutica para aqueles que necessitam da nutrição parenteral por tempo inferior a 15 dias sem se submeterem aos potenciais riscos de complicações graves relacionadas com o uso do acesso central. A morbidade associada ao uso da NPP é menos grave, principalmente quando os protocolos são rigorosamente seguidos.

▶▶▌ REFERÊNCIAS BIBLIOGRÁFICAS

1. Payne-James JJ, Khawaja HT. First choice for total parenteral nutrition: the peripheral route. J Parent Ent Nutrition 1993; 17:468-78.
2. Wolfe BM, Ryder MA, Nishikawa RA, Halsted CH, Schmidt BF. Complications of parenteral nutrition. Am J Surg 1986; 152:93-9.
3. Mughal MM. Complications of intravenous feeding catheters. Ann Surg 1985; 202:766-70.
4. Pettigrew RA, Lang SDR, Haydock DA, Parry BR, Bremner DA, Hill GL. Catheter-related sepsis in patients on intravenous nutrition: a prospective study of quantitative catheter cultures and guidewire changes for suspected sepsis. Br J Surg 1985; 72:52-5.

5. Culebras JM, Martin-Pena G, Garcia-de-Lorenzo A, Zarazaga A, Rodriguez-Montes JA. Practical aspects of peripheral parenteral nutrition. Curr Opinion Clin Nutrit and Metabol Care 2004; 7:303-7.

6. Payne-James JJ, de Gara CJ, Grimble GK. Nutritional support in hospitals in the United Kingdom: National survey 1988. Health Trends 1990; 22:9-23.

7. Khawasja HT, Williams JD, Weaver PC. Transdermal glyceryl trinitrate to allow peripheral total parenteral nutrition: a double blind placebo controlled feasibility study. J R Soc Med 1991; 84:69-72.

8. Tanner WA, Delaneyu PV, Hennessy TP. The influence of heparin on intravenous infusions: a prospective study. Br J Surg 1980; 67:311-2.

9. Correia MITD, Guimarães J, Mattos LC, Gurgel KCA, Cabral EB. Peripheral parenteral nutrition: an option for patients with an indication for short-term parenteral nutrition. Nutr Hosp 2004; 19:14-8.

10. Alpan G, Eyal F, Springer C, Glick B, Goder K, Armon J. Heparinization of alimentation solutions administered through peripheral veins in premature infants: a controlled study. Pediatrics 1984; 74:375-8.

11. Fujiwara T, Kawarasaki H, Fonkalsrud EW. Reduction of post infusion venous endothelial injury with Intralipid. Surg Gynecol Obstet 1984; 158:57-65.

12. Dinley RJ. Venous reactions related to indwelling plastic cannulae: a prospective clinical trial. Curr Med Res Opin 1976; 3:607-9.

13. Tomford JW, Hershey CO, McClaren CE, Porter DK, Cohen DI. Intravenous therapy team and peripheral venous catheter-associated complications: a prospective controlled study. Arch Intern Med 1984; 144:1191-4.

14. Dábrera VC, Elliott TSJ, Parker GA. The ultrastructure of intravascular devices made from a new family of polyurethanes. Intensive Ther Clin Monitor 1988; 12:12-5.

15. Culebras JM, Garcia-de-Lorenzo A, Zarazaga A, Jorquera F. Peripheral parenteral nutrition. In: Rombeau JL, Rolandelli RH (eds.). Parenteral nutrition. 3 ed. New York: WB Saunders Company, 2000: 580-7.

16. García de Lorenzo A, Ayúcar A, Sagalés M, Zarazaga A. II Mesa de Trabajo Baxter – SENPE: nutrición parenteral periférica. Nutr Hosp 2007; 22:213-6.

39

Nutrição Enteral na Pancreatite Aguda Grave: Estômago ou Jejuno?

José Eduardo de Aguilar-Nascimento • Cervantes Caporossi
Fernanda Stephan Caporossi • Márcia Carolina de Siqueira Paese • Rosália Bragagnolo

A pancreatite aguda, em sua forma grave, acomete aproximadamente 25% dos pacientes com essa doença e apresenta taxa de mortalidade que varia entre 10% e 20%[1]. A primeira fase da pancreatite aguda decorre de lesão na célula acinar que desencadeia a conversão do tripsinogênio em tripsina ainda no ducto pancreático. Esta enzima determina a ativação intra-pancreática das outras enzimas digestórias, com subsequente autodigestão do órgão. Habitualmente, o paciente apresenta resposta inflamatória sistêmica com aumento inicial de citocinas pró-inflamatórias (TNF-α, IL-1 e IL-6) seguida, após alguns dias, de resposta anti-inflamatória de compensação com liberação de citocinas anti-inflamatórias (IL-10 e IL-4).[2] O estresse oxidativo e o catabolismo, juntamente com a resposta inflamatória sistêmica, causam grande mobilização das reservas energéticas, especialmente da massa magra, refletindo perda nitrogenada de grande proporção.[3] A consequência natural é o desenvolvimento de desnutrição aguda e, por isso, a terapia nutricional é fundamental na modulação da resposta inflamatória e metabólica do indivíduo.

Até recentemente, a nutrição parenteral era a única via utilizada para terapia nutricional a fim de minimizar o estímulo digestivo e, consequentemente, determinar repouso intestinal e pancreático.[4] Estudos da fisiologia da digestão em indivíduos sadios evidenciam que o alimento fornecido no estômago ou no duodeno estimula a função pancreática. Entretanto, quando o nutriente é fornecido após o ângulo de Treitz, ocorre pouca ou nenhuma alteração da secreção exócrina pancreática. Esta evidência forneceu a base para a possibilidade de nutrição enteral[5] e de mudança de paradigma na terapia nutricional da pancreatite aguda: dos repousos intestinal e pancreático para apenas repouso pancreático.

Vários estudos clínicos randomizados[5-7] e metanálises[8-10] foram realizados para comparar a terapia nutricional enteral (TNE) com a parenteral (TNP). É importante salientar que, nesses trabalhos, o protocolo de TNE incluía a necessidade de o cateter estar posicionado no jejuno e que a prescrição ocorresse em fase precoce da doença (primeiras 48 horas após internação).

Kalfarentzos et al.[6] randomizaram 38 pacientes com pancreatite grave para terapia nutricional: 18 para TNE e 20 para TNP. O grupo TNE apresentou menor taxa de complicações infecciosas (5% vs. 10%; p < 0,01) e não infecciosas (8% vs. 15%; p < 0,05). Não houve diferença no perfil e na dosagem do antibiótico usado, no tempo de terapia nutricional, assim como no tempo de internação hospitalar. Windsor *et al.*[7] mostraram resultados semelhantes, com melhora do grupo submetido a TNE em relação ao grupo de TNP, quando observadas a magnitude da resposta inflamatória (proteína C reativa = 156mg/L *vs.* 84mg/L; p = 0,005) e a ocorrência de sepse, falência de órgãos e tempo de permanência em UTI. Esses e outros estudos mostraram que a TNE foi bem tolerada na pancreatite aguda grave e que houve diminuição dos riscos de hiperglicemia, translocação bacteriana, complicações sépticas, bem como infecção e mortalidade, além de os custos serem menores, quando comparados aos da TNP.[5-11]

Assim, a TNE, via cateter jejunal, é fortemente recomendada pelas sociedades internacionais de terapia enteral e parenteral com grau de evidência A. Entretanto, a associação com a via parenteral, em terapia mista, não é descartada, caso a primeira seja insuficiente para garantir as necessidades nutricionais ou apresentar-se inviável.[12,13]

Com os benefícios da nutrição enteral já ressaltados anteriormente, a questão atual é determinar qual o melhor lugar do tubo digestório para o posicionamento do cateter nasoenteral: gástrico ou jejunal? Primeiramente, o posicionamento estudado foi o jejunal, após o ângulo de Treitz, devido à pouca estimulação à secreção exócrina do pâncreas.[14] Entretanto, três estudos randomizados e controlados testaram a possibilidade de a TNE ser administrada por cateter posicionado no estômago.[15-17]

Eckerwall *et al.*[15] randomizaram 48 pacientes com pancreatite aguda grave e compararam TNP (n = 25) e TNE em posição gástrica (n = 23). Concluíram que a nutrição gástrica resulta em melhor controle glicêmico e é viável, embora tenha ocorrido aumento total das complicações.[15] Em outro estudo randomizado, realizado por Eatock *et al.*[16] e incluindo 49 pacientes em terapia nutricional enteral (27 em posição gástrica e 22 em posição jejunal), não foram encontradas diferenças estatísticas quanto ao tempo de internação, à evolução do APACHE II, aos níveis de proteína C reativa, à escala de dor, à necessidade adicional de analgesia e à mortalidade. Em 2006, Kumar *et al.*[17] afirmaram que a TNE via cateter nasogástrico é segura e viável. Em seu trabalho randomizado com 31 pacientes, não foram observadas diferenças quanto a complicações, dor e parâmetros nutricionais no grupo com cateter em posição gástrica ou jejunal.[17]

Recente metanálise[18] evidenciou que, apesar dos poucos estudos relacionados com a TNE por via gástrica, estes demonstraram que essa rota pode ser considerada segura e bem tolerada em 79% dos pacientes com pancreatite aguda grave. Outro ponto levantado por esse estudo é a facilidade de posicionar o cateter nasogástrico, uma vez que ele não necessita de auxílio de endoscopista, minimizando o atraso no início da terapia. Entretanto, análise crítica da literatura concluiu que os dados disponíveis são ainda insuficientes para indicar a nutrição enteral por cateter nasogástrico como segura ou eficiente em pancreatite aguda grave. Os autores indicam a nutrição enteral jejunal como via preferida na terapia nutricional nessa classe de pacientes.[19]

No entanto, para o posicionamento do cateter nasojejunal, é frequentemente necessário o auxílio de um endoscopista, resultando em atraso no início da terapia nutricional. Esse atraso leva a impacto negativo na evolução clínica. Os estudos supracitados concluem que a nutrição via cateter gástrico pode ser opção no tratamento nutricional de pacientes com pancreatite aguda grave, porém ressaltam a necessidade de mais estudos para a recomendação definitiva desta via. O recente *guidelines* de terapia nutricional da ASPEN de 2009 (American Society of Parenteral and Enteral Nutrition) mostra, com grau de evidência C, que a via enteral, tanto jejunal como gástrica, pode ser usada para terapia nutricional em pacientes com pancreatite aguda grave.[20] Em conclusão, a TNE em posição gástrica constitui quebra de paradigma no tratamento da pancreatite aguda grave, pois esta via é mais conveniente, mais fácil para a administração dos nutrientes e mais barata. Porém, antes de ser aplicada na prática clínica, mais estudos são necessários para validar efetividade, segurança e custo-benefício.

▶▶ REFERÊNCIAS BIBLIOGRÁFICAS

1. Clancy TE, Benoit EP, Ashley SW. Current management of acute pancreatitis. J Gastrointest Surg 2005; 9:440-52.
2. Norman J. The role of cytokines in the pathogenesis of acute pancreatitis. Am J Surg 1998; 175:76-83.
3. Di Carlo V, Nespoli A, Chiesa R, et al. Hemodynamic and metabolic impairment in acute pancreatitis. World J Surg 1981;5:329-39.
4. Thomson A. Nutritional support in acute pancreatitis. Curr Opin Clin Nutr Metab Care 2008, 11:261-6.
5. McClave AS, Greene LM, Sninder HL, et al. Comparison of the safety of early enteral versus parenteral nutrition in mild acute pancreatitis. JPEN J Parenter Enteral Nutr 1997; 21:14-20.
6. Kalfarentzos F, Kehagias J, Mead N, et al. Enteral nutrition is superior to parenteral nutrition in severe acute pancreatitis: results of a randomized prospective trial. Br J Surg 1997; 84:1665-9.
7. Windsor AC, Kanwat S, Li AG, et al. Compared with parenteral nutrition, enteral feeding attenuates the acute phase response and improves disease severity in acute pancreatites. Gut 1998; 42:431-5.
8. Petrov MS, Van Santvoort HC, Besselink MGH, et al. Enteral nutrition and the risk of mortality and infectious complications in patients with severe acute pancreatitis. A meta-analysis of randomized trials. Arch Surg 2008; 143(11):1111-7.
9. Marik PE, Zaloga GP. Meta-analysis of parenteral nutrition versus enteral nutrition in patients with acute pancreatitis. BMJ 2004; 328:1407-11.
10. McClave AS, Chang WK, Dhaliwal R, Heyland DK. Nutrition support in acute pancreatitis: a systematic review of the literature. JPEN J Parenter Enteral Nutr 2006; 30:146-56.
11. Kotani J, Usami M, Nomura H, et al. Enteral nutrition prevents bacterial translocation but does not improve survival during acute pancreatitis. Arch Surg 1999; 134:287-92.
12. The ASPEN nutrition support core curriculum: a case-based approach – the adult patient. www.nutritioncare.org; ASPEN, 2007.
13. Meier R., Ockenga J, Pertkiewicz M, et al. ESPEN guidelines on enteral nutrition: pancreas. Clin Nutr 2006; 25:275-84.
14. Heinrich S, Schafer M, Rousson V, et al. Evidence-based treatment of acute pancreatitis: a look at established paradigms. Ann Surg 2006; 243:154-68.
15. Eckerwall GE, Axelsson JB, Andersson RG. Early nasogastric feeding in predicted severe acute pancreatitis: a clinical, randomized study. Ann Surg 2006; 244:959-65.
16. Eatock FC, Chong P, Menezes N, et al. A randomized study of early nasogastric versus nasojejunal feeding in severe acute pancreatitis. Am J Gastroenterol 2005; 100:432-9.
17. Kumar A, Singh N, Prakash S, et al. Early enteral nutrition in severe acute pancreatitis: a prospective randomized controlled trial comparing nasojejunal and nasogastric routes. J Clin Gastroenterol 2006; 40:431-4.
18. Petrov MS, Correia MITD, Windsor JA. Nasogastric tube feeding in predicted severe acute pancreatitis. A systematic review of the literature to determine safety and tolerance. JOP 2008; 9(4):440-8.
19. Krenitsky J, Makola D, Parrish CR. Parenteral nutrition in pancreatitis is passé?: But are we ready for gastric feeding? A critical evaluation of the literature-part I. Pract Gastroenterol 2007; 31(9):92-104.
20. Bankhead R, Boullata J, Brantley S, et al. and the ASPEN Board of Directors. A.S.P.E.N. Enteral Nutrition Practice Recommendations. JPEN J Parenter Enteral Nutr 2009; 33:122-67.

40

Hidratação Perioperatória: Quando Pouco É Ruim e Muito É Pior?

Maria Isabel Toulson Davisson Correia

▶▶ INTRODUÇÃO

A água corporal total contempla aproximadamente 60% do peso de um adulto. Dois terços encontram-se no compartimento intracelular e um terço no extracelular (intravascular e interstício). A parede celular separa o meio intracelular do extra, e a água move-se livremente entre células e vasos, distribuindo-se assim em todos os compartimentos corporais. O sistema dependente de energia adenosina/trifosfatase, da parede celular, controla o fluxo de sódio e cloro, mantendo o gradiente através da parede. O sódio é predominantemente extracelular, enquanto o potássio é intracelular. Moléculas maiores, como albumina e globulinas, assim como os coloides semissintéticos, são teoricamente mantidas dentro do intravascular.[1]

Em estado de equilíbrio, as pressões intracapilares maiores que as intersticiais levam à saída lenta e contínua de fluidos do lúmen para o interstício, e estes, posteriormente, são novamente drenados, pela via linfática, até a circulação sistêmica. Na doença, todos esses fatores estão alterados. Em geral, há perdas do intravascular para o interstício, agravadas ainda mais pelo aumento da permeabilidade vascular secundário à inflamação das células endoteliais decorrente da resposta orgânica ao trauma. Quanto maior a magnitude do trauma, maiores a probabilidade e a dimensão desse fenômeno, em decorrência do maior estímulo sobre o eixo renina-angiotensina-aldosterona. Vale ressaltar que, nesse estado, moléculas de coloides também são extravasadas do intravascular, fazendo com que a pressão oncótica intersticial aumente, o que estimula ainda mais a passagem de líquidos para esse meio. Assim, forma-se o edema do chamado terceiro espaço.

O ato operatório desencadeia desequilíbrio corporal.[2] Em geral, tanto a diminuição da ingestão (p. ex., jejum para a operação) como perdas aumentadas (p. ex., tempo de abdome aberto durante a operação), assim como a vasodilatação induzida pelas drogas anestésicas e a reposição volêmica no período perioperatório, associadas à resposta orgânica ao trauma, têm impacto sobre o equilíbrio hidroeletrolítico.[1,3,4] Assim, as trocas entre os diversos compartimentos podem ser afetadas, reduzindo o volume total circulante e aumentando o terceiro espaço. O edema afeta todas as regiões corporais, incluindo as alças intestinais, o peritônio e a cavidade pleural, áreas que normalmente contêm pequena quantidade de líquido. Ainda que, eventualmente, esse acúmulo de líquido seja reabsorvido ao longo de dias ou semanas, na fase aguda representa perdas externas, com risco concomitante de hipovolemia. Exatamente por receio de que esse estado hipovolêmico interfira na perfusão de oxigênio para órgãos nobres, como cérebro e rim, a tendência tem sido de ofertar líquidos que garantam maior volemia.[1] Por outro lado, na presença de edema, a distância entre capilares e tecidos a serem perfundidos aumenta, e esses pequenos capilares são comprimidos, comprometendo ainda mais a perfusão final e a oxigenação e perpetuando a cascata inflamatória.[5]

A distribuição de líquidos nos compartimentos corporais é ditada não somente pelo estado geral do paciente, mas também pelos fluidos infundidos. Assim sendo, a quantidade de soluto do líquido oferecido é outro componente que vai afetar esse processo.[1] A solução de glicose a 5% atua como se fosse água, pois a glicose é rapidamente metabolizada e o volume que permanece no intravascular é de cerca de 7% do infundido. Por outro lado, a solução salina a 0,9% ou o Ringer lactato expandirão todos os componentes do extravascular e também 20% do intravascular.[1] Soluções coloides tendem a aumentar o intravascular significativamente.[6,7] Contudo, a preferência pelo uso destas, em vez de cristaloides, ainda é controversa no que se refere à mortalidade e tem como desvantagens, dentre outros, os custos aumentados.[7-10]

Em 1959, Francis Moore[11] usou os termos *fase de retenção de sódio*, para descrever as alterações hidroeletrolíticas que acompanham a fase *flow* da resposta orgânica ao trauma, e *fase de diurese de sódio*, quando há retorno à normalidade, após a excreção do excesso de cloreto de sódio e água. Desde então, a associação entre fluidos e resposta orgânica é bem estabelecida. Esta enfatiza como a resposta fisiopatológica à lesão aumenta a vulnerabilidade do paciente cirúrgico para o risco de distúrbios hidroeletrolíticos, principalmente quando quem prescreve a reposição hídrica os desconhece. Essas alterações hidroeletrolíticas, por sua vez, estão associadas a maior morbimortalidade e tempo de internação prolongado.[5,11-13]

▶▶│ QUANDO POUCO É RUIM...

Evitar hipovolemia no período perioperatório é essencial para manter o volume intravascular e, assim, preservar funções vitais de órgãos nobres, como rim, cérebro e coração.[14] A oferta inadequada de volume acarreta alterações circulatórias que, por sua vez, têm impacto sobre a resposta inflamatória. Alguns estudos mostraram que a diminuição da perfusão tecidual, medida por tonometria gástrica intraoperatória, esteve associada à exacerbação da resposta inflamatória.[1,15] A comparação entre oferta perioperatória de 8mL/kg/h (tratamento conservador) *versus* 16 a 18mL/kg/h (tratamento agressivo), em pacientes submetidos à colectomia, mostrou aumento da perfusão tecidual de oxigênio e melhor fluxo capilar no grupo tratado com maior volume.[16] No entanto, esses achados não estão necessariamente associados a menores taxas de morbimortalidade.[11,12,17-20]

Assim sendo, a quantidade de líquidos a ser oferecida ao doente cirúrgico deverá contemplar o estado de hidratação prévio, o tipo de anestesia e a operação a que será submetido. Tempo operatório total, magnitude da resposta orgânica ao trauma, perdas extras pós-operatórias e disponibilidade de via oral, entre outros aspectos, também precisam ser individualmente avaliados. A oferta de fluidos de maneira indiscriminada e sem critérios, delegada, em geral, a médicos jovens e ainda inexperientes, não é fundamentada pela literatura mais recente.[12,19,20] Inquéritos telefônicos e escritos[19,21] mostraram que a prescrição de soro é, em geral, feita por médicos recém-formados, que desconhecem, muitas vezes, até mesmo simples informações, como o conteúdo de sódio da solução salina a 0,9%. Além disso, raramente, os médicos preceptores têm o hábito de conferir tais prescrições.[22]

▶▶▶ E MUITO É PIOR AINDA...

Há mais de 100 anos, Evans[23] mostrou os malefícios relacionados com a grande quantidade de administração de soluções salinas, o que foi, posteriormente, reforçado por outros autores.[23,24] Se a diminuição da volemia acarreta alterações de perfusão de órgãos nobres, a hiperoferta de líquidos está também associada a complicações sérias, nem sempre tão valorizadas.[13,25]

Recentemente, vários trabalhos têm mostrado que a hiper-hidratação é fator de risco para maior permanência hospitalar, falência de órgãos e mortalidade.[12,17,19,20,26,27]

Arieff[17] reviu a história de 13 pacientes cuja causa de óbito foi edema pulmonar no pós-operatório e identificou que houve balanço positivo de 7L, correspondentes a 67mL/kg/dia nos 36 primeiros dias de pós-operatório. Lobo *et al.*[28] mostraram que, em pacientes submetidos a colectomias, o balanço positivo de água e sódio causou ganho imediato de cerca de 3kg, o que estava diretamente associado ao aumento da dismotilidade intestinal e do tempo de internação. Outros autores mostraram que pacientes submetidos a tratamento convencional *versus* restrição hídrica peroperatória apresentaram maior ganho de peso, de tempo para liberação de flatos (4 *versus* 3 dias) e de evacuação (6 *versus* 4 dias), assim como de hospitalização.[26]

No Brasil, Aguilar-Nascimento *et al.*[12] mostraram que pacientes tratados com regime de restrição hídrica receberam, em média, 2,4L a menos de soluções, o que estava associado ao menor tempo de internação (menos de 2 dias) e diminuição de 25% das complicações gerais.

Nos EUA, se todas as outras causas de edema pulmonar fossem subtraídas, cerca de 8.315 doentes morreriam por administração excessiva de líquidos e as outras complicações a ela associadas.[13]

▶▶▶ CONSIDERAÇÕES FINAIS

A oferta hídrica e de eletrólitos deve ser prescrita de acordo com o doente, a doença e o momento específico em que é estabelecida, ou seja, individualização do tratamento. Receitas de bolo devem ser proscritas!

Em geral, estima-se que as necessidades hídricas variem de 30 a 50mL/kg/dia, levando ao volume urinário de 0,5 e 1,0mL/kg/h. Os limites inferiores contemplam idosos, mulheres e indivíduos obesos, enquanto os superiores atendem homens e aqueles com massa magra aumentada. No peroperatório estima-se, em condições gerais, que a oferta de 10mL/kg/h supra as necessidades dessa fase.[1]

É fundamental o reconhecimento de que a prescrição de líquidos e eletrólitos seja mais valorizada e não delegada àqueles ainda inexperientes, sem a supervisão de profissionais que conheçam a importância do assunto.

▶▶▶ REFERÊNCIAS BIBLIOGRÁFICAS

1. Grocott M, Mythen M, Gan T. Perioperative fluid management and clinical outcomes in adults. Anesth Analg 2005; 100:1093-106.

2. Hauptman JG, Richter MA, Wood SL, Nachreiner RF. Effects of anesthesia, surgery, and intravenous administration of fluids on plasma antidiuretic hormone concentrations in healthy dogs. Am J Vet Res 2000; 61:1273-6.

3. Moon PF, Hollyfield-Gilbert MA, Myers TL, Kramer GC. Effects of isotonic crystalloid resuscitation on fluid compartments in hemorrhaged rats. Shock 1994; 2:355-61.

4. Buggy D, Higgins P, Moran C, O'Brien D, O'Donovan F, McCarroll M. Prevention of spinal anesthesia-induced hypotension in the elderly: comparison between preanesthetic administration of crystalloids, colloids, and no prehydration. Anesth Analg 1997; 84:106-10.

5. Lang K, Boldt J, Suttner S, Haisch G. Colloids versus crystalloids and tissue oxygen tension in patients undergoing major abdominal surgery. Anesth Analg 2001; 93:405-9.

6. Perel P, Roberts I. Colloids versus crystalloids for fluid resuscitation in critically ill patients. Cochrane Database Syst Rev 2007:CD000567.

7. Hiltebrand LB, Kimberger O, Arnberger M, Brandt S, Kurz A, Sigrudsson GH. Crystalloids versus colloids for goal-directed fluid therapy in major surgery. Crit Care 2009; 13:R40.

8. Himpe D. Colloids versus crystalloids as priming solutions for cardiopulmonary bypass: a meta-analysis of prospective, randomised clinical trials. Acta Anaesthesiol Belg 2003; 54:207-15.

9. Alderson P, Schierhout G, Roberts I, Bunn F. Colloids versus crystalloids for fluid resuscitation in critically ill patients. Cochrane Database Syst Rev 2000:CD000567.

10. Rizoli SB. Crystalloids and colloids in trauma resuscitation: a brief overview of the current debate. J Trauma 2003; 54:S82-8.

11. Moore F (ed.) Metabolic care of the surgical patient. Philadelphia: W. B. Saunders, 1959.

12. de Aguilar-Nascimento JE, Diniz BN, do Carmo AV, Silveira EA, Silva RM. Clinical benefits after the implementation of a protocol of restricted perioperative intravenous crystalloid fluids in major abdominal operations. World J Surg 2009, in press.

13. Powell-Tuck J, Gosling P, Lobo D, et al. British Consensus Guidelines on Intravenous Fluid Therapy for Adult Surgical Patients. GIFTASUP. In: http://www.ics.ac.uk/downloads/2008112340_GIFTASUP%20FINAL_31-10-08.pdf.

14. Wilson J, Woods I, Fawcett J, et al. Reducing the risk of major elective surgery: randomised controlled trial of preoperative optimisation of oxygen delivery. BMJ 1999; 318:1099-103.

15. Mythen M, Webb A. Perioperative plasma volume expansion reduces the incidence of gut mucosal hypoperfusion during cardiac surgery. Arch Surg 1995; 130:423-9.

16. Arkilic CF, Taguchi A, Sharma N, et al. Supplemental perioperative fluid administration increases tissue oxygen pressure. Surgery 2003; 133:49-55.

17. Arieff A. Fatal postoperative pulmonary edema: pathogenesis and literature review. Chest 1999; 115:1371-7.

18. Abbas SM, Hill AG. Systematic review of the literature for the use of oesophageal Doppler monitor for fluid replacement in major abdominal surgery. Anaesthesia 2008; 63:44-51.

19. Lobo D, Dube M, Neal K, Allison S, Rowlands B. Peri-operative fluid and electrolyte management: a survey of consultant surgeons in the UK. Ann R Coll Surg Engl 2002; 84:156-60.

20. Lobo D, Macafee D, Allison S. How perioperative fluid balance influences postoperative outcomes. Best Pract Res Clin Anaesthesiol 2006; 20:439-55.

21. Walsh S, Cook E, Bentley R, et al. Perioperative fluid management: prospective audit. Int J Clin Pract 2008; 62:492-7.

22. Callum K, Gray A, Hoile R, et al. Extremes of age: The 1999 Report of the National Confidential Enquiry into Perioperative Deaths, 1999.

23. Evans G. The abuse of normal salt solution. JAMA 1911; 57:2126-7.

24. Coller F, Campbell K, Vaughan H, Lob L, Moyer C. Postoperative salt intolerance. Ann Surg 1944; 119:533-41.

25. Lang K, Boldt J, Suttner S, Haisch G. Colloids versus crystalloids and tissue oxygen tension in patients undergoing major abdominal surgery. Anesth Analg 2001; 93:405-9.

26. Nisanevich V, Felsenstein I, Almogy G, Weissman C, Einav S, Matot I. Effect of intraoperative fluid management on outcome after intraabdominal surgery. Anesthesiology 2005; 103:25-32.

27. Tambyraja AL, Sengupta F, MacGregor AB, Bartolo DC, Fearon KC. Patterns and clinical outcomes associated with routine intravenous sodium and fluid administration after colorectal resection. World J Surg 2004; 28:1046-51; discussion 51-2.

28. Lobo D, Bostock K, Neal K, Perkins A, Rowlands B, Allison S. Effect of salt and water balance on recovery of gastrointestinal function after elective colonic resection: a randomised controlled trial. Lancet 2002; 359:1812-8.

41

Jejum Pré-Operatório: Qual o Seu Impacto?

José Eduardo de Aguilar-Nascimento • Diana Borges Dock-Nascimento
Paula Pexe • Letícia Perdomo • Francine Perrone

A recuperação pós-operatória de pacientes submetidos a operações do aparelho digestório permanece como grande desafio para o cirurgião. Não obstante, observa-se que grande parte das rotinas voltadas aos cuidados perioperatórios em cirurgia abdominal vem se mantendo pouco alterada ao longo do tempo. Tal fato tem sido impulsionado por antigos conceitos e paradigmas médicos que persistem em operações e acabam por criar receios nos profissionais envolvidos no tratamento desses pacientes.[1]

Os benefícios do jejum de 6 a 8 horas, por exemplo, como forma de evitar o risco de aspiração gástrica durante a indução anestésica (síndrome de Mendelson),[2] têm sido questionados por diversos autores.[3-5] Na verdade, essa prática foi instituída a partir do relato de casos de aspiração broncopulmonar, em situações cuja indução anestésica se deu em operações de urgência. Tal conceito foi ampliado para operações eletivas a partir de publicação dos anos 1950, que definiu como limite máximo do conteúdo gástrico o valor de 25mL, a fim de assegurar que não haveria risco de aspiração brônquica durante a indução anestésica.[6] No início do século XX, pacientes tinham a permissão de beber um pequeno copo de chá poucas horas antes da operação. Após a publicação de Mendelson,[2] ao final da II Guerra Mundial, os *guidelines* de jejum pré-operatório modificaram-se e passaram a adotar a regra de jejum a partir da meia-noite para pacientes que tivessem sua operação marcada para o período matutino, e a permissão de desjejum leve (chá com bolachas) para pacientes que fossem realizar a operação no período vespertino. Essa postura foi colocada em prática devido ao seu comodismo. Assim, os pacientes passaram a ficar longos períodos em jejum (10 a 16 horas, ou mais).[7,8] Entretanto, muitos *guidelines* atuais (American Society of Anaesthesiologists – ASA; Norwegian National Consensus Guideline – NNCG; Association of Anaesthetists of Great Britain and Ireland – AAGBI) recomendam líquidos claros 2 horas antes da operação. A ASA, por exemplo, recomenda regras mais liberais em relação ao jejum, permitindo o uso de líquidos claros (água, chá, café e sucos sem resíduos) até 2 horas antes da operação.[9]

A resposta metabólica ao trauma cirúrgico é potencializada pelo jejum pré-operatório prolongado. Após algumas horas de jejum, ocorre a diminuição dos níveis de insulina e, em contrapartida, há aumento dos níveis de glucagon, determinando utilização rápida da pequena reserva de glicogênio. Em menos de 24 horas de jejum, o glicogênio hepático é totalmente consumido.[10] O cortisol, juntamente com hormônios adrenérgicos e tireoidianos, é responsável pelas reações catabólicas que fornecem aminoácidos para a corrente sanguínea e promovem a gliconeogênese.[11] Dentro da resposta metabólica ao trauma manifesta-se também a resistência periférica à insulina, que dura cerca de três semanas após a realização de operações abdominais eletivas sem complicações.[12] O jejum pré-operatório prolongado potencializa a resistência à insulina, intensificando o estresse metabólico que ocorre no trauma cirúrgico.[13]

Em recente revisão sistemática da Cochrane, envolvendo 38 estudos, evidenciou-se que a ingestão de líquidos no pré-operatório imediato (2 a 3 horas antes da operação) é segura e não está relacionada com risco de aspiração, regurgitação e mortalidade em relação a pacientes sob protocolos tradicionais de jejum.[14] A alimentação líquida oral no pré-operatório foi tida como benéfica para o paciente, evitando a desidratação e a sede. Nesse estudo, foi ainda enfatizado que deve ser desencorajada a rotina de "nada pela boca" no período noturno pré-operatório.[17] Apesar disso, o jejum pré-operatório tradicional é considerado indispensável por muitos cirurgiões, e ainda é utilizado devido à força de antigos conceitos e paradigmas clássicos da medicina.[6,15]

Aguilar-Nascimento *et al.*[4] realizaram estudo randomizado em pacientes submetidos a colecistectomia, comparando jejum tradicional com oferta de bebida com carboidratos (CHO) 2 horas antes da operação. Os resultados mostraram que essa conduta foi segura e não se associou a complicações anestésicas. Além disso, os pacientes do grupo CHO apresentaram menor ocorrência de complicações gastrointestinais, além de 1 dia a menos de internação pós-operatória, quando comparado ao grupo de controle.[4] Outro estudo do mesmo grupo mostrou que, em colecistectomias laparoscópicas, o jejum abreviado com CHO, 2 horas antes da operação, reduz a resistência insulínica e a resposta metabólica ao trauma, favorecendo o paciente.[16]

O grupo europeu ERAS (Enhanced Recovery After Surgery) publicou, em 2005, consenso a respeito de cuidados perioperatórios, apresentando várias alterações nas formas tradicionalistas de cuidados, baseadas em estudos controlados e randomizados e em metanálises.[17] As modificações mais relevantes foram adaptadas à realidade nacional pelo projeto ACERTO (ACeleração da Recuperação Total pós-Operatória).[18] Antes da implantação do projeto, os pacientes permaneciam, em média, 16 horas em jejum pré-operatório. Após sua implantação, houve queda significativa no tempo de jejum pré-operatório, fazendo com que os pacientes passassem a ser operados no tempo médio de 4 horas entre a alimentação e a indução anestésica.[19]

A oferta de nutrientes como CHO, 2 horas antes da operação, está sendo considerada entre os fatores benéficos para diminuir a resposta orgânica, a resistência insulínica e o estresse cirúrgico e, ainda, melhorar o bem-estar do paciente. Estudos mostram que a oferta de bebida líquida com 12,5% de CHO, na noite anterior e 2 horas antes da operação, em pacientes submetidos a operação colorretal, diminui a resistência periférica à insulina e manifestações desagradáveis, como sede e fome, resultando em menores desconforto, ansiedade e estresse, sem causar aumento da estase gástrica.[20] Assim sendo, a diminuição no tempo de jejum no pré-operatório revela-se prática não apenas segura, mas também essencial para a recuperação mais rápida do trauma cirúrgico.

▶▶▎ REFERÊNCIAS BIBLIOGRÁFICAS

1. Correia MITD, Silva RG. Paradigmas e evidências da nutrição perioperatória. Rev Col Bras Cir 2005; 32(6):342-7.

2. Mendelson CL. The aspiration of stomach contents into the lungs during obstetric anesthesia. Am J Obstet Gynecol 1946, 52:191-205.

3. Nygren J, Thorell A, Ljungqvist O. Are there any benefits from minimizing fasting and optimization of nutrition and fluid management for patients undergoing day surgery? Curr Opin Anaesthesiol 2007; 20(6):540-4.

4. Aguilar-Nascimento JE, Dock-Nascimento DB, Faria MSM, et al. Ingestão pré-operatória de carboidratos diminui a ocorrência de sintomas gastrointestinais pós-operatórios em pacientes submetidos a colecistectomia. ABCD Arq Bras Cir Dig 2007; 20(2):77-80.

5. Practice guidelines for preoperative fasting and the use of pharmacological agents to reduce the risk of pulmonary aspiration: application to healthy patients undergoing elective procedures: a report by the American Society of Anaesthesiologists Task Force on Preoperative Fasting. Anesthesiology 1999; 90(3):896-905.

6. Warner MA. Is pulmonary aspiration still an import problem in anesthesia? Review article. Current Op Anaesthesiol 2000; 13:215-8.

7. Maltby JR. Fasting from midnight – the history behind the dogma. Best Pract Res Clin Anaesthesiol 2006; 3:363-78.

8. Stuart PC. The evidence base behind modern fasting guidelines. Best Pract Res Clin Anaesthesiol 2006; 20(3):457-69.

9. Moro ET. Prevenção da aspiração pulmonar do conteúdo gástrico. Rev Bras Anestesiol 2004; 54:261-75.

10. Nygren J. The metabolic effects of fasting and surgery. Best Pract Res Clin Anaesthesiol 2006; 20:429-38.

11. Stoner HB, Frayn KN, Barton RN, Threlfall CJ, Little RA. The relationships between plasma substrates and hormones and the severity of injury in 277 recently injured patients. Clin Sci 1979; 56:563-73.

12. Black PR, Brooks DC, Bessey PQ, Wolfe RR, Wilmore DW. Mechanisms of insulin resistance following injury. Ann Surg 1982; 196:420-35.

13. Van den Berghe G, Wouters P, Week ers F, et al. Intensive insulin therapy in the critically ill patients. N Engl J Med 2001; 345(19):1359-67.

14. Brady M, Kinn S, Stuart P. Preoperative fasting for adults to prevent preoperative complications. Cochrane Database Syst Rev 2003;(4):CD004423.

15. McLeod R, Fitzgerald W, Sarr M. Preoperative fasting for adults to prevent perioperative complications. Can J Surg 2005; 48(5):409-11.

16. Faria MSF, Aguilar-Nascimento JE, Dock-Nascimento DB, et al. Preoperative fasting of 2 hours minimizes insulin resistance and organic response to trauma after video-cholecystectomy: a randomized, controlled, clinical trial. World J Surg 2009 (aceito, no prelo).

17. Fearon KC, Ljungqvist O, von Meyenfeldt M et al. Enhanced recovery after surgery. A consensus review of clinical care for patients undergoing colonic resection. Clin Nutr 2005; 24:466-77.

18. Aguilar-Nascimento JE, Bicudo-Salomão A, Caporossi C, Silva RM, Cardoso EA, Santos TP. Enhancing surgical recovery in Central-West Brazil: The ACERTO protocol results. e- SPEN – Eur J Clin Nut 2008; 3:e1-e6.

19. Aguilar-Nascimento, JE, Bicudo-Salomão, A, Caporossi C, et al. Acerto pós-operatório: avaliação dos resultados da implantação de um protocolo multidisciplinar de cuidados perioperatórios em cirurgia geral. Rev Col Bras Cir 2006; 33:181-8.

20. Brener W, Hendrix TR, McHugh PR. Regulation of the gastric emptying of glucose. Gastroenterology 1983; 85:76-82.

42

Fístulas Digestivas: Nutrição Parenteral ou Enteral?

Antonio Carlos Ligocki Campos • Alessandra Miguel Borges

Fístula digestiva é definida como comunicação anormal entre dois órgãos internos ou entre um órgão interno e a superfície corporal, na maioria das vezes unindo duas superfícies epiteliais. As fístulas podem ser ainda classificadas como congênitas ou adquiridas, internas ou externas, únicas ou múltiplas, espontâneas, traumáticas ou pós-operatórias (as quais serão o objetivo deste capítulo). Num serviço de cirurgia geral ou cirurgia digestiva, 75% a 85% das fístulas são pós-operatórias. Elas são relativamente frequentes, pois ocorrem em 3,5% a 37% das operações abdominais eletivas.[1,2]

A ocorrência de fístula digestiva após operação abdominal ou trauma está associada a aumento acentuado do tempo de internação, necessidade de uma ou mais reoperações e aumento do sofrimento do paciente, do risco de complicações, das taxas de óbito e dos custos.[1] Enquanto a mortalidade, para a maioria dos procedimentos cirúrgicos eletivos, encontra-se atualmente abaixo de 2%, em pacientes com fístula digestiva a mortalidade varia de 6,25% a 48%.[3] O manejo adequado de uma fístula digestiva depende de abordagem multidisciplinar, seguindo plano de tratamento organizado. O grupo multidisciplinar deve incluir cirurgião, radiologista, endoscopista, além de enfermeira especializada no manejo de estomas, fisioterapeuta, psicólogo e equipe com experiência em terapia nutricional. O plano terapêutico organizado inclui a definição de prioridades seguindo ordem cronológica adequada e adaptada às condições do paciente (Quadro 42.1).[4,5]

Nas bases para o tratamento das fístulas, não se pode esquecer do uso da somatostatina ou de octeotrídeo (análogo da somatostatina). Seu uso está associado às tentativas de reduzir tanto o volume quanto o conteúdo das secreções a fim de acelerar a cicatrização e melhorar o prognóstico.[6,7] A somatostatina age farmacologicamente e não surte efeitos nos casos em que haja obstrução intestinal distalmente à fístula.

Torres *et al.*,[8] em 1992, demonstraram, em estudo multicêntrico espanhol, que o uso combinado de nutrição parenteral total (NPT) com somatostatina acelera o fechamento espontâneo de fístulas gastrointestinais pós-operatórias, reduzindo assim o período de NPT, com consequente redução da morbidade. A redução do débito da fístula tem muitas vantagens, entre elas: melhora do estado nutricional e hidroeletrolítico; redução do tempo de cicatrização; melhora da cicatrização da ferida; redução das perdas de nutrientes e de enzimas. Com a redução no tempo para fechamento da fístula, reduzem-se também o tempo de hospitalização e, conse-

Quadro 42.1 Fases do tratamento das fístulas digestivas

1. Correção do desequilíbrio ácido-básico e hidroeletrolítico
2. Tratamento da sepse intra-abdominal
3. Terapia nutricional e metabólica
4. Proteção da pele e controle do débito
5. Localização e definição do trajeto fistuloso
6. Tratamento cirúrgico auxiliar (colostomia, jejunostomia, gastrostomia, drenagem de abscesso)
7. Tratamento cirúrgico definitivo (ressecção com anastomose)

Adaptado de Campos et al., 2007.[4]

quentemente, os custos do tratamento. Há, ainda, melhora significativa na qualidade de vida do paciente.[6,7]

Desordens nutricionais estão presentes em 55% a 90% dos pacientes portadores de fístulas enterocutâneas.[1] Portanto, o reconhecimento e o tratamento ideal dessas alterações são de importância capital para o manejo adequado da fístula digestiva e a redução dos índices de morbidade e mortalidade.[4] Os índices de mortalidade têm se reduzido nos últimos decênios, de 40% a 65% nos anos 1980 para 10% a 15% nos últimos relatos da literatura, apesar de ainda haver relatos recentes com mortalidade superior a 30%.[9,10] Os progressos alcançados podem ser atribuídos aos avanços do tratamento intensivo, da terapia nutricional, da antibioticoterapia, dos cuidados com as feridas e das técnicas operatórias. As causas primárias de morte por fístulas gastrointestinais foram, e continuam sendo, a desnutrição, os distúrbios hidroeletrolíticos e a sepse.[2,9] Nas fístulas de alto débito, a mortalidade permanece em torno de 35%. Estudos demonstraram que a terapia nutricional adequada reduz o tempo de fechamento e, consequentemente, a morbimortalidade das fístulas digestivas. Por isso, a avaliação nutricional é fundamental para que possam ser determinadas a presença e a intensidade da desnutrição. A perda de proteínas, a redução da ingestão de alimentos e o hipercatabolismo, geralmente associados à sepse, contribuem para esse quadro. A desnutrição causa hipoproteinemia, aumentando o risco de deiscência de feridas e o desenvolvimento de infecções. Nessas situações, a atividade dos fibroblastos está reduzida, o que leva à falha da contração da ferida, resultando em maior demora no tempo de cicatrização.[5,11]

O papel da terapia nutricional, tanto parenteral como enteral, no manejo das fístulas digestivas é basicamente de suporte. A nutrição tem por objetivo evitar maior deterioração do estado nutricional, prevenindo, assim, a piora da desnutrição. Além disso, tem sido sugerido que a terapia nutricional é capaz de reduzir ou modificar as secreções digestivas, tendo, para alguns pesquisadores, papel terapêutico primário. A terapia nutricional deve ser iniciada precocemente para prevenção de perdas acentuadas e reposição das perdas já existentes.[4,9,12]

A decisão entre nutrição parenteral e enteral depende da localização e do débito da fistula, mas deve-se preferir a nutrição enteral sempre que possível. A nutrição enteral é mais fisiológica e menos onerosa, e possibilita a manutenção do trofismo intestinal, evitando a atrofia intestinal e, consequentemente, a ocorrência de translocação bacteriana. Caso ocorra aumento do débito da fístula com o início da nutrição enteral, o paciente deverá receber nutrição parenteral.[4,13,14]

Em geral, a nutrição parenteral está indicada para pacientes com fístulas gastroduodenais, pancreáticas ou jejunoileais e para fístulas de alto débito, enquanto a nutrição enteral é preferida para fístulas esofágicas, de íleo distal e do cólon.[13]

Em geral, a oferta calórica situa-se entre 25 e 30kcal/kg/dia, enquanto a oferta proteica situa-se entre 1,0 e 1,5g/kg/dia. Esta pode ser maior naqueles pacientes que apresentam grandes perdas proteicas, principalmente com fístulas de alto débito. Nesses casos, a relação caloria/g de nitrogênio será reduzida de 150:1 para 100:1 mediante aumento da oferta proteica. Eletrólitos, vitaminas e oligoelementos são adicionados à solução de acordo com as recomendações usuais.

Os pacientes com hipoalbuminemia grave (< 2,5g/dL) devem receber albumina humana até que os valores sejam corrigidos.[4,14,15]

Algumas fístulas colônicas distais, de baixo débito, podem ser tratadas apenas com dieta pobre em resíduo. Recentemente, entretanto, foi proposto que a dieta rica em fibras pode ser benéfica nesses pacientes por melhorar o trânsito intestinal e, consequentemente, reduzir a pressão intracolônica. Esta conduta deverá ser reavaliada por estudos futuros. Caso a dieta oral seja insuficiente, esses pacientes podem receber suplementos nutricionais por via oral.[5,12,14,16]

Recentemente, Aguilar-Nascimento *et al.*[17] demonstraram que o uso da suplementação via oral de glutamina em pacientes recebendo NPT para tratamento de fístulas intestinais pós-operatórias de alto débito reduziu a mortalidade e acelerou o tempo de fechamento da fístula. Eles utilizaram glutamina, via oral, na dose de 0,3mg/kg/dia associada à NPT.[17]

A duração do suporte nutricional e do tratamento médico de apoio varia de paciente para paciente. Cada caso deve ser individualizado, e a decisão de operar deve ser tomada após avaliação cuidadosa da evolução intra-hospitalar do paciente e dentro do contexto da doença de origem e de problemas clínicos apresentados. Durante o tratamento conservador, pode ocorrer fechamento espontâneo da fístula. Mesmo que este não ocorra, um período de 4 a 6 semanas é valioso para a melhora do estado nutricional do paciente e de sua condição geral antes da operação, tornando possíveis a restauração do balanço nitrogenado positivo e a resolução da inflamação.[4,5]

Pode-se concluir, portanto, que na maioria dos casos (60%) de fístulas digestivas o tratamento conservador com terapia nutricional, associada ou não ao octreotida, será suficiente. Nutrição parenteral parece ser a forma mais simples para a administração de terapia nutricional nos pacientes com fístula digestiva, e permanece como o tratamento de escolha nas fístulas de alto débito (> 500mL/dia). No entanto, em várias situações clínicas é possível a utilização de nutrição enteral, como nas fístulas esofágicas cervicais, gástricas ou biliopancreáticas de baixo débito (desde que o paciente tenha uma jejunostomia), ou nas fístulas de íleo terminal ou colônicas de baixo débito. Quando não for possível a administração de todos os nutrientes necessários por nutrição enteral, deverá ser considerada a possibilidade de manter o aporte mínimo de nutrição enteral e associar nutrição parenteral. Desse modo, logra-se o aporte adequado de nutrientes e mantém-se o trofismo intentinal.

▶▶▌ REFERÊNCIAS BIBLIOGRÁFICAS

1. Campos ACL, Matias JEF. Terapia nutricional nas fístulas digestivas. In: Campos ACL (ed.) Nutrição em cirurgia. Colégio Brasileiro de Cirurgiões. 1 ed. São Paulo: Atheneu, 2001: 241-55.

2. Campos ACL, Meguid MM, Coelho JCU. Factors influencing outcome in patients with gastrointestinal fistula. Surg Clin North Am 1996; 76:1191-8.

3. Campos ACL, Andrade DF, Campos GMR, Matias JEF, Coelho JCU. A multivariate model to determine prognostic factors in gastrointestinal fistulas. J Am Coll Surg 1999; 188(5):483-90.

4. Campos ACL, Branco AB, Matias JEF, Campos LF. Fístulas digestivas e terapia nutricional. Acta Gastroenterol Latinoam 2007; 37:118-25.

5. Campos, ACL; Branco, AB. Fístulas digestivas. In: Coelho JCU (ed.) Manual de clínica cirúrgica – Cirurgia geral e especialidades. São Paulo: Editora Atheneu, 2008: 852-66.

6. Lisboa FF, Dantas SJL, Lisboa FF Jr, Formiga CC. Fístulas digestivas. In: Waitzberg DL (ed.) Nutrição oral, enteral e parenteral na prática clínica. 3 ed. São Paulo: Atheneu, 2004:1347-60.

7. González-Pinto I, González EM. Optimizing the treatment of upper gastrointestinal fistulae. Gut 2002; 49 (Suppl IV):iv21-iv28.

8. Torres AJ, Landa JI, Moreno-Azcoita M. Somatostatin in the management of gastrointestinal fistulas. A multicenter trial. Arch Surg 1992; 127:97-9.

9. Dudrick SJ, Maharaj AR, McKelvey AA. Artificial nutritional support in patients with gastrointestinal fistulas. World J Surg 1999; 23:570-6.

10. Meguid MM, Campos ACL. Preface: surgical management of the gastrointestinal fistulas. Surg Clin North Am 1996; 76(5):XI.

11. Falconi M, Pederzoli P. The relevance of gastrointestinal fistulae in clinical practice: a review. Gut 2002; 49(Suppl IV):iv2-iv10.

12. Martinez JL, Luque-de-Leon E, Mier J, et al. Systematic management of postoperative enterocutaneous fistulas: factors related to outcomes. World J Surg 2008; 32:436-43.

13. Lloyd DAJ, Gabe SM, Windsor ACJ. Nutrition and management of enterocutaneous fistula. Br J Surg 2006; 93:1045-55.

14. Weimann A, Braga M, Harsanyi L, Laviano A, Ljungqvist O, Soeters P. ESPEN guidelines on enteral nutrition: surgery including organ transplantation. Clin Nutr 2006; 25(2):224-44.

15. Hyman N, Manchester TL, Osler T, Burns B, Cataldo PA. Anastomotic leaks after intestinal anastomosis. Ann Surg 2007; 245:254-8.

16. Makhdoom ZA, Komar MJ, Still CD. Nutrition and enterocutaneous fistulas. J Clin Gastroenterol 2000; 31(3):195-204.

17. Aguilar-Nascimento JE, Caporossi C, Dock-Nascimento DB, Arruda IS, Moreno K, Moreno W. Oral glutamine in addition to parenteral nutrition improves mortality and the healing of high-output intestinal fistulas. Nutr Hosp 2007; 22(6):672-6.

43

Nutrição Pré-Operatória: Quando Indicar?

Antonio Carlos Ligocki Campos • Alessandra Miguel Borges

Há mais de 70 anos, Studley[1] documentou, pela primeira vez, a relação existente entre perda de peso pré-operatória e aumento da mortalidade pós-operatória. Naquele estudo pioneiro, envolvendo pacientes submetidos a operações por úlcera péptica, a mortalidade em pacientes com mais de 20% de perda de peso pré-operatória foi de 33,3%, em comparação com *apenas* 3,5% dos que não apresentavam perda de peso.[1] Nos anos subsequentes, uma série de estudos investigou a relação existente entre desnutrição e alterações dos mecanismos imunológicos de defesa, estabelecendo, claramente, a relação existente entre desnutrição pré-operatória e aumento da morbimortalidade pós-operatória.

Pacientes desnutridos apresentam aumento da suscetibilidade a infecções em decorrência da imunodepressão relativa associada à desnutrição. Ocorre redução do processo cicatricial, o que resulta em aumento da incidência de deiscências anastomóticas e fístulas, além de aumento acentuado na ocorrência de complicações do fechamento da parede abdominal, incluindo evisceração e hérnia incisional. Além disso, a desnutrição aumenta a morbidade e a mortalidade por afetar a função cardiovascular, interferir com a ventilação pulmonar e aumentar a água corporal total por causa da hipoproteinemia, com consequentes redução do volume circulante efetivo, redução da perfusão renal e formação de edemas.[2,3]

Os efeitos adversos da desnutrição podem ser revertidos ou minimizados com o uso criterioso da terapia nutricional. Para que esta seja efetiva, são fundamentais a avaliação clínica e nutricional do paciente, a correta estimativa das necessidades nutricionais, a seleção criteriosa da via mais adequada para o fornecimento dos nutrientes, a adesão a protocolos rígidos de administração, o reconhecimento e a prevenção das complicações e a monitorização dos resultados. A existência de equipe multidisciplinar de terapia nutricional é fundamental para assegurar resultados satisfatórios com a terapia nutricional.[4]

Segundo o conceito inicial clássico de Dudrick *et al.*,[5] a terapia nutricional está indicada naqueles pacientes que *não podem comer, não devem comer, não querem comer* ou *não comem o suficiente.*

Inúmeros estudos têm demonstrado que o paciente desnutrido apresenta taxas de complicações pós-operatórias muitas vezes maiores que os pacientes bem-nutridos. Teoricamente, estariam justificados o adiamento de cirurgia eletiva programada e o aporte pré-operatório de nutrientes por certo período de tempo, na expectativa de reduzir a morbimortalidade induzida pela desnutrição.[2]

Os pesquisadores que se dedicam a identificar quais pacientes obteriam benefício da terapia nutricional pré-operatória têm empregado, para isso, a análise prospectiva de séries de pacientes similares randomizados para receber a intervenção nutricional ou não. Infelizmente, as dificuldades em se proceder aos estudos clínicos nesses moldes são inúmeras. A análise dos trabalhos torna possível verificar grande variabilidade do número de pacientes incluídos em cada estudo. Existem dificuldades nos critérios de inclusão – alguns estudos incluíram também pacientes não previamente desnutridos, e outros incluíram pacientes portadores e não portadores de câncer no mesmo grupo de estudo – além da disparidade nos critérios utilizados para definição de desnutrição.

Até o início dos anos 1990, a quase totalidade dos estudos que avaliaram os potenciais benefícios da terapia nutricional perioperatória empregou apenas nutrição parenteral. Foi somente a partir dos anos 1990 que se firmou o conceito dos benefícios da nutrição enteral, sempre que ela for possível.[4] Atualmente, a nutrição parenteral pré-operatória está reservada apenas para os casos em que a nutrição enteral é impossível, como nas obstruções do trato digestório alto.

A duração da terapia nutricional pré-operatória é parâmetro importante, uma vez que, apesar de ter variado na literatura de 2 a 15 dias, apenas quando a terapia nutricional parenteral foi administrada por mais de 7 dias houve diferença significativa entre os grupos de estudo e controles. Dessa maneira, quando a terapia nutricional parenteral foi utilizada por mais de 7 dias no período pré-operatório, pôde-se observar menores incidência de infecção de parede, taxas de complicações e mortalidade.[6]

Um estudo multicêntrico[7] em que foi incluído grande número de pacientes (N = 395) randomizou, prospectivamente, pacientes desnutridos submetidos à laparotomia ou à toracotomia (exceto cirurgia cardíaca) para receber terapia nutricional parenteral por 7 a 15 dias antes, até 3 dias após a operação ou a reintrodução da dieta oral. Não houve diferença significativa na incidência geral de complicações pós-operatórias. As complicações infecciosas foram mais frequentes nos pacientes com desnutrição leve que receberam terapia nutricional. Entretanto, entre os pacientes gravemente desnutridos que receberam terapia nutricional parenteral no pré-operatório, houve redução significativa das complicações não infecciosas (5% *vs.* 43%, p = 0,003), sem aumento concomitante das complicações infecciosas.[7]

Um estudo metanalítico[8] torna possível concluir que a terapia nutricional perioperatória é capaz de reduzir o risco de complicações em 20,7% e o risco de óbito em 32,4%.

Numa análise de 13 estudos controlados, prospectivos e randomizados, envolvendo terapia nutricional parenteral pré-operatória em 1.258 pacientes, documentou-se redução de aproximadamente 10% no risco de complicações. A maioria dos pacientes era portadora de câncer gastrointestinal e apresentava desnutrição de moderada a grave.[9]

Portanto, existem evidências de que o uso da terapia nutricional parenteral pré-operatória em pacientes desnutridos, desde que sem contraindicação para adiamento da cirurgia, torna possível reduzir complicações pós-operatórias. Mesmo considerando as limitações presentes na literatura, pode-se concluir que 2 a 3 dias de nutrição parenteral no pré-operatório não modificam o prognóstico do paciente, enquanto 5 a 7 dias podem reduzir as complicações pós-operatórias. No entanto, após pelo menos 7 a 10 dias de nutrição parenteral no pré-operatório de pacientes desnutridos, pode-se esperar redução significativa da morbimortalidade pós-operatória. Os resultados obtidos na maioria dos estudos reportados anteriormente foram mais favoráveis ao grupo que recebeu nutrição parenteral, em relação aos grupos de controle. A inclusão de pacientes não desnutridos em alguns desses estudos fez com que a redução das complicações pós-operatórias fossem menores, tornando ainda mais difícil a demonstração estatística dos benefícios da terapia nutricional perioperatória.[2]

Alguns estudos compararam a terapia nutricional enteral com a parenteral no pré-operatório de pacientes desnutridos. Num estudo com portadores de câncer de esôfago que receberiam terapia nutricional parenteral ou terapia nutricional enteral (via gastrostomia), por 3 semanas, houve maior ganho de peso naqueles que receberam nutrição parenteral.[10] A albumina sérica respondeu a ambas as terapias e as taxas de complicações e de mortalidade pós-operatórias foram semelhantes nos dois grupos. Em outro estudo, envolvendo portadores de câncer de cabeça e pescoço, os grupos foram randomizados para receber nutrição parenteral ou enteral, 2 semanas antes da operação. Apesar de o grupo parenteral apresentar melhor balanço nitrogenado, as taxas de morbidade e mortalidade pós-operatórias foram similares em ambos os grupos.[11]

Daly *et al.*[12] já haviam demonstrado, em 1992, vantagens clínicas na utilização de nutrição enteral enriquecida com arginina, RNA e ácidos graxos ômega-3 no pós-operatório de pacientes operados por câncer do aparelho digestório. Naquele estudo, a incidência de complicações infecciosas foi menor no grupo que recebeu nutrição suplementada em relação ao grupo que recebeu nutrição enteral convencional (11% *vs.* 37%, p = 0,02). A permanência hospitalar também foi menor no grupo com nutrição enteral suplementada (15,8 *vs.* 20,2 dias, p = 0,001).

Em importante publicação, Braga *et al.*[13] estudaram o uso de fórmula enteral imunossuplementada em pré-operatório de pacientes oncológicos. Realizaram estudo prospectivo, randomizado, comparando o uso de dieta enteral padrão e dieta imunossuplementada no pré-operatório de pacientes com câncer gastrointestinal. Nesse estudo, o uso de dieta imunossuplementada foi capaz de reduzir as taxas de complicações infecciosas pós-operatórias, bem como o tempo de internação, quando comparado ao uso da fórmula enteral padrão.

Gianotti *et al.*[14] também avaliaram o efeito da dieta imunossuplementada no pré-operatório de 305 pacientes com câncer gastrointestinal, os quais haviam apresentado perda maior que 10% do peso corporal. Eles recomendaram o uso de 1L de dieta por dia, por no mínimo 5 dias de pré-operatório, por via oral, antes da internação hospitalar. Nesse estudo, também houve redução no tempo total de internação e no número de complicações infecciosas no grupo que recebeu dieta imunomodulada no pré-operatório.

Suplementação oral pré-operatória com dieta imunomodulada também foi avaliada em pacientes cirróticos candidatos a transplante hepático. Plank *et al.*[15] avaliaram pacientes cirróticos, em lista de espera por transplante hepático, que receberam, em média, 600mL de dieta por período que variou de oito a 54 dias pré-transplante, observando redução no número de complicações infecciosas pós-transplante.

Recentemente, Waitzberg *et al.*[16] realizaram metanálise em que avaliaram a morbidade pós-operatória associada à terapia nutricional. Foram avaliados pacientes submetidos a operação de grande porte que receberam terapia nutricional imunomodulada pré, pós ou perioperatória, num total de 18 estudos prospectivos randomizados. Os autores concluíram que houve redução de 2 dias no tempo total de internação, de 39% a 61% das complicações infecciosas e de 46% do desenvolvimento de fístulas pós-operatórias nos pacientes que receberam a terapia nutricional.

Em 2006, a Sociedade Europeia de Nutrição Parenteral e Enteral (ESPEN) recomendou (*grau A* de evidência) a utilização de nutrição pré-operatória, por 10 a 14 dias, em pacientes sob risco nutricional que serão submetidos a operações de grande porte. Além disso, sugeriu que se desse preferência à via enteral (sempre que possível). Nos casos de cirurgias eletivas, a suplementação pré-operatória pode ser feita por via oral e fora do ambiente hospitalar.[17] Isto já havia sido proposto pela Sociedade Americana de Nutrição Parenteral e Enteral (ASPEN), em 2002, também com *grau A* de recomendação para terapia nutricional pré-operatória por 7 a 10 dias para as operações que pudessem ser postergadas.[18]

Pode-se concluir que nutrição perioperatória é capaz de reduzir as complicações infecciosas e a permanência hospitalar em pacientes desnutridos candidatos a operações gastrointestinais de grande porte. Sempre que possível, o paciente deve receber nutrição enteral por via oral, preferentemente com dieta suplementada com nutrientes imunomoduladores.

▶▶ REFERÊNCIAS BIBLIOGRÁFICAS

1. Studley HO. Percentage of weight loss: a basic indicator of surgical risk patients with chronic peptic ulcer. JAMA 1936; 106:458.
2. Campos ACL, Coelho JCU. Pré, per e pós-operatório. In: Waitzberg DL (ed.) Nutrição oral, enteral e parenteral na prática clínica. São Paulo: Atheneu, 3 ed., 2004: 1339-46.
3. Campos ACL. Nutrição em cirurgia. Clin Bras Cir ano VII, vol I, 2001.
4. Campos, ACL, Meguid MM. A critical appraisal of the usefulness of perioperative nutritional support. Am J Clin Nutr 1992; 55:117-30.
5. Dudrick SJ, Wilmore DW, Vars HM, et al. Can intravenous feeding as the sole means of nutrition support growth in the child and restore weight loss in an adult? An affirmative answer. Ann Surg 1969; 169:974-84.
6. Meguid MM, Campos ACL, Meguid V, et al. IONIP: a criterion of surgical outcome and patient selection for perioperative nutritional support. Br J Clin Prac 1988; 42:8-14.
7. Veterans Affairs Total Parenteral Nutrition Cooperative Study Group. Perioperative total parenteral nutrition in surgical patients. N Engl J Med 1991; 325:525-32.
8. Detsky AS, Baker JP, O'Rourke K, et al. Perioperative parenteral nutrition. Ann Int Med 1987; 107:195-203.
9. Klein S, Kinney J, Jeejeebhoy K, et al. Nutrition support in clinical practice: review of published data and recommendations for future research directions. Summary of a conference sponsored by the National Institute of Health, American Society for Parenteral and Enteral Nutrition and American Society for Clinical Nutrition. Am J Clin Nutr 1997; 66:683-706.
10. Bozzetti F, Braga M, Gianotti L, et al. Postoperative enteral versus parenteral nutrition in malnourished patients with gastrointestinal cancer: a randomised multicentre trial. Lancet 2001; 358:1487-92.
11. Farreras N, Artigas V, Cardona D, et al. Effect of early postoperative enteral immunonutrition on wound healing in patients undergoing surgery for gastric cancer. Clin Nutr 2005; 24:55-65.
12. Daly J, Liebermann M, Goldfine J, et al. Enteral nutrition with supplemented arginine, RNA and omega-3 fatty acids in patients after operation: immunologic, metabolic and clinical outcome. Surgery 1992; 112:56-67.
13. Braga M, Gianotti L, Nespoli L, et al. Nutritional approach in malnourished surgical patients. A prospective randomized study. Arch Surg 2002; 137:174-80.
14. Gianotti L, Braga M, Nespoli L, et al. A randomized controlled trial of preoperative oral supplementation with a specialized diet in patient with gastrointestinal cancer. Gastroenterology 2002; 122:1763-70.
15. Plank LD, McCall JL, Gane EJ, et al. Pre and postoperative immunonutrition in patients undergoing liver transplantation: a pilot study of safety and efficacy. Clin Nutr 2005; 24(2):288-96.
16. Waitzberg DL, Saito H, Plank LD, et al. Postsurgical infections are reduced with specialized nutrition support. World J Surg 2006; 30:1-13.
17. Weimann A, Braga M, Harsanyi L, et al. ESPEN Guidelines on Enteral Nutrition: surgery including organ transplantation. Clin Nutr 2006; 25:224-44.
18. ASPEN. Board of Directors. Practice. Practice Guidelines: perioperative nutrition support. JPEN 2002; 26:95S-96S.

44

Resposta Metabólica, Inflamatória e Imunológica: Há Lugar para Imunonutrientes?

Antonio Carlos Ligocki Campos • Alessandra Miguel Borges

▶▶ INTRODUÇÃO

Apesar de todos os avanços terapêuticos, infecção, sepse e falência de múltiplos órgãos permanecem como as maiores causas de mortalidade pós-trauma e pós-operatória de operações de grande porte, eventualmente associadas à imunossupressão. A inter-relação da piora do estado nutricional com a diminuição da função imunológica é bastante conhecida e se traduz por alterações em vários testes. A desnutrição grave, por exemplo, deprime a função imunológica humoral e celular. A redução de frações do sistema complemento, do número, proliferação e função dos linfócitos T e alterações do reconhecimento de antígenos estão presentes nesses casos. No entanto, as anormalidades mais frequentes estão relacionadas com a função fagocitária e citolítica, resultando na diminuição da capacidade de morte bacteriana e de quimiotaxia de monócitos e em mudanças na membrana celular.[1]

Um aspecto amplamente investigado refere-se à influência do trauma cirúrgico sobre o sistema imunológico. Várias evidências sugerem que operações de grande porte causam fenômenos de isquemia/reperfusão em órgãos vitais, os quais alteram a função imunológica, predispondo ao desenvolvimento de complicações. Em particular, alterações da microcirculação intestinal podem predispor à translocação bacteriana, levando ao aumento da incidência de complicações sépticas. Brinkmann et al.[2] demonstraram que o bloqueio da liberação de prostaglandinas e prostaciclinas com ibuprofeno, no pré-operatório imediato, associa-se ao aumento da translocação bacteriana. Nesse estudo, os autores concluíram que a PGI_2 endógena é fundamental na manutenção da microcirculação esplâncnica e, portanto, na preservação da barreira intestinal.[2] A não utilização do intestino durante a nutrição parenteral pré-operatória pode potencializar esses efeitos indesejáveis.

Vários nutrientes, como arginina, glutamina, nucleotídeos e ácidos graxos ômega-3, isolados ou em combinação, têm demonstrado, em estudos clínicos e experimentais, a capacidade de influenciar o estado nutricional, imunológico e diversos parâmetros inflamatórios. Por esse motivo, inúmeros estudos prospectivos e randomizados avaliaram os resultados da chamada imunonutrição sobre os parâmetros citados. Em duas situações clínicas específicas, essas substâncias foram avaliadas como potencialmente benéficas: no pré-operatório de cirurgia eletiva e em pacientes críticos.

▶▶│ IMUNONUTRIÇÃO NO PERÍODO PERIOPERATÓRIO

Admitindo o conceito de que o trauma cirúrgico desencadeia a cascata inflamatória e, consequentemente, interfere na função imunológica, a intervenção nutricional também deveria ter por objetivo proteger os órgãos vitais das consequências da isquemia/reperfusão e das alterações da função imunológica.[3]

Daly et al.[4] demonstraram, em 1992, vantagens clínicas na utilização de nutrição enteral enriquecida com arginina, RNA e ácidos graxos ômega-3 no pós-operatório de pacientes operados por câncer do aparelho digestório. Nesse estudo, a incidência de complicações infecciosas foi menor no grupo que recebeu nutrição suplementada em relação ao grupo que recebeu nutrição enteral convencional (11% vs. 37%, p = 0,02). A permanência hospitalar também foi menor no grupo sob nutrição enteral suplementada (15,8 vs. 20,2 dias, p = 0,001).

Em publicação recente, Braga et al.[5] estudaram o uso de fórmula enteral imunossuplementada em pré-operatório de pacientes oncológicos. Realizaram estudo prospectivo e randomizado, em que compararam o uso de dieta enteral padrão com dieta imunossuplementada no pré-operatório de pacientes com câncer gastrointestinal. Nesse estudo, o uso de dieta imunossuplementada foi capaz de reduzir a taxa de complicações infecciosas pós-operatórias, bem como o tempo de internação, quando comparada à fórmula enteral padrão.

Gianotti et al.[6] também avaliaram o efeito da suplementação com dieta imunossuplementada no pré-operatório de 305 pacientes com câncer gastrointestinal, que haviam apresentado perda maior que 10% do peso corporal. Eles recomendaram o uso de 1L de dieta por dia, por, no mínimo, 5 dias de pré-operatório. Concluíram que houve redução não só no tempo total de internação como também no número de complicações infecciosas.

Em relação aos custos da dieta imunossuplementada, Braga e Gianotti[7] publicaram, recentemente, estudo no qual avaliaram o custo-benefício da imunonutrição pré-operatória. Concluíram que, em pacientes não complicados, o uso da terapia nutricional não influenciou os custos, porém, ao se tratar de pacientes com complicações infecciosas, o grupo que recebeu a dieta imunomodulada apresentou custos significativamente menores.

Estudos recentes demonstraram, de maneira consistente, vantagens imunológicas com a utilização de nutrição enteral imunomodulada em relação às dietas convencionais. Esses resultados têm sido mais expressivos quando a nutrição enteral suplementada é iniciada no período pré-operatório.

▶▶│ PACIENTES CRÍTICOS

Em relação aos pacientes criticamente enfermos, várias metanálises compilaram os resultados de dezenas de estudos da literatura, e os resultados foram conflitantes. As principais metanálises disponíveis são as de Heys et al.,[8] Beale et al.[9] e Heyland et al.[10] Essas três metanálises demonstraram efeito benéfico em termos de redução da ocorrência de complicações infecciosas e do tempo de permanência hospitalar, em ventilação mecânica ou na terapia intensiva. Entretanto, em nenhuma delas foi detectada redução da mortalidade.[8-10] Quando os estudos foram estratificados pelo tipo de paciente, situação clínica e presença de sepse grave, identificou-se tendência a piores resultados nos pacientes com sepse grave e instabilidade hemodinâmica. Nesse subgrupo de pacientes, alguns estudos chegaram a relatar aumento da mortalidade com o uso das dietas imunomoduladoras. A causa apontada seria o aumento do aporte de arginina, a qual é precursora do óxido nítrico. Esta substância é potente vasodilatadora, o que explicaria os resultados insatisfatórios. Por este motivo, não se recomenda imunonutrição de rotina em pacientes críticos com sepse grave. Deve-se considerar, ainda, que os imunonutrientes levam em torno de 5 dias para serem incorporados aos tecidos do hospedeiro e poderem modular a resposta inflamatória induzida pela lesão.[11] Por isso, o uso de fórmulas imunomoduladoras deve ser iniciado sempre que possível, até 96 horas após o evento catabólico que motivou a internação, devendo ser mantido por, no mínimo, 7 dias após a sua introdução.[1]

Por outro lado, a suplementação com glutamina e ácido ecosapentaenoico (EPA) parece beneficiar pacientes em ventilação mecânica, como demonstrado no estudo de Pontes-Arruda.[12] Esse estudo prospectivo e randomizado, que avaliou 165 pacientes em ventilação mecânica, concluiu que o grupo que recebeu dieta imunomodulada obteve redução significativa do tempo de ventilação mecânica e do tempo de internação em UTI. Recente metanálise[13] confirmou esses achados, demonstrando o efeito benéfico do uso de dietas imunomoduladoras em pacientes com lesão pulmonar aguda. Foram avaliados 411 pacientes em três estudos diferentes. A dieta contendo EPA e glutamina foi capaz de reduzir o risco de mortalidade, o desenvolvimento de falência de órgãos, o tempo de ventilação mecânica e o tempo de internação em UTI.[13]

A glutamina merece avaliação à parte, e um capítulo completo poderia ser dedicado apenas a ela. Diversos estudos experimentais já demonstraram os efeitos da glutamina, entre os quais: estímulo ao crescimento e replicação enterocitária, melhora da barreira mucosa intestinal, melhora do balanço nitrogenado, incremento da resistência à sepse sistêmica, estímulo à produção de glutationa (grande efeito antioxidante) e redução da translocação bacteriana. Entretanto, recente estudo de Dechellote *et al.*[14] demonstrou sua importância no tratamento de pacientes críticos, ao associá-la ao controle glicêmico. Cento e quatorze pacientes internados em UTI foram avaliados em estudo prospectivo, multicêntrico e duplo-cego, no qual a dieta de controle foi comparada à dieta parenteral suplementada com glutamina. Os resultados demonstraram que o grupo que recebeu glutamina obteve menor índice de complicações infecciosas, incluindo pneumonia, períodos menos frequentes de hiperglicemia e necessidade menor de utilização de insulina.[14]

Outro elemento frequentemente estudado é o selênio. Conhecido antioxidante, tem sua ação imunomoduladora demonstrada por diversos estudos. Recentemente, uma publicação[15] revisou o efeito da suplementação com antioxidantes na mortalidade de pacientes críticos, demonstrando que antioxidantes de maneira geral, mas principalmente o selênio, estão associados à menor mortalidade desses doentes.

As conclusões dos vários estudos prospectivos que foram submetidos a metanálises ou a revisões sistemáticas da literatura recente são de que o uso de dietas imunomoduladoras, no pré-operatório, está associado a menores índices de complicações pós-operatórias, principalmente de natureza infecciosa e de permanência hospitalar. Nos pacientes críticos sem infecção grave, notadamente nos grandes traumatizados, o uso de dieta imunomoduladora igualmente reduz as complicações infecciosas e a permanência hospitalar (grau de recomendação A pela Sociedade Europeia de Nutrição Parenteral e Enteral).[16] Entretanto, nos pacientes críticos sépticos, as dietas imunomoduladoras não devem ser utilizadas, pois alguns estudos relataram inclusive aumento da mortalidade nesse subgrupo de pacientes.

▶▶ REFERÊNCIAS BIBLIOGRÁFICAS

1. Waitzbeg DL, Lotierzo PHP, Duarte AJS, Schronts E, Cerra F. Imunonutrição. In: Waitzbeg DL (ed.) Nutrição oral, enteral e parenteral na prática clínica. 3 ed. São Paulo: Ed. Atheneu, 2004: 1511-38.

2. Brinkmann A, Wolf CF, Berger D, et al. Perioperative endotoxemia and bacterial translocation during major abdominal surgery: evidence for the protective effect of endogenous prostacyclin? Crit Care Med 1996; 24:1293-301.

3. Campos ACL. Nutrição em cirurgia. Clin Bras Cir ano VII, vol I, 2001.

4. Daly J, Liebermann M, Goldfine J, et al. Enteral nutrition with supplemented arginine, RNA and omega-3 fatty acids in patients after operation: immunologic, metabolic and clinical outcome. Surgery 1992; 112:56-67.

5. Braga M, Gianotti L, Nespoli L, et al. Nutritional approach in malnourished surgical patients. A prospective randomized study. Arch Surg 2002; 137:174-80.

6. Gianotti L, Braga M, Nespoli L, et al. A randomized controlled trial of preoperative oral supplementation with a specialized diet in patient with gastrointestinal cancer. Gastroenterology 2002; 122:1763-70.

7. Braga M, Gianotti L. Preoperative immunonutrition: cost-benefit analysis. J Parenter Enteral Nutr 2005; 29 (1 Suppl):S57-S61.

8. Heys SD, Walker LG, Smith I, et al. Enteral nutrition supplementation with key nutrients in patients with critical illness and cancer: a meta-analysis of controlled clinical trials. Ann Surg 1999; 299:467-77.

9. Beale RJ, Bryg DJ, Bihari DJ. Immunonutrition in the critically ill: a systematic review of clinical outcome. Crit Care Med 1999; 27: 2799-805.

10. Heyland DK, Novak F, Drover JW, et al. Should immunonutrition become routine in critically ill patients? A systematic review of the evidence. JAMA 2001; 286:944-53.

11. Braga M. Imunonutrition: from laboratory to clinical practice. Nutrition 2007; 23:368-70.

12. Pontes-Arruda A, Aragão AM, Albuquerque JD. Effects of enteral feeding with eicosapentaenoic acid, gamma-linolenic acid and antioxidants in mechanically ventilated patients with severe sepsis and septic shock. Crit Care Med 2006; 34:232-3.

13. Pontes-Arruda A, Demichele S, Seth A, et al. The use of an inflammation-modulating diet in patients with acute lung injury or acute respiratory distress syndrome: a meta-analysis of outcome data. JPEN 2008; 32:596-605.

14. Déchelotte P, Hasselmann M, Cynober L, et al. L-alanyl-L-glutamine dipeptide-supplemented total parenteral nutrition reduces infectious complications and glucose intolerance in critically ill patients: the French controlled, randomized, double-blind, multicenter study. Crit Care Med 2006; 34:598-604.

15. Heyland DK, Dhaliwal R, Suchner U, et al. Antioxidant nutrients: a systematic review of trace elements and vitamins in the critically ill patient. Int Care Med 2005; 31:327-37.

16. Kreymann KG, Berger MM, Deutz NEP, et al. ESPEN guidelines on enteral nutrition: intensive care. Clin Nutr 2006; 25:210-23.

45

Hiperglicemia:
Quando é Compulsório Tratar?

Álvaro Armando Carvalho de Morais • Cláudio Piras • Rafael Carvalho de Morais

▶▶▶ INTRODUÇÃO

A hiperglicemia é muito frequente nos enfermos hospitalizados. Dos doentes críticos, 10% a 20% são diabéticos e mais de 90% desenvolvem glicemia superior a 110mg/dL, decorrente de diabetes oculto ou resposta ao estresse.[1]

O diabetes melito foi sempre considerado fator de risco para várias complicações, mas a hiperglicemia do estresse foi descrita como ocorrência normal, adaptativa e benéfica. Vários estudos têm demonstrado que o grau de hiperglicemia à admissão e sua duração têm efeitos adversos no doente grave.[2] A hiperglicemia associa-se a maior prevalência de infecção, falência renal e polineuropatia, assim como a duração aumentada de assistência ventilatória e internação na unidade de tratamento intensivo e no hospital.[1] Estudos têm demonstrado que o controle da hiperglicemia é capaz de melhorar o prognóstico. Existe abordagem tradicional, não questionada, que indica insulina quando o nível glicêmico ultrapassa 180 a 200mg/dL; discute-se, na atualidade, tratamento mais agressivo, descrito como controle intensivo ou *tight glucose control*, que procura manter a glicemia em níveis normais ou próximos à normalidade. Esse tratamento intensivo pode melhorar o prognóstico, mas implica risco aumentado de hipoglicemia. Questionam-se, na atualidade, o impacto e a segurança desse controle em população tão heterogênea como a encontrada na terapia intensiva.[3]

▶▶▶ METABOLISMO DA GLICOSE NAS AGRESSÕES

A hiperglicemia resulta da deficiência de insulina no diabetes tipo 1 e da resistência periférica à insulina no diabetes tipo 2. No estresse, ela tem mecanismo complexo, na qual se associam produção aumentada de glicose e resistência periférica à insulina, decorrente de ação hormonal e inflamatória. Somam-se os efeitos dos hormônios contrarreguladores (adrenalina, noradrenalina, glucagon, glicocorticoides e hormônio do crescimento) e de citocinas pró-inflamatórias (TNF-α, IL-1 e IL-6). Esses mediadores inflamatórios modulam a resposta endócrina e induzem resistência insulínica. Ocorrem neoglicogênese, glicogenólise, deficiência relativa de insulina e uso inadequado de glicose. Cérebro e elementos figurados do sangue utilizam glicose por meio dos transportadores GLUT-1, 2 e 3, que são independentes da insulina. Os músculos esquelético e cardíaco e os adipócitos utilizam o GLUT-4, que depende da insulina; este transportador está reduzido no doente crítico, em resposta aos glicocorticoides e à adrenalina.[4] A hiperglicemia moderada seria benéfica porque serviria como suprimento de glicose para os tecidos que não necessitam de insulina para seu consumo, como cérebro e sistema imunológico.[5]

▶▶❘ REPERCUSSÕES DA HIPERGLICEMIA

A evolução dos diabéticos é bem conhecida por clínicos, cirurgiões e intensivistas. O aumento da morbimortalidade decorre de descompensação e de complicações da doença, como nefropatia, neuropatia, aterosclerose e outras. Neles, diferentemente dos não diabéticos, a hiperglicemia não tem correlação com a mortalidade.[6]

A hiperglicemia é mais tóxica quando surge agudamente em não diabéticos.[2] A glicose atua, principalmente, nas células que a utilizam independente da insulina: da mucosa gastrointestinal, beta do pâncreas, tubulares renais, endoteliais, hepatócitos e neurônios.[5] Há aumento do estresse oxidativo e de vários metabólitos tóxicos que lesam a estrutura e interferem no metabolismo celular.[3]

A hiperglicemia tem efeito inflamatório porque aumenta a produção de citocinas[4] e afeta negativamente o sistema imunológico inato. Altera a atividade dos neutrófilos (quimiotaxia, fagocitose, formação de espécies reativas de oxigênio), aumenta a expressão de moléculas de adesão, interfere na função do complemento (opsonização, quimiotaxia) e diminui a reatividade vascular porque reduz a formação endotelial de óxido nítrico.[7] Existe, portanto, um ciclo vicioso: hiperglicemia causa inflamação e inflamação causa hiperglicemia. Há aumento do número de complicações, principalmente as infecciosas. Pode, ainda, induzir poliúria e desidratação e interferir na função renal e no quadro hemodinâmico.[8]

O efeito parece decorrer do nível de glicose e da duração da hiperglicemia, mas principalmente de sua variabilidade. A oscilação da glicemia aumenta o estresse oxidativo e causa maior dano celular.[6] Em pacientes diabéticos, a variabilidade dos níveis de glicemia constitui forte indicador de mortalidade na UTI, superando o valor absoluto da glicemia.[3]

▶▶❘ EFEITOS DO CONTROLE DA HIPERGLICEMIA

Vários estudos têm procurado avaliar os benefícios do tratamento agressivo da hiperglicemia nos doentes críticos, mas a análise é complicada porque existem muitas variáveis: população (diabéticos e não diabéticos, clínicos e cirúrgicos, eutróficos e desnutridos), desenho, nível glicêmico inicial e a ser atingido, estratégias para reposição de insulina e oferta de energia e nutrimentos.[9]

Dois estudos do grupo[1,10] de Leuven, na Bélgica, têm sido muito observados. No primeiro, 1.548 doentes críticos foram randomizados em dois grupos: um deles recebia insulina em esquema intensivo, para manter glicemia entre 80 e 110mg/dL; o outro recebia insulina de maneira tradicional, sempre que a glicemia fosse superior a 215mg/dL, procurando mantê-la entre 180 e 200mg/dL. A evolução foi muito melhor nos enfermos com controle intensivo da glicemia. Houve redução da mortalidade hospitalar em 34%, da infecção sanguínea em 46%, da necessidade de transfusão em 50%, da necessidade de diálise ou hemofiltração em 41% e da polineuropatia em 44%; a mortalidade em 1 ano diminuiu de 8% para 4,6%.[1] Uma crítica a esse estudo foi o número elevado de doentes cirúrgicos, a maioria em pós-operatório de revascularização miocárdica. No segundo estudo foram avaliados 1.200 doentes clínicos, com o mesmo desenho do anterior. No grupo mantido com glicemia em níveis normais, entre 80 e 110mg/dL, por 3 ou mais dias, houve redução de insuficiência renal e o desmame do ventilador foi mais rápido, assim como a alta da UTI e do hospital, mas não houve redução da mortalidade, esta foi maior no grupo de doentes que ficaram menos de 3 dias na UTI.[10]

Tem-se procurado explicar esses resultados, mas é difícil distinguir o papel de cada um dos três componentes: controle da hiperglicemia, ação da insulina e diminuição da inflamação.[4] A terapia com insulina produz efeitos anti-inflamatórios e antioxidantes, que surgem cerca de 2 horas após o início do tratamento. Ela aumenta o RNAm do GLUT-4, intensificando o consumo de glicose pelo músculo esquelético, reduz o catabolismo e a perda de peso, reverte a hipertrigliceridemia, aumenta as frações do colesterol, diminui a hipercoagulabilidade e inibe a produção excessiva de óxido nítrico.[5]

Estudos posteriores mostram resultados variados, dos quais destacamos três. Um deles identificou 38 estudos relevantes na MEDLINE e Cochrane. O controle da glicemia, em adultos críticos, reduziu a mortalidade em alguns grupos de pacientes, em especial no doente cirúrgico; houve tendência para benefício no infarto agudo do miocárdio. Demonstraram que atingir a euglicemia parece ser essencial para a obtenção dos benefícios.[11] Em outra pesquisa,[12] foram investigados 6.104 doentes, os quais foram randomizados para manter a glicemia entre 81 e 120mg/dL ou inferior a 180mg/dL. A glicemia média foi de 115mg/dL no primeiro grupo e de 144mg/dL no segundo. Houve maior prevalência de hipoglicemia e aumento de 14% na mortalidade em 90 dias no primeiro grupo. Metanálise recente,[13] avaliando 26 estudos e 13.567 doentes, mostrou que o controle intensivo da glicemia reduziu a mortalidade apenas de doentes críticos cirúrgicos.

Um problema relacionado com o tratamento intensivo da hiperglicemia é a prevalência elevada de hipoglicemia (inferior a 40mg/dL), que pode ocorrer em 18,7% dos casos.[5] Para o grupo de Leuven, a prevalência é alta, mas as repercussões são de pequena monta. Entretanto, ela pode evoluir com complicações graves, como convulsões, coma, dano cerebral irreversível, arritmias cardíacas e morte.[14] A hipoglicemia levou à suspensão precoce de dois grandes estudos, o *German VISEP* e o *European Glucontrol*.[3] São mais suscetíveis os doentes neurológicos ou com choque séptico.[15]

▶▶| PARA QUEM INDICAR O TRATAMENTO DA HIPERGLICEMIA

Pacientes com diabetes preexistente parecem não se beneficiar do tratamento intensivo da hiperglicemia, embora seja fundamental manter níveis estáveis, aproximando-se da normo e evitando a hipoglicemia, geralmente entre 80 e 145mg/dL.[3]

Não existe consenso quanto à hiperglicemia do estresse. Alguns autores sugerem que a abordagem intensiva melhora o prognóstico de todos os doentes críticos e indicam a manutenção da glicemia abaixo de 140mg/dL.[16] Para o grupo de Leuven, o sucesso do tratamento depende da manutenção da glicemia entre 80 e 110mg/dL.[5,10] Consenso recente, o *Surviving Sepsis Guidelines* sugeria manutenção da glicemia entre 110 e 150mg/dL.[17] Outro estudo, em UTI clínica e cirúrgica, indicou glicemia abaixo de 140mg/dL e, talvez, em grupos específicos, abaixo de 110mg/dL; na unidade coronariana, o nível pode ser de 180mg/dL; para diabéticos não críticos, 90 a 150mg/dL.[9]

▶▶| CUIDADOS DURANTE O TRATAMENTO

O controle rigoroso da glicemia, mesmo em hospitais de alto padrão, é muito difícil, pois depende de vários fatores, incluindo as características da doença e do doente e a disponibilidade de pessoal treinado e dedicado.[17,18] É fundamental controlar outros fatores que estimulem a resposta inflamatória, como ressuscitação, operações e antimicrobianos. A qualidade da terapia nutricional também é indispensável: evitar oferta excessiva de calorias e carboidratos, suplementar glutamina, quando necessário, e variar a composição de lipídios para modular a resposta inflamatória.[19] Suspensões da terapia nutricional para procedimentos ou por complicações, ou pausa noturna da nutrição enteral, associadas ao uso contínuo de insulina, podem levar a hipoglicemias graves.

▶▶▎ CONSIDERAÇÕES FINAIS

A maioria dos estudiosos sugere que a conduta na hiperglicemia deve ser individualizada para os diferentes grupos, mas eles não estão definidos. Quando superior a 180mg/dL, o tratamento está sempre indicado. O controle intensivo parece não trazer benefícios para o diabético, mas pode ser útil na hiperglicemia de estresse, principalmente no doente cirúrgico. É mais prudente manter a glicemia entre 110 e 140 a 150mg/dL; entre 80 e 110mg/dL poderá ser válido para grupos específicos. Editorial recente alerta para o risco de abandonar o controle, pois é fundamental manter a glicemia o mais estável possível, evitando-se hipo e hiperglicemias extremas.[9]

▶▶▎ REFERÊNCIAS BIBLIOGRÁFICAS

1. Van den Berghe G, Wouters P, Weekers F et al. Intensive insulin therapy in the critically ill patients. N Engl J Med 2001; 345:1359-67.
2. Falciglia M. Causes and consequences of hyperglicemia in critical illness. Curr Opin Clin Nutr Metabol Care 2007; 10:498-503.
3. Devos P, Preiser J-C. Current controversies around tight glucose control in critically ill patientes. Curr Opin Clin Nutr Metab Care 2007; 10:206-9.
4. Collier B, Dossett LA, May AK, Diaz JJ. Glucose control and the inflammatory response. Nutrition in Clinical Practice 2008; 23:3-15.
5. Langouche L, Van den Berghe G. Glucose metabolism and insulin therapy. Crit Care Med 2006; 22:119-29.
6. Egi M, Bellomo R, Stachowski E, et al. Blood glucose concentration and outcome of critical illness: the impact of diabetes. Crit Care Med 2008; 36:2249-55.
7. Turina M, Fry DE, Polk Jr HC. Acute hyperglycemia and the innate immune system: clinical, cellular, and molecular aspects. Crit Care Med 2005; 33:1624-33.
8. Inzucchi SE, Siegel MD. Glycemic control in the ICU – How tight is too tight. N Engl J Med 2009; 360:1346-9.
9. Inzucchi SF. Management of hyperglycemia in the hospital setting. N Engl J Med 2006; 355:1903-11.
10. Van den Berghe G, Wilmer A, Hermans G, et al. Insulin therapy in the medical ICU. N Engl J Med 2006; 354:449-61.
11. Pittas AG, Siegel RD, Lau J. Insulin therapy and in-hospital mortality in critically ill patients: systematic review and meta-analysis of randomized controlled trials. JPEN 2006; 30:164-72.
12. NICE-SUGAR Study Intestigators. Intensive versus conventional glucose control in critically ill patients. N Engl J Med 2009; 360:1283-97.
13. Griesdale DE, de Souza RJ, van Dam RM, et al. Intensive insulin therapy and mortality among critically ill patients: a meta-analysis including NICE-SUGAR study data. CMAJ 2009; 180:821-7.
14. Mechanick JJ, Handelsman Y, Bloomgarden ZT. Hypoglycemia in the intensive care unit. Curr Opin Clin Nutr Metab Care 2007; 10:193-6.
15. Fahy BG, Sheehy AM, Coursin DB. Glucose control in the intensive care unit. Crit Care Med 2009; 37:1-8.

16. Krinsley JS. Effect of an intensive glucose management protocol in the mortality of critically ill adult patients. Mayo Clin Proc 2004; 79:992-1000.

17. Dellinger RP, Levy MM, Carlet JM, et al. Surviving Sepsis Campaing: International guidelines for management of severe sepsis and septic shock. Crit Care Med 2008; 36:296-327.

18. Dossett LA, Collier B, Donahue R, et al. Intensive insulin therapy in practice: can we do it? JPEN 2009; 33:14-20.

19. Elia M, De Silva A. Thigh glucose control in intensive care units: an update with an emphasis on nutritional issues. Curr Opin Clin Nutr Metabol Care 2008; 11:465-70.

46

Deficiência de Cálcio após Gastroplastia: Como Diagnosticar e Prevenir?

Luciana Janene El-Kadre

A manutenção da concentração sérica de cálcio é determinada por seu fluxo no trato gastrointestinal, rins e ossos. A homeostase do mineral depende da ação de seu receptor, descrito em 1993,[1,2] e de hormônios. Destes, os mais importantes são o paratormônio (PTH) e a 1,25-di-hidroxivitamina D_3 ou calcitriol (1,25OHD). A secreção desses hormônios estimula a reabsorção óssea, liberando cálcio no espaço extracelular.

A gastroplastia redutora com derivação intestinal em Y de Roux (GRYR) é considerada padrão no tratamento cirúrgico da obesidade extrema, promovendo perda de peso sustentável, com menores índices de complicações nutricionais e metabólicas que as operações de grande disabsorção.[3] Esta operação é fator de risco para o desenvolvimento de doença óssea metabólica, resultante de alteração no metabolismo e absorção do cálcio.[4-6]

No pós-operatório da GRYR, os principais locais de absorção do cálcio (duodeno e jejuno proximal) são desviados do trânsito intestinal. Na presença de baixa ingestão, o duodeno pode absorver de 80% a 100% de cálcio por transporte ativo, dependente da vitamina D. Na ausência desses locais de absorção, o restante do intestino delgado pode absorver até 20% da ingestão de cálcio por mecanismo paracelular menos eficiente.[7] Do mesmo modo, a 1,25OHD pode promover absorção de cálcio no cólon.[8]

A menor absorção intestinal de cálcio determina maior secreção de PTH, elevação de 1,25 di-hidroxivitamina D_3 (1,25$(OH)_2D_3$) e, principalmente, aumento da reabsorção de cálcio no osso.

A hipocalcemia não é evidente em grande parte dos doentes após GRYR. O valor sérico normal de cálcio será mantido à custa do depósito ósseo. A menor absorção intestinal estimula a produção de PTH, determinando maior conversão renal de 25-hidroxivitamina D (25OHD) em sua forma ativa, 1,25OHD. Desse modo, valores séricos elevados de 1,25OHD sinalizam a tentativa de elevar a absorção de cálcio no intestino. O PTH eleva a atividade do osteoclasto, com ruptura na camada óssea cortical. Esses achados são consistentes com estado de hiperparatireoidismo secundário.[9]

A qualidade do osso depende de aspectos de sua composição e estrutura, determinantes da força, sem relacionar-se diretamente com a densidade mineral. Entre eles estão *turnover* ósseo, microarquitetura, mineralização, microdanos e a composição da matriz óssea e mineral.

O *turnover* ósseo pode ser avaliado por meio de marcadores bioquímicos liberados durante formação e reabsorção de osso e quantificados no sangue ou na urina.

O colágeno do tipo I é responsável pela formação de mais de 90% da matriz orgânica do osso. Durante a constante renovação da matriz óssea do esqueleto, o colágeno tipo I é degradado e pequenos fragmentos são liberados na corrente circulatória. O *cross-link* peridíneo, NTX terminal e o CTX terminal do colágeno tipo I (CTX-I) são excretados na urina. Todas essas substâncias foram descritas como marcadores de reabsorção óssea. O telopeptídeo sérico é parâmetro independente da perda ponderal. A dosagem urinária, no entanto, é avaliada em relação aos níveis de creatinina, podendo alterar-se em função da variação desta durante a perda de peso.[10]

Não é necessário diagnosticar deficiência de cálcio no pós-operatório de GRYR. Se existe exclusão duodenal, há prejuízo na absorção de cálcio. Por outro lado, os hormônios que regulam o metabolismo do cálcio podem estar alterados no pré-operatório. O PTH pode estar elevado antes da operação. Do mesmo modo, baixos valores de 25OHD foram encontrados antes da operação.[4,11]

A exclusão duodenal favorece menor absorção de ferro, comum no pós-operatório bariátrico. A deficiência desse mineral determina diminuição da 1,25OHD, do fator de crescimento insulina-*like*-I e da osteocalcitonina em ratos, podendo interferir na formação e reabsorção ósseas.[12]

A realização da densitometria óssea pré-operatória identifica doentes com osteopenia e/ou osteoporose. Nesses casos, deve ser avaliada a indicação de cirurgia que mantenha o duodeno no trânsito gastrointestinal. O controle da densidade mineral óssea deverá ser feito em intervalo de 24 meses.[13] Em doentes com peso maior que o suportado pelos aparelhos disponíveis, recomenda-se a utilização do braço, com obtenção de densidade mineral óssea do rádio.

A reposição de cálcio deve ser iniciada com a liberação pós-operatória da dieta. A forma química deve ser quelada. O carbonato de cálcio, mais bem absorvido em meio ácido, não deve ser utilizado. A dose inicial é de 1g, administrado com vitamina D_3 e magnésio quelado, duas vezes ao dia, se possível, junto com as refeições. A dose total ideal é de 2g, divididos em quatro tomadas durante o dia. O magnésio é indispensável à fixação de cálcio nos ossos.

A deficiência de cálcio está relacionada com a rápida perda de peso[14,15] e o nível sérico de estrogênio.[16] Mulheres jovens apresentam reabsorção óssea maior, possivelmente por emagrecimento mais rápido, demonstrada por elevação precoce nos marcadores de reabsorção óssea.[10] A elevada remodelação óssea é elemento principal da fragilidade óssea na osteoporose.

Dessa maneira, justifica-se dose alta no pós-operatório imediato. A opção por suplemento em pó ou em forma líquida viabiliza a ingestão logo após a operação. O controle da dose administrada deverá ser feito com dosagem sérica de CTX-I e 25OHD$_3$, sequencialmente, até a obtenção de valores séricos normais.

▶▶ REFERÊNCIAS BIBLIOGRÁFICAS

1. Brown E, Gamba G, Riccardi D, et al. Cloning and characterization of an extracellular Ca(2+)-sensing receptor from bovine parathyroid. Nature 1993; 366:575-80.
2. Brown E, Pollak M, Seidman CE, et al Calcium-ion-sensing cellsurface receptors. N Engl J Med 1995; 333:234-40.
3. DeMaria E. Bariatric surgery for morbid obesity. N Engl J Med 2007; 356:2176-83.
4. El-Kadre L, Savassi-Rocha P, Tinoco A, et al. Calcium metabolism in pre- and postmenopausal morbidly obese women at baseline and after laparoscopic Roux-en-Y gastric bypass. Obes Surg 2004; 14:1062-6.
5. Alvarez-Leite J. Nutrient deficiencies secondary to bariatric surgery. Curr Opin Clin Nutr Metab Care 2004; 7(5):569-75.
6. Diniz MFHS, Araújo FC, Diniz MTC. Risk of secondary hyperparathyroidism after laparoscopic gastric bypass surgery on obese women. Surg Endosc 2008; 22:2098.
7. Bushinsky D, Monk R. Calcium. Lancet 1998; 352:305-11.

8. Grinstead W, Pak C, Krejs G. Effect of 1,25-dihydroxyvitamin D_3 on calcium absorption in the colon of healthy humans. Am J Physiol Gastrointest Liver Physiol 1984; 247:189-92.

9. Pugnale N, Giusti V, Suter M, et al. Bone metabolism and risk of secondary hyperparathyroidism 12 months after gastric banding in obese pre-menopausal women. Int J Obes Relat Metab Disord 2003; 27:110-6.

10. El-Kadre L. Metabolismo do cálcio em obesas mórbidas submetidas a gastroplastia redutora com derivação intestinal laparoscópica: estudo prospectivo em mulheres pré e pós-menopausa. Dissertação de Mestrado. Belo Horizonte-MG: Universidade Federal de Minas Gerais, 2003.

11. Rueda S, Fernandez-Fernandez C, Romero F. Vitamin D, PTH, and the metabolic syndrome in severely obese subjects. Obes Surg 2008; 18:151-4.

12. Katsumata S, Katsumata-Tsuboi R, Uehara M, et al. Severe iron deficiency decreases both bone formation and bone resorption in rats. J Nutr 2009; 139:238-43.

13. Posições Oficiais ISCD International Society for Clinical Densitometry, 2007. (Accessed at http://www.iscd.org/Visitors/positions/OfficialPositionsText.cfm?from home=1.)

14. Gossain V, Rao DS, Carella MJ, et al. Bone mineral density in obesity: effect of weight loss. J Med 1999; 30:367-76.

15. Fleischer J, Stein EM, Bessler M, et al. The decline in hip bone density after gastric bypass surgery is associated with extent of weight loss. J Clin Endocrinol Metab 2008; 93(10):3735-40.

16. Riedt C, Brolin RE, Sherrell RM, et al. True fractional calcium absorption is decreased after Roux-en-Y gastric bypass surgery. Obesity 2006; 14(11):1940-8.

47

Controle do Diabetes Melito após Gastroplastia: Qual É a Realidade?

Soraya Rodrigues de Almeida • Silvia Zenóbio Nascimento
Maria de Fátima Haueisen Sander Diniz

▶▶| INTRODUÇÃO

O diabetes melito do tipo 2 (DM2) é a forma mais comum de diabetes, correspondendo de 90% a 95% dos casos.

O risco de desenvolver DM2 varia de acordo com o índice de massa corporal (IMC). A obesidade associa-se com aumento da resistência periférica à insulina e hiperinsulinemia em decorrência da redução da sensibilidade das células β-pancreáticas à glicose. A incidência de DM2 nos pacientes obesos mórbidos pode alcançar 35%.

Está bem estabelecido que a perda de peso sustentada contribui para o controle metabólico do DM2. Em publicações recentes, foi observado que, além da importante redução ponderal que a cirurgia bariátrica proporciona, a maioria dos pacientes com DM2 apresenta resolução completa ou parcial da intolerância à glicose.[1-4] Essas alterações ocorrem precocemente, antes mesmo da perda de peso significativa. A porcentagem de perda de peso geralmente relacionada com a resolução do diabetes é de 10%.[5]

▶▶| PROCEDIMENTOS CIRÚRGICOS

A operação bariátrica constitui o melhor tratamento para os pacientes obesos classe III com falência do tratamento clínico e pacientes com IMC entre 35 e 40kg/m^2 associada com co-morbidades de difícil controle clínico.

Os procedimentos bariátricos podem ser divididos em três grandes grupos: operações exclusivamente restritivas, disabsortivas ou derivações e mistas.

No primeiro grupo se enquadram a gastroplastia vertical (cirurgia de Mason), a banda gástrica ajustável e o *sleeve* gastrectomia. A derivação biliopancreática (cirurgia de Scopinaro) e a *duodenal switch* são as principais cirurgias disabsortivas. As cirurgias mistas (*bypass* gástrico em Y de Roux ou cirurgia de Fobi-Capela) incorporam técnicas restritivas e disabsortivas.

▶▶▶ CIRURGIA E DIABETES

Não existem dúvidas quanto à importância da perda ponderal no tratamento do DM2, já que a redução de massa de gordura leva à diminuição da oxidação lipídica e, consequentemente, ao aumento do metabolismo da glicose. Além disso, a secreção de insulina e sua concentração plasmática estão substancialmente reduzidas após perda ponderal, o que demonstra a redução da resistência à ação desse hormônio. Pacientes que necessitam do uso da insulina para seu controle apresentam queda significativa dessa necessidade nas primeiras 6 semanas pós-operatórias.[6]

Buchwald et al.[2] publicaram metanálise com o objetivo de avaliar e comparar os resultados das diferentes técnicas operatórias na resolução das morbidades relacionadas com a obesidade. Esse estudo deu ênfase às principais doenças relacionadas com a obesidade, incluindo o diabetes melito. Foram evidenciadas melhora importante do diabetes e redução da intolerância à glicose em todos os procedimentos cirúrgicos avaliados. O diabetes foi completamente resolvido em 76,8% dos pacientes e controlado em mais de 85% dos casos estudados. A resolução do diabetes foi maior nos pacientes submetidos a operações disabsortivas – Scopinaro/*duodenal switch* (95%) – seguidas pelas operações mistas – *bypass* gástrico (80,3%) – e restritivas – gastroplastia vertical (79,7%) e banda gástrica ajustável (56,7%). Esses resultados foram mantidos 2 anos após a operação. Em todos esses pacientes foram evidenciados níveis séricos reduzidos de insulina, glico-hemoglobina e glicemia de jejum. Estudos recentes comprovaram que cerca de 78% dos pacientes submetidos à operação bariátrica têm resolução completa do diabetes.[2]

Diniz et al.[3] observaram redução acentuada da prevalência do DM2, durante acompanhamento clínico por período de 5 anos, após realização de *bypass* gástrico em Y de Roux, independente da porcentagem da perda de peso. Assim como no estudo SOS, houve baixa incidência de diabetes no pós-operatório, apesar do avanço da idade e da reaquisição de peso.[7] A melhora ou cura do diabetes ocorreu precocemente antes da perda de peso significativa.

O Quadro 47.1 sumaria os principais estudos clínicos referentes à resolução do diabetes após gastroplastias.

Esses estudos sugerem a possibilidade de as alterações metabólicas desencadeadas pela operação serem responsáveis pela resolução do diabetes. Alterações metabólicas hormonais decorrentes das derivações gástricas, duodenais e jejunais parecem ter influência na resolução do diabetes nesses pacientes.

O mecanismo fisiopatológico exato relacionado com a rápida resolução do DM2 nos pacientes operados ainda não está totalmente elucidado.[6,23]

Alguns autores[13,23] acreditam que essa resolução seja em consequência da baixa ingestão calórica que acontece imediatamente após a operação. Outros autores[24,25] sugerem que a exclusão de parte do trato gastrointestinal após as gastroplastias seria o mecanismo responsável pela normalização precoce da glicemia.

Pories e Albrech[24] sugeriram que a rápida resolução do DM2 pós-operatória seria secundária à exclusão duodenal e de parte do jejuno, resultando na alteração da ação das incretinas (*glucagon like peptide 1* – GLP-1 – e polipeptídeo inibitório gástrico – GIP) nas células β-pancreáticas.

As incretinas são hormônios produzidos no trato gastrointestinal e liberados em resposta à ingestão oral de nutrientes, especialmente carboidratos. Em concentrações fisiológicas, levam à secreção e à liberação de insulina pelas células β-pancreáticas.

Rubino et al.[13] observaram que, 3 semanas após a realização do *bypass* gastrojejunal, todos os pacientes da sua série tornaram-se euglicêmicos. Foram demonstrados: queda do GIP, aumento do GLP-1 (não significativo em relação ao pré-operatório), queda da leptina e aumento dos níveis de ACTH. Os autores concluíram que ocorreu modificação neuroendócrina com a

CONTROLE DO DIABETES MELITO APÓS GASTROPLASTIA: QUAL É A REALIDADE?

Quadro 47.1 Remissão do DM2 após operação bariátrica

Referências	Cirurgia	Acompanhamento	Resultados
Pories et al.[4]	Bypass gástrico (n = 101 com DM2)	1 a 10 anos	↓GJ, ↓insulina, ↓GHb, ↑liberação da insulina, resolução do diabetes em 1 ano
Poulos et al.[8]	Bypass gástrico (n = 29 com DM2)	>1 ano	↓GJ, ↓insulina, ↓GHb
Sjostrom et al.[7]	Bypass gástrico, BG ou GV (n = 195 com DM2)	6 a 24 meses	↓Incidência do DM, ↓GJ e retirada da medicação
Pontirolli et al.[9]	BG (n = 46 com DM2)	1 a 3 anos	↓GJ, ↓insulina, ↓GHb, ↓resistência à insulina, ↓tolerância à glicose em 1 ano
Schauer et al.[10]	Bypass gástrico (n = 191 com DM2)	20 meses	↓GJ, ↓GHb, ↓medicação
Polyzogopoulou et al.[11]	DBP-Bypass gástrico (n = 12 com DM2)	3 a 12 meses	↓GJ, ↓insulina em jejum, ↑sensibilidade à insulina
Diniz et al.[3]	Bypass gástrico (n = 31 com DM2)	27 meses	↓GJ, ↓GHb
Clements et al.[12]	Bypass gástrico (n = 20 com DM2)	2 a 12 semanas	↓ GJ em 2 semanas
Rubino et al.[13]	Bypass gástrico (n = 6 com DM2)	3 semanas	↓GJ, ↓insulina
Wickremesekera et al.[14]	Bypass gástrico (n = 31 com DM2)	6 dias a 12 meses	↓GJ, ↓RI em 6 dias.
Guidone et al.[15]	DBP (n = 10 com DM2)	4 semanas	↓GJ, ↓insulina, ↑tolerância à glicose, ↑sensibilidade à insulina, ↑sensibilidade das células β à glicose.
Mari et al.[16]	DBP (n = 11 com DM2)	5 meses	↑tolerância à glicose, ↑sensibilidade da insulina, ↑sensibilidade das células β à glicose
Morinigo et al.[17]	Bypass gástrico (n = 11 com DM2)	6 a 12 meses	↓GJ, ↓GHb, ↓resistência à insulina, ↑sensibilidade à insulina
Alexandrides et al.[18]	Bypass gástrico (n = 26 com DM2)	27 meses	↓GJ
Alexandrides et al.[18]	DBP-Bypass gástrico com Y de Roux (n = 111 com DM2)	2 anos	↓GJ
DePaula et al.[19]	Interposição ileal com sleeve gastrectomia (n = 23 com DM2)	7 meses	↓GJ, ↓insulina de jejum, ↓resistência à insulina, ↑tolerância à glicose
DePaula et al.[19]	Interposição com sleeve gastrectomia modificada (n = 16 com DM2)	7 meses	↓GJ, ↓insulina de jejum, ↓resistência à insulina, ↑tolerância à glicose
Briatore et al.[20]	DBP (n = 9 com DM2)	1 mês	↓GJ, ↓resistência à insulina
Dixon et al.[5]	BG (n = 30 com DM2)	2 anos	↓GJ, ↓insulina, ↓resistência à insulina, ↓GHb
Brancatisano et al.[21]	BG (n = 78 com DM2)	1 ano	↓GJ, ↓GHb, ↓medicação utilizada para DM2

DM2: diabetes melito tipo 2; GJ: glicemia de jejum; GHb: hemoglobina glicosilada; BG: banda gástica; GV: gastroplastia vertical; DBP: derivação biliopancreática; RI: resistência à insulina.
Extraído e modificado de Bose et al.[22]

exclusão do duodeno e de parte do jejuno do trânsito alimentar, levando a alterações do eixo enteroinsular, com melhora da ação das incretinas.

Guidone *et al.*[15] realizaram estudo em pacientes obesos mórbidos, portadores de DM2, submetidos à cirurgia de Scopinaro. Foram avaliadas dosagens séricas de peptídeo C, sensibilidade insulínica através do clampe euglicêmico hiperinsulinêmico, teste de tolerância oral à glicose e dosagens de incretinas e de adipocitocinas. As dosagens foram realizadas na primeira e quarta semanas de pós-operatório. O DM2 apresentou resolução após a primeira semana da operação, com normalização da sensibilidade insulínica. Ocorreu diminuição da secreção total e em jejum de insulina, com aumento da sensibilidade da célula β, redução do GIP, aumento do GLP-1, redução dos níveis de leptina em jejum e após teste de tolerância oral à glicose. As alterações observadas ocorreram entre a primeira e a quarta semanas, antes da perda de peso significativa.

O papel das incretinas e dos hormônios gastrointestinais envolvidos na melhora do DM2 tem sido exaustivamente estudado.

O GLP-1 é o produto do gene proglucagon secretado pelas células L do íleo, cólon e pâncreas em resposta à chegada dos nutrientes e do estímulo neuro-humoral de regiões do intestino delgado. A secreção ocorre antes que os nutrientes atinjam as células L, provavelmente em resposta ao estímulo parassimpático vagal. Há produção do GLP-1 e estímulo de grande número de receptores em áreas que controlam a homeostase energética no tronco cerebral e no hipotálamo. O GLP-1 é considerado componente fundamental do mecanismo inibitório que regula o trânsito dos nutrientes pelo trato gastrointestinal, induzindo saciedade. No pâncreas, o GLP-1 aumenta a secreção de insulina e a expressão de genes controladores da função das células β, induzindo proliferação e reduzindo a apoptose celular – *efeito incretina*. Em obesos, observou-se resposta atenuada da secreção de GLP-1 e do enteroglucagon (EG) após ingestão alimentar. O aumento de GLP-1 e EG após operações gástricas tem sido relacionado a manifestações do tipo hipoglicemia e síndrome de *dumping*. Após operações bariátricas, ocorre elevação do GLP-1. Vários autores[22,26,27] justificam essa elevação devido ao contato precoce do alimento com o íleo terminal. O aumento da secreção de GLP-1, possivelmente, melhora o metabolismo da glicose em indivíduos submetidos à operação bariátrica. Em modelo de transposição ileal em ratos diabéticos, demonstrou-se melhora rápida do controle glicêmico associada com elevação do GLP-1.[28] A melhora ocorreu sem que houvesse redução significativa da ingestão alimentar e do peso.

Peptídeo anorexígeno secretado pelas células K do duodeno após a alimentação, o GIP diminui a secreção ácida gástrica, aumenta a secreção de insulina e melhora a tolerância à glicose. O papel do GIP na regulação do metabolismo do tecido adiposo e do peso corporal, assim como no desenvolvimento da obesidade, não está bem elucidado. Pacientes obesos mórbidos diabéticos apresentam níveis elevados de GIP, enquanto obesos não diabéticos apresentam níveis normais. Especula-se que haja um estado de resistência ao GIP em pacientes diabéticos, devido à diminuição na expressão do seu receptor.[13,22]

Os estudos que avaliaram os níveis em jejum e pós-prandiais do GIP, após operações bariátricas, são escassos e contraditórios.

A gastroplastia em Y de Roux determinaria redução do GIP em jejum e aumento de sua secreção no período pós-prandial. Após procedimentos cirúrgicos restritivos, não foram observadas alterações em sua concentração.[27,29]

O peptídeo YY (PYY) é secretado pelas células L da mucosa dos intestinos delgado e grosso imediatamente após a alimentação, proporcionalmente às calorias ingeridas, sugerindo controle neural da secreção.[22] O PYY, como o GLP-1, é considerado componente fundamental do chamado *freio ileal*. Aparentemente, o PYY reduz a expressão da grelina no estômago e tem efeito anorexígeno.[22] As dosagens basais e pós-estímulo do PYY mostraram-se elevadas em estudos com derivação jejunoileal, gastroplastia em Y de Roux e gastroplastia vertical.[30-33] Entretanto, ainda permanece obscuro qual o papel, a longo prazo, desses efeitos antiobesidade.

A grelina é hormônio produzido no estômago, que parece variar em função do IMC e das alterações do peso corporal. Estudos mostraram baixos níveis de grelina circulante em pacientes obesos. A perda de peso induz seu aumento sérico, acarretando maior ingestão alimentar.[34] Em contraste, segundo alguns autores, seus níveis não se encontram elevados após gastroplastia em Y de Roux, apesar da perda de peso induzida pela cirurgia. A grelina inibe a secreção de insulina.[35] Estudo recente em ratos diabéticos evidenciou que a deleção do gene da grelina levou à redução da glicemia de jejum e dos níveis de insulina e à melhora da tolerância à glicose.[36] Pacientes submetidos à *sleeve* gastrectomia apresentam baixos níveis de grelina circulantes, devido à ressecção do fundo gástrico, um dos principais locais de sua secreção.[37]

A leptina é hormônio derivado dos adipócitos e reflete a quantidade de gordura corporal. Está relacionada com a ingestão de alimentos. Os níveis de leptina geralmente são elevados em pacientes obesos. A leptina promove inibição significativa da secreção de insulina estimulada pela glicose, levando a aumento da resistência à insulina. Vários estudos mostraram redução do seu nível após *bypass* em Y de Roux.[13,37,38] Hickey *et al.*[38] relataram que a diminuição da leptina está relacionada com a indução da perda de peso e com o controle do diabetes.

A concentração de adiponectina está diminuída em pacientes portadores de DM2 ou resistentes à insulina e nos obesos. Os níveis da adiponectina aumentam no pós-operatório de operações bariátricas, levando à melhora da resistência periférica à insulina e do diabetes.[6]

Os principais estudos referentes às alterações das incretinas após operações bariátricas estão resumidos no Quadro 47.2.

Atualmente, vários protocolos de pesquisa em andamento avaliam a eficácia do tratamento cirúrgico do DM2 em pacientes com IMC < 30kg/m². DePaula *et al.*[48] acompanharam 69 pacientes portadores de DM2 com IMC entre 21 e 29kg/m² pelo período de 21,7 meses. Esses pacientes foram submetidos à *sleeve* gastrectomia associada à interposição ileal. O controle do DM2 foi efetivo em 95,7% dos pacientes. Este fato pode ser explicado pelas alterações metabólicas, induzidas pelo procedimento cirúrgico, que ocorrem no eixo enteroinsulinar.

Na literatura, não existe consenso estabelecido com relação ao tratamento cirúrgico da DM2 em pacientes não obesos. É necessária a realização de estudos prospectivos bem controlados, com longo período de acompanhamento, para definição quanto à indicação e ao tipo de técnica cirúrgica adequada nesse grupo de pacientes.

▶▶ CONSIDERAÇÕES FINAIS

O DM2 associado com obesidade mórbida apresenta remissão após operação bariátrica em grande parte dos pacientes. O primeiro fator relacionado a esta remissão é a restrição da ingestão calórica com subsequente perda de peso. O segundo fator parece estar relacionado com as alterações anatômicas que ocorrem após as operações, as quais promoveriam elevação dos níveis séricos das incretinas com melhora da secreção pancreática de insulina. O GLP-1 é, segundo os principais estudos realizados até o momento, a principal incretina que se altera após as operações bariátricas e promove melhora da hemostasia da glicose. Outros hormônios do trato gastrointestinal e adipocitocinas apresentam alterações após as operações e também parecem estar relacionados com a melhora do DM2. Entretanto, novos estudos, com métodos comparáveis e seguimento mais prolongado, se fazem necessários para elucidar os mecanismos que levam à remissão e à redução da incidência do DM2 em obesos submetidos às operações bariátricas.

Quadro 47.2 Efeito da cirurgia bariátrica sobre as incretinas

Referência	População	Cirurgia	Acompanhamento	Resultados
Barry et al.[39]	> 300lb, n = 12	Bypass jejunoileal	3 a 6 semanas	↑EG em jejum por 3 semanas ↑EG pós-prandial por 6 semanas
Jorde et al.[40]	n = 5	Bypass jejunoileal	2 a 6 semanas	↓GIP pós-prandial
Schrumpf et al.[41]	n = 9	Bypass gástrico	3 a 12 meses	Nenhuma alteração nos níveis de GIP em 3 a 12 meses
Sirinek et al.[42]	n = 12	Bypass gástrico	3 a 4 meses	↓GIP em jejum e pós-prandial
Kellum et al.[26]	n = 9	Bypass gástrico	11 meses	↑EG pós-prandial
Kellum et al.[26]	n = 7	GV	11 meses	Nenhum efeito no jejum, EG pós-prandial
Rubino et al.[13]	n = 9,6 com DM2	Bypass gástrico	3 semanas	↓GIP em jejum apenas em pacientes com DM2. Nenhuma alteração no GLP-1 em jejum
Clements et al.[12]	n = 20 com DM 2	Bypass gástrico	2 a 12 semanas	↓GIP em jejum por 6 semanas. Nenhum efeito significativo no GLP-1 em jejum
Valverde et al.[27]	n = 19	DBP	1 a 6 meses	↑GLP-1 em jejum pós-prandial por 6 meses
Valverde et al.[27]	n = 12	GV	1 a 6 meses	Nenhum efeito no GLP-1 em jejum e pós-prandial
Guidone et al.[15]	n = 10 com DM2	DBP	1 a 4 semanas	↓GIP pós-prandial e em jejum em 1 semana, ↑GLP-1 em jejum e pós-prandial em 1 semana
Morinigo et al.[43]	n = 9	Bypass gástrico	6 semanas	↑GLP-1 pós-prandial
Morinigo et al.[17]	n = 34	Bypass gástrico	6 semanas, 12 meses	↑GLP-1 pós-prandial em 6 semanas
Borg et al.[30]	n = 6	Bypass gástrico	1 a 6 meses	↑EG pós-prandial, ↑GLP-1 em 6 meses
le Roux et al.[44]	n = 16	Bypass gástrico	2 a 42 dias	↑GLP-1 pós-prandial em 2 dias
Laferrere et al.[45]	n = 8 com DM2	Bypass gástrico	1 mês	↑GLP-1 pós-prandial, ↑GIP ↑EI
Reinehr et al.[33]	n = 19	Bypass gástrico	2 anos	↓GLP-1 em jejum
Whitson et al.[46]	n = 10,5 com DM2	Bypass gástrico	6 meses	↑GLP-1 em DM2
Laferrere et al.[47]	n = 9 com DM2	Bypass gástrico	1 mês	↑GLP-1 pós-prandial, ↑GIP ↑EI
Shak et al.[29]	n = 24	BG	6 a 12 meses	Nenhuma alteração GLP-1 e GIP

GV: gastroplastia vertical; DBP: derivação biliopancreática; DM2: diabetes melito do tipo 2; EI: efeito das incretinas; IR: resistência à insulina; BG: banda gástrica; EG: enteroglucagon; GLP-1: glucagon-like peptideo1; GIF: poli-pertídeo inibitório gástrico.
Extraído e modificado de Bose et al.[22]

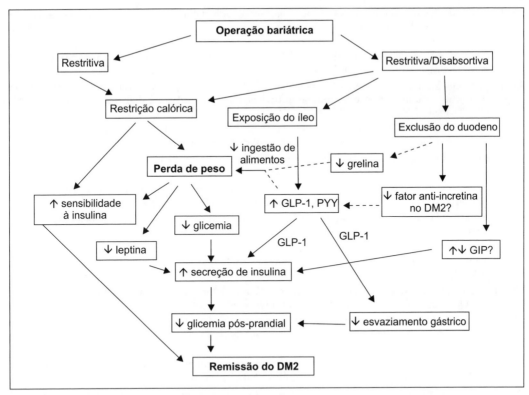

Fig. 47.1 Modelo proposto para os mecanismos de remissão do DM2 após operação bariátrica. As linhas pontilhadas indicam mecanismos hipotéticos. GIP: polipeptídeo inibitório gástrico; GLP-1: *glucagon-like peptídeo 1*; PYY: peptídeo YY. Extraída e modificada de Bose *et al.*[22]

▶▶ REFERÊNCIAS BIBLIOGRÁFICAS

1. Rubino F. Is type 2 diabetes an operable intestinal disease? A provocative yet reasonable hypothesis. Diabetes Care 2008; 31(Suppl 2):S290-296.
2. Buchwald H, Estok R, Fahrbach K, et al. Weight and type 2 diabetes after bariatric surgery: systematic review and meta-analysis. Am J Med 2009; 122:248-56.
3. Diniz MF, Diniz MT, Sanches SR, et al. Glycemic control in diabetic patients after bariatric surgery. Obes Surg 2004; 14:1051-5.
4. Pories WJ, MacDonald KG Jr., Morgan EJ, et al. Surgical treatment of obesity and its effect on diabetes: 10-y follow-up. Am J Clin Nutr 1992; 55(2 Suppl):582S-585S.
5. Dixon JB, O'Brien PE, Playfair J, et al. Adjustable gastric banding and conventional therapy for type 2 diabetes: a randomized controlled trial. JAMA 2008; 299:316-23.
6. Cummings S, Apovian CM, Khaodhiar L. Obesity surgery: evidence for diabetes prevention/management. J Am Diet Assoc 2008; 108(4 Suppl 1):S40-44.
7. Sjostrom CD, Lissner L, Wedel H, Sjostrom L. Reduction in incidence of diabetes, hypertension and lipid disturbances after intentional weight loss induced by bariatric surgery: the SOS Intervention Study. Obes Res 1999; 7:477-84.
8. Poulos JE, Leggett-Frazier N, Khazanie P, et al. Circulating insulin-like growth factor I concentrations in clinically severe obese patients with and without NIDDM in response to weight loss. Horm Metab Res 1994; 26:478-80.

9. Pontiroli AE, Pizzocri P, Librenti MC, et al. Laparoscopic adjustable gastric banding for the treatment of morbid (grade 3) obesity and its metabolic complications: a three-year study. J Clin Endocrinol Metab 2002; 87:3555-61.

10. Schauer PR, Burguera B, Ikramuddin S, et al. Effect of laparoscopic Roux-en Y gastric bypass on type 2 diabetes mellitus. Ann Surg 2003; 238:467-84.

11. Polyzogopoulou EV, Kalfarentzos F, Vagenakis AG, Alexandrides TK. Restoration of euglycemia and normal acute insulin response to glucose in obese subjects with type 2 diabetes following bariatric surgery. Diabetes 2003; 52:1098-103.

12. Clements RH, Gonzalez QH, Long CI, Wittert G, Laws HL. Hormonal changes after Roux-en Y gastric bypass for morbid obesity and the control of type-II diabetes mellitus. Am Surg 2004;70:1-4.

13. Rubino F, Gagner M, Gentileschi P, et al. The early effect of the Roux-en-Y gastric bypass on hormones involved in body weight regulation and glucose metabolism. Ann Surg 2004; 240:236-42.

14. Wickremesekera K, Miller G, Naotunne TD, Knowles G, Stubbs RS. Loss of insulin resistance after Roux-en-Y gastric bypass surgery: a time course study. Obes Surg 2005; 15:474-81.

15. Guidone C, Manco M, Valera-Mora E, et al. Mechanisms of recovery from type 2 diabetes after malabsorptive bariatric surgery. Diabetes 2006; 55:2025-31.

16. Mari A, Manco M, Guidone C, et al. Restoration of normal glucose tolerance in severely obese patients after bilio-pancreatic diversion: role of insulin sensitivity and beta cell function. Diabetologia 2006; 49:2136-43.

17. Morinigo R, Lacy AM, Casamitjana R, Delgado S, Gomis R, Vidal J. GLP-1 and changes in glucose tolerance following gastric bypass surgery in morbidly obese subjects. Obes Surg 2006; 16(12):1594-601.

18. Alexandrides TK, Skroubis G, Kalfarentzos F. Resolution of diabetes mellitus and metabolic syndrome following Roux-en-Y gastric bypass and a variant of biliopancreatic diversion in patients with morbid obesity. Obes Surg 2007; 17:176-84.

19. DePaula AL, Macedo AL, Rassi N, et al. Laparoscopic treatment of type 2 diabetes mellitus for patients with a body mass index less than 35. Surg Endosc 2008; 22:706-16.

20. Briatore L, Salani B, Andraghetti G, et al. Restoration of acute insulin response in T2DM subjects 1 month after biliopancreatic diversion. Obesity 2008; 16:77-81.

21. Brancatisano A, Wahlroos S, Matthews S, Brancatisano R. Gastric banding for the treatment of type 2 diabetes mellitus in morbidly obese. Surg Obes Relat Dis 2008; 4:423-9.

22. Bose M, Olivan B, Teixeira J, Pi-Sunyer FX, Laferrere B. Do incretins play a role in the remission of type 2 diabetes after gastric bypass surgery: What are the evidence? Obes Surg 2009; 19:217-29.

23. Pareja JC, Hirsch FMPF. Cirurgia do diabetes: Quais são as evidências científicas? In: Savassi-Rocha PR, Vaz Coelho LG, Almeida SR, Albuquerque W (eds.) Tópicos em gastroenterologia 17: 100 questões comentadas em gastroenterologia. Rio de Janeiro: MedBook, 2008: 159-63.

24. Pories WJ, Albrecht RJ. Etiology of type II diabetes mellitus: role of the foregut. World J Surg 2001; 25:527-31.

25. Ranganath LR. The entero-insular axis: implications for human metabolism. Clin Chem Lab Med 2008; 46:43-56.

26. Kellum JM, Kuemmerle JF, O'Dorisio TM, et al. Gastrointestinal hormone responses to meals before and after gastric bypass and vertical banded gastroplasty. Ann Surg 1990; 211:763-70.

27. Valverde I, Puente J, Martin-Duce A, et al. Changes in glucagon-like peptide-1 (GLP-1) secretion after biliopancreatic diversion or vertical banded gastroplasty in obese subjects. Obes Surg 2005; 15:387-97.

28. Rubino F, Marescaux J. Effect of duodenal-jejunal exclusion in a non-obese animal model of type 2 diabetes: a new perspective for an old disease. Ann Surg 2004; 239:1-11.

29. Shak JR, Roper J, Perez-Perez GI, et al. The effect of laparoscopic gastric banding surgery on plasma levels of appetite-control, insulinotropic, and digestive hormones. Obes Surg 2008; 18:1089-96.

30. Borg CM, le Roux CW, Ghatei MA, Bloom SR, Patel AG, Aylwin SJ. Progressive rise in gut hormone levels after Roux-en-Y gastric bypass suggests gut adaptation and explains altered satiety. Br J Surg 2006; 93:210-5.

31. le Roux CW, Aylwin SJ, Batterham RL, et al. Gut hormone profiles following bariatric surgery favor an anorectic state, facilitate weight loss, and improve metabolic parameters. Ann Surg 2006; 243:108-14.

32. Naslund E, Gryback P, Hellstrom PM, et al. Gastrointestinal hormones and gastric emptying 20 years after jejunoileal bypass for massive obesity. Int J Obes Relat Metab Disord 1997; 21:387-92.

33. Reinehr T, Roth CL, Schernthaner GH, Kopp HP, Kriwanek S, Schernthaner G. Peptide YY and glucagon-like peptide-1 in morbidly obese patients before and after surgically induced weight loss. Obes Surg 2007; 17:1571-7.

34. Savassi-Rocha AL, Barbosa AJA. Ghrelina e obesidade: estado atual do conhecimento. In: Savassi-Rocha PR, Vaz Coelho LG, Diniz MTC, Nunes TA (eds.) Tópicos em gastroenterologia 13: Obesidade e urgências gastroenterológicas. Rio de Janeiro: MEDSI, 2003: 27-35.

35. Geloneze B, Tambascia MA, Pilla VF, Geloneze SR, Repetto EM, Pareja JC. Ghrelin: a gut-brain hormone: effect of gastric bypass surgery. Obes Surg 2003; 13:17-22.

36. Sun Y, Asnicar M, Saha PK, Chan L, Smith RG. Ablation of ghrelin improves the diabetic but not obese phenotype of ob/ob mice. Cell Metab 2006; 3:379-86.

37. Melissas J, Daskalakis M, Koukouraki S, et al. Sleeve gastrectomy-a "food limiting" operation. Obes Surg 2008; 18:1251-6.

38. Hickey MS, Pories WJ, MacDonald KG Jr., et al. A new paradigm for type 2 diabetes mellitus: could it be a disease of the foregut? Ann Surg 1998; 227:637-43.

39. Barry RE, Barisch J, Bray GA, Sperling MA, Morin RJ, Benfield J. Intestinal adaptation after jejunoileal bypass in man. Am J Clin Nutr 1977; 30:32-42.

40. Jorde R, Burhol PG, Johnson JA. The effect of jejunoileal bypass on postprandial release of plasma gastric inhibitory polypeptide (GIP). Scand J Gastroenterol 1981; 16:313-9.

41. Schrumpf E, Bergan A, Djoseland O, et al. The effect of gastric bypass operation on glucose tolerance in obesity. Scand J Gastroenterol Suppl 1985; 107:24-31.

42. Sirinek KR, O'Dorisio TM, Hill D, McFee AS. Hyperinsulinism, glucose-dependent insulinotropic polypeptide, and the enteroinsular axis in morbidly obese patients before and after gastric bypass. Surgery 1986; 100:781-7.

43. Morinigo R, Moize V, Musri M, et al. Glucagon-like peptide-1, peptide YY, hunger, and satiety after gastric bypass surgery in morbidly obese subjects. J Clin Endocrinol Metab 2006; 91:1735-40.

44. le Roux CW, Welbourn R, Werling M, et al. Gut hormones as mediators of appetite and weight loss after Roux-en-Y gastric bypass. Ann Surg 2007; 246:780-5.

45. Laferrere B, Heshka S, Wang K, et al. Incretin levels and effect are markedly enhanced 1 month after Roux-en-Y gastric bypass surgery in obese patients with type 2 diabetes. Diabetes Care 2007; 30:1709-16.

46. Whitson BA, Leslie DB, Kellogg TA, et al. Entero-endocrine changes after gastric bypass in diabetic and nondiabetic patients: a preliminary study. J Surg Res 2007; 141:31-9.

47. Laferrere B, Teixeira J, McGinty J, et al. Effect of weight loss by gastric bypass surgery versus hypocaloric diet on glucose and incretin levels in patients with type 2 diabetes. J Clin Endocrinol Metab 2008; 93:2479-85.

48. DePaula AL, Macedo ALV, Mota BR, et al. Laparoscopic ileal interposition associated to a diverted sleeve gastrectomy is an affective operation for the treatment of type 2 diabetes mellitus patients with BMI 21-29. Surg Endosc 2009; 23:1313-20.

VI

PÂNCREAS

48

Lesões Císticas da Cabeça do Pâncreas: Quando Optar por Tratamento Conservador?

Marcel Autran Cesar Machado

▶▶▌ INTRODUÇÃO

As principais lesões císticas que podem ser encontradas no pâncreas incluem pseudocistos, cistadenoma seroso, neoplasia cística mucinosa, neoplasia mucinosa papilífera intraductal e neoplasia sólida pseudopapilífera, as quais apresentam características clínicas e epidemiológicas distintas (Quadro 48.1). Embora os pseudocistos sejam responsáveis por 75% a 80% de todas as lesões císticas do pâncreas, o diagnóstico diferencial é fundamental, pois a conduta errada pode comprometer o prognóstico.[1]

A neoplasia cística localizada na cabeça do pâncreas revela um dilema particular. Devido à sua localização, o tratamento radical implica intervenção cirúrgica complexa – a duodenopancreatectomia – que apresenta morbidade e mortalidade significativas. As complicações da duodenopancreatectomia incluem mortalidade (2% a 4%), fístula pancreática (25% a 30%), desenvolvimento de diabetes (5% a 7%), insuficiência exócrina (30% a 60%), diarreia (10%) e emagrecimento (5% a 10% do peso pré-operatório).[2-5]

O tratamento conservador inclui o seguimento com exames de imagem ou a enucleação do tumor. A enucleação de tumores pancreáticos apresenta riscos bem menores que a duodeno-

Quadro 48.1 Diagnóstico diferencial das lesões císticas pancreáticas

	CAS	NCM	NMPI	NPS	Pseudocisto
Idade	40 a 50 anos	40 a 50 anos	> 60 anos	jovem	variável
Sexo	F	F	M > F	F	M > F
Apresentação	massa/dor	massa/dor	pancreatite	massa/dor	dor
Localização	variável	corpo/cauda	cabeça	variável	variável
Potencial de malignidade	muito baixo	moderado/alto	baixo/moderado	baixo	nenhum

CAS: cistadenoma seroso; NCM: neoplasia cística mucinosa; NMPI: neoplasia mucinosa papilífera intraductal; NPS: neoplasia sólida papilífera.

pancreatectomia, incluindo mortalidade inferior a 0,5%, fístula pancreática em 15% a 30% dos casos e insuficiências pancreáticas endócrina e exócrina, a longo prazo, próximas de zero.[6,7] Em alguns casos, quando o tumor está localizado no processo uncinado, a uncinectomia pode ser realizada com sucesso e com baixa morbidade.[8]

▶▶ QUANDO INDICAR TRATAMENTO CONSERVADOR

A observação está indicada nas lesões císticas com características de benignidade. O cistadenoma seroso apresenta risco muitíssimo baixo de malignização (alguns poucos casos relatados). Quando, aos exames de imagem, a lesão cística pancreática apresenta o aspecto típico de cistadenoma seroso, pode-se optar por seguimento com exames de imagem se a lesão for pequena, se não houver sinais e sintomas e se não houver compressão do ducto pancreático. Os cistadenomas com mais de 4cm de diâmetro têm probabilidade maior de evoluírem com manifestações clínicas (Fig. 48.1). Apesar de o tratamento expectante estar indicado em pacientes assintomáticos, alguns autores preconizam a ressecção em neoplasias com mais de 4cm, independente das manifestações clínicas.[9] Isto porque, ao se esperar o aparecimento de sinais e/ou sintomas, o crescimento da neoplasia pode levar ao surgimento de pancreatite crônica obstrutiva. Esta situação está relacionada com maior incidência de insuficiências endócrina e exócrina no pós-operatório.

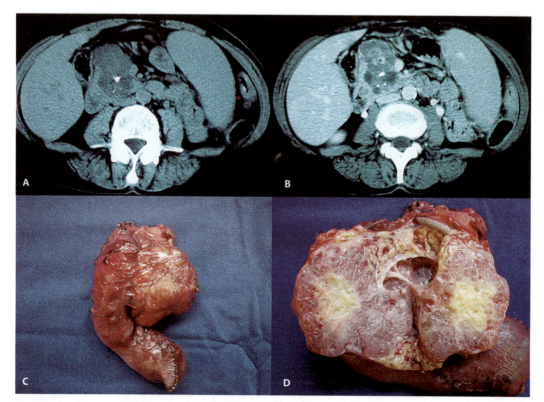

Fig. 48.1 Cistadenoma seroso. **A.** Tomografia sem contraste mostra grande lesão cística com calcificação central. **B.** Tomografia com contraste mostra grande lesão cística com calcificação em contato com veias porta e esplênica, ocasionando esplenomegalia. **C.** Peça cirúrgica – produto de duodenopancreatectomia. **D.** Peça cirúrgica – tumor em favo de mel com calcificação central, típica de cistadenoma seroso.

A neoplasia mucinosa papilífera intraductal apresenta grau de malignidade muito variável, dependendo do tamanho e da localização. A neoplasia de ducto principal tem risco alto de malignidade e, portanto, deve ser ressecada. A neoplasia de ducto secundário (Fig. 48.2) apresenta indicação de cirurgia, segundo reunião de consenso,[10] nas seguintes situações: se apresentar sintomas relacionados com neoplasia cística, ducto pancreático principal dilatado (maior ou igual a 10mm), cisto com tamanho maior ou igual a 30mm, presença de nódulos intramurais ou citologia do líquido cístico suspeita ou positiva para células malignas. Nessas situações, pode-se acompanhar com exames de imagem periódicos. O crescimento da lesão pode ser indicativo de malignidade, e a ressecção está indicada. A enucleação não é indicada nesse tipo de neoplasia, por se tratar de neoplasia intraductal.

A enucleação (Fig. 48.3) está indicada nas lesões císticas mucinosas, quando não há contato com o ducto pancreático principal e quando não há sinais de malignidade (conteúdo sólido mural). A enucleação está contraindicada nas neoplasias sólidas pseudopapilíferas, devido ao risco de disseminação peritoneal.[11,12]

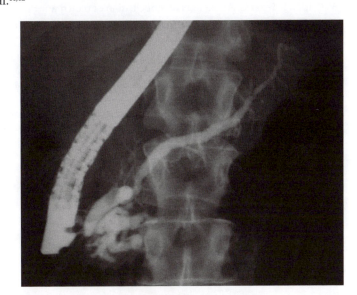

Fig. 48.2 Neoplasia mucinosa papilífera intraductal. Colangiopancreatografia endoscópica retrógrada mostra dilatação acentuada em ductos pancreáticos secundários.

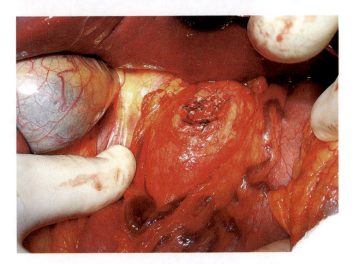

Fig. 48.3 Cistadenoma mucinoso. Enucleação de lesão em topografia de cabeça de pâncreas distante do ducto pancreático principal.

▶▶| REFERÊNCIAS BIBLIOGRÁFICAS

1. Machado MC, Montagnini AL, Machado MA, et al. Neoplasia cística diagnosticada como pseudocisto de pâncreas: estudo de cinco casos e revisão da literatura. Rev Hosp Clin Fac Med São Paulo 1994; 49:246-9.

2. Andersen HB, Baden H, Brahe NE, Burcharth F. Pancreaticoduodenectomy for periampullary adenocarcinoma. J Am Coll Surg 1994; 179:545-52.

3. Lemaire E, O'Toole D, Sauvanet A, et al. Functional and morphological changes in the pancreatic remnant following pancreaticoduodenectomy with pancreaticogastric anastomosis. Br J Surg 2000; 87:434-8.

4. Tran K, Van Eijck C, Di Carlo V, et al. Occlusion of the pancreatic duct versus pancreaticojejunostomy: a prospective randomized trial. Ann Surg 2002; 236:422-8.

5. Falconi M, Mantovani W, Crippa S, Mascetta G, Salvia R, Pederzoli P. Pancreatic insufficiency after different resections for benign tumours. Br J Surg 2008; 95:85-91.

6. Crippa S, Bassi C, Salvia R, et al. Enucleation of pancreatic neoplasms. Br J Surg 2007; 94:1254-9.

7. Sa Cunha A, Beau C, Rault A, et al. Laparoscopic versus open approach for solitary insulinoma. Surg Endosc 2007; 21:103-8.

8. Machado MA, Makdissi FF, Surjan RC, Machado MC. Laparoscopic resection of uncinate process of the pancreas. Surg Endosc 2009; 23: 1391.

9. Tseng JF, Warshaw AL, Sahani DV, et al. Serous cystadenoma of the pancreas: tumor growth rates and recommendations for treatment. Ann Surg 2005; 242:413-9.

10. Pelaez-Luna M, Chari ST, Smyrk TC, et al. Do consensus indications for resection in branch duct intraductal papillary mucinous neoplasm predict malignancy? A study of 147 patients. Am J Gastroenterol 2007; 102:1759-64.

11. Lévy P, Bougaran J, Gayet B. Diffuse peritoneal carcinosis of pseudo-papillary and solid tumor of the pancreas. Role of abdominal injury. Gastroenterol Clin Biol 1997; 21:789-93.

12. Machado MC, Machado MA, Bacchella T, et al. Solid pseudopapillary neoplasm of the pancreas: distinct patterns of onset, diagnosis, and prognosis for male versus female patients. Surgery 2008; 143:29-34.

49

Pseudocisto Pancreático: Quando e Como Intervir?

Marcel Autran Cesar Machado

▶▶ INTRODUÇÃO

O pseudocisto de pâncreas é coleção fluida localizada, rica em amilase e outras enzimas pancreáticas, e circundada por parede de tecido fibroso que não possui epitélio. É causado pela ruptura do ducto pancreático em decorrência do aumento da pressão ductal pancreática como consequência da obstrução do ducto pancreático principal por cálculos e plugues proteicos, ou resultante da necrose pancreática após surto de pancreatite aguda.

O quadro clínico é variável, podendo ser assintomático ou cursar com quadros gravíssimos, decorrentes de complicações. As complicações agudas incluem sangramento (geralmente de pseudoaneurisma esplênico), infecção e ruptura (ascite pancreática). As complicações crônicas incluem obstrução duodenal e biliar e trombose do eixo mesentericoportal com varizes gástricas. Diversas situações clínicas podem mimetizar o quadro clínico do pseudocisto (úlcera péptica, colecistite aguda, aneurisma de aorta, obstrução intestinal, câncer de pâncreas, infarto agudo do miocárdio etc.). No entanto, após o aparecimento de imagem cística em topografia do pâncreas aos exames de imagem (Fig. 49.1), o diagnóstico diferencial se faz com as neoplasias císticas do pâncreas: cistoadenoma seroso, neoplasia cística mucinosa, neoplasia mucinosa papilífera intraductal e neoplasia sólida pseudopapilífera. Essas lesões apresentam características clínicas e epidemiológicas distintas do pseudocisto (Quadro 49.1). Embora os pseudocistos sejam responsáveis por 75% a 80% de todas as lesões císticas do pâncreas, o diagnóstico diferencial é fundamental, pois a conduta errada pode comprometer o prognóstico.

O pseudocisto decorrente da pancreatite aguda, na maioria dos casos, regride espontaneamente após 6 semanas. Numa série de 926 pacientes com pancreatite aguda, apenas 9% apresentavam coleções fluidas. Após 6 semanas, apenas 48 (5% do total) permaneciam com coleção consistente com pseudocisto. Da mesma maneira, Kourtesis *et al.*[3] acompanharam prospectivamente 128 pacientes com pancreatite aguda, e apenas 12% desenvolveram pseudocistos.

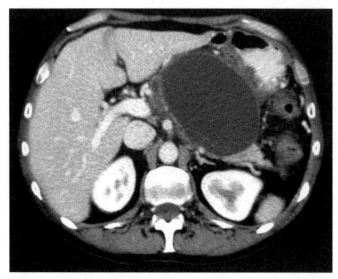

Fig. 49.1 Tomografia computadorizada de abdome. Observar necrose do corpo do pâncreas com formação de pseudocisto.

Quadro 49.1 Diagnóstico diferencial das lesões císticas pancreáticas

	CAS	NCM	NMPI	NPS	Pseudocisto
Idade	40 a 50 anos	40 a 50 anos	> 60	jovem	variável
Sexo	F	F	M > F	F	M > F
Apresentação	massa/dor	massa/dor	pancreatite	massa/dor	dor
Localização	variável	corpo/cauda	cabeça	variável	variável
Potencial de malignidade	muito baixo	moderado/alto	baixo/moderado	baixo	nenhum

CAS: cistoadenoma seroso; NCM: neoplasia cística mucinosa; NMPI: neoplasia mucinosa papilífera intraductal; NPS: neoplasia sólida pseudopaquilífera.

▶▶▶ QUANDO INTERVIR?

Os pseudocistos pancreáticos apresentam grande variedade de apresentação clínica, que vai desde a absoluta falta de sinais e/ou sintomas até múltiplos cistos com obstrução pancreática e biliar.

A indicação para tratamento imediato ou eletivo depende da presença de complicações e de sinais e/ou sintomas, assim como da etiologia (Quadro 49.2).

Complicações

Está indicada intervenção em caso de complicações como compressão de grandes vasos (manifestações clínicas ou exames de imagem), obstrução gástrica ou duodenal, estenose do colédoco por compressão, infecção do pseudocisto, hemorragia intrapseudocisto e fístula pancreatopleural.

Quadro 49.2 Pseudocisto. Indicações para intervenção terapêutica

Pseudocisto com complicação
Compressão de grandes vasos
Obstrução gástrica ou duodenal
Icterícia obstrutiva
Pseudocisto infectado
Hemorragia intrapseudocisto
Fístula pancreatopleural

Pseudocisto sintomático
Saciedade precoce
Náuseas e vômitos
Dor
Sangramento gastrointestinal alto

Pseudocisto assintomático
Pseudocisto > 5cm, inalterado após 6 semanas
Diâmetro > 4cm com complicação extrapancreática em pacientes com pancreatite crônica alcoólica
Suspeita de malignidade

Manifestações Clínicas

Quando há saciedade precoce, náusea, vômitos, dor e sangramento gastrointestinal. Os pacientes com pseudocistos assintomáticos com mais de 5cm de diâmetro, sem mudança de tamanho e morfologia por mais de 6 semanas, ou com mais de 4cm com complicações extrapancreáticas ou suspeita de malignidade devem submeter-se à intervenção.

Etiologia

Pseudocisto após pancreatite aguda pode regredir espontaneamente após 4 a 6 semanas, enquanto aquele decorrente de pancreatite crônica raramente regride. Segundo Gouyon *et al.*,[2] regressão espontânea ocorre em 27,5% dos pacientes com pseudocisto decorrente de pancreatite crônica.

▶▶❘ COMO INTERVIR?

As intervenções cirúrgicas visam ao alívio da dor, com correção da obstrução canalicular, retorno da secreção pancreática para o tubo digestório e sacrifício mínimo do parênquima pancreático. Associa-se a esses procedimentos a correção de alterações de órgãos e estruturas vizinhas (compressão do duodeno, obstrução da veia esplênica e obstrução biliar).

Os pseudocistos são tratados, preferencialmente, por meio de derivações cistojejunais em Y de Roux. As derivações cistogástricas devem ser reservadas para os casos em que existem grandes cistos com aderência importante à face posterior do estômago e que não ultrapassem a grande curvatura gástrica. Deve-se sempre observar se existe ou não aderência perfeita entre o estômago e o cisto. Em muitos casos de cistos pancreáticos associados à pancreatite crônica, os cistos são intraparenquimatosos, não ultrapassam a cápsula do órgão e não aderem à parede gástrica. Nesses casos, a tentativa de execução de comunicações cistogástricas, por via endoscópica, pode causar complicações graves.

Embora alguns autores recomendem a observação clínica nos cistos pancreáticos associados às pancreatites crônicas, deve-se ressaltar que os cistos intraparenquimatosos, por estarem em contato com estruturas vasculares importantes e por frequentemente interromperem o ducto do Wirsung, não devem receber tratamento conservador, devendo-se instituir o tratamento cirúrgico tão logo seja estabelecido o diagnóstico. Os pseudocistos decorrentes da pancreatite aguda, por sua vez, são geralmente autolimitados e apresentam incidência alta de remissão espontânea após cerca de 3 meses e, portanto, a indicação de intervenção cirúrgica deve ser postergada.

Na nossa casuística de 67 casos submetidos à derivação interna, 48 o foram com o jejuno, 13 com o estômago e seis com o duodeno. Estes últimos estão indicados em casos especiais, em que a lesão se posiciona por trás do duodeno, sendo mais fácil o acesso transduodenal. Deve-se, no entanto, advertir sobre os riscos desse tipo de intervenção relacionados com lesões da via biliar e de artérias ou veias pancreáticas.

As drenagens externas só são indicadas quando há algum tipo de complicação dos cistos, ou seja, infecção, ruptura ou hemorragia.

Em alguns casos raros de cistos intrapancreáticos, está indicada a ressecção segmentar do pâncreas. Nos cistos cefálicos associados com dilatação ductal, procede-se à anastomose cistojejunal e pancreatojejunal em alça intestinal única.

Não houve complicações importantes nos pseudocistos tratados com derivações internas; entretanto, foi observada infecção em dois daqueles tratados por meio de drenagem externa (25 casos) e houve relatos de hemorragias em dois e de fístulas pancreáticas persistentes em sete casos, necessitando reoperações.

O objetivo do tratamento cirúrgico da pancreatite crônica não é a cura da doença, mas o tratamento de suas complicações, ou seja, alívio da dor, superação do obstáculo biliar ou duodenal, quando presentes, e tratamento das rupturas canaliculares pancreáticas sob a forma de pseudocisto ou fístulas pancreáticas internas, que dão origem aos derrames cavitários, além de coibição de hemorragias e remoção de tecido pancreático inviável.

Como a deterioração progressiva da função pancreática é esperada no contexto da pancreatite crônica, a conservação máxima do parênquima pancreático é aconselhável, evitando-se, sempre que possível, a sua ressecção.

▶▶| REFERÊNCIAS BIBLIOGRÁFICAS

1. Aghdassi A, Mayerle J, Kraft M, et al. Diagnosis and treatment of pancreatic pseudocysts in chronic pancreatitis. Pancreas 2008; 36:105-12.

2. Gouyon B, Lévy P, Ruszniewski P, et al. Predictive factors in the outcome of pseudocysts complicating alcoholic chronic pancreatitis. Gut 1997; 41:821-5.

3. Kourtesis G, Wilson SE, Williams RA. The clinical significance of fluid collections in acute pancreatitis. Am Surg 1990; 56:796-9.

4. Machado MC, Cunha JE, Bacchella T, et al. Tratamento cirúrgico da pancreatite crônica (experiência em 81 casos). Rev Hosp Clin Fac Med São Paulo 1977; 32:267-79.

5. Machado MC, Montagnini AL, Machado MA, et al. Neoplasia cística diagnosticada como pseudocisto de pâncreas: estudo de cinco casos e revisão da literatura. Rev Hosp Clin Fac Med São Paulo 1994; 49:246-9.

6. Maringhini A, Uomo G, Patti R, et al. Pseudocysts in acute nonalcoholic pancreatitis: incidence and natural history. Dig Dis Sci 1999; 44:1669-73.

7. Sarles H, Bernard JP, Chonson C. Pathogenesis and epidemiology of chronic pancreatitis. Ann Rev Med 1989; 40:453-68.

50

Existe Indicação para Uso Profilático de Octreotida nas Pancreatectomias?

Alexandre Prado de Resende • Leandro Ricardo de Navarro Amado

▶▶| INTRODUÇÃO

O estudo das fístulas pancreáticas é tarefa bastante trabalhosa, visto que existe indefinição na literatura médica sobre o seu conceito. Em revisão de 1.426 artigos sobre o tema, Parr *et al.*[1] referem que em apenas 43 deles era clara a definição dos critérios de inclusão e exclusão. Entre esses 43 artigos, os autores referem que foram identificadas 32 diferentes caracterizações de fístula pancreática. Este achado demonstra a dificuldade na análise de dados, em especial em estudos multicêntricos. As duas principais definições de fístula pancreática atualmente empregadas na literatura médica são a do International Study Group for Pancreatic Fistulae (ISGPF),[2] em que qualquer volume drenado a partir do terceiro dia pós-operatório (PO) com nível de amilase superior a três vezes o nível sérico é considerado fístula, e a de Sarr,[3] que conceitua fístula pancreática como a drenagem superior a 30mL, após o quinto dia PO com nível de amilase superior a cinco vezes o valor de referência para o nível sérico desta. Esses critérios são ainda hoje questionados, não havendo consenso na literatura médica quanto ao tema.[4,5] Esta divergência pode explicar a grande variação na incidência de fístulas pancreáticas pós-operatórias, que varia de 0% a 50% em algumas séries.[3]

Quanto à classificação, as fístulas pancreáticas podem ser divididas em grau A (tratadas conservadoramente), grau B (necessitam procedimentos intervencionistas) e grau C (necessitam reoperações em caráter de urgência). Em interessante publicação, Reid-Lombardo *et al.*[3] comparam séries de pacientes provenientes de 16 instituições quanto à incidência de fístula pancreática segundo critérios do ISGPF e de Sarr. Segundo a definição do ISGPF, a incidência de fístula foi de 26,7%, e segundo o critério de Sarr, na mesma série de pacientes, a incidência de fístula foi de 14,3%. Vale ressaltar que a incidência de fístulas graus A e B foi maior segundo a definição do ISGPF, mas a incidência de fístulas grau C foi igual nas duas classificações. Esse estudo exemplifica a dificuldade em estudar determinada variável isolada (no caso a octreotida) em contexto tão complexo.

O emprego da somatostatina foi inicialmente relatado no pós-operatório de ressecções pancreáticas por Klempa *et al.*,[6] em 1979. Por se tratar de potente inibidor de secreção pancreática, o objetivo do emprego da somatostatina ou de seus análogos é reduzir a incidência de fístulas pós-operatórias e, consequentemente, interferir favoravelmente na morbidade e na mortalidade pós-operatórias. Além de inibir a secreção pancreática, a somatostatina e seus análogos têm efeito regulatório, reduzindo a secreção gástrica, o esvaziamento da vesícula biliar e o fluxo sanguíneo pancreático.[7-10]

A octreotida é análogo sintético da somatostatina, com ambas apresentando os mesmos mecanismos de ação. Por ter meia-vida mais longa (113 minutos), a octreotida pode ser administrada por via subcutânea em três aplicações ao dia, tornando mais simples o seu emprego. A meia-vida da somatostatina é de apenas 1 a 2 minutos, exigindo infusão venosa contínua, o que dificultava muito seu emprego.[7-10] O emprego da somatostatina associava-se também a custo significativamente mais elevado, fazendo com que seu emprego tenha sido, atualmente, substituído pelo da octreotida em todas as suas aplicações clínicas.

A análise que faremos sobre a eficácia da octreotida na redução das fístulas pancreáticas pós-operatórias deve ser vista com cautela, tanto pelas dificuldades conceituais aqui expostas como pelos resultados conflitantes observados. Serão avaliados, em especial, seis estudos prospectivos para tal finalidade (Quadro 50.1).

Buchler et al.[11] selecionaram 246 pacientes de 18 centros alemães. Considerando a consistência do pâncreas fator de grande importância na incidência de fístulas, os autores estratificaram os pacientes em alto risco (parênquima macio) e baixo risco (parênquima fibroso). Diversos foram os procedimentos realizados: duodenopancreatectomia cefálica com ou sem preservação pilórica, pancreatojejunostomia, enucleações e outros. A incidência de fístulas pancreáticas em pacientes de alto risco (parênquima macio) foi significativamente reduzida com o uso da octreotida, embora esse benefício não tenha sido observado em pacientes de baixo risco.

Em análise de 252 pacientes recrutados em 20 diferentes centros italianos, Pederzoli et al.[12] avaliaram pacientes portadores de adenocarcinoma de pâncreas e pancreatite crônica. Assim como em Buchler et al.,[11] os pacientes foram estratificados de acordo com a consistência do parênquima pancreático. Os procedimentos realizados foram: pancreatectomia cefálica, com ou sem preservação do piloro, pancreatojejunostomia, pancreatectomia corpo-caudal, pancreatectomia central e enucleações. Nesse estudo, a incidência de fístulas foi significativamente reduzida, mas principalmente nos pacientes de baixo risco. Não houve benefício de seu emprego em pacientes de alto risco.

Na análise de Montorsi et al.,[13] o grupo de 278 pacientes submetidos a ressecções pancreáticas era composto, em sua maioria, por portadores de tumores periampulares (68%). Assim, como a proporção de pacientes portadores de pancreatite crônica nesse estudo foi baixa, a estratificação de risco não foi realizada. Os autores concluíram que a profilaxia com octreotida foi responsável por redução estatisticamente significativa da incidência de fístulas pancreáticas.

Quadro 50.1 Estudos comparativos sobre o emprego da octreotida na prevenção de fístulas pancreáticas pós-operatórias

	Características dos estudos					
	Grupo octreotida			Grupo placebo		
Autores	Nº de pacientes	Óbitos	Fístula pancreática	Nº de pacientes	Óbitos	Fístula pancreática
Buchler et al.[11]	125	4	22 (17,6%)	121	7	46 (38,0%)
Pederzoli et al.[12]	122	2	11 (9,0%)	130	5	24 (18,5%)
Montorsi et al.[13]	111	9	10 (9,0%)	107	6	21 (19,6%)
Friess et al.[14]	122	2	12 (9,8%)	125	1	28 (22,4%)
Lowy et al.[15]	57	1	16 (28,0%)	53	0	11 (20,8%)
Yeo et al.[16]	104	1	11 (10,6%)	107	0	10 (9,3%)

EXISTE INDICAÇÃO PARA USO PROFILÁTICO DE OCTREOTIDA NAS PANCREATECTOMIAS? **283**

Ao contrário dos estudos anteriores, Friess *et al.*[14] selecionaram somente pacientes de baixo risco, portadores de pancreatite crônica. Também nesse estudo, o uso da octreotida associou-se significativamente com redução na incidência de fístulas após intervenções para tratamento da pancreatite crônica.

No estudo de Lowy *et al.*,[15] foram analisados 120 pacientes submetidos à duodenopancreatectomia por câncer. Destes, 46 foram submetidos a quimioterapia e radioterapia neoadjuvantes no pré-operatório. A anastomose pancretojejunal foi escolhida de acordo com a consistência do pâncreas, sendo a anastomose ducto-mucosa empregada em casos de parênquima fibroso e ducto de Wirsung dilatado e a pancreatojejunostomia por *telescopagem* nos casos de pâncreas macio e ducto de pequeno calibre. Nessa série, depois de ressecado o tumor, todos os pacientes receberam radioterapia intraoperatória. Os autores encontraram benefício do emprego da octreotida apenas no grupo de pacientes que recebeu o tratamento neoadjuvante e não recomendam o seu emprego sistemático.

Contrapondo os estudos anteriores, em estudo pancreatojejunal realizado em centro único, com padronização da técnica de ressecção e da anastomose pancretojejunal e englobando apenas pacientes submetidos à duodenopancreatectomia cefálica, Yeo *et al.*[16] analisaram 211 pacientes. Esses autores concluíram que o uso profilático da octreotida não reduziu a incidência de fístulas, sugerindo que o seu emprego deve ser abolido das operações pancreáticas.

Além de resultados nitidamente conflitantes, a análise dos dados esbarra ainda na diferente conceituação de fístula empregada nos diferentes estudos (Quadro 50.2).

Outros fatores de confusão são a dose de octreotida empregada e o tempo de duração do tratamento, que foi variável entre as séries (Quadro 50.3).

Quadro 50.2 Definição de fístula pancreática

Estudo	Definição de fístula pancreática
Buchler *et al.*[11]	Concentração de amilase e lipase do líquido drenado > 3 vezes o valor sérico e com volume > 10mL/24h, por pelo menos 3 dias no pós-operatório
Pederzoli *et al.*[12]	Drenagem de líquido rico em amilase > 3 vezes o valor sérico e com volume > 10mL/24h, por mais de 4 dias, a partir do quarto dia pós-operatório
Friess *et al.*[14]	Definidas como no estudo de Yeo[16]
Montorsi *et al.*[13]	Concentração de amilase e lipase no líquido drenado > 3 vezes o valor sérico e com volume > 10mL/24h, por pelo menos 3 dias no pós-operatório
Lowy *et al.*[15]	Bioquímica: > 2,5 vezes o valor da amilase sérica no líquido drenado após o terceiro dia pós-operatório, sem sintomas e com resolução espontânea Clínica: > 2,5 vezes o valor da amilase sérica no líquido drenado associado a febre, leucocitose, sepse ou necessidade de drenagem percutânea de coleção abdominal
Yeo *et al.*[16]	Concentração de amilase no líquido drenado > 3 vezes o valor sérico e com volume > 50mL/24h, após o décimo dia pós-operatório ou ruptura anastomótica demonstrada radiograficamente

Quadro 50.3 Posologia e duração do tratamento

Estudo	Posologia da octreotida
Buchler *et al.*[11]	100µg SC 8/8h por 7 dias
Pederzoli *et al.*[12]	100µg SC 8/8h por 7 dias
Friess *et al.*[14]	100µg SC 8/8h por 8 dias
Montorsi *et al.*[13]	100µg SC 8/8h por 7 dias
Lowy *et al.*[15]	150µg SC 8/8h por 6 dias
Yeo *et al.*[16]	250µg SC 8/8h por 7 dias

▶▶ CONSIDERAÇÕES FINAIS

Após o aqui exposto, podemos concluir que o emprego rotineiro de octreotida na prevenção de fístulas após cirurgias pancreáticas ressente-se de embasamento bibliográfico mais sólido. Uma técnica operatória refinada e procedimentos realizados em centros de excelência parecem ser, ainda, as formas mais adequadas de prevenção de fístulas pancreáticas. Em casos selecionados de pacientes reconhecidos como de alto risco para o desenvolvimento de fístula (portadores de parênquima macio, ducto pancreático fino, reoperações e pacientes submetidos à radio e à quimioterapia neoadjuvantes), o emprego profilático da octreotida poderá ser realizado, de acordo com a convicção do cirurgião, valendo-se da incerteza quanto a seu eventual benefício nesses casos.[17-19]

▶▶ REFERÊNCIAS BIBLIOGRÁFICAS

1. Parr ZE, Sutherland FR, Bathe OF, et al. Pancreatic fistulae: are we making progress? J Hepatobiliary Pancreat Surg 2008; 15:563-9.
2. Bassi C, Dervenis C, Buttunini G, et al. Postoperative pancreatic fistula: an international study group (ISGPF) definition. Surgery 2005; 138:8-13.
3. Reid-Lombardo KM, Farnell MB, Crippa S, et al. Pancreatic anastomotic leakage after pancreaticoduodenetomy in 1.507 patients: a report from the Pancreatic Anastomotic Leak Study Group. J Gastrointest Surg 2007; 11:14511-8.
4. Strasberg SM, Linehan DC, Clavien PA, et al. Proposal for definition and severity grading of pancreatic anastomosis failure and pancreatic occlusion failure. Surgery 2007; 141:420-6.
5. Barreto G, D'Souza MA, Shukla PJ, et al. The gray zone between postpancreaticoduodenectomy collections and pancreatic fistula. Pancreas 2008; 37:422-5.
6. Klempa I, Schwedes U, Usadel KH. Verhütung von postoperativen pankreatitischen komplikationen nach duodenopankreatektomie durch somastostatin. Chirurg 1979; 50:427-31.
7. Reichlin S. Somatostatin (two parts). N Engl J Med 1983; 309:1495-501, 1556-63.
8. Heintges T, Luthen R, Niederau C. Inhibition of exocrine pancreatic secretion by somatostatin and its analogues. Digestion 1994; 55 (Suppl 1):1-9.
9. Kutz K, Nuesch E, Rosenthaler J. Pharmacokinetics of SMS 201-995 in healthy subjects. Scand J Gastroenterol 1986; 21 (Suppl 119):65-72.
10. Sheppard M, Shapiro B, Pimstone B, et al. Metabolic clearance and plasma half-disappearance time of exogenous somatostatin in man. J Clin Endocrinol Metab 1979; 48:50-3.
11. Buchler M, Friess H, Klempa I, et al. Role of octreotide in the prevention of postoperative complications following pancreatic resection. Am J Surg 1992; 163:125-30.
12. Pederzoli P, Bassi C, Falconi M, et al. Efficacy of octreotide in the prevention of complications of elective pancreatic surgery. Br J Surg 1994; 81:265-9.
13. Montorsi M, Zago M, Mosca F, et al. Efficacy of octreotide in the prevention of pancreatic fistula after elective pancreatic resections: a prospective, controlled, randomized clinical trial. Surgery 1995; 117:26-31.
14. Friess H, Beger HG, Sulkowski U, et al. Randomized controlled multicenter study of the prevention of complications by octreotide in patients undergoing surgery for chronic pancreatitis. Br J Surg 1995; 82:1270-3.
15. Lowy AM, Lee JE, Pisters PW, et al. Prospective, randomized trial of octreotide to prevent pancreatic fistula after pancreaticoduodenectomy for malignant disease. Ann Surg 1997; 226:632-41.
16. Yeo CJ, Cameron JL, Lillemoe KD, et al. Does prophylactic octreotide decrease the rates of pancreatic fistula and other complications after pancreaticoduodenectomy? Results of a prospective randomized placebo-controlled trial. Ann Surg 2000; 232:419-29.
17. Fuks D, Piessen G, Huet E, et al. Life-threatening postoperative pancreatic fistula (grade C) after pancreaticoduodenectomy: incidence, prognosis and risk factors. Am J Surg 2008 (Epub ahead of print).
18. Butturini G, Daskalaki D, Molinari E, et al. Pancreatic fistula: definition and current problems. J Hepatobiliary Pancreat Surg 2008; 15:247-51.
19. Stojadinovic A, Brooks A, Hoos A, et al. An evidence-based approach to the surgical management of respectable pancreatic adenocarcinoma. J Am Coll Surg 2003; 196:954-64.

51

Indicadores Prognósticos na Pancreatite Aguda: Qual a Real Contribuição?

José Renan Cunha Melo • Pedro Augusto Bisi dos Santos Filho

▶▶▌ CONCEITOS

De acordo com as recomendações do Simpósio Internacional em Atlanta, 1999, revisado em 2008:[1,2]

Pancreatite

Inflamação do parênquima glandular, levando a lesão ou destruição dos componentes acinares.

Pancreatite Aguda (PA)

Processo inflamatório agudo do pâncreas que pode envolver tecido peripancreático e/ou órgãos e sistemas distantes.

Pancreatite Intersticial

Aumento focal ou difuso do pâncreas com reforço do parênquima, que se torna homogêneo ou discretamente heterogêneo após administração de contraste venoso. Podem ocorrer alterações inflamatórias na gordura peripancreática, caracterizadas por pouca definição dos limites. Inflamação de tecidos adjacentes e presença de líquido peripancreático podem fazer parte do quadro (geralmente associadas com ótimo prognóstico).

Engloba a grande maioria dos casos de pancreatite.

Pancreatite Aguda Leve

Associada com disfunção orgânica leve e recuperação sem intercorrências. O principal substrato anatomopatológico é o edema intersticial do pâncreas.

Pancreatite Aguda Grave

Associada com falência múltipla de órgãos e/ou complicações locais (necrose, pseudocisto ou abscesso). Com frequência, essas complicações expressam necrose pancreática, embora pacientes com pancreatite leve, sem necrose, possam também manifestar parâmetros de pancreatite grave.

O processo patológico pode resultar em doença autolimitada que não deixa sequela ou em autodigestão catastrófica do órgão, com efeitos citotóxicos sistêmicos e complicações com risco de morte. Nos casos de inflamação crônica, fibrose e calcificação constituem os principais achados da doença.

Pancreatite Fulminante

Forma de pancreatite que evolui com a falência de três ou mais órgãos e sistemas nas primeiras 48 horas de evolução. Está associada a 85% de mortalidade.

Necrose Pancreática

Áreas focais ou difusas de parênquima pancreático não viável associadas a necrose gordurosa peripancreática. A necrose ocorre, quase sempre, nas primeiras 72 horas de instalação da pancreatite aguda, podendo estender-se após este período. A ocorrência de necrose 72 horas após instalação de quadro de pancreatite aguda está sempre associada com novo evento desencadeante.

Necrose Pancreática Infectada

A ocorrência de infecção por bactéria ou fungo é evento posterior à instalação da necrose. O seu diagnóstico é estabelecido pela coleta de material necrótico por punção com agulha fina, guiada por ultrassonografia (US) ou tomografia computadorizada (TC). A presença de infecção deve ser suspeitada quando há presença de gás em áreas de necrose à TC. O principal mecanismo de instalação da infecção é a translocação bacteriana. Existe correlação direta entre o tempo de evolução da necrose e a instalação da infecção. A incidência de infecção em tecido pancreático necrótico é de 25% na primeira semana e de 45% na segunda semana, atingindo o maior índice, de 60%, na terceira semana. A presença de pus é nenhuma ou escassa. A necrose pancreática infectada é, entre as formas de pancreatite, aquela associada a maiores morbidade e letalidade.

Abscesso Pancreático

Processo que se instala tardiamente na evolução da pancreatite, em geral após a quarta semana, caracteriza-se pela presença de coleção bem delimitada, encapsulada e cujo conteúdo é predominantemente purulento. Pode ser resultado da liquefação de áreas de necrose infectada ou da formação de pus no interior de um pseudocisto infectado. Trata-se de afecção associada a prognóstico muito melhor do que o da necrose pancreática infectada.

Pseudocisto Pancreático Agudo

Líquido pancreático delimitado por cápsula fibrosa em paciente portador de pancreatite aguda. À punção, evidencia-se líquido estéril com elevados níveis de amilase.

Pseudocisto Infectado

Pseudocisto cuja punção revela ausência de secreção purulenta, mas no qual se detecta a presença de bactérias e/ou fungos aos exames microbiológicos. Em geral, evolui para abscesso pancreático.

▶▶| CAUSAS DE PANCREATITE AGUDA[3]

Causas Comuns
- Calculose da via biliar.
- Alcoolismo.
- Reação a drogas.
- Estenose da ampola de Vater.
- Anomalias congênitas das vias biliares ou pancreáticas.
- Hipertrigliceridemia.
- Hipercalcemia.
- Trauma (externo ou iatrogênico).
- Infecção.
- Acidentes por picadas e mordeduras de animais peçonhentos.
- Pancreatite tropical.
- Idiopática.
- Pós-operatória.
- Pós-colangiopancreatografia endoscópica retrógrada (CPER).

Causas Pouco Comuns
- Pâncreas *divisum.*
- Tumores periampulares.
- Tumores pancreáticos.
- Divertículo periampular.
- Vasculite.

Causas Raras
- Infecção virótica.
- Infecção parasitária (ascaridíase).
- Doença autoimune: lúpus eritematoso sistêmico, síndrome de Sjögren.
- Deficiência de α-1-antitripsina.

▶▶| DIAGNÓSTICO DA PANCREATITE AGUDA

Dor epigástrica forte com irradiação para as costas, de início súbito, que piora com o tempo e persiste por mais de 24 horas sem alívio, a PA está frequentemente associada com náuseas e vômitos. Exame físico revela dor à palpação com ou sem contratura muscular.

Há consenso de que o diagnóstico de pancreatiite aguda pode ser feito na ocorrência de dois dos três parâmetros seguintes:

1. Dor abdominal característica de pancreatite aguda.

2. Amilase e/ou lipase sérica ≥ 3 vezes o limite superior dos valores normais.

3. Achados característicos de pancreatite aguda na TC.

Assim, em paciente com dor abdominal com lipase/amilase ≤ 3 vezes o valor normal e com achados característicos à tomografia, o diagnóstico pode ser firmado.

Os níveis de amilase e/ou lipase não se correlacionam com a gravidade da pancreatite.

Os níveis de lipase persistem elevados por mais tempo do que os da amilase. Não é necessário dosar ambas as enzimas. A dosagem de lipase é a preferida, por ser mais específica. Como a amilase não é produzida exclusivamente pelo pâncreas, em condições clínicas de causa não pancreática o nível de lipase permanece normal, enquanto o de amilase se eleva, incluindo casos de macroamilasemia, parotidite e alguns carcinomas.[4]

O diagnóstico diferencial de PA é extenso e inclui isquemia mesentérica, úlcera perfurada, cólica biliar, aneurisma dissecante da aorta, obstrução intestinal e infarto da porção diafragmática do miocárdio.

Na pancreatite aguda grave, o paciente apresenta-se gravemente enfermo e toxêmico. Na leve, ele apresenta desconforto, mas não parece tão mal.

Pelos critérios de Atlanta, as investigações úteis para o diagnóstico etiológico da pancreatite aguda estão resumidas a seguir:[3,5]

▶▶| INVESTIGAÇÕES PARA O DIAGNÓSTICO ETIOLÓGICO DA PANCREATITE AGUDA

História

- Colelitíase prévia.
- Etilismo.
- História familiar de pancreatite aguda, dor abdominal recorrente, câncer de pâncreas, diabetes tipo I.
- Ingestão de medicamentos.
- Exposição a infecção por vírus ou sintomas prodrômicos.

Investigação Inicial (Fase Aguda)

- Enzimas pancreáticas no plasma.
- Provas de função hepática.
- US abdominal (colecistolitíase).

Investigação Mediata

- Lipidograma em jejum.
- Cálcio sérico.
- Títulos de anticorpos antivirais.
- Repetir US abdominal.
- Colangiorressonância magnética.
- TC helicoidal e *multislice*.

Investigação Tardia

- US abdominal.

- US endoscópica.

- Marcadores de autoimunidade.

- CPER (análise da bile para cristais e exame citológico).

- Manometria do esfíncter de Oddi.

- Testes de função pancreática para excluir pancreatite crônica.

▶▶❘ GRAVIDADE DA PANCREATITE AGUDA

Para acessar a gravidade da pancreatite, vários sistemas, com critérios similares, foram propostos e aperfeiçoados ao longo dos anos. Esses critérios levam em conta dados clínicos, bioquímicos e de imagem e vêm sendo aperfeiçoados na tentativa de se conseguir um consenso internacional para uniformizar o diagnóstico e o tratamento.

Um de cada dez casos de PA desenvolve quadro grave que pode evoluir para o óbito. Os restantes nove casos são autolimitados e quase não necessitam tratamento.

Identificar os casos que vão evoluir para pancreatite leve, moderada ou grave é o principal objetivo do primeiro atendimento do paciente, o que, entretanto, não é tarefa fácil. Daí a tentativa de estabelecer o prognóstico com base em *sistemas de previsão da gravidade e prognóstico* dos casos.

Esses sistemas são baseados em categorias de evidências, conforme detalhado a seguir:[5]

Níveis de Evidências

- **Ia** – Evidência obtida de metanálise de estudos clínicos controlados e randomizados.

- **Ib** – Evidência obtida de pelo menos um estudo clínico controlado bem planejado.

- **IIa** – Evidência obtida de pelo menos um estudo controlado, sem randomização.

- **IIb** – Evidência obtida de pelo menos um estudo bem desenhado e quase experimental.

- **III** – Evidência obtida por estudos bem planejados, não experimentais e descritivos, como estudos comparativos, estudos de correlação e estudos de caso.

- **IV** – Evidência obtida de relatórios de comissões ou de opinião ou experiência clínica de profissionais com conhecimento da área de estudo e reconhecimento dos pares.

Com base nas evidências, são feitas as recomendações. A força de cada recomendação depende da categoria de evidência que a suporta. As recomendações são graduadas de acordo com o sistema a seguir:

Graus de Recomendação

- **A** – Requer, pelo menos, um ensaio clínico randomizado como parte das referências bibliográficas relevantes, suportando aquela recomendação específica (categorias de evidência Ia, Ib).

- **B** – Requer a disponibilidade de estudos clínicos sem randomização no tópico (categorias de evidência IIa, IIb e III).

- **C** – Requer evidências de relatórios, comitês de especialistas, opiniões ou experiência clínica de autoridades reconhecidas como tais, na área de estudo, na ausência de estudos clínicos de boa qualidade diretamente relacionados (categoria de evidência IV).

Os métodos de diagnóstico, manejo e tratamento de pacientes com PA estão em constante evolução e novas evidências surgem continuamente. Portanto, o sistema precisa estar em constante atualização.

O preditor de gravidade ideal deve ser rápido, reprodutível, de baixo custo, minimamente invasivo e com elevada acurácia, especialmente para identificar os pacientes com baixo risco de complicações. Até o momento, nenhum dos preditores utilizados na prática clínica mostrou consistência em prever a evolução clínica desses pacientes.[1]

O Simpósio Internacional de Atlanta, que produziu a classificação de Atlanta (Quadro 51.1), foi idealizado para dividir a PA em duas categorias de acordo com a gravidade:[1]

- PA leve (edematosa ou intersticial).
- PA grave (necrosante).

A maioria dos casos de PA é leve, com mortalidade em menos de 3% dos casos. A PA grave, por sua vez, está associada a elevada taxa de complicações e mortalidade em torno de 17%.[6]

Vários sistemas de previsão da evolução da pancreatite têm sido propostos (Ranson, Glasgow, APACHE II). Os critérios de Atlanta são largamente aceitos. Uma modificação posterior dos critérios de Atlanta foi proposta em publicação originária de Glasgow. Essa escala de gravidade de Glasgow é muito usada em várias partes do mundo. Embora, na proposta original, não conste a idade do paciente, este dado deve ser acrescentado, pois a mortalidade em pacientes com mais de 70 anos é de 19% e a de pacientes com menos de 50 anos é de 3%. Além disso, obesidade (IMC > 30) e falência múltipla de órgãos persistindo por mais de 36/48 horas são fatores adversos que agravam o prognóstico.[7,8]

Quadro 51.1 Classificação de Atlanta

Insuficiência de órgão*	
Choque	Pressão sistólica < 90mmHg
Insuficiência respiratória	$PaO_2 \leq 60mmHg$
Insuficiência renal	Creatinina sérica > 2mg/dL
Hemorragia gastrointestinal	> 500mL/24h
Complicações locais	
Necrose	
Abscesso	
Pseudocisto	
Critérios de prognóstico desfavorável	
≥ 3 critérios de Ranson	
≥ 8 pontos na escala APACHE-II	

*A presença de um ou mais critérios define PA grave.

Critérios de Gravidade na Pancreatite Aguda

Critérios Clínicos

- **Avaliação clínica:** leva em consideração os dados clínicos e laboratoriais na admissão, segundo a observação do médico assistente. Tende a subestimar a gravidade da pancreatite. Uma revisão da literatura para avaliar o julgamento clínico como preditor de gravidade demonstrou sensibilidade, especificidade, valor preditivo positivo e negativo de 39%, 93%, 66% e 82%, respectivamente.[6,9]

- **Idade:** vários estudos demonstraram que pacientes idosos têm pior prognóstico, porém os trabalhos não apresentam ponto de corte semelhante, variando entre 55 e 75 anos (nível de evidência III).[6,9]

- **Sexo:** não interfere no prognóstico.

- **Etiologia da pancreatite:** a pancreatite alcoólica está associada com maior risco de necrose pancreática.[9]

- **Obesidade:** paciente com índice de massa corporal maior que $30kg/m^2$ tem pior prognóstico, com maiores índice de mortalidade (OR = 2,1) e de complicações sistêmicas (OR = 2,3) e locais (OR = 3,8) (nível de evidência III).[6,9]

- **Falência de órgãos:** a falência de órgãos precoce e persistente está associada com maiores mortalidade e tempo de internação hospitalar. A mortalidade na ausência de falência orgânica é de 0%, enquanto na presença da falência de um órgão sobe para 3% (0% a 8%) e na falência de vários órgãos é de 47% (28% a 69%). Porém, vários estudos demonstraram que a evolução clínica é preditor mais acurado. A persistência e a piora da falência de órgãos estão associadas com mortalidade de 21% e 35%, respectivamente. A falência de órgão precoce, porém não persistente, com recuperação nas primeiras 48 horas, está associada à mortalidade de 0% a 15% (nível de evidência III).[6,9]

Critérios Laboratoriais e Radiológicos

- **Hemoconcentração:** os estudos demonstram resultados variados com o uso do hematócrito como indicador de mau prognóstico, principalmente porque não há ponto de corte para o seu valor e o tempo em que deve ser analisado. Entretanto, valores normais ou baixos na admissão ou nas primeiras 24 horas estão associados com evolução clínica mais favorável (nível de evidência III).[9]

- **Proteína C reativa (PCR):** revisão da literatura demonstrou que o PCR é um indicador prognóstico de elevada acurácia, barato e reprodutível. Quando utilizado após 48 horas de evolução e com ponto de corte de 150mg/dL, tem sensibilidade, especificidade e valores preditivos positivo e negativo de 80%, 76%, 67% e 86%, respectivamente.[6,9]

- **Derrame pleural:** a presença de derrame pleural e infiltrado pulmonar, nas primeiras 24 horas de evolução, está associada com necrose e falência de órgãos (nível de evidência III).[6,9]

Escores de Gravidade

Muitos escores de gravidade foram criados nos últimos anos, mas nenhum deles é ideal. Eles são úteis para aplicação num grupo de pacientes no intuito de proceder a comparações entre instituições e para padronização em trabalhos científicos, porém nenhum demonstrou alta acurácia, como indicador de mau prognóstico, para ser utilizado diariamente na prática clínica. Por outro lado, eles são úteis para triar os pacientes que necessitam de cuidados intensivos e terapêuticas agressivas.[9]

- **Escore de Ranson:** Ranson *et al.*[10] identificaram 11 critérios na avaliação de 100 pacientes com pancreatite aguda (Quadro 51.2). Esses critérios ainda são muito utilizados nos dias atuais para determinação da gravidade. Cinco dos 11 critérios são usados na admissão e seis nas 48 horas seguintes. Pacientes com menos de dois itens positivos apresentavam mortalidade de 0% a 3%; naqueles com 3 a 5 itens positivos, a mortalidade era de 11% a 15% e nos que apresentavam 6 ou mais itens positivos, a mortalidade chegava aos 50%. Existe correlação entre três ou mais critérios positivos com alta incidência de necrose pancreática e complicações sistêmicas (40% a 90%).[6,10]

Quadro 51.2 Critérios de Ranson para avaliação da gravidade da pancreatite[+]

Na admissão	Nas próximas 48 horas*
1. Idade > 55 anos	6. Queda no hematócrito > 10%
2. Leucocitose > 16.000/mm³	7. Cálcio < 8mg/dL
3. Glicemia > 200mg/dL	8. Déficit de base > 4mEq/L
4. Desidrogenase lática > 350UI/L	9. Aumento da ureia plasmática > 5mg/dL
5. ASAT > 250UI/dL	10. PO_2 < 60mmHg 11. Sequestro de líquido > 6L[‡]

[+] Critérios discretamente modificados para pancreatite biliar.
* Valores comparados com aqueles à admissão do paciente.
[‡] Volume de líquido infundido – volume urinário e drenagens (p. ex., cateter nasogástrico).
ASAT: aspartato-aminotransferase.

Quadro 51.3 Sistema de Glasgow para avaliação da gravidade na pancreatite aguda

Nº de leucócitos	> 15.000/µL
PaO_2	< 60mmHg
Glicose	> 10mMol/L (180mg/dL)
Ureia	> 16mMol/L
Cálcio	< 2mMol/l
Albumina	< 32g/L
Desidrogenase lática	> 600UI/L
Aspartato-aminotransferase	> 200UI/L
Idade	> 70 anos

Embora válidos, os critérios de Ranson têm sido criticados recentemente, porque todos os itens precisam ser avaliados na admissão e repetidos nas 48 horas seguintes, o que pode ocasionar atrasos no tratamento adequado. Além disso, os critérios correlacionam a gravidade da pancreatite aguda apenas nos escores limítrofes (< 2 e > 6) e o escore não tem utilidade nas 12 e 24 horas após o início da dor. Embora esses critérios continuem sendo amplamente utilizados, uma metanálise de 110 estudos concluiu que o critério de Ranson não é um bom indicador prognóstico.[6,11]

- **Escore de Glasgow:** parece ser mais preciso que o de Ranson, com sensibilidade de 56% a 85%. Pode ser aplicado em qualquer momento das primeiras 48 horas de internação do paciente (Quadro 51.3).[6,8]

A presença de três das variáveis incluídas no Quadro 51.3 indica pancreatite grave. O parâmetro glicemia não é aplicável para pacientes diabéticos.

- **Escore APACHE II:** criado, originalmente, para ser aplicado em pacientes graves internados em unidades de terapia intensiva (Quadro 51.4), é composto por 12 parâmetros fisiológicos

Quadro 51.4 APACHE II (pontos pelas alterações da fisiologia + pontos por insuficiência dos orgãos + pontos pela idade)

	+4	+3	+2	+1	0	+1	+2	+3	+4
1. Temperatura retal (°C)	>41	39 a 41		38 a 38,9	36 a 37,9	34 a 35,9	32 a 33,9	30 a 31,9	<29,9
2. PA média (mmHg)	>160	130 a 159	110 a 129		70 a 109		50 a 69		<40
3. Frequência cardíaca	>180	140 a 179	110 a 139		70 a 109		55 a 69	40 a 54	<39
4. Frequência respiratória	>50	35 a 49		25 a 34	12 a 24	10 a 11	6 a 9		<5
5. Liberação de O_2 (mL/min)	>500	350 a 499	200 a 340		<200				
6. PO_2 (mmHg)					>70	61 a 70		55 a 60	<55
7. pH arterial	>7,7	7,6 a 7,69		7,5 a 7,59	7,3 a 7,49		7,25 a 7,3	7,15 a 7,2	<7,15
8. Sódio sérico (mMol/L)	>180	160 a 179	155 a 159	150 a 154	130 a 149		120 a 129	111 a 119	<110
9. Potássio sérico (mMol/L)	>7	6 a 6,9		5,5 a 5,9	3,5 a 5,4	3 a 3,4	2,5 a 2,9		<2,5
10. Creatinina (mg/dL)	>3,5	2 a 3,4	1,5 a 1,9		0,6 a 1,4		<0,6		
11. Hematócrito (%)	>60		50 a 59,9	46 a 49,9	30 a 45,9		20 a 29,9		<20
12. Nº de leucócitos (10^3/mL)	>40		20 a 39,9	15 a 19,9	3 a 14,9		1 a 2,9		<1

Insuficiência grave de órgãos	Pontos
Não cirúrgico	5
Pós-operatório de tratamento cirúrgico de urgência	5
Pós-operatório de operação eletiva	2

Idade	Pontos
<44	0
45 a 54	2
55 a 64	3
65 a 74	5
>75	6

Quadro 51.5 Critérios de Balthazar-Ranson para gravidade da pancreatite (TC com contraste)

Grau na TC	Escore	Necrose	Escore
A	0	Ausente	0
B	1	1/3 do pâncreas	2
C	2	1/2 do pâncreas	4
D	3	> 50% do pâncreas	6
E	4		

A: normal; B: aumento focal ou difuso do pâncreas; C: grau B + alterações inflamatórias na gordura peripancreática; D: coleção líquida única; E: duas ou mais coleções líquidas intra-abdominais.

entre outros dados, como idade e doença crônica preexistente. É, provavelmente, o escore de gravidade mais utilizado nos estudos sobre PA. Apresenta bom valor preditivo negativo e modesto valor preditivo positivo para a PA grave e tem a vantagem de poder ser realizado diariamente.[6,9,12,13]

Os pacientes com escore menor que 8 têm pancreatite leve; aqueles com escore maior ou igual a oito, pancreatite grave, e os casos com escore maior que 14, pancreatite fulminante.

Valores decrescentes nas primeiras 48 horas sugerem quadro leve, enquanto valores crescentes são sugestivos de quadro grave. Quando 8 é utilizado como ponto de corte, de acordo com a classificação de Atlanta, a mortalidade é menor que 4% com escore menor que 8 e sobe para 11% a 18% com escore maior que 8.[9,11]

Essa classificação tem como limitações o fato de não haver ponto de corte entre os casos de pancreatite intersticial e necrosante, não diferencia a necrose pancreática estéril da infectada, é mau indicador prognóstico nas primeiras 24 horas, além de ser método complexo e confuso de ser aplicado na prática clínica (nível de evidência III).[6,9,12]

- **Escore Balthazar-Ranson:** este critério é baseado nos achados de TC do abdome com contraste endovenoso (Quadro 51.5). É, provavelmente, o método de investigação mais utilizado como indicador prognóstico, pois identifica necrose pancreática e alterações inflamatórias extrapancreáticas.[2,6,7,14,15]

O escore de gravidade tomográfico foi baseado nos achados de necrose, inflamação e coleções líquidas. Os estudos iniciais demonstraram mortalidade de 23% quando havia qualquer grau de necrose, 0% de mortalidade na ausência de necrose e associação muito elevada de morbidade e mortalidade quando havia mais de 30% de tecido pancreático necrosado.[9]

O achado de necrose pancreática não indica a falência de órgãos, porém altera a conduta terapêutica a ser seguida. Em grande estudo baseado no escore de Balthazar-Ranson, foi evidenciado que pacientes com escore > 5 apresentaram índice de mortalidade oito vezes maior, tempo de internação hospitalar 17 vezes maior e chance dez vezes maior de serem submetidos a necrosectomia, em comparação com os pacientes com escore < 5.[9] Conforme a pontuação do escore de Balthazar-Ranson, pode-se predizer a taxa de complicações e de mortalidade:[12,15]

Pontuação	Complicações	Mortalidade
0 a 3	8%	3%
4 a 6	35%	6%
7 a 10	92%	17%

Após a admissão do paciente, a TC está indicada somente nos pacientes que estão evoluindo mal ou nos casos de PA grave, diagnosticados clinicamente ou pelo critério de APACHE II. A TC não deve ser solicitada no primeiro dia de internação, a não ser que exista dúvida diagnóstica. Nos pacientes nos quais a TC está contraindicada, como nos casos de insuficiência renal ou alergia ao contraste, a ressonância nuclear magnética pode ser empregada, com resultados semelhantes aos da TC, tendo como vantagem adicional o fato de permitir identificar a ruptura do ducto pancreático principal, que pode ocorrer precocemente no curso da pancreatite (nível de evidência III).[6,9,12]

▶▶▌ TRATAMENTO

Tratamento Clínico

- Dieta oral suspensa.
- Cateter nasogástrico em caso de estase gástrica ou vômitos frequentes.
- Analgésico.
- Inibidor da bomba de prótons venoso.
- Acesso venoso central (duplo lúmen).
- Reposição volêmica, conforme necessidade clínica (mínimo 3L/24h).
- Antibiótico profilático: imipenem ou ciprofloxacina e metronidazol em casos de APACHE II ≥ 6. Caso seja necessário o uso de aminoglicosídeos, a dose deve ser corrigida em função do *clearance* de creatinina.
- Antibiótico terapêutico: imipenem ou ciprofloxacina e metronidazol em caso de necrose infectada. Outros antimicrobianos podem ser usados como segunda linha (amoxicilina com clavulanato) em função de outros focos infecciosos detectados ou de culturas positivas.
- Diálise peritoneal está indicada em todos os casos de pancreatite fulminante, nos casos com escore APACHE II ≥ 6 ou com ascite pancreática e resposta insatisfatória ao tratamento clínico inicial.

Tratamento Cirúrgico
Tratamento Cirúrgico de Urgência

- Cálculo impactado na papila após fallha do tratamento endoscópico.
- Pancreatite traumática.

Tratamento Cirúrgico Precoce (< 8 dias)

- Piora evolutiva apesar do tratamento.

Tratamento Cirúrgico Postergado (a Partir da Segunda Semana)

- Piora evolutiva apesar do tratamento.
- Necrose infectada.
- Abscesso.
- Pseudocisto complicado (infecção ou sangramento) – punção e drenagem guiados por US ou TC ou por ecoendoscopia devem ser tentados antes do tratamento cirúrgico.

Tratamento Cirúrgico Tardio (na Mesma Internação após Melhora Clínica)

- Colecistolitíase nos casos de pancreatite biliar. Hoje está estabelecido que, na PA, quanto mais postergado for o tratamento cirúrgico, melhor a possibilidade de recuperação do paciente. Porém, os casos com indicação absoluta (p. ex., abscesso pancreático) devem ser operados imediatamente. Exceto nessas situações, não existe necessidade de se operar o quanto antes, pois, quanto mais tempo decorrer entre o primeiro atendimento e a eventual intervenção cirúrgica, melhor é o prognóstico do paciente.

Nos pacientes que apresentam colecistolitíase, o tratamento deve ser adiado até a melhora clínica, mas, de preferência, a colecistectomia deve ser realizada na mesma internação.

Tratamento Endoscópico
Colangiopancreatografia Endoscópica Retrógrada

CPER de urgência deve ser feita em pacientes com pancreatite aguda de etiologia biliar que satisfaz o critério de pancreatite grave, ou na presença de colangite, icterícia ou de colédoco dilatado. O procedimento é mais indicado nas primeiras 72 horas após o início da dor. Todos os pacientes devem ser submetidos a esfincterotomia, mesmo na ausência de cálculo na via biliar. Pacientes com sinais de colangite necessitam esfincterotomia endoscópica ou colocação de prótese biliar para drenagem (recomendação grau A).

Tratamento Nutricional

- **Enteral:** sempre que possível, por meio de cateter nasoentérico. Evitar a realização de ostomias.

- **Parenteral:** impossibilidade de realizar a nutrição enteral (dificuldade de acesso ou distúrbios motores do trato gastrointestinal).

- **Reintrodução da dieta oral:** após melhora clínica e laboratorial.

GUIDELINES DE VÁRIOS PAÍSES PARA TRATAMENTO DA PANCREATITE AGUDA

As linhas gerais da previsão da gravidade da pancreatite foram expostas neste capítulo. Entretanto, essas normas são baseadas em *guidelines* propostos por várias associações representativas de países desenvolvidos. Algumas delas encontram-se expostas a seguir:

Grã Bretanha – 2003[12]
Diagnóstico

- O diagnóstico correto de PA deve ser feito em todos os pacientes dentro de 48 horas da admissão (recomendação grau C).

- A etiologia da PA deve ser determinada em, pelo menos, 80% dos casos, e não mais do que 20% devem ser classificados como idiopáticos (recomendação grau B).

- Apesar de a amilase estar largamente disponível e prover acurácia aceitável do diagnóstico, se a determinação da lipase estiver disponível, ela será preferível para o diagnóstico de PA (recomendação grau A).

- Quando houver dúvidas, poderá ser usado exame de imagem: a US é de pouca ajuda e a imagem pancreática por TC com constraste oral e venoso traz boa evidência com relação à presença ou ausência de pancreatite (recomendação grau C).

Gravidade da Pancreatite Aguda

Devem ser usadas as definições de gravidade propostas pelos critérios de Atlanta (2003). Contudo, falência de órgãos ocorrendo na primeira semana, que regride após 48 horas, não deve ser considerada indicador de gravidade da pancreatite aguda (recomendação grau B).

Os dados disponíveis preditivos de complicações na pancreatite aguda são:

- Impressão clínica de gravidade.
- Obesidade ou APACHE II > 8 nas primerias 24 horas após a admissão.
- PCR > 150mg/L.
- Escore de Glasgow ≥ 3 ou pacientes com sinais de persistência de falência de órgãos.
- Sinais de sepse ou deterioração do estado clínico 6 a 10 dias após a admissão: está indicada TC (recomendação grau B).

Prevenção das Complicações

- A evidência para recomendar o uso de antibiótico profilático para prevenção de infecção nos casos de necrose pancreática é conflitante e difícil de interpretar. Não existe consenso até o momento.
- Se antibioticoprofilaxia for usada, ela deve ser feita por, no máximo, 14 dias (recomendação grau B). Para consolidar essa recomendação são necessários novos estudos (recomendação grau C).
- O uso de nutrição enteral em todos os pacientes não tem nível de evidência conclusivo. Contudo, se o suporte nutricional for indicado, a via enteral deve ser preferida, se for tolerada pelo paciente (recomendação grau A).
- A alimentação administrada por cateter nasogástrico pode ser utilizada, pois esta via parece ser eficaz em 80% dos casos.

Tratamento da Colecistolitíase

- CPER de urgência deve ser feita em pacientes com pancreatite aguda de etiologia suspeitada ou confirmada de pancreatite biliar ou quando ocorre colangite, icterícia ou colédoco dilatado. O procedimento é mais indicado nas primeiras 72 horas após o início da dor. Todos os pacientes com pancreatite aguda submetidos à CPER para pancreatite biliar grave necessitam esfincterotomia endoscópica com ou sem a presença de cálculo no ducto biliar (recomendações graus B e C).
- Pacientes com sinal de colangite necessitam esfincterotomia ou drenagem por prótese, colocada por via endoscópica, para aliviar a obstrução biliar (recomendação grau A).
- Todos os pacientes com pancreatite biliar devem ser submetidos ao tratamento definitivo da colecistolitíase durante a mesma internação, exceto se um plano definitivo de tratamento tiver sido feito para as próximas 2 semanas (recomendação grau C).

Abordagem da Necrose

- Todos os pacientes com pancreatite aguda grave devem ser internados em UTI com monitoração plena e suporte de todos os sistemas orgânicos (recomendação grau B).

- Todos os pacientes com manifestações clínicas persistentes e necrose pancreática maior do que 30% e aqueles com área menor de necrose e suspeita clínica de sepse devem ser submetidos a aspiração por agulha fina guiada por US, para obtenção de material para cultura, 7 a 14 dias após o início da pancreatite (recomendação grau B).

- Pacientes com necrose infectada devem ser submetidos a tratamento cirúrgico para desbridamento completo de todas as cavidades que contêm material necrótico (recomendação grau B).

- A escolha da técnica cirúrgica para necrosectomia e subsequente manejo pós-operatório depende dos achados cirúrgicos e da experiência do cirurgião (recomendação grau B).

Capacitação do Hospital

- Todo hospital que admite pacientes com afecções agudas deve contar com equipe especializada para abordar todos os pacientes com pancreatite aguda (recomendação grau C).

- Pacientes com pancreatite necrosante extensa ou com outras complicações que possam necessitar de cuidado intensivo ou procedimentos intervencionistas de radiologia, endoscopia ou cirurgia devem ser internados em unidade de terapia intensiva (recomendação grau B).

International Association of Pancreatology – 2002[5]

- PA leve não é indicação para tratamento cirúrgico.

- O uso de antibiótico profilático de largo espectro reduz os índices de infecção em pacientes com necrose pancreática comprovada por TC, mas pode não melhorar a sobrevida.

- Aspiração com agulha fina deve ser realizada para diferenciar necrose pancreática asséptica e infectada em pacientes com síndrome séptica.

- Necrose pancreática infectada em pacientes com sinais clínicos e sintomas de sepse constitui indicação para intervenção, incluindo cirurgia ou drenagem radiológica.

- Pacientes com necrose pancreática estéril devem ser tratados conservadoramente e devem ser submetidos a intervenção invasiva somente em casos selecionados.

- Tratamento cirúrgico precoce, dentro de 14 dias após o início da doença, não é recomendado em pacientes com pancreatite necrosante, exceto se ocorrerem indicações específicas.

- Tratamento cirúrgico e outras formas de intervenção terapêutica devem visar à abordagem de preservação do órgão, o que significa desbridamento ou necrosectomia, combinada com o conceito de manejo pós-operatório, que maximiza a drenagem de debris e exsudatos retroperitoneais.

- Colecistectomia deve ser realizada para prevenir recorrência de PA biliar.

- Na pancreatite biliar leve, a colecistectomia deve ser realizada tão logo o paciente se recupere e, idealmente, durante a mesma admissão hospitalar.

- Na pancreatite biliar grave, a colecistectomia deve ser postergada até que haja suficiente resolução da resposta inflamatória e recuperação clínica.

- Esfincterotomia endoscópica é alternativa para colecistectomia nos pacientes sem condições clínicas para cirurgia e deve ser realizada para diminuir o risco de recorrência da pancreatite biliar. Há, contudo, o risco de contaminação de necrose pancreática estéril por causa do procedimento.

Japão – 2006[16]

As recomendações para tratamento clínico, cirúrgico ou endoscópico foram propostas pelas seguintes associações:

- Japanese Society for Abdominal Emergency Medicine.
- Japanese Pancreas Society and Research Group for Intractable Disease and Refractory Pancreatic Diseases (Sociedade Japonesa de Pâncreas e Grupo de Pesquisa de Doenças Pancreáticas Intratáveis e Refratárias).
- Grupo de trabalho de 20 profissionais médicos especializados em doenças do pâncreas. Esse grupo investigou e analisou 14.821 casos por meio de publicações no banco de dados *Medline* (1960 a 2004). Pesquisou e discutiu, também, a literatura disponível sobre pancreatite humana.

Tratamento Clínico

- Os princípios básicos do manejo inicial da PA são:
- Adequada monitoração dos sinais vitais, reposição hídrica, correção dos distúrbios eletrolíticos, suporte nutricional e prevenção de complicações locais e sistêmicas.
- Pacientes com quadro grave devem ser tratados em centro de tratamento intensivo. Monitoramento cardíaco e respiratório é mandatório. Reposição volêmica agressiva é necessária para estabilizar a função cardiocirculatória.
- Antibioticoterapia profilática deve ser usada nos casos de pancreatite necrosante.
- Altas doses de inibidores de protease devem ser administradas para prevenir falência de órgãos e outras complicações.
- A nutrição enteral revela-se superior à nutrição parenteral no suporte nutricional de pacientes com PA grave.
- Podem ser usadas, como medidas opcionais, plasmaférese, infusão arterial regional de inibidores de proteases e antibióticos, dependendo das condições clínicas dos pacientes.

Tratamento Cirúrgico (Exclui Pancreatite Biliar)

- Punção por agulha fina guiada por TC ou US deve ser realizada em pacientes com suspeita de necrose infectada.
- Necrose pancreática infectada, acompanhada de sinais de sepse, é indicação para intervenção cirúrgica.
- Pacientes com necrose pancreática estéril devem ser tratados conservadoramente, e intervenção cirúrgica só deve ser realizada em casos selecionados, como naqueles com complicação persistente de órgãos ou deterioração clínica grave a despeito do cuidado intensivo.
- Intervenção cirúrgica precoce não é recomendada para pancreatite necrosante.
- Necrosectomia é o procedimento recomendado para necrose pancreática infectada.
- Drenagem simples deve ser evitada após necrosectomia. Recomenda-se lavagem contínua fechada ou drenagem aberta.
- Em casos de abscesso pancreático, pode ser realizada drenagem cirúrgica ou percutânea.

- Abscesso pancreático que não melhora com drenagem percutânea deve ser submetido a drenagem cirúrgica imediatamente.

- Pseudocisto pancreático que produz sintomas e/ou complicações e cujo diâmetro aumenta deve ser drenado por via percutânea ou endoscópica.

- Pseudocisto pancreático que não tende a melhorar com drenagem endoscópica ou cirúrgica deve ser abordado cirurgicamente.

Tratamento da Pancreatite Biliar

- Procedimento endoscópico de urgência nos pacientes com suspeita de obstrução da via biliar e em pacientes complicados por colangite.

- Após melhora clínica do paciente, colecistectomia laparoscópica deve ser feita na mesma internação hospitalar.

Associação Americana de Gastroenterologia – 2006[6]

- Utilizar o escore APACHE II com ponto de corte maior do que 8 como preditor de gravidade.

- Pacientes com pancreatite aguda grave (APACHE II ≥ 8) ou com evidência de falência de órgãos nas primeiras 72 horas devem ser submetidos a TC com contraste 72 horas após a admissão, para graduação da necrose pancreática. Também pode ser utilizada, de maneira seletiva, nos pacientes que não preenchem esses critérios.

- Proteína C reativa (PCR) também pode ser utilizada, juntamente com critérios clínicos e o APACHE II, como preditor de gravidade, devendo ser mensurada em 48 horas, com a utilização de valores acima de 150mg/L como ponto de corte.

- Paciente com PA grave ou que apresenta escore de gravidade associado a comorbidades graves deve ser internado em unidade de terapia intensiva.

Universidade de Harvard
Drenagem Percutânea Guiada por TC

Em trabalho recente, um grupo de Harvard[17] relatou que o tratamento por drenagem percutânea guiada por TC foi eficiente em metade dos pacientes com PA necro-hemorrágica. Esse relato abre a possibilidade de tratamento por método invasivo não cirúrgico com boa probabilidade de sucesso do tratamento. Na experiência desse grupo, a presença de falência múltipla de órgãos parece ser indicador prognóstico mais importante do que a presença de infecção.[17]

▶▶◀ ALGORITMO

Em resumo, os indicadores de prognóstico na PA ainda não apresentam consenso sobre a sua eficácia. Vários sistemas preditores da gravidade da pancreatite foram propostos, o que, por si só, já indica a falta de um que seja satisfatório. Apesar dessas considerações, um fluxograma para abordagem dos casos de PA pode ser proposto, como o exibido na Fig. 51.1.

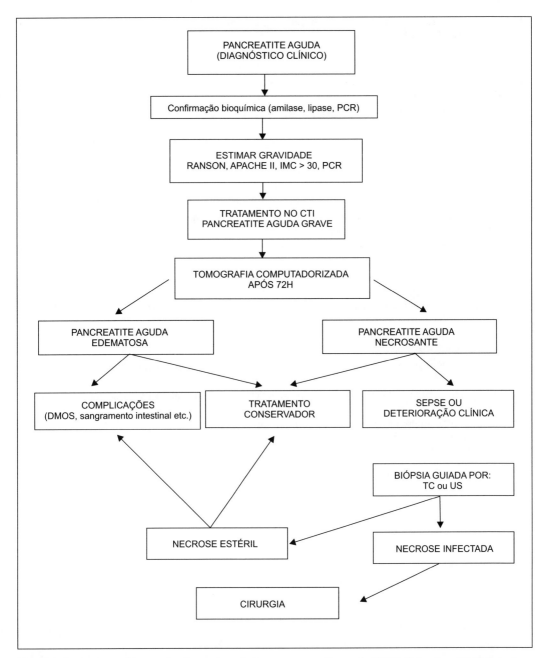

Fig. 51.1 Algoritmo sugerido para abordagem de pacientes com pancreatite aguda. (DMOS: Disfunção múltipla de órgãos e sistemas; PCR: Proteína C reativa.)

▶▶ REFERÊNCIAS BIBLIOGRÁFICAS

1. Bradley EL. A clinically based classification system for acute pancreatitis. Summary of the International Symposium on Acute Pancreatitis, Atlanta, GA, September 11through 13, 1992. Arch Surg 1993; 128:586-90.

2. Bollen TL,Van Santvoort H, Besselink MG, et al. The Atlanta Classification of Acute Pancreatitis revisited. British J Surg 2008; 95(1):6-21.

3. Toouli J, Brooke-Smith M, Bassi C, et al. Guidelines for the management of acute pancreatitis. J Gastroenterol Hepatol 2002; 17:15-39.

4. Sandberg AA, Borgström A. Early prediction of severity in acute pancreatitis. Is this possible? J Pancreas 2002; 3:116-25.

5. Uhl W, Warshaw A, Imrie C, et al. IAP guidelines of the surgical management of acute pancreatitis. Pancreatology 2002; 2:565-73.

6. Banks PA, Freeman ML. Practice guidelines in acute pancreatitis. Am J Gastroenterol 2006; 101:2379-400.

7. Buter A, Imrie CW, Carter CR, et al. Dynamic nature of early organ dysfunction determines outcome in acute pancreatitis. Br J Surg 2002; 89:298-302.

8. Blamey SL, Invie CW, O'Neil J, et al. Prognostic factors in acute pancreatitis. Gut 1984; 25:1340-6.

9. Vege SS, Chari ST. Organ failure as an indicator of severity of acute pancreatitis: time to revisit the Atlanta classification. Gastroenterology 2005; 128:1133-5.

10. Ranson JHC, Rifkind KM, Roses DF, et al. Objective early identification of severe acute pancreatitis. Am J Gastroenterol 1974; 61:443-51.

11. Campos T, Cerqueira C, Kuryura L, et al. Morbimortality in severe acute pancreatitis. J Pancreas 2008; 9(6):690-7.

12. Johnson CD, Charnley R, Rowlands B, Carter R, et al. UK guidelines for the management of acute pancreatitis. Gut 2005; 54:1-9.

13. Knaus WA, Droper EA, Wagner DP, et al. APACHE II: a severity of disease classification system. Crit Care Med 1985; 13:818-29.

14. Balthazar EJ, Ranson JHC, Naldich DP, et al. Acute pancreatitis: prognostic value of CT. Radiology 1985; 156:767-72.

15. Balthazar EJ. Acute pancreatitis: assessment of severity with clinical and CT evaluation. Radiology 2002; 223:603-13.

16. Takada T. JPN guidelines for the management of acute pancreatitis: cutting edge information. J Hepatobiliary Pancreat Surg 2006; 13:2-6.

17. Mortelé KJ, Girshman J, Szejnfeld D, et al. CT-guided percutaneous catheter drainage of acute necrotizing pancreatitis: clinical experience and observations in patients with sterile necrosis. Am J Radiol 2009; 192:110-6.

52

Lesões Pancreáticas: Os Métodos de Imagem Têm Acurácia para Diferenciar a Natureza Benigna ou Maligna?

Fabiana Paiva Martins • Ivie Braga de Paula

▶▶ INTRODUÇÃO

O grande avanço dos métodos de imagem verificado nos últimos 10 anos, especialmente o surgimento da tomografia computadorizada *multislice* (TCMS) e o desenvolvimento de sequências rápidas e dinâmicas pós-contraste para a ressonância magnética (RM), aumentou muito a sensibilidade destes para a detecção de pequenas lesões pancreáticas, assim como a acurácia para o estadiamento de tumores.[1] No entanto, a utilização disseminada de métodos de imagem de alta qualidade resultou no aumento significativo do número de pacientes com diagnóstico de lesões pancreáticas, o que torna essencial a diferenciação entre lesões benignas e malignas ou potencialmente malignas, visando a determinação de sua melhor abordagem. Apesar de todos os progressos supracitados, a determinação da natureza das lesões observadas pelos métodos de imagem permanece controversa em muitos casos.

▶▶ LESÕES SÓLIDAS

Em geral, a distinção entre pancreatite crônica e tumor pancreático pela RM não é difícil; alterações morfológicas focais, como aumento volumétrico, apagamento das lobulações dos contornos pancreáticos, perda da arquitetura interna do parênquima e realce periférico precoce pelo meio de contraste em lesão predominantemente hipovascular, favorecem o diagnóstico de tumor. A dificuldade surge com a presença incomum de massa pancreática inflamatória secundária a pancreatite crônica, visto que ambas as condições se manifestam como lesões com realce pelo meio de contraste e dilatação de ductos pancreáticos e biliares e podem causar alterações peripancreáticas, incluindo infiltração dos planos adiposos adjacentes aos vasos mesentéricos superiores. Nesses casos, é importante observar o padrão de dilatação do ducto pancreático principal: a dilatação irregular com calcificações intraductais é mais comum na pancreatite crônica, em oposição à dilatação regular que ocorre no adenocarcinoma obstrutivo.[2] Além disso, o *sinal do ducto penetrante*, quando definido como a identificação do ducto pancreático principal de calibre usual ou com dilatação discreta dentro da massa, apresenta especificidade de 96% para o diagnóstico de pancreatite crônica.[3]

▶▶▶ LESÕES CÍSTICAS

A diferenciação entre lesões císticas benignas e malignas é, na maioria das vezes, difícil e os métodos de imagem – TC, RM, US endoscópico e PET-CT – devem ser usados em conjunto com os dados clínicos e laboratoriais. O achado radiológico de cisto pancreático abrange largo espectro de entidades patológicas, que podem ser classificadas em lesões neoplásicas e não neoplásicas. As lesões císticas mais comuns do pâncreas são os pseudocistos, usualmente relacionados com trauma ou pancreatite prévios. As neoplasias císticas são a segunda causa mais comum de cistos pancreáticos, cujos tipos histológicos mais frequentes são os tumores mucinosos, serosos e os tumores papilares intraductais.

Alguns aspectos de benignidade devem ser reconhecidos para que procedimentos intervencionistas desnecessários possam ser evitados. A história prévia de pancreatite ou trauma, os sinais tomográficos de pancreatite e a amilase sérica aumentada sugerem pseudocisto pancreático. A presença de debris no interior de lesão cística também torna mais provável a hipótese de pseudocisto[4] (Fig. 52.1).

As lesões microcísticas são benignas e se caracterizam pelo aglomerado de pequenos cistos (mais de seis), medindo até cerca de 2cm, em alguns casos com aspecto semelhante a favo de mel. A presença de cicatriz central é muito típica de tumores serosos e pode ser encontrada em até 30% dos pacientes.[5] As lesões macrocísticas têm aspecto multiloculado, com poucos compartimentos, sendo maiores que 2cm cada. São encontradas, mais frequentemente, em neoplasias mucinosas (Fig. 52.2). Os contornos lobulados ajudam a diferenciá-las dos pseudocistos.[6] Calcificações periféricas em casca de ovo são vistas em apenas 20% dos tumores mucinosos, mas são muito típicas.[7] Nódulos murais sólidos são identificados em lesões pré-malignas e malignas e tornam necessária a ressecção cirúrgica.

A abordagem das lesões uniloculares é a mais complexa, porque tal aspecto pode ser encontrado tanto em lesões benignas quanto malignas. Recentemente, foi demonstrado que lesões menores que 3cm são, em sua maioria, benignas, o que possibilita o acompanhamento seguro por meio dos métodos de imagem.[8] A punção guiada por ultrassonografia endoscópica pode

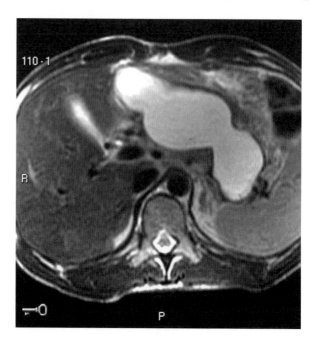

Fig. 52.1 Paciente com história de pancreatite aguda prévia. Ressonância magnética do abdome mostra grande pseudocisto pancreático.

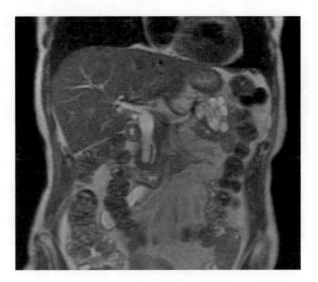

Fig. 52.2 Paciente do sexo feminino com diagnóstico ecográfico de lesão cística pancreática. Ressonância magnética do abdome evidencia lesão cística multiloculada na cauda pancreática, de contornos lobulados, com cistos maiores que 2cm, compatíveis com neoplasia mucinosa.

ser utilizada para diagnóstico, tornando possível a pesquisa de mucina e a dosagem de amilase, CEA e CA 19-9 no líquido aspirado. A obtenção de células para exame citológico oncótico nem sempre é possível.[7]

Neoplasia Mucinosa Papilar Intraductal

As neoplasias papilares intraductais constituem grupo distinto de tumores epiteliais produtores de mucina que apresentam crescimento intraductal, formando massas. A presença de comunicação da lesão cística com os ductos pancreáticos caracteriza essas lesões e pode ser bem definida pelos métodos de imagem, em especial pela colangiorressonância.

As neoplasias papilares intraductais apresentam largo espectro de alterações histológicas, que progridem da hiperplasia para adenoma, displasia, carcinoma *in situ* e, eventualmente, carcinoma invasivo. Frequentemente, diferentes graus histológicos podem coexistir. A ressecção cirúrgica é o tratamento de escolha para a maioria desses tumores, e a determinação pré-operatória da presença ou não de carcinoma invasivo é crucial. Os fatores preditivos de carcinoma invasivo na TC e em outros métodos de imagem incluem envolvimento do ducto pancreático principal, dilatação acentuada do ducto pancreático principal, envolvimento difuso ou multifocal, presença de nódulo mural grande ou massa sólida e obstrução do colédoco[9] (Fig. 52.3).

▶▶ PET-CT

O PET-CT associa a avaliação anatômica realizada pela TC com a avaliação funcional do metabolismo glicolítico de um tecido ou órgão, utilizando como radiotraçador a 18-F-fluorodesoxiglicose (FDG). Embora existam variações conhecidas entre os tipos tumorais, uma captação elevada do FDG tem sido demonstrada na maioria dos tumores malignos primários.

Alguns estudos apontam o PET-CT como possível método de diferenciação entre lesões císticas benignas e malignas, com sensibilidade e especificidade superiores às dos outros métodos de imagem, sendo útil especialmente quando a TC e a biópsia não são diagnósticas, quando há pancreatite crônica concomitante e nas lesões císticas. Apesar das controvérsias na literatura, as lesões benignas não apresentam captação do FDG em até 94% dos casos, o que pode ser importante na abordagem de pacientes de alto risco.[10]

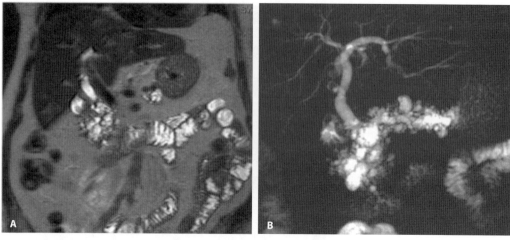

Fig. 52.3 Neoplasia mucinosa papilar intraductal. **A.** Pequenos cistos confluentes esparsos no parênquima pancreático, com diâmetro inferior a 2cm. **B.** Colangiografia por ressonância magnética evidenciando a comunicação dos cistos com o ducto pancreático principal, que apresenta calibre levemente aumentado.

▶▶▶ REFERÊNCIAS BIBLIOGRÁFICAS

1. Schaefer-Prokop C. Pancreas. In: Prokop M, Galanski M (eds.). Spiral and multislice computed tomography of the body. Stuttgart-New York: Thieme, 2003: 513-40.
2. Ly JN, Miller FH. MR imaging of the pancreas: a practical approach. Radiol Clin North Am 2002; 40:1289-306.
3. Ichikawa T, Sou H, Araki T. Duct-penetrating sign at MRCP: usefulness for differentiating inflammatory pancreatic mass from pancreatic carcinomas. Radiology 2001; 221:107-16.
4. Macari M, Finn ME, Bennett GL, et al. Differentiating pancreatic cystic neoplasms from pancreatic pseudocysts at MR imaging: value of perceived internal debris. Radiology 2009; 251:77-84.
5. Sahani DV, Kadavigere R, Saokar A, et al. Cystic pancreatic lesions: a simple imaging-based classification system for guiding management. RadioGraphics 2005; 25:1471-84.
6. Cohen-Scali F, Vilgrain V, Brancatelli G, et al. Discrimination of unilocular macrocystic serous cystadenoma from pancreatic pseudocyst and mucinous cystadenoma with CT: initial observations. Radiology 2003; 228:727-33.
7. Goh BKP, Tan YM, Chung YFA, et al. Pancreatic cysts: a proposed management algorithm based on current evidence. Am J Surg 2007; 193:749-55.
8. Sahani DV, Saokar A, Hahn PF, et al. Pancreatic cysts 3 cm or smaller: how aggressive should treatment be? Radiology 2006; 238:912-9.
9. Kawamoto S, Horton KM, Lawler LP, et al. Intraductal papillary mucinous neoplasm of the pancreas: can benign lesions be differentiated from malignant lesions with multidetector CT? RadioGraphics 2005; 25:1451-70.
10. Delbeke D, Martin WH. PET and PET/CT for pancreatic malignancies. PET Clinics 2008; 3:155–67.

53

Pancreatite Crônica:
Como Controlar a Dor?

Guilherme Santiago Mendes • Marcelo Henrique de Oliveira

▶▶▌ INTRODUÇÃO

A dor é o sintoma cardinal da pancreatite crônica. Entre os pacientes com pancreatite crônica calcificante (PCC) de etiologia alcoólica, que representam a grande maioria, a dor habitualmente se manifesta entre o terceiro e quinto decênios de vida e acomete cerca de 80% a 90% deles. Na pancreatite crônica idiopática, a dor pode ocorrer mais precocemente, e percentual mais expressivo de pacientes pode não manifestá-la durante sua evolução.[1]

Habitualmente, a dor é epigástrica, podendo ser referida para hipocôndrios e dorso. A intensidade é variável, mas costuma ser de forte intensidade e até martirizante. Pode ser intermitente, durando menos de 10 dias, intercalada com longos períodos sem dor – nesses casos, as crises de agudização da pancreatite é que parecem ser determinantes. Em outras situações, a dor pode durar meses, pontuada por paroxismos – essa característica pode indicar a preponderância da hipertensão do sistema ductal. Ao longo da evolução da PCC, a dor tende a diminuir de intensidade e frequência, podendo até mesmo desaparecer, mas isso não é previsível.[2]

A etiologia é multifatorial e alguns fatores já tiveram seu papel estabelecido – aumento da pressão intraductal e parenquimatosa com consequentes síndrome compartimental e isquemia, neurite, hipersensibilidade visceral, crises recorrentes de agudização e complicações associadas à PCC, como pseudocistos e câncer. A persistência do hábito de ingerir bebidas alcoólicas tem papel essencial.[2]

▶▶▌ TRATAMENTO CLÍNICO

Analgésicos

De acordo com a escala analgésica da Organização Mundial da Saúde (Fig. 53.1), caso a dor do paciente com PCC não possa ser controlada com analgésicos não opioides ou opioides fracos, associados a antidepressivos tricíclicos e anticonvulsivantes, e seja necessário o uso de opioides fortes por tempo prolongado, o tratamento endoscópico ou cirúrgico deve ser indicado.[3]

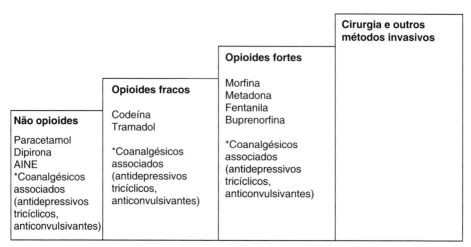

Fig. 53.1 Escala de analgesia para o câncer de pâncreas da Organização Mundial da Saúde, adaptada para o tratamento da dor na pancreatite crônica.

Enzimas Pancreáticas

Pretensamente, a ingestão de enzimas – proteases, amilase, lipase – diminuiria o estímulo duodenal para secreção pancreática, o que contribuiria para diminuição da pressão intraductal e alívio da dor na PCC. Há seis estudos prospectivos, aleatórios e duplos-cegos sobre o assunto, e quatro deles não demonstraram benefício com o uso das enzimas pancreáticas, enquanto dois indicaram efetividade.[4] Ressalte-se que as diferentes preparações farmacêuticas das enzimas e a subjetividade da dor podem interferir na avaliação dos resultados. Na prática, a associação de enzimas ao tratamento analgésico pode ser tentada, embora não haja dose padronizada e os resultados sejam díspares.

Octreotida

Três estudos prospectivos, aleatórios e duplos-cegos publicados não demonstraram efetividade da droga, que não deve ser indicada com a pretensão de aliviar a dor.[4]

Antioxidantes

O estresse oxidativo produzido pela PCC pode ser evidenciado pelos níveis elevados de radicais livres de oxigênio presentes no soro e na secreção pancreática. Há também evidências de que os níveis séricos de antioxidantes naturais, como vitaminas A, E e C, xantinas e selênio, possam estar diminuídos nos pacientes com PCC. Essas observações justificaram a realização de estudos com compostos de antioxidantes (metionina, selênio, betacaroteno e vitaminas C e E) que, embora animadores, não têm consistência para atestar a eficácia dessa terapia.[5] Por analogia, pode-se supor que uma dieta rica nesses compostos seja potencialmente benéfica.

O alopurinol, que também teria propriedades antioxidantes, foi objeto de estudo controlado, que não provou sua eficácia.[5]

Radioterapia

Existem alguns estudos antigos, não controlados e com poucos pacientes, que indicam benefício da radioterapia na paliação da dor na PCC. A despeito de haver alguns grupos que ainda considerem essa terapia como alternativa a ser tentada antes de se indicar tratamento cirúrgico, ela nunca se consolidou na prática clínica.[3]

▶▶ TRATAMENTO ENDOSCÓPICO

Dilatação do Wirsung e Inserção de Próteses

As estenoses do canal de Wirsung e a presença de cálculos intraductais são comuns na PCC e, conforme já relatado, têm papel importante na gênese da dor. A manipulação endoscópica do canal principal do pâncreas com o objetivo de dilatar estenoses e colocar próteses é tecnicamente difícil, e o procedimento fica restrito a centros especializados. Segundo numerosas publicações, o êxito técnico varia entre 70% e 100%, o índice de sucesso no alívio imediato da dor é de 75% a 90%, e 50% a 75% dos pacientes conseguem manter-se sem dor por tempo prolongado.[3] O candidato ideal seria aquele com estenose do Wirsung no segmento cefálico e dilatação a montante, mas há relatos de que mesmo pacientes sem dilatação significativa possam ser beneficiados pela descompressão ductal promovida pelas endopróteses.[1]

Retirada de Cálculos

As técnicas endoscópicas para retirada de cálculos são variadas, incluindo litotripsia mecânica e por ondas de choque, associadas à esfincterotomia do canal de Wirsung. Seis estudos recentes, que incluíram 328 pacientes, demonstraram que 50% a 85% deles tiveram alívio da dor após a intervenção endoscópica para extração dos cálculos.[3]

Em 2002, Rösch *et al.*[6] publicaram estudo multicêntrico que incluiu 1.018 pacientes de oito centros especializados, os quais tiveram indicação de tratamento endoscópico por estenose do Wirsung, presença de cálculos, ou ambos. Após o período de acompanhamento de 5 anos, 65% dos pacientes tiveram alívio significativo da dor e 24% foram encaminhados para tratamento cirúrgico.[6]

Apesar dos bons resultados, é importante ressaltar que a terapêutica endoscópica acompanha-se de risco considerável de complicações, algumas potencialmente fatais. As precoces incluem pancreatite, ruptura do Wirsung, hemorragia e colangite e podem ocorrer em 15% a 25% dos casos. As complicações tardias relacionam-se à migração e à oclusão das próteses e ao desenvolvimento de reação inflamatória crônica em torno delas, podendo agravar a dor.

Drenagem de Pseudocistos

Os procedimentos endoscópicos podem também ser úteis quando a dor é motivada pela compressão causada por pseudocistos – nesses casos, a drenagem por meio de punção transgástrica ou transduodenal pode ser muito efetiva.

Neurólise do Plexo Celíaco Guiada por Ecoendoscopia

A injeção de álcool absoluto sobre o plexo celíaco tem por objetivo inativar as fibras aferentes que transmitem o estímulo doloroso visceral. A utilização da ecoendoscopia para guiar a punção possibilita melhores resultados e menos complicações, já que a relativa proximidade do plexo nervoso com a parede gástrica posterior permite melhor acesso do que pela via percutânea.[7] Nos pacientes com PCC há a possibilidade de substituir o álcool por corticoides (40mg de triancinolona) para evitar a neurite dolorosa que pode ser gerada pelo etanol.[3]

Diferentes estudos demonstraram melhora significativa da dor em cerca de 50% dos pacientes nas primeiras 4 semanas. Entretanto, após 24 semanas, apenas 15% preservaram o efeito analgésico.[3]

As complicações relacionadas ao procedimento, como diarreia e hipotensão secundárias ao bloqueio simpático, tendem a ser transitórias.

▶▶▶ TRATAMENTO CIRÚRGICO

O tratamento cirúrgico deve ser considerado na PCC quando, a despeito do tratamento analgésico otimizado, a dor persiste intensa e limitante. Além dessa indicação, a cirurgia pode ser proposta quando há suspeita de câncer associado, obstrução do colédoco ou duodeno e/ou ruptura do canal pancreático principal com ascite.

O tipo de operação a ser proposta dependerá do diâmetro do canal de Wirsung, do ponto da dilatação – se difusa ou segmentar, se localizada na cabeça, cauda ou corpo –, da presença de massas ou de intervenções prévias sobre o pâncreas. O estudo anatômico proporcionado pela pancreatografia por ressonância magnética (CPRM) oferece subsídios importantes para a tomada de decisão, já que existem várias técnicas operatórias a considerar. Sempre que possível, as operações de drenagem do canal pancreático devem ser preferidas às de ressecção, já que estas podem agravar a insuficiência exócrina e endócrina da glândula. Entre as operações de drenagem, a mais difundida e de execução mais simples é a pancreatojejunostomia laterolateral (cirurgia de Partington-Rochelle). Se houver acometimento predominante da cabeça pancreática, as cirurgias que incluem dissecção ampla da porção cefálica são preferíveis, embora mais complexas (Frey, Berger). No entanto, se não houver dilatação do Wirsung superior a 7mm, fato que ocorre em 5% a 10% dos casos de PCC,[3] os procedimentos mais eficientes de drenagem não serão tecnicamente exequíveis, restando a opção da pouco difundida cirurgia de Izbicki – excisão ventral em V. As operações podem ser complementadas por procedimentos de desnervação, que produzem efeito analgésico adicional por curto período.

As técnicas operatórias mais utilizadas são sumariadas no Quadro 53.1.

Quadro 53.1 Técnicas operatórias mais utilizadas para tratamento da dor na PCC

Drenagem

Wirsung > 7mm	Pancreatojejunostomia laterolateral (Partington-Rochelle)
	Dissecção da porção cefálica, exposição e incisão longitudinal do Wirsung + pancreatojejunostomia (Frey)
	Ressecção parcial da cabeça, preservação duodenal + pancreatojejunostomia (Berger)
Wirsung < 7mm	Excisão ventral longitudinal em V (Izbicki)

Ressecção
Duodenopancreatectomia cefálica (Whipple)
Pancreatectomia distal
Pancreatectomia total (com transplante de ilhotas)

Desnervação
Bloqueio do gânglio celíaco
Simpatectomia bilateral
Esplancnectomia torácica

O primeiro estudo controlado e randomizado que comparou a eficácia dos tratamentos endoscópico e cirúrgico para alívio da dor na PCC incluiu 72 pacientes e constatou resultados semelhantes em 1 ano, mas significativamente melhores para o tratamento cirúrgico em 5 anos – nesse momento, 34% dos operados persistiam sem nenhuma dor, contra 14% dos tratados por endoscopia.[8] O segundo estudo comparativo entre as duas técnicas, também controlado e randomizado, incluiu 39 pacientes e foi encerrado prematuramente, depois que a análise dos resultados, ao cabo de 24 meses, evidenciou clara vantagem da cirurgia de drenagem sobre o tratamento endoscópico – 75% contra 32% dos pacientes referiam alívio parcial ou completo da dor.[9]

Com base nesses estudos, pode-se afirmar a superioridade dos tratamentos cirúrgicos de drenagem sobre os endoscópicos no alívio da dor na PCC, sobretudo a longo prazo. Não obstante, deve-se ressaltar que nenhuma técnica operatória, nem mesmo a pancreatectomia total, é garantia de alívio completo e definitivo da dor – um percentual considerável de pacientes pode ainda continuar dependente de analgésicos. Soma-se a isso o risco inerente a qualquer tratamento cirúrgico, especialmente elevado nas operações de ressecção.

▶▶▎ CONSIDERAÇÕES FINAIS

Controlar a dor na PCC exige, antes de tudo, forte determinação do paciente para manter-se abstêmio de álcool. Sem esse passo, qualquer terapêutica é fadada ao fracasso.

O tratamento analgésico deve ser iniciado por via oral, respeitando a escala já estabelecida, inclusive com associação de antidepressivos e anticonvulsivantes. Nesse momento, a utilização de enzimas pancreáticas e antioxidantes pode ser tentada para otimizar os resultados.

Caso o controle da dor não seja satisfatório, sobretudo naqueles casos de dor persistente, deve-se considerar o tratamento endoscópico ou cirúrgico.

A indicação da terapêutica endoscópica dependerá, essencialmente, das circunstâncias técnicas existentes, já que os procedimentos são complexos e exigem equipe especializada e experiente. Risco cirúrgico, resultados a longo prazo, anatomia do Wirsung à CPRM e custo devem ser considerados.

Caso a opção terapêutica seja cirúrgica, as operações de ressecção deverão ser propostas se houver suspeita de câncer ou doença focal. Para as outras situações, especialmente se existir dilatação do Wirsung, serão preferíveis as operações de drenagem. Os procedimentos de desnervação podem complementar os atos cirúrgicos, mas produzem efeito limitado.

Essa abordagem sistematizada proporciona maior eficácia do tratamento, porém, ainda assim, alguns casos não terão resolução plenamente satisfatória.

▶▶▎ REFERÊNCIAS BIBLIOGRÁFICAS

1. Dani R, Silva EM. Pancreatite crônica. In: Dani R (ed.). Gastroenterologia essencial. Rio de Janeiro: Guanabara Koogan, 2006: 917-27.
2. Sakorafas GH, Tsiotou AG, Peros G. Mechanisms and natural history of pain in chronic pancreatitis. J Clin Gastroenterol 2007; 41:689-98.
3. Guarner L, Abu-Suboh M, Dot J, et al. Tratamiento del dolor em la pancreatitis crónica. Gastroenterol Hepatol 2009; 32:109-15.
4. Esch AAJ, Wilder-Smith OHG, Jansen JBMJ, et al. Pharmacological management of pain in chronic pancreatitis. Dig Liv Dis 2006; 38:518-26.
5. Gachago C, Draganov PV. Pain management in chronic pancreatitis. World J Gastroenterol 2008; 14:3137-48.

6. Rosh T, Daniel S, Scholz M, et al. Endoscopic treatment of chronic pancreatitis: a multicenter study of 1000 patients with long-term follow up. Endoscopy 2002; 34:765-71.

7. Lieb JG, Forsmark CE. Review article: pain and chronic pancreatitis. Aliment Pharmacol Ther 2009; 29:706-19.

8. Dite P, Ruzicka M, Zboril V, Novotny I. A prospective, randomized trial comparing endoscopic and surgical therapy for chronic pancreatitis. Endoscopy 2003; 35:553-8.

9. Cahen DL, Gouma DJ, Nio Y, et al. Endoscopic versus surgical drainage of the pancreatic duct in chronic pancreatitis. N Eng J Med 2007; 356:676-84.

VII

FÍGADO, VIAS BILIARES E BAÇO

54

Hepatite B: Tem Cura?

Rosângela Teixeira • Eric Bassetti-Soares

▶▶▎ INTRODUÇÃO

A hepatite B constitui um sério problema de saúde pública mundial. Cerca de 400 milhões de indivíduos estão cronicamente infectados pelo vírus B (HBV) em todo o mundo. A progressão para cirrose e carcinoma hepatocelular (CHC), da ordem de 15% a 25%,[1,2] é a principal consequência da hepatite B crônica não tratada.

A importância da carga viral do HBV no curso e no prognóstico da hepatite B crônica tem sido recentemente enfatizada em razão das crescentes evidências da associação entre a elevação progressiva do HBV DNA e os riscos de cirrose[3] e de CHC.[4]

A eficácia terapêutica das drogas atualmente disponíveis para o tratamento da hepatite B crônica é avaliada pela sua potência antiviral, ou seja, capacidade de redução sustentada da carga viral.[5] O tratamento eficaz resulta em normalização da alanino-aminotransferase (ALT), melhora histológica, soroconversão do HBeAg para anti-HBe e, eventualmente, no raro evento da soroconversão do HBsAg para anti-HBs.

Os fármacos aprovados para tratamento da hepatite B crônica são os interferons α-2a e 2b, o interferon peguilado α-2a, a lamivudina (3TC), o adefovir, o entecavir, o tenofovir e a telbivudina.[5] A despeito da expansão recente de novos análogos nucleos(t)ídeos, que efetivamente inibem a replicação do HBV, o tratamento antiviral da hepatite B crônica continua sendo grande desafio na prática clínica, o que se atribui, principalmente, à alta taxa de recidiva após a suspensão dos medicamentos e à emergência de cepas mutantes resistentes às drogas.[5,6] Portanto, a replicação viral do HBV é controlada pelos fármacos atualmente disponíveis. Contudo, o tratamento não garante a cura da infecção.

▶▶▎ O cccDNA

A replicação do HBV, a despeito de ser um vírus DNA, ocorre por meio de um RNA intermediário que utiliza a polimerase viral com atividade de transcriptase reversa. Após a entrada na célula, o genoma do HBV é transportado para o núcleo dos hepatócitos. No núcleo, polimerases virais e do hospedeiro reparam o genoma parcialmente circular para a forma circular covalente e fechada, denominada cccDNA (*covalently closed circular DNA*), que serve de modelo para a transcrição de todos os RNA mensageiros (RNAm) virais, incluindo o RNA pré-genômico, o subgenômico e a proteína X.[7] O cccDNA encontra-se no núcleo do hepatócito infectado como um minicromossomo ou epissoma não integrado, onde atua na transcrição dos genes virais.[7] É produzido durante a replicação viral, sendo o número de cópias de cccDNA presentes no hepatócito infectado muito variável, da ordem de 10 a 50 cópias.[6]

A principal evidência a favor do controle da replicação viral, e não da cura da hepatite B, com o arsenal terapêutico atualmente disponível, é a impossibilidade de erradicar o cccDNA, responsável pela persistência e reativação do HBV, após a suspensão do tratamento. Desse modo, essas partículas constituem a forma estável do DNA do HBV e estão implicadas na perpetuação da infecção.[6]

▶▶▎ PAPEL DA RESPOSTA IMUNE NA INFECÇÃO PELO VÍRUS DA HEPATITE B

A ativação da resposta imune é essencial no processo de eliminação do HBV e na evolução da doença. Assim, o controle da infecção viral depende da complexa interação entre as respostas imunes inata, celular e humoral[8] (Fig. 54.1).

Haveria apenas duas possibilidades de eliminação do cccDNA: (a) destruição dos hepatócitos infectados e sua substituição por células não infectadas; e (b) diminuição da expressão gênica do HBV pelas citocinas antivirais não citolíticas e, portanto, sem destruição dos hepatócitos.[9]

Em função da meia-vida longa dos hepatócitos, a destruição e a recomposição dessas células não são capazes de eliminar todas as partículas cccDNA, com exceção dos períodos de rápida e maciça destruição de hepatócitos infectados, como ocorre na hepatite B aguda. O fato de as partículas cccDNA persistirem mesmo nos pacientes com evidências sorológicas de clareamento do HBV enfatiza o importante papel da resposta imune no controle da replicação viral.[6,8]

Evidências recentes demonstram que os análogos núcleos(t)ídeos inibem a atividade da polimerase viral, mas não eliminam as vias intracitoplasmáticas responsáveis pela formação

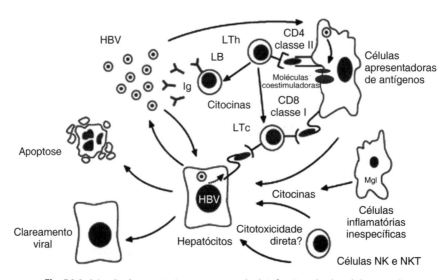

Fig. 54.1 Ativação da resposta imune no controle da infecção pelo vírus da hepatite B.

das partículas cccDNA. Desse modo, esses fármacos levam apenas à redução dessas partículas, na ordem de 1,0 a 2,4$\log_{10}$ cópias por célula, sem, contudo, serem suficientes para a sua eliminação completa.[9,10]

Os modelos matemáticos predizem a necessidade de mais de um decênio de tratamento para eliminar o cccDNA.[11] Isto significa que o tratamento da hepatite B crônica, para essa finalidade, deve ser longo e de duração indefinida. Portanto, o objetivo de *curar* a infecção crônica pelo HBV com os agentes orais atualmente disponíveis não é possível, uma vez que não há comprovação da segurança da administração dessas drogas por período tão longo ou da sua eficácia em erradicar definitivamente as partículas cccDNA dos hepatócitos.

As principais evidências clínicas que suportam a hipótese de que a infecção crônica pelo HBV não tem cura são os estudos que demonstram que mesmo indivíduos que negativam o HBsAg e soroconvertem em anti-HBs podem, sob determinadas circunstâncias (p. ex., durante tratamento quimioterápico, uso de agentes biológicos ou esteroides em altas doses, ou na vigência do transplante de medula óssea), reativar a infecção viral e evoluir com hepatite B aguda de gravidade variável[12-15] e, não raramente, letal.

▶▶ REFERÊNCIAS BIBLIOGRÁFICAS

1. Ganen D, Prince AM. Hepatitis B virus infection: natural history and clinical consequences. N Engl J Med 2004; 350:1118-29.
2. Yim HJ, Lok AS. Natural history of chronic hepatitis B virus infection: what we knew in 1981 and what we know in 2005. Hepatology 2006; 43:S173-81.
3. Iloeje U, Yang H, Su J, et al. Predicting cirrhosis risk based on the level of circulating hepatitis B viral load. Gastroenterology 2006; 130:678-86.
4. Chen CJ, Yang H, Su J, et al. Risk of hepatocellular carcinoma across a biological gradient of serum HBV DNA level. JAMA 2006; 295:65-73.
5. Shamliyan TA, MacDonald R, Shaukat A, et al. Antiviral therapy for adults with chronic hepatitis B: a systematic review for a National Institutes of Health Consensus Development Conference. Ann Intern Med 2009; 150:111-24.
6. Zoulim F. Mechanism of viral persistence and resistance to nucleoside and nucleotide analogs in chronic hepatitis B infection. Antiviral Res 2004; 64:1-15.
7. Seeger C, Mason WS. Hepatitis B virus biology. Microbiol Mol Biol Rev 2000; 64:51-68.
8. Bertoletti A, Gehring AJ. The immune response during hepatitis B virus infection. J Gen Virol 2006; 87:1439-49.
9. Werle-Lapostolle B, Bowden S, Locarnini S, et al. Persistence of cccDNA during the natural history of chronic hepatitis B and decline during adefovir dipivoxil therapy. Gastroenterology 2004; 126:1750-8.
10. Wong DK, Yuen MF, Ngai VW, Fung J, Lai CL. One-year entecavir or lamivudine therapy results in reduction of hepatitis B virus intrahepatic covalently closed circular DNA levels. Antivir Ther 2006; 11:909-16.
11. Tsiang M, Gibbs CS. Analysis of hepatitis B virus dynamics and its impact on antiviral development. Methods Mol Med 2004; 96:361-77.
12. Lau GK, Yiu HH, Fong DY, et al. Early is superior to deferred preemptive lamivudine therapy for hepatitis B patients undergoing chemotherapy. Gastroenterology 2003; 125:1742-9.
13. Goyama S, Kanda Y, Nannya Y, et al. Reverse seroconversion of hepatitis B virus after hematopoietic stem cell transplantation. Leuk Lymphoma 2002; 43:2159-63.
14. Seth P, Alrajhi AA, Kagevi I, et al. Hepatitis B virus reactivation with clinical flare in allogeneic stem cell transplants with chronic graft-versus-host disease. Bone Marrow Transplant 2002; 30:189-94.
15. Iwai K, Tashima M, Itoh M, et al. Fulminant hepatitis B following bone marrow transplantation in an HBsAg-negative, HBsAb-positive recipient; reactivation of dormant virus during the immunosuppressive period. Bone Marrow Transplant 2000; 25:105-8.

55

Prurido Secundário à Colestase: Quais São as Opções Terapêuticas?

Luciana Costa Faria • Teresa Cristina de Abreu Ferrari

▶▶ INTRODUÇÃO

O prurido, complicação das doenças hepáticas crônicas, que ocorre mais comumente em pacientes com hepatopatias caracterizadas por colestase, incluindo síndromes associadas a mutações genéticas, como colestase intra-hepática familiar progressiva tipos 1, 2 e 3,[1] condições de etiologia desconhecida, como cirrose biliar primária[2] e colangite esclerosante primária,[3] e condições adquiridas, como colestase induzida por droga transitória ou associada a ductopenia. Obstrução biliar intra ou extra-hepática de diversas etiologias (cálculo, tumor, estenose pós-cirúrgica, compressão extrínseca da via biliar) também podem ocasionar prurido.

Em suas formas moderadas a graves, o prurido pode ter como consequências escoriações e infecções cutâneas, perda do sono, redução significativa da qualidade de vida, depressão e, até mesmo, ideações suicidas.

▶▶ PATOGÊNESE DO PRURIDO ASSOCIADO À COLESTASE

Acredita-se que o prurido associado à colestase resulte, em parte, do acúmulo no plasma e em outros tecidos de substâncias normalmente excretadas na bile. O fígado é considerado a origem do(s) agente(s) responsável(is) pelo prurido. A melhora do prurido após a resolução da obstrução biliar extra-hepática, após o transplante hepático e em pacientes que evoluem com insuficiência hepática reforça tais hipóteses.[4] No entanto, tal(is) agente(s) ainda não é(são) conhecido(s).

Os ácidos biliares receberam muita atenção como possíveis agentes responsáveis pelo prurido.[5] No entanto, algumas evidências sugerem que eles não sejam os agentes mediadores do prurido na colestase: (a) em pacientes que apresentam prurido e colestase, o prurido tende a cessar quando ocorre evolução para insuficiência hepática, fase em que os níveis de ácidos biliares estão maximamente elevados;[6] (b) alguns pacientes com colestase e elevação acentuada nos níveis plasmáticos de ácidos biliares não apresentam prurido durante todo o curso de sua doença; (c) o prurido pode flutuar e mesmo desaparecer espontaneamente sem alterações concomitantes nos níveis circulantes de ácidos biliares.[7]

A neurotransmissão central aumentada via sistema opioide endógeno pode resultar em prurido. Essa situação é mais bem exemplificada pelo prurido que resulta da administração central (p. ex., intratecal) de morfina, que exerce seus efeitos estimulando receptores opioides, em particular o receptor opioide mu.[8] Algumas evidências sugerem que o tônus opioide central está aumentado na colestase.[4,5] A primeira delas é que, na ausência de exposição prévia a opioides, pacientes com colestase podem apresentar manifestações clínicas semelhantes às da síndrome de retirada de opioides, após administração de antagonistas opioides.[9] A segunda linha de evidência é a apresentação de um estado de antinonicepção (analgesia), mediado por opioide, por animais experimentais com colestase secundária à ressecção do ducto biliar.[10] E, por fim, a terceira linha de evidência é a existência de um estado de *down-regulation* dos receptores opioides delta e mu em animais experimentais com colestase induzida por ressecção do ducto biliar.[11,12] A razão para a neurotransmissão opioide alterada na colestase é desconhecida. Uma hipótese é a de que o fígado possa contribuir para a disponibilidade aumentada de opioides na doença hepática. Neste contexto, níveis plasmáticos aumentados de met e leucoencefalinas, dois dos peptídeos opioides endógenos, foram observados em pacientes com cirrose biliar primária.[13,14]

Existem evidências de que fatores genéticos, hormonais e ambientais estejam envolvidos na determinação da ocorrência e da intensidade do prurido em paciente individual com determinada doença colestática.[15]

▶▶| TRATAMENTO DO PRURIDO ASSOCIADO À COLESTASE

O tratamento ideal do prurido associado à colestase é a correção da doença hepatobiliar de base, o que nem sempre é possível. Nos casos de obstrução das vias biliares extra-hepáticas, a drenagem biliar, por via endoscópica, percutânea ou cirúrgica, é usualmente eficaz para aliviar o prurido. Em contraste, o prurido devido à colestase intra-hepática pode representar enorme desafio terapêutico.

Como ocorre em muitas doenças em que a patogênese é mal compreendida e as terapias têm efeito subótimo, uma variedade de agentes farmacológicos tem sido estudados.[16]

Resinas de Troca

As resinas de troca de ânions não absorvíveis – colestiramina, colestipol e colesevalan – são utilizadas para aumentar a excreção biliar do(s) provável(is) agente(s) causador(es) do prurido. Outro possível mecanismo de ação desses agentes seria a indução de liberação de colecistoquinina, que é um hormônio com ação antiopioide endógeno.[7]

A colestiramina é amplamente utilizada como agente de primeira linha, e cerca de 80% dos pacientes apresentam resposta parcial ou completa a essa droga após 2 semanas de tratamento.[15,16] A dose utilizada de colestiramina varia de 4 a 16g por dia. A eficácia pode ser aumentada com a administração de uma dose antes e outra após o café da manhã nos pacientes que têm a vesícula biliar intacta, com o objetivo de aumentar a excreção do(s) agente(s) causador(es) do prurido, que presumivelmente se acumula(m) na vesícula biliar durante o jejum noturno.[7,17] A aderência ao tratamento pode ser limitada pela ocorrência de efeitos adversos, como desconforto e distensão abdominal, constipação intestinal, diarreia e sabor desagradável. As resinas de troca podem interferir na absorção de diversos medicamentos, como digoxina, warfarina, propranolol, contraceptivos hormonais e, por isso, recomenda-se que sejam administradas 4 horas antes de outras medicações.[7,15,17]

Rifampicina

Rifampicina, antibiótico semissintético utilizado no tratamento da tuberculose, tem se mostrado muito útil na abordagem terapêutica do prurido secundário à colestase. Esse agente induz a expressão de enzimas microssomais hepáticas com consequentes aceleração do metabolismo e excreção de diversos compostos, como bilirrubina, ácidos biliares, certas drogas e, possivelmente, também agente(s) causador(es) do prurido. Entretanto, não existe confirmação de que esse seja o mecanismo de ação responsável pelos efeitos benéficos da rifampicina no alívio do prurido associado à colestase.[4,7,15,17] Alterações no metabolismo dos ácidos biliares decorrentes do efeito desse antibiótico sobre a flora intestinal também têm sido aventadas como outro possível mecanismo de ação.[7]

Em duas metanálises recentes, nas quais foram incluídos apenas estudos controlados, randomizados e prospectivos, a rifampicina, na dose de 300 a 600mg por dia (ou 10mg/kg/dia), mostrou-se eficaz e segura para tratamento do prurido associado à colestase no curto prazo.[16,18] No entanto, considerando-se que se trata de droga hepatotóxica, a maioria dos autores recomenda dosagens das enzimas hepáticas, a intervalos regulares, enquanto a rifampicina estiver sendo prescrita.[4,7,15-18]

Antagonistas Opioides

Diversos ensaios clínicos, bem como um estudo de metanálise[16] demonstram efeito benéfico substancial dos antagonistas opioides naloxona, nalmefeme e naltrexona no tratamento do prurido associado às doenças hepatobiliares.[4,7,15-17] Tal fato reforça a hipótese de que os opioides endógenos participam na gênese do prurido.

A naloxona deve ser administrada, em infusão contínua, na dose de 0,2μg/kg/min após *bolus* inicial de 0,4mg; seu uso deve ser reservado para casos graves de prurido intratável. O nalmefeme e a naltrexona são usados, por via oral, nas doses de 60 a 120mg/dia e 25 a 50mg/dia, respectivamente. Embora os antagonistas de opioides sejam bem tolerados, manifestações clínicas semelhantes às da síndrome de retirada de opioides podem ser observadas durante os primeiros dias de tratamento, particularmente com o nalmefeme, motivo pelo qual esta droga não está mais disponível para uso clínico em diversos países. Para prevenção desse efeito adverso, os antagonistas opioides devem ser prescritos inicialmente em doses baixas. Alternativamente, durante as primeiras 24 a 48 horas de tratamento, a naloxona pode ser administrada em doses subterapêuticas (0,002μg/kg/min), as quais são aumentadas gradualmente a cada 2 a 4 horas, até se atingir a dose adequada, seguindo-se administração da naltrexona por via oral.[4,7,15] Uma outra opção é a associação de clonidina (0,1mg a cada 8 horas) ao antagonista opioide durante a primeira semana de tratamento.[15] É importante ressaltar que, em pacientes hipertensos, a suspensão da clonidina pode desencadear crise hipertensiva. Devido ao *up-regulation* dos receptores opioides mu, pode haver reaparecimento do prurido após uso prolongado dos antagonistas opioides, o que pode ser evitado pela interrupção da administração da droga durante 2 dias consecutivos por semana.[15]

Antagonistas da Serotonina e Inibidores Seletivos da sua Recaptação

A serotonina excita as fibras nervosas responsáveis pela sensibilidade somática e, assim, é possível que tenha alguma participação na transmissão dos impulsos nervosos responsáveis pela sensação de prurido. Além disso, estudos em seres humanos demonstram que injeção intradérmica de serotonina desencadeia prurido.[15]

Estudos iniciais evidenciaram que a administração endovenosa de ondansetrona, antagonista do receptor tipo 3 da serotonina, nas doses de 4 e 8mg, reduziu significativamente, em poucas horas, o prurido de pacientes com doenças colestáticas. Entretanto, tal efeito favorável não foi observado em outras investigações. Esse possível benefício é ainda mais controverso quando a ondansetrona é administrada por via oral.[4,7,15] Assim, até que resultados mais conclusivos estejam disponíveis, o uso dessa droga, por via endovenosa, deve ser reservado para os casos de prurido intratável, refratário a outros agentes.[15]

Séries de casos e pequenos estudos controlados sugerem efeito benéfico da sertralina, que é inibidor de recaptação da serotonina, nas doses de 75 a 100mg/dia, no tratamento do prurido associado a doenças hepáticas colestáticas.[4,7,15,17] As evidências disponíveis até o momento sugerem que o efeito antipruriginoso da sertralina independe do estado de humor do paciente.[4,7] É possível que a paroxetina tenha efeito semelhante, uma vez que se tem mostrado útil no tratamento do prurido de outras etiologias.[17] Ainda não são conhecidos os mecanismos desse efeito aparentemente paradoxal dos inibidores de recaptação da serotonina, mas alterações dos receptores opioides centrais podem estar envolvidas.[15] Os pacientes podem apresentar insônia durante o tratamento.

Outros Agentes

O ácido ursodesoxicólico (UDCA), aprovado para tratamento da cirrose biliar primária, tem sido usado em outras doenças colestáticas, como colangite esclerosante primária, colestase intra-hepática da gravidez e síndromes colestáticas da criança. O efeito desse agente sobre o prurido nunca foi especificamente estudado. Ensaios clínicos controlados, destinados à investigação dos efeitos terapêuticos do UDCA na cirrose biliar primária e na colangite esclerosante primária, não demonstraram, de maneira convincente, qualquer ação benéfica sobre o prurido. No entanto, há relatos de melhora do prurido em crianças e na colestase intra-hepática da gravidez.[4,15,17]

Fenobarbital, indutor de enzimas microssomais hepáticas da família do citocromo P450, como a rifampicina, mostrou-se útil na atenuação do prurido associado à colestase em estudo controlado e randomizado, mas o seu efeito foi inferior ao da rifampicina.[15]

A ação de uma série de outros agentes, pertencentes a diferentes categorias farmacológicas, sobre o prurido observado nas doenças hepatobiliares tem sido investigada, como canabinoides, agentes anestésicos, metronidazol, S-adenosil-L-metionina e fototerapia,[4,15] mas a sua discussão foge aos objetivos desta obra.

Tratamentos com Objetivo de Remover Agentes Causadores do Prurido

Intervenções utilizadas na tentativa de remoção extracorpórea dos agentes causadores do prurido incluem plasmaférese, que pode promover alívio temporário do prurido,[19,20] e, mais recentemente, o sistema MARS (*molecular adsorbent recirculating system*).[21] O sistema MARS (Teraklin, Rostock, Alemanha) é um método de hemodiafiltração em que o sangue do paciente entra em contato com a membrana semipermeável que o separa da solução de albumina, com o objetivo de remover da circulação sanguínea produtos metabólicos normalmente metabolizados pelo fígado, incluindo o(s) possível(is) agente(s) causador(es) do prurido. Alguns estudos não controlados, com pequeno número de casos, mostraram bons resultados no alívio do prurido clinicamente intratável.[22-24] No entanto, é tratamento de custo muito elevado e não disponível no nosso meio.

Transplante Hepático

Em pacientes com prurido grave e refratário às terapêuticas anteriormente descritas, o transplante hepático pode ser alternativa terapêutica, mesmo na ausência de insuficiência hepática.[7,17,25,26]

▶▶ CONSIDERAÇÕES FINAIS

Para concluir, descrevemos passo a passo a conduta terapêutica mais recomendada atualmente para o tratamento do prurido associado à colestase. A colestiramina é o tratamento inicial recomendado. Em mulheres com colestase intra-hepática da gravidez, o UDCA (10 a 15mg/kg/dia) é considerado o tratamento de primeira escolha. Se após 2 semanas de uso a colestiramina for ineficaz, rifampicina ou antagonista opioide devem ser prescritos. O antidepressivo sertralina pode ser administrado como terapia de quarta linha. A maioria dos pacientes apresentará resposta a essa estratégia terapêutica. Cuidar da pele (p. ex., com o uso de cremes hidratantes) e manter as unhas limpas e aparadas são medidas importantes, assim como evitar fatores que exacerbam o prurido, como temperaturas extremas.

Os pacientes que não apresentam resposta terapêutica à estratégia descrita constituem desafio terapêutico, e abordagens ainda em investigação podem ser tentadas. Por fim, o transplante hepático permanece como opção terapêutica para pacientes com prurido intenso, com grande repercussão na qualidade de vida e refratário às diversas alternativas de tratamento clínico.[7,17,25,26]

▶▶ REFERÊNCIAS BIBLIOGRÁFICAS

1. Jacquemin E. Progressive familial intrahepatic cholestasis. Genetic basis and treatment. Clin Liver Dis 2000; 4:753-63.
2. Heathcote J. The clinical expression of primary biliary cirrhosis. Semin Liver Dis 1997; 17:23-33.
3. Cullen SN, Chapman RW. The medical management of primary sclerosing cholangitis. Semin Liver Dis 2006; 26:52-61.
4. Bergasa NV. Update on the treatment of the pruritus of cholestasis. Clin Liver Dis 2008; 12:219-34.
5. Jones EA, Bergasa NV. The pruritus of cholestasis: from bile acids to opiate agonists. Hepatology 1990; 11:884-7.
6. Lloyd-Thomas HGL, Sherlock S. Testosterone therapy for the pruritus of obstructive jaundice. Br Med J 1952; 2:1289-91.
7. Bergasa NV. The pruritus of cholestasis. Review. J Hepatol 2005; 43: 1078-88.
8. Yu L. The mu opioide receptor: from molecular cloning to functional studies. Addict Biol 1996; 1:19-30.
9. Bergasa NV, Schmitt JM, Talbot TL, et al. Open-label trial of oral nalmefene therapy for the pruritus of cholestasis. Hepatology 1998; 27:679-84.
10. Bergasa NV, Alling DW, Vergalla J, et al. Cholestasis in the male rat is associated with naloxone-reversible antinoniception. J Hepatol 1994; 20:85-90.
11. Bergasa NV, Rothman RB, Vergalla J, et al. Central mu-opioid receptors are down-regulated in a rat model of cholestasis. J Hepatol 1992; 15:220-4.
12. Bergasa NV, Rothman RB, Vergalla J, et al. Down-regulation of delta opioid receptors in bile duct resected rats: further evidence for alteration in the opioid system in cholestasis. Gastroenterology 1992; 102:A946.
13. Bergasa NV. Hepatic Met-enkephalin immunoreactivity is enhanced in primary biliary cirrhosis. Liver 2002; 22:107-13.
14. Thornton JR, Losowsky MS. Opioid peptides and primary biliary cirrhosis. Br Med J 1988; 297:1501-4.
15. Kremer AE, Beuers U, Oude-ElferinkRPJ, et al. Pathogenesis and treatment of pruritus in cholestasis. Review. Drugs 2008; 68:2163-82.
16. Tandon P, Rowe BH, Ben Vandermeer MA, et al. The efficacy and safety of bile acid binding agents, opioid antagonists, or rifampin in the treatment of cholestasis-associated pruritus. Am J Gastroenterol 2007; 102:1528-36.

17. Kaplan MM, Chopra S. Pruritus associated with cholestasis. UpToDate 2009; www.uptodate.com.
18. Khurana S, Singh P. Rifampin is safe for treatment of pruritus due to chronic cholestasis: a meta-analysis of prospective randomized-controlled trials. Liver Int 2006; 26:943-8.
19. Geerdink P, Snel P, van Berge Henegouwen GP, et al. Treatment of intractable pruritus in patients with cholestatic jaundice by plasma exchange and plasma perfusion. Neth J Med 1978; 21:239-44.
20. Cohen LB, Ambinder EP, Wolke AM, et al. Role of plasmapheresis in primary biliary cirrhosis. Gut 1985; 26:291-4.
21. Stange J, Ramlow W, Mitzner S, et al. Dialysis against a recycled albumin solution enables the removal of albumin bound toxins. Artif Organs 1993; 17:809-13.
22. Macia M, Avile's J, Navarro J, et al. Efficacy of molecular adsorbent recirculating system for the treatment of intractable pruritus in cholestasis. Am J Med 2003; 114:62-4.
23. Doria C, Mandala L, Smith J, et al. Effect of molecular adsorbent recirculating system in hepatitis C virus-related intractable pruritus. Liver Transpl 2003; 9:437-43.
24. Parés A, Cisneros L, Salmerón JM, et al. Extracorporeal albumin dialysis: a procedure for prolonged relief of intractable pruritus in patients with primary biliary cirrhosis. Am J Gastroenterol 2004; 99:1105-10.
25. Heathcote EJ. Management of primary biliary cirrhosis. The American Association for the Study of Liver Diseases practice guidelines. Hepatology 2000; 31:1005-13.
26. Neuberger J, Jones EA. Liver transplantation for intractable pruritus is contraindicated before an adequate trial of opiate antagonist therapy. Eur J Gastroenterol Hepatol 2001; 13:1393-4.

56

Hepatite Autoimune: Quando Suspender o Tratamento?

Débora Raquel Benedita Terrabuio • Eduardo Luiz Rachid Cançado

A hepatite autoimune (HAI) é doença crônica, de caráter necroinflamatório, de etiologia autoimune, cujos agentes desencadeantes ainda não estão muito bem estabelecidos.[1,2] Caracteristicamente, acomete mulheres jovens, com doenças autoimunes extra-hepáticas associadas, hipergamaglobulinemia, positividade de autoanticorpos, achados histológicos de hepatite de interface, rosetas de hepatócitos e infiltrado inflamatório predominantemente plasmocitário e resposta terapêutica a corticoides e imunossupressores.

A sobrevida na doença grave não tratada, 6 meses após o diagnóstico, gira em torno de 40%. A presença de cirrose ativa na apresentação associa-se à mortalidade de 58% em 5 anos; dados mais atuais evidenciam sobrevida em 20 anos abaixo de 40% nessa população, mesmo nos casos que respondem ao tratamento, comparada à de 80% na ausência de cirrose hepática. Mesmo os pacientes com HAI leve a moderada podem evoluir para cirrose hepática, em cerca de 49% dos casos, após 15 anos do diagnóstico. Entretanto, a sobrevida em 20 anos é semelhante à da população normal.[3,4] Em geral, os pacientes que respondem ao tratamento apresentam sobrevida, em 10 anos, superior a 90%.[4,5] Entretanto, a resposta ao tratamento, a depender do critério utilizado para sua definição, varia, nos diversos estudos, de 65% a 80% em 3 anos, sendo mais alta nos mais recentes (com melhor definição nos critérios diagnósticos de HAI e uso de testes mais sensíveis para o diagnóstico das hepatites crônicas B e C).[4,5]

Entendem-se por resposta completa a remissão dos sinais e sintomas clínicos, a normalização bioquímica e a resolução histológica da inflamação. De acordo com os critérios do Grupo Internacional de HAI (GIHAI), a resposta completa é definida como melhora dos sinais e sintomas e normalização das enzimas hepáticas, bilirrubinas e imunoglobulinas em até 1 ano após o início do tratamento. Essa resposta deve ser sustentada por, pelo menos, 6 meses durante o tratamento de manutenção ou por biópsia hepática demonstrando atividade mínima, ou por melhora de 50% das enzimas hepáticas em relação ao valor inicial após 1 mês de tratamento, com valores abaixo de duas vezes o normal dentro de 6 meses.[1] Por outro lado, as orientações da Associação Americana de Doenças Hepáticas (AASLD) preconizam, como remissão completa, o desaparecimento dos sinais e sintomas e a normalização dos níveis de bilirrubinas e gamaglobulinas, com níveis de aminotransferases normais ou menores que duas vezes o valor normal e ausência de atividade de interface.[3] Outros autores,[7,8] nos últimos anos, têm sugerido também que o objetivo do tratamento deve incluir a normalização das enzimas, e não sua quase normalização, visto que a manutenção de alterações, mesmo abaixo de duas vezes o normal, associa-se à maior progressão para cirrose hepática e a evidências de hepatite de interface na biópsia hepática.[7,8] Assim sendo, observa-se que não há definição consensual quanto ao melhor critério de remissão bioquímica, sendo este o primeiro ponto de discussão quando se discutem a resposta e a suspensão do tratamento.

Além disso, não está bem estabelecido o tempo ideal da duração do tratamento. Sabe-se que a melhora histológica ocorre, em média, 3 a 8 meses após a resposta clínica e bioquímica, e que nem sempre a remissão clínica se acompanha de remissão histológica.[3,4,9] Logo, o tratamento deveria estender-se por, pelo menos, 6 meses após a normalização bioquímica. Alguns autores sugerem que pacientes com cirrose hepática na histologia inicial e crianças com HAI tipo 2 devem ser mantidos sob imunossupressão por toda a vida, porque apresentam menores taxas de remissão e maiores taxas de recidiva. Entretanto, essa conduta não é adotada de modo uniforme.[5]

As taxas de recidiva, após suspensão do tratamento, situam-se ao redor de 80% a 90%, com a maioria dos casos ocorrendo nos primeiros 6 meses.[4,5,9] Os critérios de recidiva também não são uniformes nas diversas publicações. O GIHAI define recidiva como aumento de enzimas hepáticas acima de duas vezes o valor normal após a suspensão do tratamento,[6] enquanto o consenso da AASLD a define como aumento acima de três vezes.[3] Independentemente do critério utilizado, sabe-se que a normalização histológica pré-suspensão do tratamento resulta nas menores taxas de recidiva, ao redor de 20%. Na presença de evidências de hepatite de interface, a recidiva ocorre em cerca de 50% dos casos. Se a doença evolui para cirrose hepática em vigência do tratamento, essas taxas são ainda mais altas.[10]

Em 2003, Czaja e Carpenter,[11] avaliando o exame histológico hepático nos pacientes que preenchiam critérios para suspensão do tratamento, identificaram que a única alteração associada à maior recidiva foi a presença de infiltrado plasmocitário (valor preditivo positivo de 92% e sensibilidade de 31%), não havendo associação com atividade histológica, grau de fibrose, presença de hepatite de interface ou cirrose.[11] Em 2004, estudo de Verma et al.[8] evidenciou que os fatores associados com maior recidiva foram: maior tempo para indução de remissão (quando ocorreu 5 meses após o início do tratamento, associou-se com > 90% de recidiva), ausência de normalização das enzimas hepáticas durante a remissão e infiltrado plasmocitário na biópsia de controle de remissão histológica. Montano-Loza et al.[12] identificaram que níveis anormais de AST, gamaglobulinas e imunoglobulina G pré-suspensão de tratamento associaram-se a maiores taxas de recidiva, sem diferenças quanto aos achados histológicos da biópsia de controle ou à duração do tratamento antes da suspensão da imunossupressão. Czaja et al.,[13] em 2002, também não evidenciaram associação entre tempo de tratamento e recidiva. Entretanto, Kanzler et al.[14] evidenciaram que o tratamento por mais de 4 anos antes da suspensão associou-se com uma remissão sustentada em 67% dos casos, comparada a 10% nos pacientes tratados por 1 a 2 anos. Heathcote[15] sugere tratamento imunossupressor, com a menor dose possível para normalização das enzimas hepáticas, por pelo menos 2 anos, o mesmo sendo preconizado por outros autores.[16]

Com base nos dados apresentados, e frente à indefinição da literatura com relação à suspensão do tratamento, no ambulatório de doenças autoimunes e metabólicas do fígado do Hospital das Clínicas da Faculdade de Medicina da Universidade de São Paulo é adotada a seguinte conduta: indução da remissão com uso associado de prednisona, 30mg/dia, e azatioprina, 50mg/dia, com reduções mensais do corticoide (até a dose mínima de 7,5mg/dia) e aumento progressivo da azatioprina (até a dose máxima de 150mg/dia), até a normalização bioquímica. A partir desse momento, o paciente permanece com a mesma dose de imunossupressão até completar 18 meses de remissão bioquímica. Nesse caso, é realizada biópsia hepática para avaliação de remissão histológica, definida como atividade periporta 0 ou 1 de acordo com a classificação da Sociedade Brasileira de Anatomia Patológica.[17] Caso o paciente esteja em remissão histológica, é suspensa a azatioprina, com redução semanal de 2,5mg do corticoide. Os controles após suspensão são mensais nos primeiros 6 meses (período de maior risco para recidiva) e a cada 2 meses, até completar 1 ano, seguidos por reavaliações ambulatoriais pelo menos semestrais. O critério adotado para recidiva da doença é o aumento de enzimas hepáticas acima de duas vezes o valor normal.[18]

Avaliando a resposta ao tratamento de 268 pacientes com HAI atendidos no período de 1986 a 2007, encontramos cirrose hepática à apresentação em 62,3% dos pacientes. Obtivemos remissão bioquímica em 57,5% e remissão histológica em 36,2% dos casos, num período de aproximadamente 4 anos. A recidiva ocorreu em 59% dos casos, sendo em 76% nos primeiros 6 meses. A resposta completa ocorreu em menor porcentagem que a descrita na literatura, provavelmente devido à influência genética em que há predominância de HLA DR13, que define doença mais agressiva nos pacientes brasileiros que nos norte-americanos.[19] A recidiva ocorreu menos frequentemente que o descrito na literatura, provavelmente devido à realização, em nosso serviço, de protocolos com uso de cloroquina para manutenção de remissão.

▶▶ REFERÊNCIAS BIBLIOGRÁFICAS

1. McFarlane IG. Autoimmune hepatitis: diagnostic criteria, subclassifications, and clinical features. Clin Liver Dis 2002; 6:605-21.
2. Czaja AJ. Autoimmune liver disease. Curr Opin Gastroenterol 2004; 20:231-40.
3. Czaja AJ, Freese DK. Diagnosis and treatment of autoimmune hepatitis. AASLD Practice Guidelines. Hepatology 2002; 36:479-97.
4. Czaja AJ, Bianchi FB, Carpenter HA, et al. Treatment challenges and investigational opportunities in autoimmune hepatitis. Hepatology 2005; 41:207-15.
5. Krawitt EL. Autoimmune hepatitis. N Engl J Med 2006; 354:54-66.
6. Alvares F, Berg PA, Bianchi FB, et al. International Autoimmune Hepatitis Group Report: review of criteria for diagnosis of autoimmune hepatitis. J Hepatol 1999; 31:929-38.
7. Miyake Y, Iwasaki Y, Terada R, et al. Persistent normalization of serum alanine aminotransferase levels improves the prognosis of type 1 autoimmune hepatitis. J Hepatol 2005; 43:951-7.
8. Verma S, Gunuwan B, Mendler H, et al. Factors predicting relapse and poor outcome in type I autoimmune hepatitis: role of cirrhosis development, patterns of transaminases during remission and plasma cell activity in the liver biopsy. Am J Gastroenterol 2004; 99:1510-6.
9. Manns MP, Vogel A. Autoimmune hepatitis, from mechanisms to therapy. Hepatology 2006; 43:S132-42.
10. Manns MP, Strassburg CP. Autoimmune hepatitis: clinical challenges. Gastroenterology 2001; 120:1507-13.
11. Czaja AJ, Carpenter HA. Histological features associated with relapse after corticosteroid withdrawal in type 1 autoimmune hepatitis. Liver International 2003; 23:116-23.
12. Montano-Loza AJ, Carpenter HA, Czaja AJ. Improving the end point of corticosteroid therapy in type 1 autoimmune hepatitis to reduce the frequency of relapse. Am J Gastroenterol 2007; 102:1005-12.
13. Czaja AJ, Menon KVN, Carpenter HA. Sustained remission after corticosteroid therapy in type 1 autoimmune hepatitis: a retrospective analysis. Hepatology 2002; 35:890-7.
14. Kanzler S, Gerken G, Löhr H, et al. Duration of immunosuppressive therapy in autoimmune hepatitis. J Hepatol 2001; 34:354-5.
15. Heathcote J. Treatment strategies for autoimmune hepatitis. Practice guidelines. Am J Gastroenterol 2006; 101:S630-2.
16. Al-Chalabi T, Heneghan MA. Remission in autoimmune hepatitis: what is it, and can it ever be achieved? Am J Gastroenterol 2007; 102:1013-5.
17. Gayotto LCC & Comitê SBP/SBH. Visão histórica e consenso nacional sobre a classificação das hepatites crônicas. GED 2000; 19:137-40.
18. Terrabuio DRB. 20 anos de hepatite autoimune no Hospital das Clínicas da Faculdade de Medicina da Universidade de São Paulo. Dissertação de Mestrado, Faculdade de Medicina da Universidade de São Paulo. São Paulo 2008; 196p.
19. Czaja AJ, Souto EO, Bittencourt PL, et al. Clinical distinctions and pathogenic implications of type 1 autoimmune hepatitis in Brazil and the United States. J Hepatol 2002; 37:302-8.

57

Ácido Ursodesoxicólico: Qual seu Real Valor nas Hepatopatias Autoimunes?

Débora Raquel Benedita Terrabuio • Eduardo Luiz Rachid Cançado

▶▶▌ INTRODUÇÃO

O ácido ursodesoxicólico (AUDC) é um ácido biliar hidrofílico que ocorre de forma natural e parece ser menos hepatotóxico do que os ácidos biliares primários endógenos. Em humanos, corresponde a cerca de 4% do *pool* de ácidos biliares e, provavelmente, origina-se no cólon mediante a 7β-epimerização do ácido quenodesoxicólico por bactérias. Após administração oral do AUDC, ele se torna o ácido biliar predominante, correspondendo de 40% a 50% do total do *pool* de ácidos biliares, na dose de 10 a 17mg/kg/dia, atingindo platô em torno de 58% na dose de 22-25mg/kg/dia.[1]

O mecanismo pelo qual o AUDC é benéfico no tratamento das colestases intra-hepáticas não está claramente elucidado. A administração do AUDC resulta em colerese rica em bicarbonato em decorrência da normalização da resposta à secretina, que se encontra alterada em muitas situações de doença. O AUDC pode eliminar ácidos biliares hidrofóbicos tóxicos do fígado e criar barreira aos efeitos tóxicos desses ácidos biliares sobre a membrana do hepatócito. Pode, ainda, reduzir a expressão de antígenos HLA de classe I na superfície dos hepatócitos, suprimir a produção de imunoglobulinas, inibir a produção das interleucinas 2 e 4 e do interferon-gama, melhorar a função de linfócitos, reduzir a indução da enzima óxido nítrico-sintetase e inibir a apoptose, ao modular o potencial de membrana da mitocôndria e a produção de espécies reativas de oxigênio. Essas ações podem melhorar a função mitocondrial e a resposta imune, com redução da lesão hepatocelular. Com essa variedade de mecanismos de ação, suas indicações terapêuticas são diversificadas, principalmente nas colestases e em especial nas de possível etiologia autoimune.

▶▶▌ CIRROSE BILIAR PRIMÁRIA (CBP)

Em todos os estudos, observa-se melhora das enzimas hepáticas, dos níveis de bilirrubinas e de outros marcadores de colestase após administração de AUDC. No entanto, os resultados benéficos na sobrevida permanecem controversos.

Análise de três estudos bem desenhados, controlados, com grande número de pacientes, com doses adequadas de AUDC por até 4 anos, em que foram incluídos 548 pacientes, mostrou que o AUDC reduziu significativamente a possibilidade de transplante hepático ou morte.[2] Do mesmo modo, três metanálises independentes mostraram resultados positivos na sobrevida de pacientes em uso de AUDC.[3-5] Numa delas, em que foram incluídos somente ensaios randomizados controlados, com doses adequadas de AUDC (10 a 20mg/kg/dia) e com tempo adequado de seguimento (> 24 meses), concluiu-se que houve redução significativa da incidência de transplante hepático e diminuição marginal da taxa de morte ou de transplante de fígado, mas não de morte isoladamente. Ao se analisarem estudos em que placebo foi administrado como controle, com longo período de acompanhamento (> 48 meses) e grande tamanho de amostra (> 100 pacientes), verifica-se redução da indicação de transplante e morte ou de transplante de fígado.[5]

Contudo, os resultados de metanálise efetuada pela *Cochrane Library* falharam em mostrar efeito em vários parâmetros.[6] Assim, foram estudados 16 ensaios randomizados que avaliaram AUDC contra placebo ou nenhuma intervenção, e nenhum efeito significativo na mortalidade ou transplante hepático foi demonstrado. O AUDC não melhorou prurido, fadiga, doenças autoimunes associadas, alterações histológicas ou hipertensão porta, havendo melhora somente nos níveis de bilirrubinas/icterícia e ascite. Amostras de pequeno tamanho e a duração reduzida do tratamento de vários ensaios incluídos nessa metanálise explicam, pelo menos em parte, a inabilidade na detecção dos efeitos benéficos. Além do mais, em muitos ensaios foram administradas baixas doses de AUDC (10mg/kg/dia), e a gravidade da doença não foi considerada. Contudo, dados epidemiológicos indicam que a expressão da doença tem se modificado nos dois últimos decênios para doença menos sintomática e que a proporção e o número de pacientes transplantados estão diminuindo,[7] enquanto a incidência da doença parece estável, a prevalência vem aumentando.[8] É possível que a administração em larga escala do AUDC tenha papel nesse cenário.

Em pelo menos 25% a 30% dos portadores de CBP tratados com AUDC ocorre resposta completa, caracterizada pela normalização dos exames bioquímicos e, pelo menos, estabilização das alterações histológicas. Quando doses adequadas de AUDC são administradas (13 a 15mg/kg/dia), 60% dos pacientes em estádios I e II normalizam as alterações bioquímicas e têm sobrevida comparável à da população geral.[9-11]

Concordamos com a opinião de outros autores, segundo os quais o AUDC exerce efeito favorável na história natural da PBC, mas como muitos estudos têm sido realizados com número insuficiente de pacientes, com seguimento por períodos insuficientemente longos, heterogeneidade dos índices avaliados e desenhos de estudos inadequados, tornou-se muito difícil a demonstração clara de seus efeitos benéficos.[12,13]

▶▶ COLANGITE ESCLEROSANTE PRIMÁRIA (CEP)

Somente um estudo de metanálise, avaliando os resultados do AUDC no tratamento da CEP, foi realizado. As conclusões dessa metanálise foram que os trabalhos são de baixa qualidade metodológica e que o AUDC melhorou significativamente os níveis de bilirrubinas, das aminotransferases, da gamaglutamil-transpeptidase e da fosfatase alcalina. Não houve melhora dos níveis de albumina, nem redução do risco de morte, nem da falência terapêutica, incluindo desenvolvimento de ascite, encefalopatia e necessidade de transplante.[14] As mesmas considerações mencionadas para as limitações de interpretação dos resultados na CBP são válidas para os da CEP.

A linha de estudo atual com o uso do AUDC na CEP baseia-se na utilização de doses altas, maiores que 20mg/kg/dia. Os resultados desses estudos também são contraditórios, e os problemas relacionados com o tamanho de amostra e o período de seguimento são mais sérios que os descritos para a CBP.[15,16] Estudos em animais sugerem a superioridade do 24-Nor-AUDC (homólogo do AUDC com um grupo metileno a menos na cadeia lateral) sobre o AUDC ao reduzir a progressão histológica da doença. Estudos em humanos precisam ser desenvolvidos para a avaliação desses resultados.[17]

▶▶▌ HEPATITE AUTOIMUNE (HAI)

Poucos estudos utilizaram o AUDC de maneira criteriosa na HAI. O AUDC foi utilizado, na dose de 600mg/dia, por 2 anos, em oito pacientes japoneses apresentando melhora clínica, laboratorial e histológica.[18] Czaja *et al.*,[19] publicaram, em 1999, estudo com 37 pacientes norte-americanos com doença de difícil controle, que apresentaram recidiva ou falha de tratamento após uso de corticoide, nos quais AUDC foi utilizado por 6 meses, levando à melhora bioquímica, mas não à melhora histológica.

Utilizamos o AUDC somente em pacientes que mantêm aumento dos níveis de gamaglutamil-transpeptidase ≥ 5 vezes o limite superior da normalidade, após 1 ano de tratamento convencional, na dose de 600 a 900 mg/dia. Comparando 59 pacientes que usaram AUDC com 209 pacientes que não o utilizaram, observou-se que, de todos os parâmetros clínicos, bioquímicos, histológicos e terapêuticos analisados, apenas os níveis iniciais de gamaglutamil-transpeptidase e fosfatase alcalina estavam significativamente mais elevados antes do tratamento no grupo que usou o AUDC. Após a introdução do AUDC, 40 dos 59 pacientes entraram em remissão bioquímica (67,8%). Dos que entraram em remissão bioquímica, 16 realizaram biópsia hepática e, destes, seis estavam em remissão histológica.[20] Esse grupo de portadores de HAI com resposta ao AUDC pode corresponder a alguma forma de sobreposição dessa enfermidade às colestases autoimunes, quando o uso do AUDC está justificado, como discutido anteriormente.

▶▶▌ REFERÊNCIAS BIBLIOGRÁFICAS

1. Rost D, Rudolph G, Kloeters-Plachky P, et al. Effect of high-dose ursodeoxycholic acid on its biliary enrichment in primary sclerosing cholangitis. Hepatology. 2004; 40:693-8.
2. Poupon RE, Lindor KD, Cauch-Dudek K, et al. Combined analysis of randomized controlled trials of ursodeoxycholic acid in primary biliary cirrhosis. Gastroenterology 1997; 113:884-90.
3. Simko V, Michael S, Prego V. Ursodeoxycholic therapy in chronic liver disease: a meta-analysis in primary biliary cirrhosis and in chronic hepatitis. Am J Gastroenterol 1994; 89:392-8.
4. Lindor KD, Poupon R, Heathcote EJ, et al. Ursodeoxycholic acid for primary biliary cirrhosis. Lancet 2000; 355:657-8.
5. Shi J, Wu C, Lin Y, et al. Long-term effects of mid-dose ursodeoxycholic acid in primary biliary cirrhosis: a meta-analysis of randomized controlled trials. Am J Gastroenterol 2006; 101:1529-38.
6. Gong Y, Huang ZB, Christensen E, et al. Ursodeoxycholic acid for primary biliary cirrhosis. Cochrane Database Syst Rev 2008 16; (3):CD000551.
7. Lee J, Belanger A, Doucette JT, et al. Transplantation trends in primary biliary cirrhosis. Clin Gastroenterol Hepatol 2007; 5:1313-5.
8. Lazaridis KN, Talwalkar JA. Clinical epidemiology of primary biliary cirrhosis: incidence, prevalence, and impact of therapy. J Clin Gastroenterol 2007; 41:494-500.
9. Leuschner M, Dietrich CF, You T, et al. Characterisation of patients with primary biliary cirrhosis responding to long term ursodeoxycholic acid treatment. Gut 2000; 46:121-6.
10. Pares A, Caballeria L, Rodes J. Excellent long-term survival in patients with primary biliary cirrhosis and biochemical response to ursodeoxycholic acid. Gastroenterology 2006; 130:715-20.

11. Corpechot C, Carrat F, Bahr A, et al. The effect of ursodeoxycholic acid therapy on the natural course of primary biliary cirrhosis. Gastroenterology 2005; 128:297-303.

12. Silveira MG, Lindor KD. Treatment of primary biliary cirrhosis: therapy with choleretic and immunosuppressive agents. Clin Liver Dis 2008; 12:425-43.

13. Crosignani A, Battezzati PM, Invernizzi P, et al. Clinical features and management of primary biliary cirrhosis. World J Gastroenterol 2008; 14:3313-27.

14. Chen W, Gluud C. Bile acids for primary sclerosing cholangitis. Cochrane Database Syst Rev 2003; (2):CD003626.

15. Cullen SN, Rust C, Fleming K, et al. High dose ursodeoxycholic acid for the treatment of primary sclerosing cholangitis is safe and effective. J Hepatol 2008; 48:692-4.

16. Olsson R, Boberg KM, de Muckadell OS, et al. High-dose ursodeoxycholic acid in primary sclerosing cholangitis: a 5-year multicenter, randomized, controlled study. Gastroenterology 2005; 129:1464-72.

17. Fickert P, Wagner M, Marschall HU, et al. 24-norUrsodeoxycholic acid is superior to ursodeoxycholic acid in the treatment of sclerosing cholangitis in Mdr2 (Abcb4) knockout mice. Gastroenterology. 2006; 130:465-81.

18. Nakamura K, Yoneda M, Yokohama S, et al. Efficacy of ursodeoxycholic acid in Japanese patients with type 1 autoimmune hepatitis. J Gastroenterol Hepatol 1998; 13:490-5.

19. Czaja A, Carpenter H, Lindor K. Ursodeoxycholic acid as adjunctive therapy for problematic type 1 autoimmune hepatitis: a randomized placebo-controlled treatment trial. Hepatology 1999; 30:1381-6.

20. Terrabuio DRB. 20 anos de hepatite auto-imune no Hospital das Clínicas da Faculdade de Medicina da Universidade de São Paulo. Dissertação de Mestrado, Faculdade de Medicina da Universidade de São Paulo. São Paulo 2008; 196p.

58

Fibrose Hepática: Qual a Real Contribuição do Fibroscan®?

Eduardo Garcia Vilela • Gibran Cessin Anacleto Sassine

O Fibroscan® ou elastografia hepática transitória é método de imagem não invasivo, recentemente desenvolvido na França, que tem como objetivo medir a rigidez hepática. O aparelho é composto por uma sonda de ultrassom que contém um vibrador na sua extremidade. A sonda é colocada em contato com a pele do paciente, no nível do nono ou décimo espaço intercostal direito, entre as linhas axilares anterior e média. O vibrador desencadeia onda de choque de média amplitude e de baixa frequência que penetra no fígado. Concomitantemente, são enviados feixes sonoros, os quais são utilizados para medir a velocidade de propagação da onda e, assim, calcular a elasticidade hepática, expressa em unidades quilopascal (kPa). O valor da elasticidade hepática, ou seja, da elastografia (E), depende da velocidade de propagação da onda (V) que, por sua vez, está diretamente relacionada com a densidade (p) do parênquima hepático. Quanto maior for o valor obtido pelo método, maior será o grau de rigidez hepática. O resultado é obtido após a média de, pelo menos, dez mensurações a partir de volume de tecido hepático correspondente a um cilindro com 1cm de espessura e 2cm de profundidade, ou seja, 100 vezes superior ao fragmento retirado por biópsia.[1-3]

A fibrose e, por consequência, a cirrose hepática resultam de agressão contínua ao tecido hepático. O manejo clínico da doença hepática crônica e o seu prognóstico são fortemente influenciados pela presença e pelo grau de fibrose hepática.[4] Torna-se importante estadiar adequadamente a doença. Como exemplo, cita-se a hepatite C. Na ausência da fibrose, ou mesmo no seu estágio inicial, é permitida conduta expectante. Contudo, admite-se que 58% dos pacientes que apresentam pontes de fibrose na biópsia hepática, ou seja, Metavir fibrose nível 3 (F3), desenvolverão cirrose em 5 anos. Em 10 anos, essa porcentagem atinge os 100%.[5,6] Na fase de cirrose hepática caracterizada como compensada, a incidência anual de hepatocarcinoma, descompensação e de óbito é de 3%, 4% e 3%, respectivamente.[5] Isto significa que um em cada dez pacientes com cirrose secundária a hepatite C apresenta evolução bastante desfavorável no período de 1 ano.

A biópsia hepática é considerada padrão para o estadiamento da doença e também para o diagnóstico definitivo de cirrose hepática.[7-9] Contudo, trata-se de procedimento invasivo e também passivo de erro, pois apenas 1/50.000 do órgão é analisado. Em algumas situações, a taxa de resultados falso-negativos atinge 30%.[8] Não é rara a ocorrência de complicações, o que em alguns casos é de difícil aceitação por parte do paciente, sobretudo quando é necessário repetir o procedimento. O acesso ao grau da fibrose é útil também para monitorar a progressão da doença e a resposta ao tratamento.[5]

Atualmente, o estadiamento da doença hepática e o diagnóstico de cirrose hepática por métodos não invasivos são alvos de grande interesse e têm estimulado o crescimento de novo campo de pesquisa dentro da hepatologia.

Vários estudos têm sido realizados com o objetivo de avaliar a acurácia de métodos não invasivos de detecção da fibrose, quando comparados com a biópsia hepática. Entre eles, destacam-se os marcadores séricos diretos, denominados biomarcadores, que refletem a intensidade do metabolismo da matriz celular, e os marcadores indiretos, como a relação entre os níveis de aspartato-transaminase e alanina-transaminase e também a relação entre a aspartato-transaminase e a contagem de plaquetas. Os resultados, contudo, são divergentes. Os índices de sensibilidade variam entre 37% e 80%, os de especificidade, entre 30% a 100%, e os de valor preditivo positivo, entre 45% e 98% para detecção de fibrose avançada e cirrose, respectivamente.[10]

Com esse propósito, o Fibroscan® tem sido estudado, e sua acurácia tem sido aferida nos diferentes estágios de fibrose e na própria cirrose hepática, tendo como padrão a biópsia hepática. A hepatite C crônica constituiu-se no modelo mais avaliado para a aplicação do Fibroscan®. Essa afecção apresenta prevalência de aproximadamente 170 milhões de habitantes em todo o mundo, sendo considerado o problema número 1 de saúde pública e a principal causa de cirrose, carcinoma hepatocelular e de indicação para transplante de fígado nos EUA.[2] Definir precisamente o estadiamento da doença, com o objetivo de identificar aqueles pacientes sob risco de desenvolvimento de estágios mais avançados, tornou-se imprescindível para o manejo da doença.

Em 2005, Ziol et al.[11] verificaram a correlação entre os resultados do Fibroscan® e o grau de fibrose hepática, quando comparados à biópsia hepática, em 327 pacientes portadores do vírus C e definiram valores associativos. A medida da rigidez hepática foi de 5,5kPa para pacientes classificados pela biópsia hepática como Metavir F1, 8,8kPa para $F \geq 2$, 9,6kPa para $F \geq 3$ e 14,6kPa para F4. Após a análise desses valores, concluiu-se que foi possível identificar aqueles pacientes com fibrose avançada ($F \geq 3$), isto é, o subgrupo que apresenta maior chance de desenvolver complicações clínicas, como o carcinoma hepatocelular. Em estudo semelhante, utilizando examinadores diferentes, Castera et al.[2] demonstraram o mesmo grau de desempenho com excelente concordância entre os examinadores.

Inúmeros outros estudos foram realizados na tentativa de avaliar o rendimento diagnóstico do Fibroscan®. Várias curvas ROC (receiver operator characteristic curve) foram elaboradas. Por meio desse recurso, foram estimadas as respectivas áreas sobre as curvas para a obtenção dos melhores índices de sensibilidade, especificidade e valores preditivos negativos e positivos. Os valores são dispersos em grau de probabilidade de 0 a 1. Contudo, ainda persiste um dilema. À medida que aumenta o nível de probabilidade para um valor próximo de 1 para a sensibilidade, este valor torna-se menor para a especificidade.

O entendimento desses conceitos é importante, haja vista que, em alguns artigos, os resultados são baseados na curva ROC, como na última metanálise sobre o tema, publicada em 2008.[12] Nesta, foram incluídos 50 artigos, a maior parte composta por casuísticas de pacientes com hepatite C. Havia também pacientes com hepatopatia crônica associada ao VHB e número reduzido de pacientes com esteato-hepatite não alcoólica, cirrose biliar primária, hemocromatose e colangite esclerosante primária. Com base nos valores obtidos pela curva ROC, o rendimento diagnóstico maior estava associado a valores mais próximos de 1. A média da curva ROC para o diagnóstico de fibrose definida como significativa (Metavir ≥ 2), grave (Metavir ≥ 3) e cirrose (Metavir = 4) foi de 0,84, 0,89 e 0,94, respectivamente. De acordo com esses resultados, é possível que a elastografia transitória seja utilizada na prática clínica como método acurado para o diagnóstico de cirrose, quando outros sinais clínicos e exames propedêuticos não o fizerem. É possível afirmar, ainda, que o valor de corte considerado ótimo seja de 13,01kPA para essa situação. Com relação à fibrose classificada como significativa, baseado no ponto de corte de 7,65kPA, o Fibroscan®, isoladamente, não foi suficiente para estimar com precisão seu estadiamento. Resultados mais consistentes foram encontrados apenas no subgrupo de pacientes com hepatite C. A probabilidade de diagnóstico correto variou de acordo com o tipo de doença hepática de base. Diante desses resultados, torna-se factível afirmar que o Fibroscan® é útil na diferenciação entre pacientes cirróticos e pacientes não cirróticos. Entretanto, diante do diagnóstico de fibrose significativa, a etiologia da cirrose é fundamental para a determinação dos valores de corte específicos, uma vez que a distribuição da fibrose hepática difere nas doenças virais, alcoólicas, colestáticas e esteatose hepática não alcoólica.[12]

Outra metanálise, publicada em 2007, na qual foram reunidos nove artigos, teve seus resultados divulgados de modo mais facilmente compreensível. No caso do diagnóstico estabelecido de cirrose, a sensibilidade foi de 87% e a especificidade, de 91%. Para os estágios II-IV de Metavir, a sensibilidade foi de 70% e a especificidade foi de 84%, o que fortalece a conclusão obtida pela metanálise anterior, ou seja, os resultados são mais fidedignos nas fases mais avançadas da hepatopatia crônica.[13]

Sabendo do pequeno número de artigos que abordam a elastografia em pacientes com hepatite crônica de etiologia não viral, Obara *et al.*[4] avaliaram pacientes com hepatite C crônica (n = 51) e hepatite B crônica (n = 11), e os resultados foram comparados com aqueles obtidos de pacientes que apresentavam doença hepática gordurosa não alcoólica (n = 17), cirrose biliar primária (n = 20) e hepatite autoimune (n = 5). A acurácia do Fibroscan® foi comparada com a da biópsia hepática entre os grupos. Os valores da curva ROC foram 0,92 para as hepatites crônicas virais e 0,88 para o segundo grupo de pacientes que apresentaram, à biópsia hepática, fibrose significativa (Metavir F ≥ 2). Portanto, o método foi útil também para as hepatopatias não virais, segundo os autores, apesar de utilizarem casuística pequena.

Alguma experiência também existe no que se refere à doença hepática alcoólica. Nahon *et al.*[14] avaliaram 147 pacientes por meio do Fibroscan® e da biópsia hepática. Os valores da elastografia foram de 5,7kPa para fibrose F1 (n = 13), 8,3kPa para fibrose F2 (n = 24), 17,5kPa para fibrose F3 (n = 31) e 40,9kPa para fibrose F4 (n = 79). O valor de p entre eles foi menor que 0,0001, e a análise multivariada evidenciou que a fibrose foi o único parâmetro que se associou à elastografia. Os valores da curva ROC foram 0,94 para fibrose F ≥ 3 e 0,87 para fibrose F = 4. Esses resultados sugerem que o Fibroscan® torna possível o estadiamento adequado para fibrose extensa e cirrose também em pacientes com hepatopatia alcoólica. Contudo, os valores dos pontos de corte foram bastante diferentes, quando comparados com os resultados obtidos em pacientes com hepatopatia por outras causas.

Em outras situações, os valores da elastografia tornam-se anormalmente elevados e dificultam o estadiamento adequado, como é o caso de pacientes com cirrose hepática com dano agudo concomitante no fígado, pacientes com colestase extra-hepática e em obesos.[15,16]

Em síntese, o Fibroscan® é um método rápido e facilmente exequível, que apresenta resultados imediatos com boa reprodutibilidade. Pode ser aplicado com objetivo de detecção da cirrose em estágios iniciais. Juntamente com marcadores séricos, pode constituir-se em boa estratégia para a abordagem inicial de pacientes com hepatite C. Contudo, consensos são necessários para que se possa utilizá-lo rotineiramente na prática clínica.

▶▶▌ REFERÊNCIAS BIBLIOGRÁFICAS

1. Fraquelli M, Rigamonti C, Casazza G, et al. Reproducibility of transient elastography in the evaluation of liver fibrosis in patients with chronic liver disease. Gut 2007; 56:968-73.
2. Castéra L, Le Bail B, Roudot-Thoraval F, et al. Early detection in routine clinical practice of cirrhosis and oesophageal varices in chronic hepatitis C: comparison of transient elastography (FibroScan®) with standard laboratory tests and non-invasive scores. J Hepatol 2009; 50:59-68.

3. Yoshioka K, Kawabe N, Hashimoto S. Transient elastography: applications and limitations. Hepatol Res 2008; 38:1063-8.

4. Obara N, Ueno Y, Fukushima K, et al. Transient elastography for measurement of liver stiffness measurement can detect early significant hepatic fibrosis in Japanese patients with viral and nonviral liver diseases. J Gastroenterol 2008; 43:720-8.

5. Yano M, Kumada H, Kage M, et al. The long-term pathological evolution of chronic hepatitis C. Hepatology 1996; 23:1334-40.

6. Bedosa P, Poynard T. An algorithm for the grading of activity in chronic hepatitis C. The METAVIR Cooperative Study Group. Hepatology 1996; 24:289-93.

7. Ganne-Carrié N, Ziol M, Ledinghen V, et al. Accuracy of liver stiffness measurement for the diagnosis of cirrhosis in patients with chronic liver diseases. Hepatology 2006; 44:1511-7.

8. Lucidarme D, Foucher J, Le Bail B, et al. Factor of accuracy of transient elastography (FibroScan®) for the diagnosis of liver fibrosis in chronic hepatitis C. Hepatology 2009; 49:1-7.

9. Foucher J, Chanteloup E, Vergniol L, et al. Diagnosis of cirrhosis by transient elastography (FibroScan®): a prospective study. Gut 2006; 55:403-8.

10. Shaheen AA, Myers RP. Diagnostic accuracy of the aspartate aminotransferase-to-platelet ratio index for the prediction of hepatitis C-related fibrosis: a systematic review. Hepatology 2007; 46:912-21.

11. Ziol M, Handra-Luca A, Kettaneh A, et al. Noninvasive assessment of liver fibrosis by measurement of stiffness en patients whit chronic hepatitis C. Hepatology 2005; 41:47-54.

12. Friedrich-Rust M, Ong M, Martens S, et al. Performance of transient elastography for the staging of liver fibrosis: a meta-analysis. Gastroenterology 2008; 134:960-74.

13. Talwalkar J, Kurtz D, Schoenleber S, et al. Ultrasound-based transient elastography for the detection of hepatic fibrosis: systematic review and meta-analysis. Clin Gastroenterol Hepatol 2007; 5:1214-20.

14. Nahon P, Kettaneh A, Tengher-Barna I, et al. Assessment of liver fibrosis using transient elastography in patients with alcoholic liver disease. J Hepatol 2008; 49:1062-8.

15. Sagir A, Erhardt A, Schmitt M, et al. Transient elastography is unreliable for detection of cirrhosis in patients with acute liver damage. Hepatology 2008; 47:592-5.

16. Millonig G, Reimann FM, Friedrich S, et al. Extrahepatic cholestasis increases liver stiffness (FibroScan®) irrespective of fibrosis. Hepatology 2008; 48:1718-23.

59

Estenose Biliar: Qual o Papel da Radiologia Intervencionista?

Marcelo Dias Sanches • Soraya Rodrigues de Almeida • Rogério Augusto Pinto da Silva

A estenose biliar, apesar do imenso avanço das técnicas cirúrgicas nos últimos decênios, ainda é problema de difícil solução. Seus portadores costumam cursar com episódios repetidos de colangite, com ou sem icterícia. Muitos deles evoluem com cirrose hepática e 15% a 20% com hipertensão porta.[1,2] No Hospital das Clínicas da UFMG, a cirrose biliar secundária constitui 1,4% das indicações de transplante de fígado.

Cerca de 95% das estenoses biliares benignas são cicatriciais. A estenose cicatricial constitui afecção de alta morbidez associada a trauma psicológico significativo e impacto na qualidade de vida, pois acomete, muitas vezes, jovens previamente hígidos e em plena capacidade produtiva.[3] A estenose biliar cicatricial é decorrente de intervenções nas vias biliares (cirúrgicas, endoscópicas, percutâneas), especialmente após:

- Colecistectomia com lesão acidental não identificada e/ou desvascularização da via biliar principal.
- Anastomose coledococoledociana.
- Anastomose biliodigestiva.

A estenose cicatricial que ocorre após colecistectomia costuma manifestar-se tardiamente, geralmente meses ou anos após a operação. Três são os mecanismos principais: identificação equivocada da junção cístico-hepático comum, uso inadequado do eletrocautério próximo à via biliar principal e desvascularização da via biliar principal. A primeira resulta em estenose de extensão curta em decorrência de colocação de clipe ou de ligadura abrangendo, parcial ou totalmente, a via biliar principal. As últimas resultam em estenose de extensão longa em decorrência de isquemia da via biliar principal.

A estenose cicatricial após anastomose coledococoledociana ocorre em até 50% dos procedimentos realizados para correção de lesão da via biliar diagnosticada no intraoperatório de colecistectomia, principalmente quando esta é realizada em ducto de calibre fino e em 5% a 15% quando realizada no transplante hepático. Resulta em estenose de extensão curta no local da anastomose.

A estenose cicatricial após anastomose biliodigestiva ocorre após hepatojejunostomia em Y de Roux, principalmente quando esta é realizada em ducto de calibre fino, seja para correção de lesão da via biliar durante colecistectomia, seja no transplante hepático (intervivos, colangite esclerosante). Entretanto, a estenose cicatricial pode ocorrer em anastomose realizada em ducto de calibre grosso, como na ressecção de cisto de colédoco ou duodenopancreatectomia cefálica, quando ocorre desvascularização por dissecção excessiva da via biliar. Pode ocorrer, também, após coledocoduodenostomia. Resulta em estenose de extensão curta no local da anastomose. A particularidade da estenose cicatricial de hepatojejunostomia em Y de Roux é que não existe a possibilidade de acesso endoscópico pelo duodeno. Embora tecnicamente possível, o acesso retrógrado pela alça do Y de Roux com enteroscópio é de difícil realização.[4,5]

Existem três modalidades de tratamento para a estenose biliar: cirúrgica, endoscópica e percutânea. Infelizmente, nenhuma delas é ideal, e a escolha depende de diversos fatores, como características da estenose (tipo, nível e extensão), momento do diagnóstico (pós-operatório precoce ou tardio), quadro clínico do paciente (presença de desnutrição, infecção, cirrose) e disponibilidade dos diversos métodos terapêuticos.

Quanto às características da estenose, quatro fatores devem ser considerados na escolha do método terapêutico: localização, extensão, patência e se existe ou não acesso pelo duodeno. Com relação à localização, a estenose é classificada, de acordo com a classificação de Bismuth, que leva em consideração a distância entre a estenose e a junção dos ductos hepáticos direito e esquerdo, em estenose alta (Bismuth 3 e 4) ou baixa (Bismuth 1 e 2). Com relação à extensão, a estenose pode ser curta, se pontual, ou longa. Com relação à patência, a obstrução pode ser parcial ou completa.

O conhecimento dessas características é importante para a escolha do método terapêutico. Por exemplo, extensão longa dificulta tanto o tratamento endoscópico como o percutâneo e obstrução completa os impossibilita, e a inexistência de acesso duodenal praticamente impossibilita o tratamento endoscópico.

O tratamento cirúrgico é o que possibilita os melhores resultados a longo prazo.[6,7] Ele pode ser realizado para o tratamento de estenose alta ou baixa, de extensão curta ou longa, com obstrução parcial ou completa, independente de existir ou não acesso pelo duodeno. Entretanto, quanto mais alta é a estenose, mais difícil é o procedimento cirúrgico, muitas vezes implicando dissecção da placa hilar ou até mesmo intra-hepática e anastomose independente dos ductos direito e esquerdo com alça intestinal. Por isso, os melhores resultados do tratamento cirúrgico ocorrem com a estenose baixa (Bismuth 1 e 2). Mesmo assim, a incidência de reestenose pode chegar a 30%, as dificuldades são crescentes após cada procedimento cirúrgico, e o risco de nova estenose aumenta com as reoperações. Desse modo, os métodos terapêuticos endoscópico e percutâneo são preferidos em algumas situações.

O tratamento endoscópico exige acesso pelo duodeno. Além disso, é necessário que a obstrução seja parcial, para que seja possível ultrapassar a estenose com o fio-guia. Os melhores resultados ocorrem em estenose baixa (Bismuth 1 e 2) e de extensão curta. De modo semelhante ao tratamento cirúrgico, quanto mais alta é a estenose, mais difícil é o procedimento endoscópico. O tratamento endoscópico é o preferido para o tratamento de estenose que ocorre precocemente no pós-operatório de coledococoledocostomia, como, por exemplo, após transplante hepático ou após correção de lesão da via biliar principal.[7-10]

De modo semelhante ao tratamento endoscópico, para o tratamento percutâneo é necessário que a obstrução seja parcial para que seja possível ultrapassar a estenose com o fio-guia. Não é necessário que haja acesso pelo duodeno, mas é preciso que haja dilatação da via biliar intra-hepática para que esta possa ser puncionada por via percutânea trans-hepática. Além disso, diferente dos métodos endoscópico e cirúrgico, o nível da estenose não dificulta a abordagem percutânea, sendo ótima opção para o tratamento de estenose alta (Bismuth 3 e 4).

O tratamento percutâneo pode ser realizado apenas com radioscopia ou com ultrassonografia e radioscopia. A ultrassonografia é útil para a punção de ducto de pequeno calibre, comum na estenose cicatricial. Diferente da obstrução tumoral, em que ocorrem obstrução completa e grande dilatação biliar a montante, na estenose cicatricial estão presentes, muitas vezes, obstrução parcial e colangites de repetição, com fibrose da via biliar intra-hepática sem dilatação. Nesta situação, a punção ecoguiada possibilita o acesso a ducto biliar com diâmetro em torno de 2mm.

O tratamento percutâneo da estenose cicatricial consiste em dilatação progressiva da estenose com balão e colocação de cateter de drenagem biliar interna e externa, por via trans-hepática, que ultrapassa a estenose e atinge o intestino (duodeno ou jejuno). São realizadas de três a quatro sessões de dilatação com balão de diâmetro progressivamente maior. O intervalo médio entre cada sessão é de 2 meses. O tempo de tratamento é em torno de 6 meses. Se não há mais sinal de estenose à colangiografia, o cateter é retirado (Fig. 59.1).

Apesar de existirem relatos do uso de *stents* metálicos autoexpansíveis para o tratamento de estenoses cicatriciais, especialmente aquelas que ocorrem após transplante hepático, ainda não há evidências que justifiquem esta conduta no tratamento das estenoses benignas.[11,12]

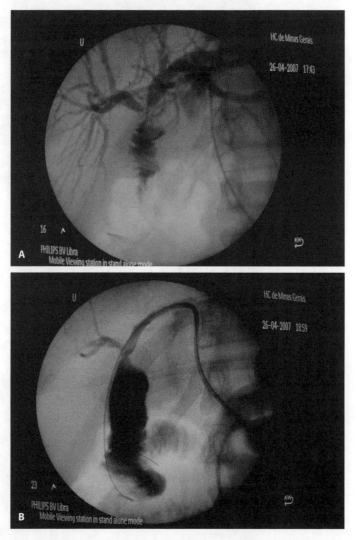

Fig. 59.1 Tratamento percutâneo de estenose hepatojejunostomia em Y de Roux tipo Bismuth 3 para 4. **A.** Antes e **B**, após dilatação da anastomose.

O tratamento percutâneo é o preferido para o tratamento de estenose que ocorre após hepatojejunostomia em Y de Roux[7,13] (Figs. 59.2 e 59.3). É também indicado quando ocorre falha do tratamento endoscópico de estenoses de coledococoledocostomias, seja por impossibilidade de cateterização da papila e/ou da via biliar, seja por impossibilidade de ultrapassar a estenose com o fio-guia devido a eixo ruim com o duodenoscópio.[8,14]

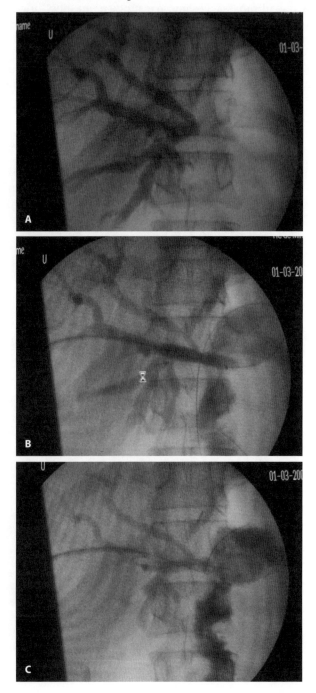

Fig. 59.2 Tratamento percutâneo de estenose hepatojejunostomia em Y de Roux após transplante intervivos do lobo hepático direito.
A. Colangiografia evidencia estenose da anastomose. **B.** Dilatação da estenose com balão. **C.** Boa passagem de contraste para o intestino.

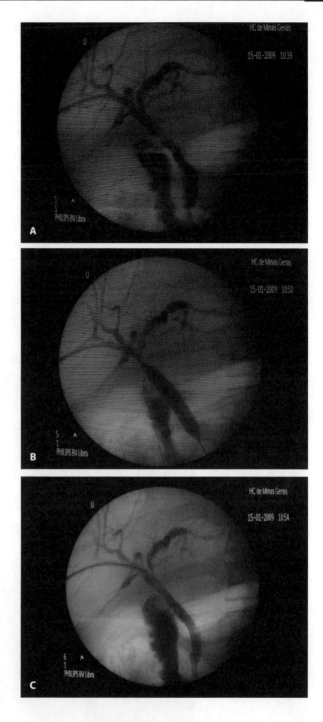

Fig. 59.3 Tratamento percutâneo de estenose de coledococoledocostomia.
A. Passagem de fio-guia pela estenose.
B. Dilatação da estenose com balão.
C. Colangiografia evidencia boa drenagem de contraste.

Outra boa indicação para o tratamento percutâneo é na abordagem pré-operatória da correção cirúrgica de lesão da via biliar principal, quando ocorre obstrução completa. Nessa situação, a colangiografia endoscópica retrógrada evidencia local de parada de progressão de contraste e do fio-guia, sendo o tratamento cirúrgico a única opção terapêutica. Entretanto, a identificação peroperatória da via biliar a montante da obstrução costuma ser muito difícil. A abordagem percutânea pré-operatória possibilita a correta identificação da anatomia da via biliar e do nível da obstrução. Além disso, a drenagem externa pré-operatória da via biliar (uni ou bilateral) possibilita redução da icterícia e controle da colangite antes da operação. No peroperatório, o(s) dreno(s) externo(s) pode(m) ser trocado(s) por dreno(s) transanastomótico(s), que descomprime(m) a via biliar no pós-operatório precoce e torna(m) possível a realização de colangiografia pós-operatória.[7]

Concluindo, a radiologia intervencionista é útil no tratamento da estenose biliar. É indicada como primeira opção na estenose após hepatojejunostomia em Y de Roux, em caso de insucesso do tratamento endoscópico da estenose parcial de coledococoledocostomia e no pré-operatório do tratamento cirúrgico da obstrução completa da via biliar, para avaliação da anatomia, alívio da icterícia e tratamento/prevenção da colangite (Fig. 59.4).

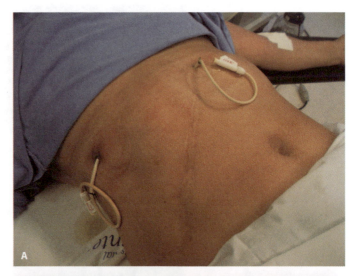

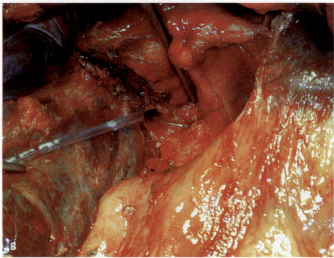

Fig. 59.4 Paciente com obstrução completa da via biliar após colecistectomia laparoscópica. **A.** Drenagem percutânea externa bilateral pré-operatória. **B.** Troca por drenos trans-hepáticos trans-anastomóticos no peroperatório.

▶▶ REFERÊNCIAS BIBLIOGRÁFICAS

1. Agarwal AK, Gupta V, Singh S, et al. Management of patients of postcholecystectomy benign biliary stricture complicated by portal hypertension. *Am J Surg* 2008; 195:421-6.

2. Sikora SS, Srikanth G, Agrawal V, et al. Liver histology in benign biliary stricture: fibrosis to cirrhosis ... and reversal? J Gastroenterol Hepatol 2008; 23:1879-84.

3. de Reuver PR, Sprangers MA, Rauws EA, et al. Impact of bile duct injury after laparoscopic cholecystectomy on quality of life: a longitudinal study after multidisciplinary treatment. Endoscopy 2008; 40:637-43.

4. Neumann H, Fry LC, Meyer F, et al. Endoscopic retrograde cholangiopancreatography using the single balloon enteroscope technique in patients with Roux-en-Y anastomosis. Digestion 2009; 80:52-7.

5. Haruta H, Yamamoto H, Mizuta K, et al. A case of successful enteroscopic balloon dilation for late anastomotic stricture of choledochojejunostomy after living donor liver transplantation. Liver Transpl 2005; 11:1608-10.

6. He ZP, Hou WL, Bie P, et al. Etiology and surgical treatment of hilar bile duct stricture. Hepatobiliary Pancreat Dis Int 2003; 2:587-93.

7. Lillemoe KD. Current management of bile duct injury. *Br J Surg* 2008; 95:403-5.

8. Lee SH, Ryu JK, Woo SM, et al. Optimal interventional treatment and long-term outcomes for biliary stricture after liver transplantation. Clin Transplant 2008; 22:484-93.

9. Gupta R, Rao GV, Reddy DN. Benign biliary stricture – should they be dilated or treated surgically? Indian J Gastroenterol 2006; 25:202-5.

10. Seo JK, Ryu JK, Lee SH, et al. Endoscopic treatment for biliary stricture after adult living donor liver transplantation. Liver Transpl 2009; 15:369-80.

11. Siriwardana HP, Siriwardena AK. Systematic appraisal of the role of metallic endobiliary stents in the treatment of benign bile duct stricture. Ann Surg 2005; 242:10-9.

12. Vandenbroucke F, Plasse M, Dagenais M, et al. Treatment of post liver transplantation bile duct stricture with self-expandable metallic stent. HPB (Oxford) 2006; 8:202-5.

13. Weber A, Rosca B, Neu B, et al. Long-term follow-up of percutaneous transhepatic biliary drainage (PTBD) in patients with benign bilioenterostomy stricture. Endoscopy 2009; 41:323-8.

14. Kim ES, Lee BJ, Won JY, et al. Percutaneous transhepatic biliary drainage may serve as a successful rescue procedure in failed cases of endoscopic therapy for a post-living donor liver transplantation biliary stricture. Gastrointest Endosc 2009; 69:38-46.

60

Ultrassonografia Intraoperatória: Em que Situações Deve ser Compulsória?

Rogério Augusto Pinto da Silva • Marcell de Barros Duarte Pereira • Teófilo Eduardo de Abreu Pires

▶▶▎ INTRODUÇÃO

O grande e contínuo avanço dos métodos de diagnóstico por imagem, bem como das técnicas cirúrgicas, possibilita atualmente a realização, com maiores segurança e eficácia, de cirurgias hepáticas, pancreáticas e biliares. A ultrassonografia (US), a tomografia computadorizada (TC), associada ou não à tomografia por emissão de pósitrons (PET-CT), e a ressonância magnética (RM) apresentam elevada sensibilidade para detecção de diversas lesões abdominais.[1,2] Entretanto, ao se passar do diagnóstico por imagem para o tratamento cirúrgico, podem surgir alguns problemas, incluindo:

- Subestadiamento de lesões neoplásicas, deixando de evidenciar nódulos muito pequenos.

- Definição imprecisa dos limites e da topografia das lesões (tanto para se evitar laparotomia *branca* quanto ressecções incompletas ou exageradas).

Atualmente, somente os aparelhos ultrassonográficos oferecem a desejável mobilidade de deslocamento para o centro cirúrgico e para a realização do exame durante o ato operatório. Isso motivou os fabricantes a desenvolverem recursos específicos para essa situação, aperfeiçoando tanto a resolução como a resistência à esterilização das sondas ultrassônicas. A ausência da atenuação da parede abdominal e a proximidade das estruturas a serem examinadas melhoram consideravelmente a qualidade da imagem e a resolução da US. O radiologista ou ultrassonografista deve dominar a anatomia das vísceras do abdome superior, em especial a segmentação hepática, bem como deve estar ciente de possíveis artefatos e pseudolesões.[3]

▶▶▎ MATERIAL E MÉTODOS

Preferencialmente, devem ser usados transdutores ultrassônicos de alta frequência (7 a 12MHz), que oferecem melhor resolução espacial, sendo capazes de detectar lesões a partir de 2mm. O tamanho e o formato devem adequar-se à região a ser examinada, incluindo sondas

ULTRASSONOGRAFIA INTRAOPERATÓRIA: EM QUE SITUAÇÕES DEVE SER COMPULSÓRIA? **343**

lineares, convexas e setoriais, com formatos em T ou em L, ou cilíndricas. Existem ainda sondas desenvolvidas para cirurgias laparoscópicas.[4,5]

O radiologista deve garantir técnica estéril na realização da US intraoperatória (USIO). Alguns transdutores ultrassônicos aceitam esterilização, devendo ser consultado o manual do fabricante para determinação do tipo e da duração do processo. Em geral, os transdutores podem ser esterilizados com óxido de etileno ou glutaraldeído, apesar de haver risco de dano à aparelhagem, bem como impossibilitando a utilização da sonda em mais de um procedimento antes de ser reesterilizado.[5]

A utilização do transdutor convencional não esterilizado se faz pela colocação de cobertura látex estéril própria ajustada ao transdutor, intercalada por fina camada de gel ultrassonográfico, acoplada à *camisa* plástica com 150cm de comprimento, o que possibilita sua colocação livre sobre o campo cirúrgico.[3,4] Quando a cobertura própria não se encontra disponível, pode ser substituída por preservativo ou luva cirúrgica estéril sobre o transdutor, fixada por elástico ou gaze, associada à colocação do protetor plástico de laparoscopia sobre o cabo. Este procedimento exige cuidado para que as coberturas não se rompam, acarretando indesejável contaminação do campo operatório. O acoplamento entre o transdutor revestido e o órgão examinado pode ser realizado com solução salina estéril. O talco presente em qualquer dessas estruturas citadas deve ser retirado com solução salina antes do procedimento, com o objetivo de evitar seu contato com o peritônio.

▶▶▌ INDICAÇÕES

Existem cinco indicações gerais para a USIO:[3]

1. Pesquisar lesões ou alterações não detectáveis por outros métodos.

2. Complementar ou substituir estudo radiológico peroperatório.

3. Confirmar margens livres de ressecção cirúrgica.

4. Determinar a patência de vasos sanguíneos junto a tumores ou durante transplantes[5] (Fig. 60.1*A*).

5. Guiar procedimentos cirúrgicos, como canulação de vasos ou ductos, biópsia intraoperatória com agulha de nódulos ou massas etc.

Durante o mesmo procedimento, a USIO pode ser utilizada para uma ou mais das indicações expostas.

Aplicações no Fígado

A USIO é considerada, atualmente, o método de imagem mais sensível para detecção de pequenos nódulos hepáticos (especialmente aqueles com menos de 1cm de diâmetro) com sensibilidade acima de 90%[5] (Fig. 60.1*C* e *E*). Em geral, a USIO identifica de 8% a 42% mais lesões que os demais métodos de imagem, incluindo a TC com multidetectores, a RM e a tomografia por emissão de pósitrons associada à tomografia computadorizada (PET-CT).[5-8] O hilo hepático e o tronco celíaco também devem ser examinados à procura de linfonodopatias.[9]

Consequentemente, a USIO está indicada nas hepatectomias tanto para detectar lesões na intimidade do órgão, como para localizá-las, bem como para determinar sua relação com vasos sanguíneos portais e hepáticos, auxiliando o planejamento da extensão e dos limites da ressecção. Desse modo, a USIO melhora os resultados cirúrgicos, pois aumenta a radicalidade cirúrgica ao determinar as margens cirúrgicas corretas, assim como ao detectar lesões não pal-

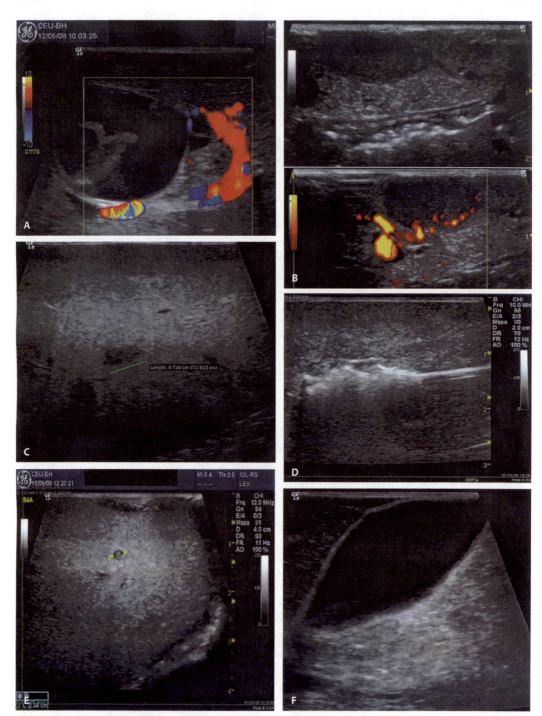

Fig. 60.1A. Lesão cística hepática: USIO evidencia, com nitidez, relação com os vasos portais, auxiliando o planejamento cirúrgico. **B.** Tumor neuroendócrino de cauda pancreática: a USIO evidencia a relação com vasos e com o ducto pancreático. **C.** Metástase hepática de sarcoma com 7,3mm de diâmetro evidenciada pela USIO, possibilitando a ablação por radiofrequência peroperatória (**D**). **E.** Metástase hepática com 3,4mm de diâmetro evidenciada pela USIO. **F.** Vesícula biliar normal: a USIO com alta resolução possibilita detalhamento da parede e do conteúdo sem os artefatos presentes no estudo transabdominal.

páveis ou invisíveis a olho nu. Por outro lado, seu uso pode evitar ressecção desnecessária de tecido hepático normal ou mesmo contraindicar o procedimento cirúrgico. Cerca de 50% dos carcinomas hepatocelulares com menos de 5cm são de difícil detecção apenas por inspeção e palpação. Diversos relatos mostram que a USIO modifica o tratamento cirúrgico dos tumores hepáticos em até 50% dos casos.[10,11] O estadiamento com eco-Doppler possibilita o estudo dos vasos e o diagnóstico de invasão vascular.

Sondas de alta resolução podem ser consideradas como *lupas* ultrassônicas, pois ampliam a imagem, tornando possível a detecção de nódulos a partir de 2 a 3mm de diâmetro, embora frequentemente sem a desejável especificidade, que pode ser obtida por biópsia com agulha, tanto aspirativa como por obtenção de fragmento sob visão ultrassonoscópica.[3] Da mesma maneira, a USIO pode ser utilizada para guiar ablação por radiofrequência de pequenas lesões, especialmente aquelas centrais[12,13] (Fig. 60.1*C* e *D*).

Deve-se tomar cuidado com pseudolesões, como esteatose focal ou áreas preservadas, sem esteatose, em fígado esteatótico.[3,5] Recentemente, a USIO contrastada por microbolhas tem sido usada para melhorar o diagnóstico das lesões hepáticas, resultando em aumento tanto da sensibilidade como da especificidade.[14-16]

A avaliação da permeabilidade vascular durante o transplante hepático constitui outra utilidade do ultrassom peroperatório, tanto para o doador cadáver como para o doador vivo, também ajudando na ressecção do lobo do doador pela localização precisa da veia hepática média.[17]

Aplicações no Pâncreas

A USIO do pâncreas está indicada tanto nos processos inflamatórios benignos como na caracterização e na localização de tumores pancreáticos.[4] A pancreatite aguda frequentemente se complica com pseudocistos e abscessos, muitas vezes com indicação cirúrgica. A USIO é capaz de classificar pseudocistos em simples ou complexos e auxiliar a punção, além de identificar vasos e pseudoaneurismas. Na pancreatite crônica, auxilia o cirurgião a localizar o ducto pancreático principal e definir seu trajeto, muitas vezes distorcido em decorrência da inflamação crônica.

Embora também possa ser utilizada na avaliação de tumores mucinosos e do adenocarcinoma do pâncreas, é nos tumores derivados de células das ilhotas pancreáticas que a USIO revela sua maior utilidade[4] (Fig. 60.1*B*). Glucagonomas derivam das células alfa produtoras de glucagon e frequentemente são únicos, malignos e se apresentam com hiperglicemia refratária. Insulinomas são mais comuns e têm origem nas células beta das ilhotas de Langerhans, levando à hipoglicemia. Como os pacientes têm sintomas precoces, os tumores costumam ser pequenos, muitas vezes não sendo palpáveis, e a USIO é fundamental para detectá-los. A USIO pode localizar, definir a relação com o ducto pancreático principal e determinar a abordagem cirúrgica, além de estimar complicações, como fístulas. A maioria dos insulinomas é hipoecogênica em relação ao parênquima, mas pode ser iso ou hiperecogênica. Quando pacientes com insulinomas são examinados, é importante rastrear todo o órgão, uma vez que aqueles com neoplasia endócrina múltipla do tipo 1 (NEM-1) podem ter vários pequenos tumores. Como em qualquer tumor pancreático, deve ser feita a pesquisa de lesões secundárias nos linfonodos, invasão vascular e metástases hepáticas. Gastrinomas frequentemente são extrapancreáticos, malignos, volumosos e múltiplos. Quando a USIO é realizada em decorrência de gastrinoma, é fundamental examinar a segunda e terceira porções do duodeno, regiões onde ele também pode estar presente. Gastrinomas estão associados com NEM-1 e, nesse contexto, também são múltiplos. A experiência com USIO de tumores de ilhotas pancreáticas considerados *não funcionantes* (como vipomas e somatostatinomas) é limitada.

▶▶ AVALIAÇÃO DAS VIAS BILIARES INTRA E EXTRA-HEPÁTICAS

A técnica de USIO para avaliação das vias biliares intra e extra-hepáticas assemelha-se à técnica intraoperatória para os demais órgãos. Em algumas ocasiões, há necessidade de interposição de estruturas anatômicas adjacentes, como o fígado, na avaliação da parede anterior da vesícula biliar, e a cabeça do pâncreas, na visibilização do colédoco terminal, com intuito de evitar artefatos de proximidade de campo. O estudo Doppler facilita a diferenciação entre as estruturas biliares e os vasos sanguíneos, além de caracterizar a relação desses vasos com as estruturas a serem ressecadas (Fig. 60.1F).

A aplicação da USIO na doença biliar compreende tanto as doenças intra como as extra-hepáticas. A avaliação extra-hepática torna possível a investigação de cálculos retidos, anormalidades ductais e a localização da inserção do ducto cístico pela identificação da prega espiral (válvula de Heister), o que facilita a realização de anastomose colecistojejunal.[18] A avaliação intra-hepática objetiva visibilizar os ductos biliares e estabelecer a localização e o grau de acometimento neoplásico, bem como a extensão do acometimento segmentar em afecções inflamatórias crônicas. O acometimento hepático na doença de Caroli e na colangite piogênica recorrente pode ser precisamente avaliado durante seu tratamento cirúrgico.[5,18] A diferenciação entre acometimento inflamatório crônico e neoplásico pela USIO acrescenta dados importantes ao procedimento cirúrgico biliar, embora não possa ser efetuada em todas as situações.

A USIO tem grande acurácia na identificação de cálculos biliares, a partir de 1mm, atingindo sensibilidade entre 90% e 95% e especificidade entre 98% e 99%.[3] A colangiografia intraoperatória é considerada padrão nesse tipo de pesquisa, com a USIO podendo guiar a punção da via biliar, assim como acrescentar informações em casos indeterminados pela colangiografia. A USIO pode, ainda, ser utilizada no estudo de formações biliares císticas candidatas ao tratamento cirúrgico, tanto por se apresentarem sintomáticas como por suspeita de malignidade.

▶▶ CONSIDERAÇÕES FINAIS

Em resposta à pergunta que nos foi formulada, a USIO deve ser mandatória nas seguintes condições:

- Nas hepatectomias por neoplasia, para definição da quantidade de nódulos e sua localização, bem como para definir sua relação com os vasos hepáticos.
- Na localização de tumores de células de ilhotas pancreáticas não definidos pré-operatoriamente por métodos de imagem.

Acrescentamos, ainda, situações em que é desejável, mas não imprescindível:

- Avaliação das vias biliares, especialmente na presença de microcálculos.
- Avaliação de linfonodopatia retroperitoneal.
- Avaliação da permeabilidade vascular no transplante de fígado.
- Localização precisa da veia hepática média do doador no transplante intervivos.
- Auxílio na localização de pseudocistos e coleções na pancreatite aguda.
- Auxílio na localização do ducto pancreático na pancreatite crônica.

Atualmente, entretanto, a difusão do método esbarra em três problemas:

- Treinamento específico de cirurgiões e radiologistas.

- Disponibilidade de aparelhos de ultrassonografia para o bloco cirúrgico.

- Remuneração adequada do procedimento, o qual ainda não é codificado pelo SUS ou pela Classificação Brasileira de Honorários de Procedimentos Médicos, tendo em vista o tempo prolongado exigido tanto do médico radiologista como do equipamento, que pode variar entre 1 e 4 horas.

▶▶▏ REFERÊNCIAS BIBLIOGRÁFICAS

1. Pinto-Silva RA, Martins FP, Lanna FS, Lima-Reis OL. Ultra-sonografia – Partes A e B. In: Castro LP, Coelho LGV (eds.). Gastroenterologia. Rio de Janeiro: Medsi, 2004: 2523-614.
2. Costa-Silva L, Rezende CJ, Lima-Reis GL. Tomografia computadorizada e ressonância magnética. In: Castro LP, Coelho LGV (eds.). Gastroenterologia. Rio de Janeiro: Medsi, 2004: 2615-729.
3. Machi J, Oishi AJ, Furumoto NL, Oishi RH. Intraoperative ultrasound. Surg Clin N Am 2004; 84:1085-111.
4. Brennan DD, Kruskal JB, Kane RA. Intraoperative ultrasound of the pancreas. Ultrasound Clin 2006; 1:533-45.
5. Kruskal JB, Kane RA. Intraoperative US of the liver: techniques and clinical applications. RadioGraphics 2006; 26:1067-84.
6. Sahani DV, Kalva SP, Tanabe KK, et al. Intraoperative US in patients undergoing surgery for liver neoplasms: comparison with MR imaging. Radiology 2004; 232:810-4.
7. Elias D, Sideris L, Pocard M, et al. Incidence of unsuspected and treatable metastatic disease associated with operable colorectal liver metastases discovered only at laparotomy (and not treated when performing percutaneous radiofrequency ablation). Ann Surg Oncol 2005; 12:298-302.
8. Wiering B, Ruers TJM, Krabbe PFM, et al. Comparison of multiphase CT, fdg-pet and intra-operative ultrasound in patients with colorectal liver metastases selected for surgery. Ann Surg Oncol 14(2):818-26.
9. Torzilli G, Palmisno A, Del Fabbro D, et al. Contrast-enhanced intraoperative ultrasonography during surgery for hepatocellular carcinoma in liver cirrhosis: is it useful or useless? A prospective cohort study of our experience. Ann Surg Oncol 2007; 14(4):1347-55.
10. Cohen MP, Machado MAC, Herman P. Impacto da ultra-sonografia intra-operatória nas cirurgias para ressecção de metástases hepáticas. Arq Gastroenterol [online] 2005; 42(4):206-12.
11. Cervone A, Sardi A, Conaway GL. Intraoperative ultrasound (IOUS) is essential in the management of metastatic colorectal liver lesions. Am Surg 2000; 66(7):611-5.
12. Elias D, Baton O, Sideris L, et al. Local recurrences after intraoperative radiofrequency ablation of liver metastases: a comparative study with anatomic and wedge resections. Ann Surg Oncol 2004; 11:500-5.
13. Pinto-Silva RA, Sanches MD. Ablação por radiofreqüência de tumores: quando? In: Savassi-Rocha PR, Coelho LGV, Sanches MD, Rausch M (eds.). Tópicos em gastroenterologia 14 – Controvérsias. Rio de Janeiro: Guanabara Koogan, 2004: 393-407.
14. Pinto-Silva RA. Ultra-sonografia contrastada do fígado. In: Savassi-Rocha PR, Coelho LGV, Silva RG, Ferrari, TCA (eds.). Tópicos em gastroenterologia 15 – Avanços em gastroenterologia. Rio de Janeiro: Guanabara Koogan, 2006: 279-96.
15. Leen E, Ceccotti P, Moug SJ et al. Potential value of contrast-enhanced intraoperative ultrasonography during partial hepatectomy for metastases – An essential investigation before resection? Ann Surg 2006; 243(2):236-40.
16. Lu Q, Luo Y, Yuan CX, et al. Value of contrast-enhanced intraoperative ultrasound for cirrhotic patients with hepatocellular carcinoma: a report of 20 cases. World J Gastroenterol 2008; 14(25):4005-10.
17. Wen TF, Chen ZY, Yan LN, et al. Measures for increasing the safety of donors in living donor liver transplantation using right lobe grafts. Hepatobiliary Pancreat Dis Int 2007; 6(6):590-5.
18. Kruskal JB, Kane RA. Intraoperative sonography of the biliary system. Am J Roentgenol 2001; 177(2):395-403.

61

Lesão da Via Biliar Principal na Colecistectomia: O que Fazer no Momento do Diagnóstico?

Paulo Roberto Savassi-Rocha • Aloísio Cardoso-Júnior

▶▶▎ INTRODUÇÃO

A colecistolitíase sintomática e suas complicações são as indicações mais frequentes para colecistectomia.

Em 1882, Karl Langenbuch realizou a primeira colecistectomia bem-sucedida.[1] Desde então, e principalmente a partir da segunda metade do século XX, esse procedimento transformou-se na intervenção cirúrgica mais comum sobre o trato biliar, tornando-se padrão no tratamento da colecistolitíase.[2] Em 1987, Mouret realizou, na França, a primeira colecistectomia laparoscópica (CVL). Essa nova via de acesso teve rápidas aceitação e difusão, e as contraindicações à sua realização foram gradativamente cedendo espaço à sua adoção rotineira. Atualmente, considera-se a CVL a operação de escolha para o tratamento da litíase vesicular sintomática e suas complicações, na maioria dos casos.

Controvérsias à parte, em relação à indicação cirúrgica em portadores de colecistolitíase assintomática,[3-5] a alta prevalência da colecistolitíase sintomática e suas complicações e, consequentemente, o considerável universo de candidatos à colecistectomia, torna imperioso o estudo das complicações operatórias desse procedimento para que sejam estabelecidas condutas bem padronizadas para sua prevenção e tratamento.

Nesse sentido, o presente capítulo versará sobre a mais temida complicação da CVL, a lesão intraoperatória da via biliar extra-hepática (LVB), enfatizando, principalmente, a conduta mais apropriada a ser adotada pelo cirurgião inexperiente em cirurgia hepatobiliar complexa. Trata-se de tema antigo que, no entanto, sempre se renova nas inúmeras discussões, em função da dificuldade de se estabelecerem, em alguns pontos de seu manejo, as opções mais adequadas. É provável que a impossibilidade natural de realização de estudos prospectivos controlados, com casuística adequada, para a definição desses dilemas seja a principal responsável pela perpetuação de algumas controvérsias. Tentaremos, na medida do possível, aclarar as condutas já bem estabelecidas na literatura, mostrando os pontos mais conflitantes entre os diversos autores.

►►| EPIDEMIOLOGIA

A discussão acerca da real incidência das lesões iatrogênicas das vias biliares durante a CVL perdura até o presente momento, apesar de o método ser, atualmente, considerado padrão no tratamento da doença litiásica da vesícula biliar. No entanto, para ser assim considerada, é necessário que a incidência dessas lesões seja igual ou inferior àquela observada na colecistectomia convencional. Este assunto assume especial importância em virtude da grande frequência desse procedimento cirúrgico, o que faz com que pequenos incrementos na taxa dessas lesões se traduzam em significativo número absoluto de pacientes acometidos.

Vários estudos reportaram que a incidência das LVB durante a CVL era maior que aquela observada na cirurgia aberta. Deziel *et al.*[6] publicaram, em 1993, estudo no qual analisaram 77.604 colecistectomias laparoscópicas realizadas nos EUA e em Porto Rico. A taxa de LVB encontrada (0,6%, excluídas as lesões do ducto cístico) foi aproximadamente três vezes maior que aquela verificada em relatos históricos de colecistectomias abertas (0,1% a 0,2%). Esse achado assemelha-se à incidência de 0,5% de LVB obtida em série publicada por Vechio *et al.*[7] O Quadro 61.1 mostra a incidência de LVB na colecistectomia convencional em diferentes séries publicadas.

Por outro lado, Savassi-Rocha *et al.*[8,9] publicaram dois estudos multicêntricos brasileiros, em 1997 e 2003, nos quais analisaram, respectivamente, 33.563 e 91.232 colecistectomias laparoscópicas. A incidência de LVB encontrada nos dois estudos – 0,19% e 0,18%, respectivamente – foi semelhante àquela descrita nas colecistectomias convencionais. O Quadro 61.2 revela a incidência de LVB na CVL em diferentes séries.

A repercussão dos efeitos da curva de aprendizado do cirurgião na CVL (50 primeiros casos operados), em relação à incidência de LVB, tem sido objeto de bastante debate. Muitos estudos têm sugerido que a ocorrência de LVB diminui quando a curva de aprendizado é ultrapassada.[10,11] No entanto, em outras publicações, houve aumento da incidência de LVB após a curva de aprendizado. Em artigo no qual foram analisados 91.232 CVL, Savassi-Rocha *et al.*[9] verificaram que 43,8% das lesões sucederam à centésima CVL (Quadro 61.3). Este fato pode ser explicado, em parte, pelo aumento da segurança e da autoconfiança do cirurgião à medida que vai se habilitando para a realização do procedimento laparoscópico. Inicialmente, o cirurgião tende a selecionar casos mais simples e contar com o auxílio de colegas mais experientes. À medida que avança em sua capacitação, torna-se capaz de lidar com casos de maior complexidade que, por si próprios, predispõem à ocorrência de LVB.

Ainda no contexto da experiência *versus* incidência de LVB, alguns estudos analisaram a ocorrência dessas lesões em relação ao número de casos operados em cada serviço/unidade de cirurgia, em diversos hospitais. Observou-se que a taxa de LVB diminuiu à medida que

Quadro 61.1 Incidência de LVB na colecistectomia convencional de acordo com diferentes séries

Série selecionada/ano	Casuística	LVB (%)
Profession A. S. Comission, 1973	63.252	336 (0,53)
Gililand & Traverso, 1990	671	3 (0,44)
Morgenstern *et al.*, 1992	1.200	2 (0,16)
Caputo *et al.*, 1992	1.617	8 (0,19)
Cox *et al.*, 1992	457	1 (0,22)
Shiveley *et al.*, 1990	579	0

LVB – Lesão intraoperatória de vias biliares. (Extraído das referências 8 e 9.)

Quadro 61.2 Incidência de LVB na colecistectomia laparoscópica em diferentes séries

Série selecionada/ano	País	Casuística	LVB (%)
Sue *et al.*, 1992	França	3.606	0,70
Verucken, 1992	Bélgica	3.244	0,50
Litwin *et al.*, 1992	Canadá	2.201	0,10
Berci & Sackier, 1993	EUA	1.771	0,20
Schlumpf *et al.*, 1993	Suíça	3.722	0,80
Richardson *et al.*, 1996	Escócia	5.913	0,60
Southern Surgeons, 1995	EUA	8.839	0,20
Buanes *et al.*, 1995	Noruega	1.699	0,50
Hjelmquist & Gustavson, 1995	Suécia	11.164	0,50
Russel *et al.*, 1996	EUA	15.221	0,20
Savassi-Rocha *et al.*, 1997	Brasil	33.563	0,19
Vecchio *et al.*, 1998	EUA	114.005	0,49
Savassi-Rocha *et al.*, 2003	Brasil	91.232	0,18
Nuzzo *et al.*, 2005	Itália	56.591	0,48

LVB – Lesão intraoperatória de vias biliares.

Quadro 61.3 Incidência de LVB em relação à experiência do cirurgião (n = 162)*

Número de operações realizadas antes da lesão	Frequência	
	Número de lesões	%
1 a 10	14	8,6
11 a 50	56	34,6
51 a 100	21	13,0
>100	71	43,8
Total	162	100,0

LVB – Lesão intraoperatória de vias biliares.
*Savassi-Rocha PR *et al.*[9]

o número de CVL foi aumentando naqueles serviços (Fig. 61.1), sugerindo que a ocorrência de LVB tem causa multifatorial e, portanto, a curva de aprendizado não atua como variável isolada.

É importante mencionar que o conhecimento adequado da anatomia das vias biliares, bem como das frequentes variações anatômicas (incluindo vasculares) regionais, é fundamental não só para prevenir lesões das vias biliares como também para tratá-las de maneira conveniente.

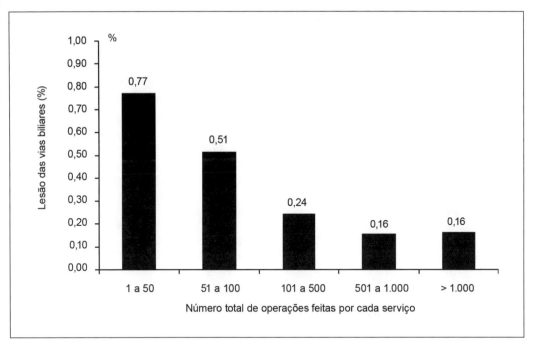

Fig. 61.1 Incidência de LVB de acordo com o número total de CVL realizado em cada serviço de cirurgia. (Retirada de Savassi-Rocha et al.[18])

▶▶| MECANISMOS DE LESÃO E PREVENÇÃO

Vários mecanismos foram descritos para explicar a ocorrência das LVB: alguns já conhecidos da era convencional e outros inerentes à via de acesso laparoscópica. A partir de seu conhecimento, podem ser traçadas recomendações para a profilaxia dessas lesões. Os principais mecanismos de LVB na CVL incluem:

- Identificação incorreta da anatomia da junção cístico-infundíbulo ou de variações anatômicas biliares e vasculares. A dissecção da junção cístico-hepático é causa de lesão e deve ser evitada.

- Tração excessiva da vesícula biliar em direção cranial, levando ao alinhamento dos ductos cístico e colédoco e à confusão na interpretação da anatomia, causando clipagem e secção do ducto colédoco e/ou do ducto hepático comum, eventualmente associada à lesão da artéria hepática direita. Outras possibilidades são a clipagem tangencial da via biliar principal devido à formação de tenda e a desinserção do ducto cístico da via biliar principal, ambas ocasionadas pela tração cranial inadequada do fundo vesicular.

- Desvascularização da via biliar principal em virtude da dissecção próximo de sua circulação axial.

- Uso inadequado do eletrocautério, nas proximidades da via biliar principal, levando à dissipação de energia térmica e à formação de fístulas e/ou estenoses tardias. Usualmente, os pacientes recebem alta em boas condições e retornam, alguns dias após, apresentando coleções subepáticas de bile (ou abscessos), no caso das fístulas. Por sua vez, as estenoses podem suceder ao fechamento das fístulas ou aparecer, independentemente, meses ou anos após o procedimento laparoscópico.

- Aplicação inadequada dos clipes no ducto cístico, levando a sua soltura no período pós-operatório. Eventualmente, os clipes não apresentam comprimento suficiente para ocluir ductos císticos de diâmetros maiores, frequentemente edemaciados, levando ao escape de bile.

Os tipos de LVB se correlacionam com os diversos mecanismos de lesão e consistem em fístulas, lacerações, transecções e excisões da via biliar, além de estenoses precoces e tardias. A Figura 61.2 mostra vários padrões de lesão encontrados nas LVB.

Os mecanismos de lesão descritos acima são resultantes de subversões técnicas durante a CVL ou de má interpretação anatômica. No entanto, coexistem, na gênese dessas lesões, fatores de risco que, muitas vezes, são inerentes à condição do próprio doente ou, até mesmo, do material cirúrgico empregado. A fibrose presente no triângulo hepatocístico em pacientes com formas graves de colecistite crônica, a inflamação encontrada na colecistite aguda, a obesidade e o sangramento intraoperatório são considerados fatores de risco para LVB.[12,13] O Quadro 61.4 mostra a frequência desses fatores de risco encontrada em extensa casuística publicada por Savassi-Rocha et al.[9]

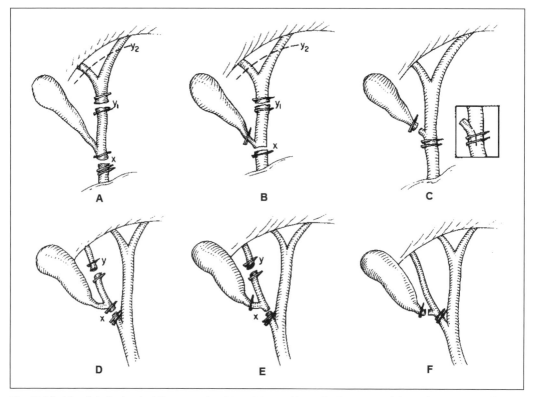

Fig. 61.2 Padrões de lesão das vias biliares extra-hepáticas. **A**. Lesão clássica. **B** e **C**. Variações da lesão clássica. **D** a **F**. Diferentes lesões causadas pela variação da origem do ducto cístico de um ducto hepático direito aberrante. (Retirada de Strasberg SM, Hertl M, Soper NJ. An analysis of the problem of biliary injury during laparoscopic cholecystectomy. J Am Coll Surg 1995;180:101.)

Quadro 61.4 Fatores de risco associados à LVB (n = 167)*

Fatores de risco	Frequência	
	Número de pacientes	%
Laparoscópico de 0 grau	90	53,9
Inflamação/fibrose	60	35,9
Colecistite aguda	49	29,3
Variações anatômicas	27	16,2
Obesidade	11	6,60
Hemorragia	3	1,80

LVB – Lesão intraoperatória de vias biliares.
Alguns casos tiveram mais de um fator de risco.
*Savassi-Rocha PR et al.[9]

Portanto, a prevenção da LVB, como salientado por Hunter[14] e Troidt,[15] passa pela observância das seguintes premissas:

- Utilizar ótica de 30 graus.
- Não aplicar eletrocautério nas proximidades da via biliar principal. Utilizá-lo com parcimônia em outras regiões.
- Dissecar o pedículo cístico junto à região infundíbulo-cística, identificando bem as estruturas do triângulo hepatocístico antes da clipagem. Para tal, realizam-se o afastamento no sentido laterocaudal da bolsa de Hartman e a tração cefálica do fundo da vesícula biliar.
- Não dissecar a junção cístico-hepático comum.
- Liberar o colo da vesícula do leito hepático antes da clipagem.
- Evitar pinçamentos, cauterizações e ligaduras às cegas nos casos de sangramento.
- Tratar adequadamente o ducto cístico. Nos casos de ductos calibrosos, em que houver dúvida a respeito da bilestasia proporcionada pelo clipe, realizar a ligadura do coto cístico com fio cirúrgico ou *endoloop*.
- Realizar colangiografia peroperatória quando houver dúvidas sobre a anatomia em questão. O papel da colangiografia peroperatória na prevenção da LVB é motivo de controvérsia. Os argumentos contrários baseiam-se no fato de que a maior parte das lesões inadvertidas ocorre antes do exame, no potencial iatrogênico inerente ao próprio exame e na incidência de falso-positivos e falso-negativos.
- Proceder à conversão para a via convencional no momento oportuno.

▶▶▌ DIAGNÓSTICO

O manejo adequado das lesões iatrogências das vias biliares depende, principalmente, do momento em que o diagnóstico é obtido e da classificação topográfica da lesão. Melhor seria se o diagnóstico intraoperatório dessas lesões fosse a regra, resultando em tratamento precoce e menor morbimortalidade. No entanto, por ser grande parte das lesões secundária à interpretação equivocada da anatomia ou a lesões térmicas que irão manifestar-se *a posteriori*, o diagnóstico, em percentual expressivo dos casos, será estabelecido no período pós-operatório. Em estudo multicêntrico, um dos autores[9] encontrou 67,7% de diagnósticos intraoperatórios. Porém, a maioria dos trabalhos revela índices de diagnóstico intraoperatório das LVB inferiores a 50% dos casos.

Os pacientes nos quais o diagnóstico não é realizado durante a CVL podem apresentar:

- **Coleperitônio** – o extravasamento de bile, não bloqueado, pode ser detectado pelos sinais sistêmicos (taquicardia, febre, taquipneia) e abdominais (irritação peritoneal, distensão abdominal). A icterícia pode acompanhar o quadro clínico, mas, inicialmente, é de baixa intensidade. A ultrassonografia do abdome poderá detectar a presença de líquido livre na cavidade peritoneal. Pacientes com evolução atípica, no primeiro dia pós-operatório de CVL, devem ser cuidadosamente investigados.

- **Coleções circunscritas de bile (biliomas)** – o acúmulo localizado de bile na cavidade peritoneal, mais frequente na região subepática, pode ocorrer lentamente. Nesses casos, os pacientes recebem alta e retornam alguns dias depois com sintomas e sinais de infecção e/ou icterícia, sugestivos de LVB. O atraso diagnóstico pode variar de poucos dias até 1 a 2 semanas.

- **Fístula biliar externa** – alguns pacientes apresentam-se com drenagem espontânea de bile através da incisão cirúrgica, de drenos sentinelas ou das feridas de tais drenos, quando estes já foram retirados. Esses trajetos biliocutâneos tendem a manter o paciente anictérico ou subictérico por algum tempo, mas, ao cicatrizarem, podem evoluir com estenose e icterícia.

- **Icterícia** – pode acompanhar os quadros de coleperitônio e bilioma, como descrito. Porém, sua expressão máxima não se dá nos pacientes com fístulas biliares, e sim naqueles que apresentam clipagem ou estenose da via biliar principal ou de ductos segmentares. Por esse motivo, pode aparecer meses ou anos após a CVL. Eventualmente, manifestam-se como crises de colangite recorrente que, quando não tratadas, poderão evoluir para cirrose biliar secundária. O aparecimento de icterícia mais intensa, precocemente, após a CVL, sugere a clipagem total ou parcial da via biliar principal.

Os exames laboratoriais podem ajudar no diagnóstico. Leucocitose e aumento das bilirrubinas, das enzimas canaliculares (fosfatase alcalina e GGT) e da alanina aminotransferase, que persistirem por 24 a 48 horas após a CVL, devem motivar o aprofundamento da propedêutica.

A ultrassonografia abdominal, quando realizada precocemente, pode levar a equívocos diagnósticos. Isso porque pequenas coleções restritas à fossa da vesícula biliar podem ocorrer, normalmente, em 10% a 14% dos pacientes.[16] Caso a coleção se estenda além desses limites, a investigação deverá prosseguir com a aspiração e/ou drenagem da própria. A obtenção de bile, na punção da coleção, corrobora o diagnóstico de LVB e torna necessário o estudo morfológico da árvore biliar extra-hepática (colangiografia) para localização e classificação da lesão.

A colangiografia pós-operatória pode ser realizada por via transparieto-hepática (quando as vias biliares intra-hepáticas estiverem dilatadas), por via endoscópica retrógrada (CPER) e, preferencialmente, por ressonância nuclear magnética.[17,18] As duas primeiras são invasivas e sujeitas a complicações significativas. Entretanto, possibilitam a instrumentalização terapêutica da via biliar (inserção de próteses, dilatações, papilotomia). A última constitui exame não invasivo que, no entanto, se presta apenas ao diagnóstico e à classificação da lesão, podendo ser utilizada para triagem dos pacientes que se beneficiarão da endoscopia terapêutica.

▶▶▶ CLASSIFICAÇÃO DAS LESÕES

Muitas classificações topográficas das LVB têm sido propostas para orientar a conduta terapêutica e prognosticar a evolução dos pacientes, embora nenhuma delas seja universalmente aceita.[19-21] Inicialmente, as classificações se referiam apenas a aspectos relacionados às lesões biliares (fístulas e estenoses). A mais utilizada, até então, foi a proposta por Bismuth, na era da colecistectomia aberta (Fig. 61.3).[19]

Apesar de apresentar boa correlação com a evolução pós-operatória das reconstruções biliares, essa classificação tem sido, gradativamente, substituída pela classificação de Strasberg.[20] Esta última apresenta-se mais completa por incluir, em seu detalhamento, pacientes portadores de fístulas e lesões isoladas do ducto hepático direito (Fig. 61.4).

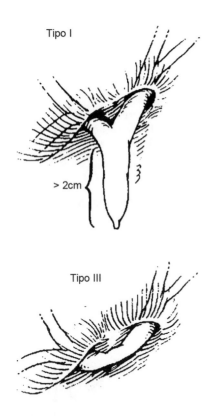

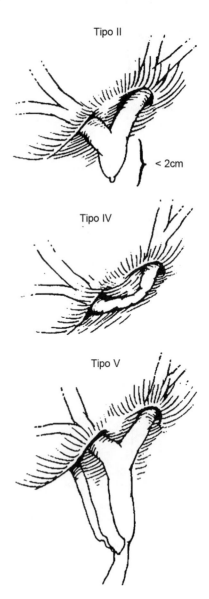

Fig. 61.3 Classificação de Bismuth das estenoses biliares benignas. Tipo I, coto > 2cm. Tipo II, coto < 2cm. Tipo III, teto da confluência preservado (há comunicação entre ductos hepáticos direito e esquerdo). Tipo IV, ausência de comunicação entre os ductos hepáticos direito e esquerdo. Tipo V, tipos I, II ou III + estenose do ducto hepático direito. (Retirada de Bismuth LH. Postoperative strictures of the bile ducts. In: Blumgart LH. The biliary tract. Clinical Surgery International Series, vol. 5. Edinburgh: Churchill Livingstone, 1982: 209.)

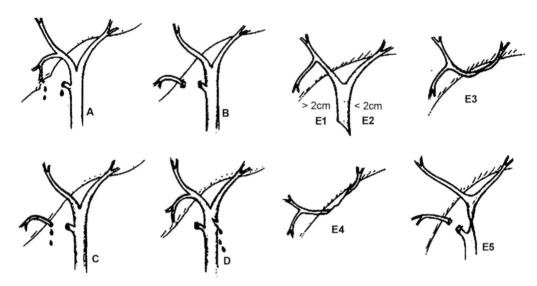

Fig. 61.4 Classificação de Strasberg das lesões iatrogênicas das vias biliares. **A.** Fístula do ducto cístico ou do ducto Luschka. **B.** Obstrução do ducto hepático posterior direito (clipagem e secção de um ducto hepático direito anômalo). **C.** Fístula do ducto hepático posterior direito. **D.** Fístula biliar do ducto hepático comum ou ducto colédoco. **E1**. Estenose do ducto hepático comum com coto > 2cm. **E2**. Estenose do ducto hepático comum com coto < 2cm. **E3**. Estenose hilar com confluência intacta. **E4**. Estenose hilar com perda da confluência. (Retirada de Strasberg SM, Hertl M, Soper NJ. An analysis of the problem of biliary injury during laparoscopic cholecystectomy. J Am Coll Surg 1995; 180:101-25.)

Mais recentemente, tem surgido interesse especial no tocante à concomitância de lesões vasculares arteriais, principalmente da artéria hepática direita, e sua repercussão na evolução das LVB.[21] Nesse sentido, as classificações das LVB começaram a considerar, também, a possibilidade de lesões vasculares associadas. A Fig. 61.5 mostra a classificação de Stewart-Way que inclui, em seu escopo, a possibilidade de lesão associada da artéria hepática direita.[21]

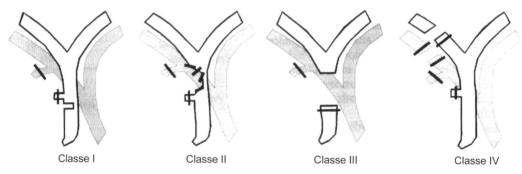

Fig. 61.5 Classificação de Stewart-Way das lesões laparoscópicas dos ductos biliares. **Classe I**. Incisão para colangiografia estendida para o ducto hepático comum. **Classe II**. Lesão lateral do ducto hepático comum por eletrocautério ou aplicação de clipes. **Classe III**. Transecção ou ressecção do ducto hepático comum ou ducto colédoco ou ducto hepático direito ou ducto hepático esquerdo. **Classe IV**. Ducto hepático direito confundido com ducto cístico, artéria hepática direita confundida com artéria cística – transecção da artéria hepática direita. Lesão lateral do ducto hepático direito por eletrocautério ou aplicação de clipes. (Modificada de Stewart T, Robinson TN, Lee CM, Lin K, Whang K, Way LW. Right hepatic artery injury associated with laparoscopic bile duct injury: incidence, mechanism, and consequences. J Gastrointest Surg 2004; 8:523-31.)

LESÃO DA VIA BILIAR PRINCIPAL NA COLECISTECTOMIA: O QUE FAZER NO MOMENTO DO DIAGNÓSTICO? **357**

▶▶▎ TRATAMENTO

O sucesso no tratamento da LVB depende de vários fatores como:

- Momento do diagnóstico: intraoperatório ou pós-operatório precoce e tardio.
- Tipo de lesão.
- Classificação da lesão.
- Presença de lesões arteriais associadas.
- Experiência do cirurgião em operações hepatobiliares.
- Número de tentativas prévias de reparo da lesão (quanto maior, pior o prognóstico).
- Disponibilidade de abordagem multidisciplinar (endoscopia, radiologia intervencionista, gastroenterologia, nutrição).

Experiência do Cirurgião e Tratamento da LVB

O diagnóstico adequado e a disponibilidade de recursos humanos especializados e de equipamentos apropriados são condições fundamentais para o reparo adequado das LVB e, consequentemente, para a prevenção de estenoses pós-operatórias, colangite, cirrose biliar, hipertensão porta e insuficiência hepática terminal.

A esse respeito, convém ressaltar a importância da experiência do cirurgião que intervém para reconstruir tais lesões. Segundo Stewart et al.,[22] apenas 17% dos reparos primários conduzidos pelos cirurgiões laparoscópicos, responsáveis pelas lesões, foram bem-sucedidos. Por outro lado, o experiente grupo do Johns Hopkins Institute, liderado por Cameron, publicou taxa de sucesso de 94% em 5 anos de acompanhamento.[23] Assim sendo, a abordagem do paciente com LVB deve ser individualizada de acordo com a experiência do cirurgião em operações de reconstrução biliar. Somente assim se obtém a redução da morbimortalidade dessa afecção.[24]

▶▶▎ CONDUTA TERAPÊUTICA ESPECIALIZADA

Tratamento Endoscópico
Fístulas Biliares

Tradicionalmente, as fístulas biliares não resolvidas espontaneamente com tratamento clínico eram submetidas a tratamento operatório. Entretanto, o advento da endoscopia intervencionista tem modificado o algoritmo de manejo dessas fístulas. A possibilidade de se realizarem esfincterotomia e/ou inserção de próteses na via biliar principal (cateteres nasobiliares, *stents*) facilita o trânsito biliar para o duodeno em função da diminuição da pressão na papila duodenal maior e/ou do desvio do fluxo biliar para o lúmen do *stent*/dreno.[18] Isso reduz o escape de bile pela fístula, proporcionando sua cicatrização e, consequentemente, seu fechamento.

Por ser de abordagem recente, vários pontos controversos no manejo endoscópico das fístulas biliares iatrogênicas ainda carecem de estudos comparativos para esclarecê-los de maneira convincente. Kaffes *et al.*[25] publicaram, em 2005, estudo retrospectivo incluindo 100 casos de fístulas biliares pós-colecistectomia, abordados endoscopicamente. Concluíram que, nessa casuística, a resolutividade da inserção de *stent* biliar mostrou-se superior àquela da esfincterotomia isolada. Entretanto, seu desenho retrospectivo pode ter causado algum viés de seleção. O fato é que pacientes com via biliar de diâmetro normal apresentam maiores riscos de complicações da esfincterotomia endoscópica e devem, a princípio, ser submetidos à inserção de *stents* ou cateteres nasobiliares.[18] Aqueles favoráveis aos *stents* ressaltam o incômodo causado pelos cateteres nasobiliares, enquanto os que advogam o uso dos drenos nasobiliares ressaltam a possibilidade de controle colangiográfico periódico pelo dreno e a facilidade de sua retirada.[18,25,26]

A eficácia da terapêutica endoscópica das fístulas biliares pós-colecistectomia varia de 66% a 100% dos casos tratados.[18] Uma complicação tardia, possível nesses casos, consiste no aparecimento de estenoses no local de cicatrização da fístula.

Estenose Ductais Biliares Benignas

A estenose benigna das vias biliares pode ocorrer como complicação da CVL. Pode ser secundária à cicatrização de fístulas biliares ou aparecer isoladamente. Sua ocorrência varia de meses a anos após a CVL.

O manejo endoscópico das estenoses biliares benignas inclui, usualmente, esfincterotomia endoscópica seguida de colangiografia para classificação da lesão e planejamento terapêutico. A seguir, insere-se um fio-guia pelo qual serão introduzidos cateteres dilatadores de calibres gradativamente maiores, sob controle fluoroscópico. Outra opção consiste na utilização de balões pneumáticos para dilatação da estenose. Finalmente, *stents* são inseridos na via biliar principal e deixados ultrapassando a região da estenose por período médio de 12 meses, sendo trocados a cada 3 a 4 meses.[18]

Csendes *et al.*[27] reportaram resultados satisfatórios do tratamento endoscópico das estenoses ductais, secundárias à LVB, iguais a 84% e 76% após 2 e 3 anos de seguimento, respectivamente. Nos casos de falha da terapêutica endoscópica, o tratamento cirúrgico não é afetado negativamente. Aliás, a presença de *stent* ou dreno nasobiliar ultrapassando a região estenosada facilita a identificação da via biliar durante a dissecção do pedículo hepático.

Estudos comparativos dos resultados obtidos pelos tratamentos cirúrgico e endoscópico das estenoses biliares benignas, observando-se a resolutividade, as complicações e a morbimortalidade, são necessários para que se possa definir o real papel da endoscopia no contexto dessa doença.

Tratamento Operatório

A abordagem cirúrgica das LVB depende do momento em que o diagnóstico da lesão é estabelecido.[28] O estado funcional hepatocelular, o grau de comprometimento da via biliar ao diagnóstico (lesões mais próximas à porta do fígado são de reparo mais difícil) e a técnica de reconstrução empregada são considerados fatores determinantes para o êxito. A técnica de reconstrução é o único fator que pode ser alterado pela pertinácia do cirurgião e, ademais, deve-se ressaltar que o bom resultado dependerá, sobretudo, do primeiro reparo. Isto porque, a cada reoperação para tratamento de uma LVB, as condições anatômicas tornam-se mais hostis à confecção da anastomose biliodigestiva.

Diagnóstico Intraoperatório

Durante a CVL, a presença de escape de bile na fossa da vesícula biliar ou na região do pedículo hepático leva à suspeita de LVB. Apesar de grande parte das lesões ocorrer antes da realização da colangiografia intraoperatória e, portanto, não ser prevenida pelo exame, sua utilidade em reconhecer lesões não suspeitadas, durante a cirurgia, tem sido pontuada. O estudo de Savassi-Rocha *et al.*[9] demonstrou que em 47,8% dos pacientes submetidos à colangiografia intraoperatória de rotina a lesão já havia sido diagnosticada quando tal exame foi realizado. No entanto, Archer *et al.*[29] reportaram que 81% das LVB na CVL foram diagnosticadas no intraoperatório, quando a colangiografia foi realizada, ao passo que apenas 45% das LVB foram detec-

Lesão da Via Biliar Principal na Colecistectomia: O que Fazer no Momento do Diagnóstico? **359**

tadas nos casos em que não se realizou essa propedêutica. Sabe-se que o prognóstico é melhor quando se realiza o reparo da lesão, precocemente, durante a própria operação que a originou, desde que haja experiência em cirurgia hepatobiliar.[30,31] A conduta mais adequada nos casos de cirurgiões não especializados em reconstruções biliares será abordada adiante, neste capítulo.

Caso se opte pelo reparo imediato da LVB, a conduta técnica irá depender do tipo da lesão. Na maioria das vezes, será mais segura a conversão do procedimento laparoscópico para a via convencional. As táticas cirúrgicas recomendadas incluem:

- **Lesão dos ductos cístico, de Luchtska e setoriais (Strasberg A)** – a oclusão desses ductos será conseguida pela sua ligadura ou sutura continente. Ductos setoriais de pequeno diâmetro, menores que 2 a 3mm, podem ser ligados, principalmente se a colangiografia intraoperatória demonstrar que o ducto lesado não se comunica com um ducto biliar de maior calibre. Contudo, a ligadura de ductos biliares setoriais mais calibrosos poderá levar à atrofia de parte significativa do lobo hepático correspondente, por serem responsáveis pela drenagem biliar de vários segmentos daquele lobo. Quando possível, a reconstrução deverá ser realizada.

- **Lesão do ducto hepático comum ou colédoco, sem perda de substância ductal, interessando perímetro menor ou igual a 50% do ducto biliar (Strasberg D)** – as lesões tangenciais menores devem ser reparadas com sutura simples de fio absorvível monofilamentar podendo-se, opcionalmente, drenar a via biliar através de coledocostomia (dreno de Kehr) a montante da lesão. Nos casos de lesões transversais que acometem porção maior do perímetro ductal e limitam-se a 50% do seu diâmetro, é recomendada a sutura terminoterminal com coledocostomia (dreno de Kehr) a montante da sutura (Fig. 61.6).

- **Lesão do ducto hepático comum ou colédoco, com perda de substância e/ou acometimento superior a 50% do perímetro do ducto biliar:**
  - **Coto proximal > 2cm** – anastomose terminoterminal, acompanhada de coledocostomia com dreno em T a montante da lesão, tem sido muito utilizada nessa situação. Contudo, o seguimento a longo prazo tem mostrado incidência muito alta de estenoses tardias.[32,33] É possível que fatores anatômicos, anteriormente discutidos, e isquemia da porção ductal associados à tensão na linha anastomótica (mesmo quando se realiza manobra de Kocher) sejam responsáveis pelo mau êxito, a longo prazo, nessa situação. Em função disso, reconhecidos cirurgiões hepatobiliares têm recomendado, nesses casos, a confecção de hepaticojejunostomia em Y de Roux *de princípio* (Fig. 61.7).[24,32,33]
  - **Coto proximal < 2cm** – hepaticojejunostomia em Y de Roux terminoterminal com prolongamento para ducto hepático esquerdo (Fig. 61.8).

- **Lesões altas, na confluência dos ductos hepáticos, com perda do ducto hepático comum** – quando o teto da confluência dos ductos hepáticos direito e esquerdo encontra-se intacto, pode-se realizar a anastomose biliodigestiva em Y de Roux com o ducto hepático esquerdo, mediante o rebaixamento da placa hilar (Figs. 61.9 e 61.10). Caso os ductos hepáticos direito e esquerdo estejam desconectados, a opção será anastomosá-los, separadamente, à alça jejunal ou reconstruir o teto da confluência e proceder à técnica de Hepp-Couinaud. Entretanto, boa parcela dos pacientes que sofrem LVB durante a CVL apresenta vias biliares de calibre normal. Por isso, eles apresentam pior prognóstico quando anastomoses altas, como as descritas, são realizadas em ductos tão pouco calibrosos. A drenagem adequada da região subepática e o superdirecionamento da fístula com dreno de *silastic*, possibilitando o reparo retardado, após dilatação das vias biliares, terão melhores resultados, segundo alguns autores.[18]

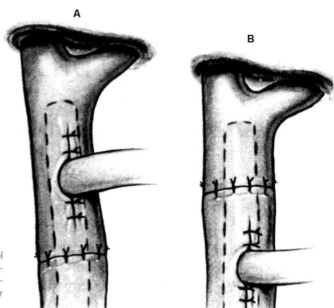

Fig. 61.6 Anastomose biliar terminoterminal e coledocostomia com dreno de Kehr a montante (**A**) e a jusante (**B**) da rafia. O posicionamento do dreno a jusante da rafia deve ser evitado.

As anastomoses biliodigestivas coledocoduodenais foram praticamente abandonadas no tratamento da LVB na CVL em virtude da ocorrência de fístulas duodenais e crises repetidas de colangite. O papel da coledocostomia com dreno de Kehr nas anastomoses terminoterminais da via biliar merece ser mais bem estudado, mas a maioria dos cirurgiões a utiliza.

Diagnóstico Pós-Operatório Precoce

Significativa parcela dos pacientes terá o diagnóstico da LVB postergado por alguns dias ou semanas. Esses pacientes devem ser distribuídos em dois grupos, por apresentarem lesões, manifestações clínicas e condutas terapêuticas distintas. No primeiro grupo estão aqueles que se apresentam com sintomas e sinais infecciosos decorrentes de fístulas biliares. O segundo contempla os casos em que a lesão causa obstrução total ou parcial da via biliar principal, por clipagem ou ligadura, nos quais a manifestação clínica principal é a icterícia obstrutiva, eventualmente acompanhada de colangite aguda.

Fístulas Biliares

Os pacientes com fístula biliar apresentarão sinais e sintomas decorrentes de coleperitônio, biliomas e/ou fístulas biliares externas.

O tratamento inicial deverá ser dirigido para reanimação do paciente, antibioticoterapia, drenagem de coleções, nutrição e estabelecimento de fístula biliocutânea. Desse modo, a infecção poderá ser controlada e o reparo retardado. Nos casos de coleperitônio, pode-se realizar nova laparoscopia para irrigação e toalete da cavidade peritoneal, seguida de drenagem da região subepática ou laparotomia exploradora com o mesmo propósito. Quando possível, deve-se superdirigir a fístula pela inserção de dreno de *silastic* cranialmente ao orifício de escape biliar e exteriorização pela parede anterolateral do abdome.

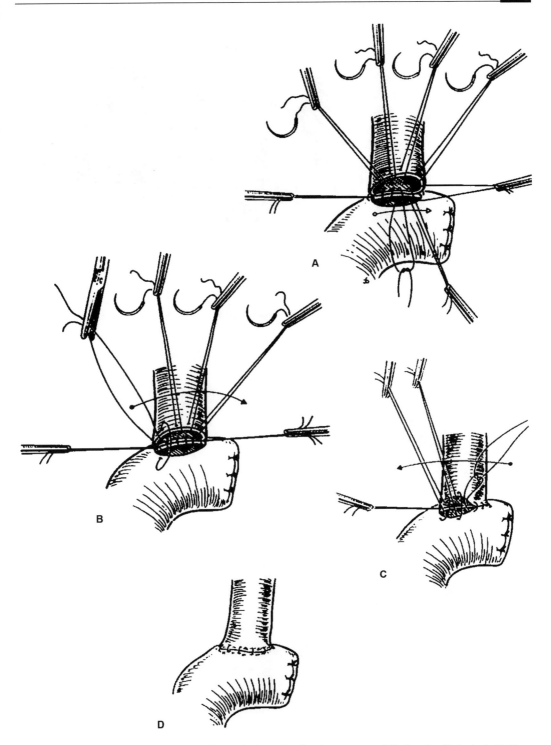

Fig. 61.7 Hepaticojejunostomia terminolateral em Y de Roux. Detalhe da anastomose biliodigestiva. (Retirada de Mattheus JB, Blumgart LH. Benign biliary strictures. In: Zinner MJ, Schwartz SI, Ellis H. Maingot's abdominal operations. 3 ed. Stamford: Appleton & Lange, 1997: 1821).

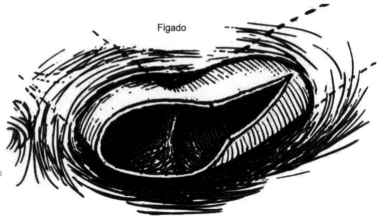

Fig. 61.8 Prolongamento da incisão para a parede anterior do ducto hepático esquerdo.

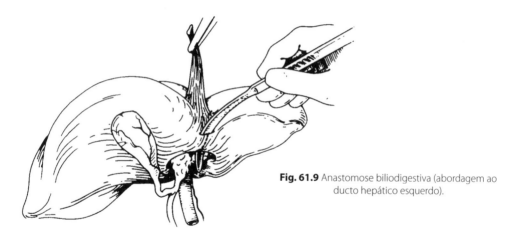

Fig. 61.9 Anastomose biliodigestiva (abordagem ao ducto hepático esquerdo).

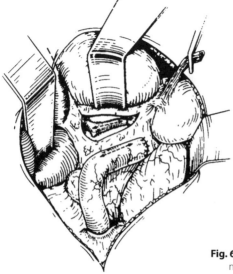

Fig. 61.10 Anastomose biliodigestiva no ducto hepático esquerdo.

LESÃO DA VIA BILIAR PRINCIPAL NA COLECISTECTOMIA: O QUE FAZER NO MOMENTO DO DIAGNÓSTICO? **363**

Após controlada a infecção, o paciente será observado. Na maioria dos casos, após um tempo médio de 2 a 3 semanas, o trajeto fistuloso biliocutâneo estará organizado e os drenos poderão ser retirados. Boa parte das fístulas fechará espontaneamente, e o processo cicatricial do ducto lesado levará à formação de estenoses biliares tardias em muitos desses pacientes.

Naqueles doentes com fístulas biliocutâneas persistentes, está indicado o tratamento endoscópico (como salientado anteriormente) ou cirúrgico. Provavelmente, essas fístulas são secundárias às transecções completas do ducto biliar ou existe obstrução a jusante da fístula, impedindo o fluxo preferencial para o duodeno.

Enfim, controlando-se a fase séptica, parte dos pacientes será operada posteriormente, em função da presença de fístulas persistentes ou estenoses. O reparo definitivo na vigência de peritonite, coleções intraperitoneais e ductos biliares inflamados e pouco calibrosos não deve ser tentado. Táticas e técnicas cirúrgicas a serem empregadas no reparo retardado estão apresentadas adiante.

Clipagem da Via Biliar Principal

Os pacientes que tiverem o fluxo de bile total ou parcialmente obstruído por clipagem inadvertida durante a CVL apresentar-se-ão colestáticos algum tempo após o procedimento laparoscópico.

Nesses casos, como não houve escape de bile na região do pedículo hepático, as condições locais apresentam-se boas para o reparo precoce da lesão. Ademais, a colestase, por si, leva a alterações renais, hepáticas e imunológicas, devendo ser tratada o mais brevemente possível.

Portanto, esse grupo de pacientes deverá ser preparado para reconstrução biliodigestiva tão logo o diagnóstico seja realizado. Contudo, exceção deve ser feita nos casos em que houver colangite aguda associada. Nessa situação, os pacientes serão submetidos à antibioticoterapia pré-operatória e, se necessário, à descompressão endoscópica ou transepática da via biliar (colangite aguda supurativa) e, posteriormente, operados.

As técnicas operatórias a serem utilizadas para a reconstrução do trânsito biliar estão descritas na seção seguinte.

Diagnóstico Pós-Operatório Tardio

Os pacientes que se apresentam com icterícia obstrutiva secundária a estenoses biliares benignas causadas por LVB durante a CVL têm ductos biliares dilatados e, portanto, mais adequados à confecção de anastomoses biliodigestivas. Além disso, não há o intenso processo inflamatório encontrado quando o diagnóstico é estabelecido precocemente. Os princípios fundamentais dessas anastomoses são a exposição de ducto biliar proximal sadio e bem vascularizado, a utilização de alça jejunal excluída em Y de Roux, a orientação terminolateral da anastomose, a utilização de fio monofilamentar absorvível (PDS) e a sutura mucosa a mucosa. Entendemos, bem como a maioria dos autores,[32-34] que não existe lugar para a anastomose terminoterminal do ducto biliar nos casos de intervenção tardia porque os resultados, a longo prazo, das anastomoses biliodigestivas mostram-se muito superiores.

A colangiografia pré-operatória (seja por via endoscópica retrógrada, pelo dreno biliar ou por ressonância nuclear magnética) é fundamental para avaliar o tipo de lesão e, assim, orientar a conduta a ser empregada. As técnicas adotadas irão depender do tipo de lesão encontrada na colangiografia segundo a classificação de Bismuth.[34] Contudo, a lesão é sempre mais alta que a estimada pela colangiografia, haja vista que é preciso avançar com a dissecção acima da área estenosada para exposição da porção sadia do ducto biliar proximal.

As principais técnicas de reparo das estenoses biliares benignas, de acordo com a classificação de Bismuth, incluem:

- **Bismuth I ou Strasberg E1** – anastomose biliodigestiva em Y de Roux, terminolateral; é possível a ressecção da área de estenose e anastomose terminoterminal da via biliar, mas os resultados a longo prazo são inferiores, apresentando altas taxas de recidiva das estenoses.
- **Bismuth II ou Strasberg E2** – anastomose biliodigestiva em Y de Roux estendida ao ducto hepático esquerdo. O rebaixamento da placa hilar (Hepp-Couinaud) não é obrigatório, mas pode ajudar na exposição do ducto hepático esquerdo.
- **Bismuth III ou Strasberg E3** – rebaixamento da placa hilar e anastomose biliodigestiva em Y de Roux estendida ao ducto hepático esquerdo.
- **Bismuth IV ou Strasberg E4** – rebaixamento da placa hilar, reconstrução do teto da confluência dos ductos hepáticos e anastomose biliodigestiva em Y de Roux estendida ao ducto hepático esquerdo ou anastomoses separadas entre os ductos biliares e a alça jejunal (Fig. 61.11).
- **Bismuth V ou Strasberg B** – como as anteriores (I, II ou III), acrescentando-se a anastomose do ducto hepático direito na alça excluída.
- **Estenose isolada do ducto hepático direito ou Strasberg E5** – anastomose biliodigestiva, terminolateral, em Y de Roux, com o ducto hepático direito.

A utilização de drenos transanastomóticos nas anastomoses biliodigestivas ainda é tema controvertido, embora alguns cirurgiões os utilizem rotineiramente (Fig. 61.12). Naqueles casos em que a anastomose é realizada junto à porta do fígado (Bismuth III e IV), em ductos biliares pouco calibrosos, sua utilização pode ser benéfica. Quanto à forma de exteriorização – transepática ou através da alça excluída – dependerá da experiência do cirurgião com cada uma das duas técnicas. As vantagens preconizadas são: servir de molde para a anastomose, reduzindo as taxas de estenoses anastomóticas; descomprimir a árvore biliar e drenar a bile infectada;

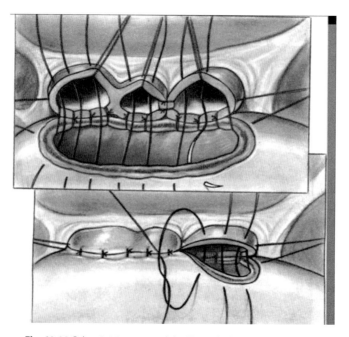

Fig. 61.11 Colangiojejunostomia hilar. (Retirada de Lahey Clinic, 1994.)

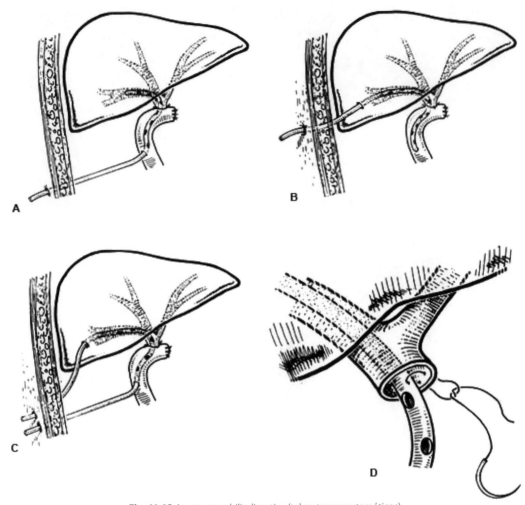

Fig. 61.12 Anastomose biliodigestiva (tubos transanastomóticos).

proporcionar a realização de colangiografias de controle; promover a aspiração biliar em casos de fístulas pós-operatórias. No entanto, devem ser pesadas também as complicações causadas pelos referidos drenos, como, por exemplo, os abscessos subfrênicos secundários a seu deslocamento, com exteriorização intraperitoneal de seus orifícios e vazamento de bile.[24]

Tratamento Percutâneo

A abordagem percutânea é indicada para diagnóstico e tratamento de casos selecionados de LVB. A presença de continuidade entre a árvore biliar e o trato gastrointestinal é condição necessária para essa abordagem. Esse procedimento impõe-se como opção para o tratamento primário das estenoses biliares benignas e para dilatação e inserção de *stents* em anastomoses biliodigestivas estenosadas, especialmente quando as reconstruções foram realizadas em Y de Roux, o que dificulta muito e, praticamente, impossibilita a abordagem endoscópica retrógrada (Fig. 61.13).

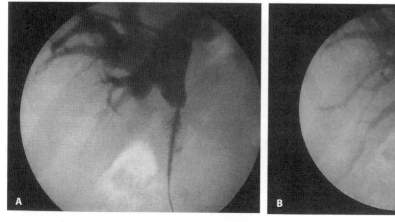
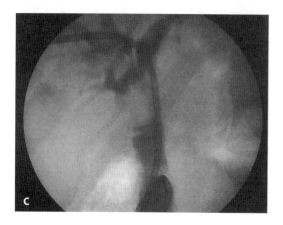

Fig. 61.13 Dilatação percutânea transepática de estenose de hepaticojejunostomia em Y de Roux. **A.** colangiografia evidenciando passagem de fio-guia pela anastomose e contrastação de alça intestinal. **B.** dilatação da estenose com balão. **C.** colocação de prótese plástica transanastomótica.

Misra et al.,[35] em estudo prospectivo de 51 pacientes submetidos ao tratamento percutâneo de estenoses biliares benignas, reportaram taxa de sucesso dessa terapêutica igual a 58,8%, em seguimento médio de 76 meses. Obviamente, se comparado à taxa de sucesso de 94% nos casos de LVB operados pelo mesmo grupo, percebe-se que o tratamento cirúrgico oferece resultados não igualáveis por quaisquer outros métodos. Nesse sentido, a abordagem percutânea deve ser considerada em casos selecionados, levando-se em conta, também, o risco operatório e o desejo do paciente. Em caso de falha da terapêutica percutânea, indica-se o reparo cirúrgico.

Lesão Combinada: Via Biliar e Artéria Hepática

As lesões vasculares são também descritas na CVL, sendo a artéria hepática direita a mais acometida em virtude de sua relação com o triângulo hepatocístico. A incidência dessa lesão, em pacientes que sofreram LVB, parece ser da ordem de 12% a 39%.[36-38] É mais comum nos casos de LVB classes III (35%) e IV (64%) em relação às classes I e II (6% a 17%), de acordo com a classificação de Stewart-Way.[21] Apesar de suas consequências em portadores de LVB não estarem claramente definidas, estudos não controlados sugerem que podem ocorrer necrose hepática, formação de abscessos, hemobilia e necessidade de hepatectomia, além da maior incidência de estenose recorrente dos reparos.[39,40]

Alves *et al.*[41] conduziram estudo prospectivo em 55 pacientes portadores de LVB pós-colecistectomia. Foram realizadas angiografias celíaca e mesentérica superior, rotineiramente, nesses pacientes. Os autores obtiveram taxa de lesões vasculares de 47%, e em 36% dos casos a lesão ocorreu na artéria hepática direita. Concluíram que, nos pacientes submetidos à anastomose biliodigestiva no ducto hepático esquerdo (Hepp-Couinaud), não houve influência negativa da lesão da artéria hepática direita na evolução pós-operatória, em comparação aos casos em que tal lesão inexistia.

Por sua vez, outros estudos mostraram pior evolução da anastomose biliodigestiva em pacientes com lesões da artéria hepática direita.[42] Parece que os dados da literatura ainda não são consistentes no sentido de orientar a adoção da revascularização rotineira da artéria hepática direita nos pacientes com lesões combinadas. Obviamente, ao estudar-se sua relação com a evolução dos reparos das LVB, vários fatores, como a experiência do cirurgião, o tipo de lesão, a função hepatocelular dos pacientes e a patência pós-operatória da anastomose vascular, têm que ser adequadamente controlados.

▶▶ CONDUTA TERAPÊUTICA NÃO ESPECIALIZADA

A reconstrução das LVB complexas deve contar com a participação de cirurgião acostumado às operações hepatobiliares, conforme salientado anteriormente.[16,18,22] Heise *et al.*[31] estudaram 175 casos de reparo primário de LVB e concluíram que o número de operações realizadas, por paciente, antes do encaminhamento destes a centros terciários especializados, foi preditor significativo de mau prognóstico. Sabe-se que a cada operação a lesão se torna mais proximal e o novo reparo menos efetivo. Portanto, a conduta a ser adotada pelo cirurgião não especialista diante do diagnóstico de LVB depende do momento em que se constata a lesão, do tipo de lesão ocorrida e da forma de apresentação pós-operatória (abscesso localizado, coleperitônio, fístula biliar externa).

Diagnóstico Intraoperatório

O manejo das LVB, reconhecidas no intraoperatório pelo cirurgião não especialista, deverá basear-se na complexidade das lesões.

LVB Menor

Nas lesões menores das vias biliares, o tratamento exige pequena dissecção e reparo simples da lesão, sem necessidade de anastomose biliodigestiva, e elas podem, portanto, ser tratadas pelo cirurgião não especialista com bons resultados. Entretanto, é preciso ressaltar que dissecções extensas da via biliar principal, com consequente desvascularização ductal, devem ser evitadas. Desse modo, seu reparo imediato poupa significativa parcela dos pacientes de novos procedimentos, reduzindo a morbimortalidade. O tratamento dessas lesões depende de sua classificação:

- **Lesões do ducto cístico e do ducto de Luchtska (Strasberg A)** – nestes casos, deve-se realizar a oclusão dos ductos por ligadura ou sutura continente e, opcionalmente, drenagem subepática sentinela, com intenção de tratamento definitivo. Caso ocorra drenagem biliar no pós-operatório, esta deverá ser autolimitada, desde que não haja obstrução a jusante.

- **Lesão dos ductos hepáticos comum ou colédoco, sem perda de substância ductal, interessando perímetro menor ou igual a 50% do ducto biliar (Strasberg D)** – nestas lesões, o simples reparo por meio de sutura delicada de fio absorvível monofilamentar e drenagem subepática sentinela poderá tratar definitivamente a lesão, sem a necessidade de dissecções extensas ou operações complexas. Os pontos devem englobar pouco tecido ductal a fim de evitar estenoses biliares benignas.

Nas lesões de maior extensão, que se aproximem de 50% da circunferência, pode-se acrescentar, ao reparo terminoterminal da lesão, coledocostomia com dreno de Kehr a montante da sutura. Este procedimento evita a tentativa de reparos mais complexos, como as anastomoses biliodigestivas, que, conforme discutido anteriormente, apresentam alta taxa de estenoses tardias quando realizadas por cirurgiões inexperientes em reparo de vias biliares, tornando as reoperações mais difíceis e com pior prognóstico.

Na eventualidade de ocorrerem estenoses, estas costumam ser distais e parciais, passíveis de tratamento endoscópico ou hepaticojejunostomia tardia realizada por cirurgião habilitado.

Nos casos em que a via biliar apresenta calibre fino e/ou o cirurgião não esteja seguro, é preferível realizar drenagem biliar externa com cateter de *silastic* introduzido através da lesão, associada à drenagem sentinela do recesso subepático. Desse modo, transforma-se a fístula biliar interna em fístula biliar externa controlada e referencia-se o paciente a centro especializado em cirurgia hepatobiliar capaz de oferecer tratamento multimodal da LVB.

LVB Maior

Apesar de os melhores resultados no reparo da LVB maior serem obtidos quando a reconstrução é realizada por cirurgiões especializados durante a operação que a causou, tal fato não procede em relação a cirurgiões não afeitos às reconstruções biliares, como já discutido anteriormente. Apesar disso, sabe-se que até 75% dos cirurgiões que lesam a via biliar principal, mesmo que não especializados, tentam sua reconstrução.[43] Entretanto, deve-se ressaltar que essa tentativa deve ser evitada porque menos de 20% das lesões biliares maiores diagnosticadas no intraoperatório que são imediatamente tratadas por cirurgiões não especializados lograrão êxito a longo prazo.[22]

Portanto, nas lesões que se estendem por mais de 50% do perímetro da via biliar principal, bem como nas lesões proximais (confluência dos ductos hepáticos, ducto hepático comum), a complexidade do reparo (anastomose biliodigestiva) necessita do concurso de cirurgião afeito a esse tipo de operação. Na impossibilidade desse concurso, o cirurgião responsável pelo caso deverá realizar drenagem ampla da região subepática e o direcionamento da fístula por meio de cateter (*silastic*) introduzido, através da lesão, em sentido cranial, e exteriorizado na parede anterolateral direita do abdome. Nesse caso, o paciente será referenciado a centro especializado para que a reconstrução seja realizada.

Tentativas de correção da LVB complexa por cirurgiões pouco experimentados podem agravar a própria lesão, como consequência de dissecção intempestiva (causando perda de extensão ductal proximal à lesão), tornando a reintervenção, *a posteriori*, mais laboriosa e, desse modo, resultando em maior morbimortalidade.

Diagnóstico Pós-operatório Precoce

A conduta do cirurgião não especialista nessa situação depende da forma de apresentação da LVB. Nos casos que se apresentem com abscessos localizados ou coleperitônio, a conduta consistirá em drenagem percutânea dos abscessos e relaparotomia para tratamento da peritonite biliar e controle externo da fístula biliar, respectivamente, conforme já abordado anterior-

LESÃO DA VIA BILIAR PRINCIPAL NA COLECISTECTOMIA: O QUE FAZER NO MOMENTO DO DIAGNÓSTICO?

mente neste capítulo. Dessa maneira, trata-se a sepse, controla-se a fístula, sem tentativa de reparos desta, e o paciente é encaminhado para centro especializado em cirurgia hepatobiliar.

Pacientes que desenvolvem fístula biliar externa para a ferida operatória (biliocutânea) sem coleções intraperitoneais devem ser orientados quanto à proteção da pele adjacente ao orifício fistuloso e referenciados para centros especializados.

Finalmente, nos casos de icterícia obstrutiva secundária à clipagem parcial ou completa da via biliar, a colangite, se houver, deve ser tratada com antibioticoterapia e medidas suportivas. Nas formas tóxicas da colangite aguda, a drenagem percutânea transepática (estenoses totais) ou endoscópica (estenoses parciais) será necessária para remissão da sepse. Deve-se evitar, sempre que possível, a drenagem cirúrgica da via biliar que, certamente, agravará as condições teciduais e anatômicas no momento da anastomose biliodigestiva. Obviamente, não havendo disponibilidade das técnicas transepática e percutânea, a via cirúrgica será necessária para tratamento da colangite aguda tóxica.

Diagnóstico Pós-operatório Tardio

Pacientes que desenvolvem estenose biliar benigna pós-operatória manifestam-se com icterícia obstrutiva com ou sem colangite aguda. Esses pacientes devem ser referenciados para centros especializados e têm melhor prognóstico por ser a anastomose biliodigetiva realizada por cirurgiões especializados em via biliar dilatada.

Evolução das Fístulas Biliares Externas

O fechamento espontâneo das fístulas biliares externas (ou dirigido por drenos sentinelas) e o consequente desenvolvimento de estenoses biliares benignas dependem da extensão da lesão biliar. Nas lesões parciais, as fístulas fecham-se em cerca de 75% dos casos e as estenoses tardias desenvolvem-se em 50% deles. Nos casos de lesões completas, a fístula persiste em até 40% dos casos, sendo necessária a realização de anastomose biliodigestiva em via biliar não dilatada.[44]

▶▶ QUALIDADE DE VIDA PÓS-OPERATÓRIA

A qualidade de vida após a reconstrução bem-sucedida das LVB na CVL tem sido investigada.[45] Melton *et al.*,[46] do grupo de Cameron e Yeo, observaram a evolução desses pacientes com relação aos domínios físico, psicológico e social, por meio da aplicação de questionários padronizados de qualidade de vida. Quanto aos domínios físico e social, não houve diferença em relação ao grupo de controle. Contudo, a dimensão psíquica foi significativamente afetada em virtude da natureza prolongada, complicada e inesperada da evolução dessas lesões.

▶▶ CONSIDERAÇÕES FINAIS

Independentemente de a real incidência atual de LVB na CVL ser maior ou não que aquela verificada na cirurgia convencional, a laparoscopia é um avanço que não vai e tampouco pode retroceder. Logo, maiores esforços devem ser despendidos para a difusão dos princípios técnicos seguros, salientados neste texto, para que sua prevenção, seu reconhecimento precoce, bem como seu tratamento adequado, sejam implementados para minimizar a ocorrência e a morbimortalidade dessas lesões. Atualmente, o manejo multidisciplinar e individualizado no tratamento das LVB, contando com a participação da radiologia intervencionista (tratamento percutâneo), da endoscopia terapêutica e do cirurgião especializado, é o que obtém os melhores resultados na resolução dessas complicações.

Finalmente, ao se falar em tratamento adequado da LVB, deve-se ressaltar que, nas LVB maiores, o mais adequado é que o cirurgião não especialista em cirurgia hepatobiliar não tenha receio em drenar e encaminhar o paciente a centros especializados, tendo em mente a devida convicção de estar procedendo com o respaldo das melhores evidências encontradas na literatura médica.

▶▶ REFERÊNCIAS BIBLIOGRÁFICAS

1. Beal JM. Historical perspective of gallstone disease. Surg Gynecol Ostet 1984; 158:181-9.
2. Savassi-Rocha PR. Colecistectomia laparoscópica. In: Pereira-Lima L. Condutas em cirurgia hepatobiliopancreática. 1 ed. Rio de Janeiro: Medsi, 1995: 139-71.
3. Cardoso-Jr A, Savassi-Rocha PR. Colecistopatia crônica calculosa. In: Lopes AC, Amato Neto V. Tratado de clínica médica. 1 ed. São Paulo: Rocca, 2006: 1435-44.
4. Savassi-Rocha AL, Rausch M, Savassi-Rocha PR. Colecistolitíase assintomática: por que operar? In: Savassi-Rocha PR, Coelho LGV, Sanches MD, Rausch M. Tópicos em gastroenterologia 14. 1 ed. Rio de Janeiro: Medsi-Guanabara Koogan, 2004: 311-20.
5. Coelho LGV. Colecistolitíase assintomática: por que não operar? In: Savassi-Rocha PR, Coelho LGV, Sanches MD, Rausch M. Tópicos em gastroenterologia 14. 1 ed. Rio de Janeiro: Medsi-Guanabara Koogan, 2004:297-310.
6. Deziel DJ, Millikan KW, Economou SG, Doolas A, Ko ST, Airan MC. Complications of laparoscopic cholecystectomy: a national survey of 4.292 hospitals and an analysis of 77.604 cases. Am J Surg 1993; 165:9-14.
7. Vecchio R, MacFadyen BV, Ricardo AE. Bile duct injury: management options during and after the gallblader surgery. Semin Laparosc Surg 1998; 5:135-44.
8. Savassi-Rocha PR, Ferreira JT, Diniz MTC, Sanches SR. Laparoscopic cholecystectomy in Brasil: analysis of 33.563 cases. Int Surg 1997; 82:208-12.
9. Savassi-Rocha PR, Almeida SR, Sanches MD, et al. Iatrogenic bile duct injuries: a multicenter study of 91.232 laparoscopic cholecystectomies performed in Brazil. Surg Endosc 2003; 17:1356-61.
10. Nuzzo G, Giuliante F, Giovannini I, et al. Bile duct injury during laparoscopic cholecystectomy: results of na italian national survey on 56.591 cholecystectomies. Arch Surg 2005; 140:986-92.
11. Mc Fayden BV Jr, Vecchio R, Ricardo AE, Mathis CR. Bile duct injury after laparoscopic cholecystectomy: the United States experience. Surg Endosc 1998; 12:315-21.
12. Vecchio R, MacFadyen BV, Latteri S. Laparoscopic cholecystectomy: an analysis on 114.005 cases of United States series. Int Surg 1998; 83:215-9.
13. Asbun HJ, Rossi RL, Lowell JA, Munson JL. Bile duct injury during laparoscopic cholecystectomy: mechanism of injury, prevention, and management. World J Surg 1993; 17:547-52.
14. Hunter JG. Avoidance of bile duct injury during laparoscopic cholecystectomy. Am J Surg 1991; 162:71-6.
15. Troidt H. Disasters of endoscopic surgery and how to avoid them: error analysis. World J Surg 1999; 23:846-55.
16. Connor S, Garden OJ. Bile duct injury in the era of laparoscopic cholecystectomy. Br J Surg 2006; 93:158-68.
17. Mercado MA, Chan C, Orozco H, Tielve M, Hinojosa CA. Acute bile duct injury: the need for a high repair. Surg Endosc 2003; 17:1351-5.
18. Rauws EAJ, Gouma DJ. Endoscopic and surgical management of bile duct injury after laparoscopic cholecystectomy. Best practice & Res Clin Gastroent 2004; 18:829-46.
19. Bismuth H. Postoperative strictures of the bile ducts. In: Blumgart LH. The biliary tract. 1 ed. Edinburgh: Churchill Livingstone, 1982:209-18.
20. Strasberg SM, Hertl M, Soper NJ. An analysis of the problem of biliary injury during laparoscopic cholecystectomy. J Am Coll Surg 1995; 180:101-25.

21. Stewart T, Robinson TN, Lee CM, Lin K, Whang K, Way LW. Right hepatic artery injury associated with laparoscopic bile duct injury: incidence, mechanism, and consequences. J Gastrointest Surg 2004; 8:523-31.
22. Stewart L, Way LW. Bile duct injuries during laparoscopic cholecystectomy: factors that influence the results of treatment. Arch Surg 1995; 130:1123-8.
23. Lillemoe KD, Melton GB, Cameron JL et al. Postoperative bile duct strictures: management and outcome in the 1990s. Ann Surg 2000; 232:430-41.
24. Siklick JK, Camp MS, Lillemoe KD, et al. Surgical management of bile duct injuries sustained during laparoscopic cholecystectomy. Ann Surg 2005; 241:786-95.
25. Kaffes AJ, Hourigan L, Nicolas L, Byth K, Williams SJ, Bourke MJ. Impact of endoscopic intervention in 100 patients with suspected postcholecystectomy bile leak. Gastrointest Endoscop 2005; 61:269-75.
26. Farshad E, Silverman WB. Nasobiliary tube management of postcholecystectomy bile leaks. J Clin Gastroenterol 2005; 39:441-4.
27. Csendes A, Navarrete C, Burdiles P, Yarmuch J, Treatment of common bile duct injuries during laparoscopic cholecystectomy: endoscopic and surgical management. World J Surg 2001; 25:1346-51.
28. Bauer TW, Morris JB, Lowenstein A, Wolferth C, Rosato FE, Rosato EF. The consequences of a major bile duct injury during laparoscopic cholecystectomy. J Gastroent Surg 1998; 2:61-6.
29. Archer SB, Brown DW, Smith CD, Branum GD, Hunter JG. Bile duct injury during laparoscopic cholecystectomy: results of a national survey. Ann Surg 2001; 234:549-59.
30. Savader SJ, Lillemoe KD, Prescott GA, Winick AB, Venbrux AC, Lund GB et al. Laparoscopic cholecystectomy-related bile duct injuries: a health and financial disaster. Ann Surg 1997; 225:268-73.
31. Heise M, Schmidt SC, Adler A, et al. Management of bile ducts injuries following laparoscopic cholecystectomy. Zentralbl Chir 2003; 128:944-51.
32. Mattheus JB, Blumgart LH. Benign biliary strictures. In: Zinner MJ, Schwartz SI, Ellis H. Maingot's abdominal operations. 3 ed. Stamford: Appleton & Lange, 1997:1803-34.
33. Yeo CJ, Lillemoe KD, Ahrendt AS, Pitt HA. Operative management of strictures and benign obstructive disorders of the bile duct. In: Zuidema GD, Yeo CJ. Skackelford's surgery of the alimentary tract. Philadelphia: W.B. Saunders Company, 2002: 247-61.
34. Bismuth H, Pietro EM. Biliary strictures: classification based on the principles of surgical treatment. World J Surg 2001; 25:1241-4.
35. Misra S, Melton GB, Geschwind JF, Venbrux AC, Cameron JL, Lillimoe KD. Percutaneous management of bile duct strictures and injuries associated with laparoscopic cholecystectomy: a decade of experience. J Am Coll Surg 2004; 198:218-26.
36. Wudel LJ, Wright JK, Pinson CW, et al. Bile duct injury following laparoscopic cholecystectomy: a cause for continued concern. Am Surg 2001; 67:557-63.
37. Davidoff AM, Pappas TN, Murray EA, et al. Mechanisms of major biliary injury during laparoscopic cholecystectomy. Ann Surg 1992; 215:196-208.
38. Bismuth H. How to treat a postoperative stenosis? In: Bismuth H, Lazorthes F. Operative injury to the common bile duct. 1 ed. Paris: Masson, 1981:47-107.
39. Gupta N, Soloman H, Fairchild R, Kaminski DL. Management and outcome of patients with combined bile duct and hepatic artery injuries. Arch Surg 1998; 133:176-81.
40. Koffron A, Ferrario M, Parsons W, et al. Failed primary management of iatrogenic biliary injury: incidence and significance of concomitant hepatic arterial disruption. Surgery 2001; 130:722-8.
41. Alves A, Farges O, Nicolet J, Watrin T, Sauvanet A, Belghiti J. Incidence and consequence of an hepatic artery injury in patients with postcholecystectomy bile duct strictures. Ann Surg 2003; 328:93-6.
42. Schimidt SC, Settmacher U, Langrehr JA, Neuhaus P. Management and outcome with combined bile duct and hepatic arterial injuries after laparoscopic cholecystectomy. Surgery 2004; 135:613-8.
43. Flum DR, Cheadle A, Prela C. Bile duct injury during cholecistectomy and survival in Medicare beneficiaries. JAMA 2003; 290:2168-73.
44. Singh V, Kacker LK, Sikora SS, Saxena R, Kapoor VK, Kaushik SP. Post-cholecystectomy external biliary fistula. Aust N Z J Surg 1997; 67:168-72.
45. Boerma D, Rauws EAJ, Keleumans YCA, et al. Impaired quality of life 5 years after bile duct injury during laparoscopic cholecystectomy: a prospective analysis. Ann Surg 2001; 234:750-7.
46. Melton GB, Lillemoe KD, Cameron JL, Sauter PA, Coleman J, Yeo CJ. Major bile duct injuries associated with laparoscopic cholecystectomy: effect of surgical repair on quality of life. Ann Surg 2002; 235:888-95.

62

Embolização Porta Pré-Operatória: Quando Indicar?

Ricardo Miguel Costa de Freitas • Ricardo Jayme Procópio • Alexandre de Tarso Machado

▶▶▎ INTRODUÇÃO

A ressecção cirúrgica é uma forma de tratamento para os tumores hepáticos primários e para muitos dos tumores hepáticos metastáticos em pacientes sem doença extra-hepática.[1] No entanto, os pacientes submetidos à hepatectomia e com volume de parênquima hepático remanescente (PHR) insuficiente para a manutenção da homeostase podem desenvolver insuficiência hepática grave e óbito.

A embolização dos ramos venosos do sistema porta que suprem o segmento hepático a ser ressecado redireciona o fluxo sanguíneo ao PHR e induz hipertrofia dos segmentos hepáticos não embolizados. A embolização venosa porta (EVP) viabiliza a ressecção de tumores em pacientes previamente não candidatos à hepatectomia por PHR insuficiente.[2] Atualmente, a EVP pré-operatória é indicada em diversos centros de tratamento de doenças hepatobiliares.[3]

A EVP pode ser realizada por acesso percutâneo transepático, transileocólico durante laparotomia e, mais raramente, transesplênico. Entre os materiais embolizantes, utilizam-se gelfoam, molas, cianoacrilato associado ao lipiodol, partículas de polivinil-álcool (PVA), trombina, fibrina, álcool e, recentemente, a associação do dispositivo de Amplatzer.[4] A compreensão das seguintes questões é necessária antes de se realizar a EVP: as indicações, as contraindicações; os métodos para avaliar a hipertrofia lobar hepática, o tempo entre a EVP e a operação e as possíveis complicações.

▶▶▎ FUNDAMENTOS E FISIOPATOLOGIA DA EVP

Ressecções de até 75% do fígado podem ser realizadas, desde que o PHR não esteja funcionalmente comprometido como na cirrose.[2] O uso da EVP na indução da hipertrofia hepática seletiva, antes da ressecção hepática ampliada, foi inicialmente relatado por Kinoshita *et al.*,[5] em 1986, e seu uso na prática clínica foi descrito por Makuuchi *et al.*,[6] em 1990.

O fígado regenera-se após a hepatectomia ampliada, ou alguma outra ressecção atípica de grande porte, desde que permaneçam dois ou três segmentos adjacentes.[2] Os hepatócitos

EMBOLIZAÇÃO PORTA PRÉ-OPERATÓRIA: QUANDO INDICAR?

373

têm a capacidade de se desdiferenciar e expandir-se clonalmente, com aumento da massa e do número de células hepáticas. O fator intra-hepático mais importante para indução e controle do crescimento dos hepatócitos é o fator de crescimento de hepatócitos (HGF). A insulina age sinergicamente com o HGF. Isso pode explicar as baixas taxas de hipertrofia observadas em pacientes diabéticos, nos quais não há a primeira passagem hepática de insulina.[2,7] A hipertrofia compensatória do segmento contralateral à embolização também é influenciada pela perda da capacidade regenerativa do hepatócito e pela presença de intensa fibrose decorrente de algumas hepatopatias crônicas.[8]

A regeneração hepática, usualmente, atinge seu pico nas 2 primeiras semanas após a EVP. Fígados não cirróticos demonstram taxa de regeneração mais rápida: 12 a 21cm³/dia 2 semanas após a EVP, aproximadamente 11cm³/dia após 4 semanas e 6cm³/dia após 5 semanas.[9-12] Pacientes com cirrose ou diabetes apresentam regeneração hepática mais lenta (aproximadamente 9cm³/dia após 2 semanas).[9,11,12]

A EVP é um método seguro, com baixos riscos de complicação,[9] gera pouca inflamação no parênquima hepático e não causa necrose tumoral, razões pelas quais é raro identificar a síndrome pós-embolização, caracterizada por náuseas, vômitos, febre e dor.[6,12]

▶▶ INDICAÇÕES

A definição de ressecabilidade leva em conta tanto as questões técnicas como funcionais da EVP.[13] Até o presente momento, os seguintes fatores são considerados para indicá-la:

- Alguns autores defendem a realização do teste de depuração da indocianina verde (ICV): em pacientes com cirrose compensada classe A de Child-Pugh, a taxa de 15% de retenção de ICV aos 15 minutos (ICV R15) é considerada o limite superior para a hepatectomia segura.[13,14]

- A proporção PHR/volume hepático total (VHT) deve ser calculada pela fórmula: PHR/VHT = PHR/(volume hepático total – volume tumoral) × 100%. A avaliação volumétrica do PHR deve ser feita utilizando-se a tomografia computadorizada (TC) com reconstrução tridimensional (3D).[2]

- Os pacientes devem ser classificados entre aqueles que têm doença hepática subjacente e os que não têm doença hepática. Isso irá determinar o PHR mínimo necessário para reduzir a morbidade e a mortalidade pós-operatórias. A proporção de PHR/VHT abaixo de 20% está associada a risco aumentado de complicações pós-operatórias em pacientes com fígados saudáveis. Muitos centros consideram esse valor o volume mínimo de PHR para o planejamento da ressecção cirúrgica.[3] Em casos de pacientes submetidos a quimioterapia de alta dose, esse percentual deve ser maior que 30%,[9] e em pacientes com doença hepática crônica, maior que 40%.[15]

- A presença de doença sistêmica, como diabetes melito, pode limitar a hipertrofia hepática. A ausência de insulina na primeira passagem hepática tende a determinar menor taxa de regeneração.[16,17]

- O planejamento antecipado para o tipo e a extensão do procedimento cirúrgico (p. ex., hepatectomia direita e pancreatoduodenectomia) é importante porque maior reserva hepática funcional pode ser necessária para reduzir a morbidade pós-operatória.[2]

A EVP deve ser considerada, portanto, nas seguintes circunstâncias: (1) hepatectomia ampliada em pacientes com doenças hepáticas crônicas; (2) hemi-hepatectomia estendida em pacientes com fígado normal; (3) volumes de PHR menores que 40%, quando o ICV R15 é menor que 10%, e menores que 50%, quando o ICV R15 está entre 10% e 20%.[13]

▶▶❘ EVP EM PACIENTES CIRRÓTICOS

Em função do risco de a hepatectomia ampliada ser muito maior em pacientes com cirrose, alguns autores recomendam a EVP em todos esses pacientes.[18] Do ponto de vista técnico, o primeiro passo consiste em tomar medidas de pressão no sistema venoso porta e compará-las com a pressão venosa central para a obtenção do gradiente portossistêmico. Pacientes com gradiente portossistêmico maior que 12mmHg são mais propensos a desenvolver varizes esofagogástricas e consequente hemorragia digestiva alta pós-hepatectomia.[18] Eles devem ser tratados com abordagem mais segura e conservadora, como hepatectomia menor ou ablação por radiofrequência.[19]

▶▶❘ CONTRAINDICAÇÕES

Pacientes com doença intra-hepática disseminada, envolvendo todo o lobo direito e o segmento I, II ou III, ou todo o lobo esquerdo e o segmento VI ou VII, não são candidatos à trissegmentectomia direita ou esquerda, respectivamente, e não teriam benefícios com a EVP. Outras contraindicações relativas seriam: coagulopatia incorrigível, invasão tumoral da veia porta, tumor que impeça o acesso transepático seguro, dilatação biliar (no caso de obstrução do trato biliar, a drenagem é recomendada), hipertensão porta e insuficiência renal dialítica.[2]

▶▶❘ VOLUMETRIA HEPÁTICA

A TC com volumetria é essencial para o planejamento e a avaliação dos resultados da EVP e, consequentemente, para o planejamento cirúrgico pós-EVP. Os volumes de interesse à TC são o PHR, o fígado a ser ressecado e o tumor. O radiologista responsável pela análise volumétrica delineia manualmente a área da cirurgia planejada na tela do computador. A TC multifásica com realce de contraste é realizada para demarcar os vasos que constituem os pontos de referência dos segmentos hepáticos.[7]

A informação mais importante obtida por meio da volumetria é a proporção de PHR com o volume hepático total (VHT), após a subtração de todo o volume tumoral. No entanto, o cálculo torna-se difícil quando vários tumores estão presentes ou quando múltiplas ressecções devem ser realizadas, porque o erro em cada cálculo de volume é cumulativo. A maioria das equipes cirúrgicas considera pacientes candidatos para a EVP pré-operatória aqueles sem doença hepática difusa e com proporção de PHR/VHT abaixo de 20% ou 25%, dependendo da instituição.[7]

▶▶❘ COMPLICAÇÕES

As complicações potenciais da EVP são incomuns. No entanto, quando elas ocorrem, são similares àquelas associadas a qualquer outro procedimento transepático percutâneo: hemobilia transitória, sangramento, infecção e, mais raramente, pneumotórax. As complicações mais específicas da EVP incluem a necessidade de reembolização, trombose venosa porta e hipertensão porta, resultando em hemorragia de varizes esofagogástricas. Uma complicação específica da abordagem transileocólica é a obstrução do intestino delgado. Em recente metanálise, que envolveu 37 publicações que avaliaram 1.088 pacientes, o procedimento foi bem tolerado por todos eles. A morbidade global foi de 2,2%, sem mortalidade relacionada com a EVP. As prin-

EMBOLIZAÇÃO PORTA PRÉ-OPERATÓRIA: QUANDO INDICAR?

cipais complicações menores foram: febre (23%), dor ou desconforto abdominal (19%), náusea e vômitos (2%) e íleo adinâmico (1%). As principais complicações maiores relacionadas foram: abscesso hepático (0,3%), colangite (0,2%), trombose do tronco principal ou do ramo esquerdo da veia porta (0,2%), hematoma subcapsular (0,2%) e hipertensão porta (0,1%).[20]

▶▶ CONSIDERAÇÕES FINAIS

A EVP é um método seguro e eficaz em induzir a hipertrofia hepática seletiva no contexto clínico apropriado. Essa técnica costuma ser reservada para aqueles pacientes nos quais o parênquima hepático remanescente é insuficiente para permitir a ressecção segura, além de reduzir as complicações e encurtar os dias de internação hospitalar após a ressecção. A melhor efetividade de novos regimes de tratamento quimioterápico endovenoso e intra-arterial e avanços nas técnicas cirúrgicas irão aumentar o número de hepatectomias ampliadas e, consequentemente, a necessidade da EVP.[7]

▶▶ REFERÊNCIAS BIBLIOGRÁFICAS

1. Bruix J, Sherman M. Management of hepatocellular carcinoma. Hepatol 2005; 42:1208-36.
2. Madoff DC, Hicks ME, Vauthey JN, et al. Transhepatic portal vein embolization: anatomy, indications, and technical considerations. Radiographics 2002; 22:1063-76.
3. Madoff DC, Abdalla EK, Vauthey JN. Portal vein embolization in preparation for major liver resection: evolution of a new standard of care. J Vasc Interv Radiol 2005; 16:779-90.
4. Bent CL, Low D, Matson MB, et al. Portal vein embolization using a nitinol plug (Amplatzer vascular plug) in combination with histoacryl glue and iodinized oil: adequate hypertrophy with a reduced risk of nontarget embolization. Cardiovasc Intervent Radiol 2009 (in press).
5. Kinoshita H, Sakai K, Hirohashi K, et al. Preoperative portal vein embolization for hepatocellular carcinoma. World J Surg 1986; 10:803-8.
6. Makuuchi M, Thai BL, Takayasu K, et al. Preoperative portal vein embolization to increase safety of major hepatectomy for hilar bile duct carcinoma: a preliminary report. Surgery 1990; 107:521-7.
7. de Baere T, Denys A, Madoff MD. Preoperative portal vein embolization: indications and technical considerations. Tech Vasc Interventional Rad 2007; 10:67-78.
8. Belghiti J, Benhaïm L. Portal vein occlusion prior to extensive resection in colorectal liver metastasis: a necessity rather than an option. Ann Surg Oncol 2009; 16:1098-9.
9. Abdalla EK, Hicks ME, Vauthey JN. Portal vein embolization: rationale, technique and future prospects. Br J Surg 2001; 88:165-75.
10. Shimamura T, Nakajima Y, Une Y, et al. Efficacy and safety of preoperative percutaneous transhepatic portal embolization with absolute ethanol: a clinical study. Surgery 1997; 121:135-41.
11. Lee KC, Kinoshita H, Hirohashi K, et al. Extension of surgical indication for hepatocellular carcinoma by portal vein embolization. World J Surg 1993; 17:109-15.
12. Shibayama Y, Hashimoto K, Nakata K. Recovery from hepatic necrosis following acute portal vein embolism with special reference to reconstruction of occluded vessels. J Pathol 1991; 165:255-61.
13. Liu H, Zhu S. Present status and future perspectives of preoperative portal vein embolization. Am J Surg (in press).
14. Fakazas J, Mándli T, Ther G, et al. Evaluation of liver function for hepatic resection. Transplant Proc 2006; 38:798-800.
15. Vauthey JN, Chaoui A, Do KA, et al. Standardized measurement of the future liver remnant prior to extended liver resection: methodology and clinical associations. Surgery 2000; 127:512-9.
16. Nagino M, Nimura Y, Kamiya J, et al. Changes in hepatic lobe volume in biliary tract cancer patients after right portal vein embolization. Hepatol 1995; 21:434-9.

17. Denys A, Lacombe C, Schneider F, et al. Portal vein embolization with N-butyl cyanoacrylate before partial hepatectomy in patients with hepatocellular carcinoma and underlying cirrhosis or advanced fibrosis. J Vasc Interv Radiol 2005; 16:1667-74.

18. Farges O, Malassagne B, Flejou JF, et al. Risk of major liver resection in patients with underlying chronic liver disease: a reappraisal. Ann Surg 1999; 229:210-5.

19. Kanematsu T, Furui J, Yanaga K, et al. Measurement of portal venous pressure is useful for selecting the optimal type of resection in cirrhotic patients with hepatocellular carcinoma. Hepatogastroenterology 2005; 52:1828-31.

20. Abulkhir A, Limongelli P, Healey AJ, et al. Preoperative portal vein embolization for major liver resection: a meta-analysis. Ann Surg 2008; 247:49-57.

63

Trombose Venosa Porta – Tratamento Fibrinolítico: Quando e Como?

Alexandre de Tarso Machado • Ricardo Jayme Procópio

INTRODUÇÃO

Trombose venosa porta (TVVP) resulta da ativação do sistema de coagulação no lúmen da veia porta (VP), com consequente formação de trombos e obstrução ao fluxo sanguíneo. É definida como obstrução da VP extra-hepática, podendo estender-se para outros ramos do sistema porta. A trombose isolada de ramos portais intra-hepáticos é entidade distinta. A obstrução por invasão ou constrição tumoral e processo inflamatório adjacente não se configura em TVVP.[1-4]

FISIOPATOLOGIA

A ativação do sistema de coagulação é determinada por estase venosa ou lesão endotelial (fatores locais), acompanhada de estados hipercoaguláveis sistêmicos (tríade de Virchow). Entretanto, a etiologia e a patogênese ainda não são totalmente claras.

Usualmente, é necessária a presença de fatores locais associados a alterações pró-trombóticas inerentes ou adquiridas.[2] Fatores locais desencadeiam o início agudo da TVVP num paciente com estado latente de trombofilia (Quadros 63.1 e 63.2).[2,4-6]

A pesquisa e a identificação dos estados de hipercoagulabilidade na TVVP muitas vezes são negligenciadas e, por isso, esta é falsamente considerada causa idiopática. Trombofilias devem ser investigadas, mesmo quando um fator local for evidente. Do mesmo modo, fatores locais deverão ser pesquisados mesmo quando a trombofilia já estiver caracterizada.[4]

APRESENTAÇÃO CLÍNICA E HISTÓRIA NATURAL

TVVP é uma causa incomum de hipertensão porta pré-sinusoidal. A gravidade e o tipo de complicação estão diretamente relacionados com a extensão do trombo, o tempo de evolução e as veias acometidas.[1,3,4]

Quadro 63.1 Estados de trombofilia em pacientes portadores de trombose venosa porta[2,4,6]

I. Alterações hereditárias	Frequência (%)
Deficiência de antitrombina	0 a 4
Deficiência de proteína C	0 a 9
Deficiência de proteína S	2 a 30
Mutação do fator V de Leiden	3 a 14
Mutação do fator II (protrombina)	3 a 22
II. Alterações adquiridas	
Alterações mieloproliferativas primárias	14 a 35
Síndrome antifosfolípide	5 a 23
Hemoglobinúria paroxística noturna	†
Contraceptivos orais	0 a 48
Gravidez e pós-parto	0 a 4
Hiper-homocisteinemia	†
III. Sem causa identificável (idiopática?)	**6 a 22 (?)**

† Não relatada.

Quadro 63.2 Principais fatores locais que favorecem ou precipitam o desenvolvimento de trombose de veia porta[2,4,6]

I. Lesões inflamatórias locais
Apendicite, colecistite, colite ulcerativa, diverticulite, doença de Crohn, hepatite por citomegalovírus, linfadenite tuberculosa, onfalite neonatal, pancreatite e úlcera duodenal
II. Lesão do sistema porta
Colecistectomia, colectomia, derivação portocava cirúrgica ou transjugular, esplenectomia, gastrectomia, transplante hepático e traumatismo hepático
III. Outros
Câncer de órgãos abdominais, cirrose (doença hepática terminal), transplante de células hematopoéticas e insuficiência pancreática

Sua propagação em sentido retrógrado, com preservação do arco mesentérico venoso, resultará em hipertensão porta com desenvolvimento de varizes gastroesofágicas, porém com pouca ou nenhuma manifestação intestinal. A isquemia intestinal ocorre quando há envolvimento do arco mesentérico venoso, usualmente associado ao reflexo arteriolar de vasoconstrição. A necrose intestinal é complicação grave da isquemia intestinal prolongada com alto índice de mortalidade. A extensão do trombo em direção ao fígado resulta em alterações da função hepática, as quais são mais graves nos cirróticos e têm pouco significado nos pacientes sem hepatopatia.[7-8]

A dor abdominal está relacionada com extensão do trombo para veia mesentérica superior e consequente infarto intestinal. Outras manifestações incluem vômitos, anorexia, diarreia e distensão abdominal. Esplenomegalia ocorre em 75% a 100% dos pacientes. Sangramento gastrointestinal por varizes é manifestação frequente. Ascite é achado relativamente incomum, sobretudo nas fases iniciais. Testes de função hepática em pacientes sem hepatopatia são geralmente normais, exceto por elevação transitória das transaminases e bilirrubinas, nas fases iniciais.[7]

Transformação cavernomatosa é o resultado da trombose da VP com recanalização parcial do lúmen e formação de circulação colateral venosa no hilo hepático, restabelecendo o fluxo para o fígado. Esse processo pode comprimir o hepatocolédoco e causar colestase (biliopatia portal).[4,7]

A mortalidade geral é menor que 10%, sendo maior em pacientes com doenças associadas, como sepse, doença hepática preexistente, naqueles pacientes submetidos a grandes operações abdominais e nos portadores de isquemia mesentérica. Pileflebite supurativa é frequentemente fatal, com mortalidade superior a 80%.[8]

▶▶ DIAGNÓSTICO

Métodos de imagem não invasivos, como ecocolor-Doppler, angiotomografia computadorizada e angiorressonância magnética, possibilitam diagnóstico acurado da TVVP. Trombo no lúmen portal, dilatação dos vasos proximais, presença de veias colaterais ou não identificação da VP são os principais achados.[9]

A portografia direta, por acesso transparieto-hepático, transjugular, transesplênico, e a portografia indireta (fase portal das arteriografias mesentérica ou esplênica) são técnicas invasivas para o estudo do sistema porta.[9,10] As intervenções diretas foram desenvolvidas durante as décadas de 1960 e 1970 e, atualmente, são reservadas para os casos nos quais as técnicas não invasivas são inconclusivas, quando existe indicação de tratamento percutâneo ou quando é necessária avaliação pré-operatória mais meticulosa.[4,9]

O acesso mais utilizado é por punção percutânea de um ramo porta intra-hepático periférico guiada por fluoroscopia. Nos casos em que se prevê maior dificuldade de se localizar um ramo porta periférico, como em crianças após transplante hepático ou com suspeita de trombos intra-hepáticos, pode-se utilizar o ultrassom para orientar a punção. A portografia direta possibilita quantificar, com precisão, o grau de estenose, a extensão do trombo e o gradiente de pressão intraporta.[11,12]

▶▶ TRATAMENTO

Na TVVP aguda, os objetivos do tratamento são: evitar a extensão do trombo, promover a recanalização dos vasos envolvidos e evitar sua recorrência. A anticoagulação, quando instituída na fase aguda, propicia taxa de até 80% de recanalização, sendo indicada para todos os pacientes.[1] Deve ser mantida por, no mínimo, 3 meses ou indefinidamente, nos pacientes portadores de trombofilias congênitas ou adquiridas. A fibrinólise está indicada para os pacientes que apresentam extensão do trombo a despeito da anticoagulação ou que desenvolvam alteração da função hepática. Sua extensão para a veia mesentérica superior, com o risco de isquemia intestinal, constitui situação de emergência. Fatores locais devem receber terapia específica (antibiótico, drenagem etc.).[7,9]

Na TVVP crônica, nem todos os pacientes apresentam indicação de tratamento. São indivíduos assintomáticos, não cirróticos, em que houve desenvolvimento de circulação colateral e derivações portossistêmicas espontâneas fora do território gastroesofágico, que permitiram restabelecer a homeostase entre a VP e a circulação sistêmica. O tratamento, nessa fase, consiste em angioplastia, com ou sem trombectomia mecânica, e está indicado quando existem sinais de insuficiência hepática e/ou hipertensão porta em evolução ou sintomática, caracterizada por hemorragia proveniente de varizes gastroesofágicas, encefalopatia e ascite.[11,12]

Além do tempo de oclusão, o tratamento também é influenciado pela localização e pela extensão do trombo (Quadro 63.3).[2]

Fibrinólise

Fibrinólise ou trombólise consiste na ativação e promoção da dissolução do coágulo ou trombo já instituído. As drogas fibrinolíticas atuam por ativação da plasmina, responsável pela lise da fibrina e do fibrinogênio.[2]

Quadro 63.3 Tratamentos para trombose de veia porta e suas complicações[2,4,9]

I. Tratamentos clínico e endoscópico
Heparinização e anticoagulação oral
Antibióticos
Propranolol (nos casos de sangramento por varizes)
Tratamento endoscópico de varizes esofagogástricas

II. Tratamento cirúrgico
Enxerto venoso
Trombectomia aberta
Desconexão ázigo-porta
Esplenectomia
Procedimentos de derivação portossistêmica
Ressecção intestinal
Transplante hepático

III. Procedimentos percutâneos (transepático, transjugular, transesplênico ou endovascular)
Angioplastia com balão ou *stent* (com ou sem fibrinólise)
Fibrinólise: direta ou indireta (infusão arterial pela artéria mesentérica superior)
Trombectomia mecânica (com ou sem fibrinólise)
Derivação intra-hepática transjugular portossistêmica (TIPS)
Drenagem de abscessos e pileflebite
Esclerose de varizes de fundo gástrico por acesso transvenoso retrógrado (BRTO)

A *estreptoquinase*, primeira droga fibrinolítica, encontra-se mais disponível em nosso meio devido a seu baixo custo. Determina antigenicidade por sua origem bacteriana e pode causar reações alérgicas. Os anticorpos produzidos neutralizam sua ação, impedindo o seu reuso nos primeiros 6 meses após sua aplicação. Apresenta ação também sobre o fibrinogênio circulante, determinando maior risco de hemorragia.[4,13]

A *uroquinase* pode ser extraída da urina humana ou gerada por cultura de células renais fetais ou por terapia recombinante. Apresenta menor atuação sobre o fibrinogênio circulante, sendo mais segura que os medicamentos de primeira geração.[4,13]

Com a introdução de novas drogas recombinantes, como a *alteplase* (r-TPA), a *tenecteplase* (TNK-t-PA) e a *reteplase* (t-PA), houve melhorias nas taxas e na velocidade da trombólise, resultando em menor risco de sangramento devido à maior afinidade pela fibrina ligada ao trombo.[4,13]

As contraindicações ao seu uso são divididas em *absolutas* (evento cerebrovascular nos últimos 2 meses; diátese hemorrágica ativa; hemorragia digestiva nos 10 dias anteriores; neurocirurgia e traumatismo cranioencefálico nos últimos 3 meses), *relativas* (ressuscitação cardiopulmonar nos 10 dias anteriores; cirurgia ou traumatismo de grande porte nas 2 semanas anteriores; pressão arterial (PA) descontrolada; punção vascular em sítio não compressível; tumor intracraniano, punção lombar e cirurgia oftalmológica na semana anterior) e *menores* (coagulopatia, endocardite e gravidez).[13]

Pode ser realizada por infusão seletiva na artéria mesentérica superior, quando coexiste comprometimento da veia mesentérica superior, ou por infusão, em pulsos, diretamente na VP, por acesso percutâneo. Os resultados da infusão venosa sistêmica em veia periférica são inferiores aos das infusões seletivas (tanto direta como indireta); além disso, são necessárias doses maiores, o que acarreta maior risco de sangramento.[11]

Após o tratamento, o paciente é transferido para a UTI, onde são mantidas a infusão contínua de fibrinolítico e heparina, a monitoração dos dados vitais, a identificação de sangramentos e revisões laboratoriais seriadas a cada 4 a 6 horas (eritrograma, plaquetas, TTPa e fibrinogênio). Caso o fibrinogênio atinja níveis menores que 150mg/dL ou ocorra queda rápida e acentuada (maior que 30% do valor inicial entre uma dosagem e outra), o trombolítico deve ser interrompido temporariamente. O paciente deve permanecer em repouso no leito, e estão contraindicadas as punções arterial e venosa profunda.[7,11,12]

Angiografias são obtidas a cada 12 a 24 horas, até a recanalização da VP, o que varia de 1 a 3 dias. Não há dados consistentes na literatura com relação à taxa de recanalização, ao tempo de infusão, à dose do trombolítico, à droga de escolha e à via preferencial. Contudo, centros de treinamento endovascular e reuniões de consenso especializadas preconizam o uso de drogas modernas com menores efeitos colaterais, como r-TPA, na dose de 50mg em *bolus*, seguidos por 2 a 3mg/h por 12 a 24 horas.[1-3]

A complicação mais frequente da trombólise é o sangramento, sobretudo nos sítios de punção. Hemorragia intracraniana é a complicação mais grave, porém rara. No entanto, estas complicações podem ser evitadas ou minimizadas com cuidado técnico, controle laboratorial rigoroso e respeito às doses e contraindicações ao seu uso.[4,13]

Angioplastia

Na fase crônica, a fibrinólise tem pouco ou nenhum efeito sobre a recanalização da VP. Nessas situações, indica-se angioplastia por acesso transparieto-hepático com balão ou *stent* (os quais são reservados para casos de estenose residual ou reestenoses após uso do balão).[5,14-16] Em crianças, a indicação de colocação do *stent* em veia é mais complexa. O uso de *stent* com balão expansível, que pode sofrer sucessivas dilatações de acordo com o crescimento da criança, pode ser uma opção.[14]

A recanalização com descompressão do sistema porta realizada por angioplastia tem sucesso em torno de 33% a 50% dos casos (Fig. 63.1).[3,15,16]

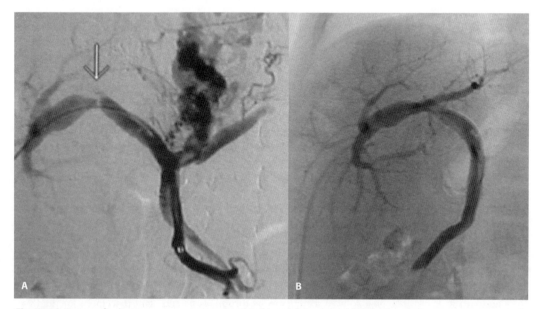

Fig. 63.1A Portografia direta por acesso transparieto-hepático: defeito de enchimento (trombo) com estenose associada em tronco principal da veia porta (seta). **B.** Resultado após angioplastia com balão 10 × 40mm. Observar o aumento do fluxo intra-hepático e a não opacificação das varizes gastroesofágicas após o tratamento. (Arquivo pessoal.)

▶▶ CONSIDERAÇÕES FINAIS

TTVP é condição incomum, relacionada com estados de hipercoagulação e lesões inflamatórias intra-abdominais. A escolha do melhor método é determinada por: tempo de evolução, função hepática, presença de comorbidades, localização e extensão do trombo.

Diversas modalidades terapêuticas minimamente invasivas evoluíram com o desenvolvimento da radiologia intervencionista e da cirurgia endovascular, possibilitando o tratamento da TVVP e de algumas de suas complicações. As vantagens das técnicas percutâneas, em comparação com a fibrinólise periférica e o tratamento cirúrgico, ampliaram as indicações, melhoraram os resultados e diminuíram os riscos.

▶▶ REFERÊNCIAS BIBLIOGRÁFICAS

1. Franchis R. Evolving Consensus in Portal Hypertension Report of Baveno IV Consensus Workshop on methodology of diagnosis and therapy in portal hypertension. J Hepatol 2005; 43:167-76.

2. Sobhonslidsuk A, Reddy KR. Portal vein thrombosis: a concise review. Am J Gastroenterol 2002; 97:535-41.

3. Bilbao JL. Workshop on TIPS and portal hypertension. CIRSE 2002 – Annual Meeting and Postgraduate Course of the Cardiovascular and Interventional Radiological Society of Europe; 5th-9th October 2002. Lucerne, Switzerland.

4. Valla DC, Condat B. Portal vein thrombosis in adults: pathophysiology, pathogenesis and management. J Hepatol 2000; 32:865-71.

5. Denninger MH, Chait Y, Casadevall N, et al. Cause of portal or hepatic venous thrombosis in adults: the role of multiple concurrent factors. Hepatology 2000; 31:587-91.

6. Bittencourt PL, Couto CA, Ribeiro TD. Portal vein thrombosis and Budd-Chiari syndrome. Clin Liver Dis 2009; 13:127-44.

7. Garcia-Pagán JC, Hernández-Guerra M, Bosch J. Extrahepatic portal vein thrombosis. Semin Liver Dis 2008; 28(3):282-92.

8. Chirinos JA, Garcia J, Alcaide ML, et al. Septic thrombophlebitis: diagnosis and management. Am J Cardiovasc Drugs 2006; 6(1):9-14.

9. Hidajat N, Stobbe H, Griesshaber V, et al. Portal vein thrombosis: etiology, diagnostic strategy, therapy and management. Vasa 2005; 34(2):81-92.

10. Tuite DJ, Rehman J, Davies MH, et al. Percutaneous transplenic access in the management of bleeding varices from chronic portal vein thrombosis. J Vasc Interv Radiol 2007; 18(12):1571-5.

11. Tateishi A, Mitsui H, Oki T, et al. Extensive mesenteric vein and portal vein thrombosis successfully treated by thrombolysis and anticoagulation. J Gastroenterol Hepatol 2001; 16:1429-33.

12. Zhou W, Choi L, Lin PH, et al. Percutaneous transhepatic thrombectomy and pharmacologic thrombolysis of mesenteric venous thrombosis. Vascular 2007; 15(1):41-5.

13. Kearon C, Kahn SR, Agnelli G, et al. Antithrombotic therapy for venous thromboembolic disease. American College of Chest Physicians evidence-based clinical practice guidelines. Chest 2008; 133:454-545.

14. Carnevale FC, Machado AT, Moreira AM, et al. Midterm and long-term results of percutaneous endovascular treatment of venous outflow obstruction after pediatric liver transplantation. J Vasc Interv Radiol 2008; 19(10):1439-48.

15. Gómez-Gutierrez M, Quintela J, Marini M, et al. Portal vein thrombosis in patients undergoing orthotopic liver transplantation: intraoperative endovascular radiological procedures. Transplant Proc 2005; 37(9):3906-8.

16. Cherukuri R, Haskal ZJ, Naji A, et al. Percutaneous thrombolysis and stent placement for the treatment of portal vein thrombosis after liver transplantation: long-term follow-up. Transplantation 1998; 65(8):1124-6.

64

Colecistolitíase e Litíase da Via Biliar Principal em Pacientes Jovens: Há Espaço para Abordagem Endoscópica Eletiva Pré-Colecistectomia nos Dias Atuais?

Edivaldo Fraga Moreira • Patrícia Coelho Fraga Moreira

Aproximadamente 10% a 18% dos pacientes submetidos à colecistectomia por colecistolitíase também apresentam litíase da via biliar principal (LVBP). As opções de tratamento disponíveis para LVBP incluem a colangiopancreatografia endoscópica retrógrada (CPER) pré, per ou pós-operatória, cirurgia aberta ou a abordagem laparoscópica.[1]

O tratamento da LVBP por CPER consiste na papilotomia ou esfincterotomia endoscópica com posterior retirada do cálculo. Este procedimento foi descrito, em 1974, por Kawai *et al.*[2] e Demling e Classen.[3] A CPER com papilotomia surgiu como grande avanço para o tratamento da litíase coledociana, praticamente não havendo, no momento, mais indicação da CPER para fins de diagnóstico em função da melhoria dos métodos de imagem, em especial da colangiopancreatografia por ressonância magnética (CPRM). A CPRM, além do diagnóstico de lesões, proporciona estudo da anatomia da via biliar e do pâncreas, à semelhança da CPER, mas com a vantagem de não ser procedimento invasivo.

As indicações clássicas da CPER terapêutica na litíase biliar incluem o tratamento da litíase residual do colédoco nos pacientes com restrição ao tratamento cirúrgico (como naqueles com comorbidades ou idade avançada), da colangite aguda e da pancreatite aguda biliar grave.

Nos pacientes com vesícula biliar *in situ*, a CPER pré-operatória não deve ser realizada de rotina pois, na maioria das vezes, as vias biliares são normais e os pacientes seriam expostos aos riscos do procedimento sem benefício claro.[4] Vários trabalhos demonstraram que a CPER pré-operatória deve ser realizada com base em critérios preditivos para LVBP, como a presença de icterícia, alteração das enzimas de colestase e presença do cálculo no hepatocolédoco ou dilatação deste.[5,6]

Com o advento da colecistectomia laparoscópica, descrita por Mouret em 1987, que se tornou procedimento padrão para o tratamento da colecistolitíase, os cirurgiões se limitaram à retirada da vesícula biliar no início da experiência da abordagem laparoscópica da via biliar principal, deixando, na maioria das vezes, o manejo da LVBP a cargo do endoscopista.

Atualmente, questiona-se se a abordagem laparoscópica da vesícula e da via biliar principal num só tempo seria mais vantajosa do que aquela feita em dois tempos (CPER com papilotomia endoscópica e colecistectomia laparoscópica). Em metanálise publicada em 2006 por Clayton *et al.*,[7] baseada em 12 estudos randomizados e controlados, incluindo 1.357 pacientes, foi feita a comparação das abordagens endoscópica/cirúrgica (n = 652 – incluindo cirurgia aberta e laparoscópica) *versus* cirúrgica isolada (n = 705) no tratamento da litíase (colecistolitíase e LVBP). Analisando-se o sucesso na retirada de cálculos, mortalidade, morbidade e necessidade de procedimentos adicionais, o estudo concluiu que as duas abordagens são semelhantes e sugere que a escolha de um dos métodos deve basear-se na experiência do cirurgião e do endoscopista e nos recursos locais.[7] No entanto, nota-se que apenas pequeno número de cirurgiões realiza a abordagem da LVBP por laparoscopia. Os autores dessa metanálise citam estudo americano realizado com 68 cirurgiões gerais, no qual 44% deles diziam ser capazes de fazer a exploração laparoscópica do colédoco, porém apenas 22% o faziam rotineiramente. As principais justificativas dadas pelos cirurgiões para a não realização da abordagem laparoscópica foram o tempo aumentado do procedimento e a falta de equipamentos específicos.[8]

Outra metanálise, incluindo 13 estudos randomizados e 1.351 pacientes, publicada em 2006, comparou o tratamento da LVBP com a abordagem endoscópica/cirúrgica *versus* abordagem cirúrgica isolada. Os autores concluíram que o sucesso na retirada de cálculos por laparoscopia foi equivalente ao da abordagem endoscópica pré ou pós-operatória, não havendo diferença significativa na morbidade ou na mortalidade. Constataram, porém, a necessidade de maior número de procedimentos e maior tempo de internação nos pacientes submetidos ao tratamento endoscópico associado. Concluíram também que tal fato poderia implicar maior custo, porém os dados não foram suficientes para essa afirmação, pois os estudos não foram desenhados com essa finalidade. Os autores ressaltam que os estudos foram desenvolvidos em centros com muita experiência na cirurgia laparoscópica e recomendam cautela na transposição desses resultados para os centros cirúrgicos em geral.[1]

Vários estudos citam a existência de complicações tardias após papilotomia, entre elas a recorrência de cálculos, estenose da papila, colangite, colecistite, degeneração maligna e pancreatite aguda recorrente. Entretanto, não existem estudos com nível de evidência suficiente para comprovar a existência dessas complicações. As publicações de Sugiyama *et al.*[9] e Prat *et al.*[10] são trabalhos retrospectivos que avaliaram complicações tardias da papilotomia endoscópica especificamente em pacientes considerados jovens, ou seja, aqueles com até 60 e 70 anos, respectivamente. Os primeiros autores acompanharam 135 pacientes, com média de idade de 49 anos, submetidos à papilotomia endoscópica por um período médio de 14,5 anos, e constataram 11,9% de complicações tardias, quase todas ocorrendo nos primeiros 10 anos de acompanhamento. As principais foram a recorrência de cálculos e a colangite aguda em 14 pacientes, nove dos quais com diagnóstico de estenose da papila. Os autores concluíram que a papilotomia endoscópica é abordagem razoável, mesmo em pacientes jovens com LVBP.

No segundo estudo, de Prat *et al.*,[10] também retrospectivo, 156 pacientes foram acompanhados por um período médio de 10,5 anos, constatando-se 7,1% de complicações, entre elas cinco casos de recorrência de cálculos e três casos de estenose da papila. Os autores concluíram que as complicações tardias após papilotomia endoscópica parecem ser raras e que a esfincterotomia endoscópica deve fazer parte da abordagem da litíase biliar, inclusive em pacientes jovens.

▶▶▌ CONSIDERAÇÕES FINAIS

A CPER eletiva pré-operatória em pacientes com vesícula biliar *in situ* não deve ser realizada de rotina, mas apenas nos casos selecionados com base em critérios preditivos de LVBP: clínicos, laboratoriais e por métodos de imagem. Atualmente, questiona-se o custo-benefício da abordagem cirúrgica laparoscópica da colecistolitíase e LVBP num único tempo. Alguns estudos recentes de maior nível de evidência apontam para semelhança entre as abordagens endoscópica/cirúrgica *versus* cirúrgica, sem diferença na mortalidade ou na morbidade. Alguns autores sugerem que o manejo num só tempo cirúrgico reduziria o tempo de internação e, consequentemente, o custo, porém ainda não existem estudos desenhados para tal finalidade. Finalmente, vários estudos foram desenvolvidos para avaliação, a longo prazo, das complicações após a papilotomia endoscópica, dois deles especificamente com pacientes jovens com seguimento de mais de 10 anos, os quais foram citados anteriormente. Apesar de os estudos concluírem que as complicações tardias não são muito comuns e que não contraindicam a esfincterotomia endoscópica em jovens, vale ressaltar que são estudos retrospectivos. Diante do exposto, tanto a abordagem endoscópica eletiva pré-colecistectomia quanto a exploração cirúrgica laparoscópica da via biliar principal podem ser realizadas, seguindo-se os critérios preditivos de LVBP. A escolha do procedimento vai depender da experiência dos profissionais envolvidos (cirurgiões e endoscopistas) e dos recursos da instituição.

▶▶| REFERÊNCIAS BIBLIOGRÁFICAS

1. Martin D, Vernon D, Toouli J. Surgical versus endoscopic treatment of bile duct stones. Cochrane Database Syst Rev 2006 Apr 19;(2):CD003327.

2. Kawai K, Akasaka Y, Murakami K, et al. Endoscopic sphincterotomy of the ampulla of Vater. Gastrointest Endosc 1974; 20(4):148-51.

3. Classen M, Demling L. Endoscopic sphincterotomy of the papilla of Vater and extraction of stones from the choledochal duct. Dtsch Med Wochenschr 1974; 99(11):496-7.

4. Neuhaus H, Feussner H, Ungeheuer A, et al. Prospective evaluation of the use of endoscopic retrograde cholangiography prior to laparoscopic cholecystectomy. Endoscopy 1992; 24:745-9.

5. SantucciL, Natalini G, Sarpi L, et al. Selective endoscopic retrograde cholangiography and preoperative bile duct stone removal in patients scheduled for laparoscopic cholecystectomy: a prospective study. Am J Gastroenterol 1996; 91:1326-30.

6. Berdah S, Orsoni P, Bege T, et al. Follow up of selective endoscopic ultrasonography and/or endoscopic retrograde cholangiography prior to laparoscopic cholecystectomy: a prospective study of 300 patients. Endoscopy 2001; 33:216-20.

7. Clayton E, Connor S, Alexakis N, et al. Meta-analysis of endoscopic and surgery versus surgery alone for common bile duct stones with the gallbladder in situ. Brit J Surg 2006; 93:1185-91.

8. Bingener J, Schwesinger W. Management of common bile duct stones in a rural area of the United States: results of a survey. Surg Endosc 2006; 20:577-9.

9. Sugiyama M, Atomi Y. Follow-up of more than 10 years after endoscopic sphincterotomy for choledocholithiasis in young patients. Br J Surg 1998; 85:917-21.

10. Prat F, Malak NA, Pelletier G, et al. Biliary symptoms and complications more than 8 years after endoscopic sphincterotomy for choledocholithiasis. Gastroenterology 1996; 110:894-9.

VIII

MISCELÂNEA

65

Controle do Sangramento: Quando Usar Hem-o-lok®, Clipe, Ligasure®, Bisturi Harmônico, Ligadura Convencional?

Paulo Roberto Savassi-Rocha

▶▶▎ INTRODUÇÃO

A hemostasia durante o ato cirúrgico pode ser realizada por meio de métodos mecânicos (ligaduras com fios, clipes) ou por instrumentos que utilizam algum tipo de energia. A dissecção hemostática obteve maior importância com o advento da cirurgia laparoscópica, uma vez que o sangue na cavidade exerce efeito fotoabsortivo, interferindo na iluminação do campo cirúrgico. Como consequência, ocorre diminuição da precisão cirúrgica.[1]

O mecanismo ideal de coagulação deve incluir:[2]

- facilidade de uso;
- dano tecidual mínimo;
- confiabilidade;
- capacidade equivalente de seccionar e coagular vasos e tecidos;
- não interferir em outros equipamentos médicos;
- capacidade de operar em meio líquido.

Para obtenção da hemostasia, os seguintes instrumentos/equipamentos têm sido utilizados:

- métodos mecânicos (clipes, ligadura convencional com fios);
- eletrocauterização (monopolar e bipolar);
- bisturi harmônico;
- Ligasure®;
- *laser* de argônio.

▶▶▌ LIGADURA CONVENCIONAL COM FIOS

Constitui o método tradicional de controle vascular, sendo comprovadamente eficaz em milhões de procedimentos realizados em cirurgia aberta. Independentemente do diâmetro do vaso, a ligadura com fio tem comprovado sua eficiência.

Alguns cuidados merecem ser mencionados:

1. Usar, de preferência, nó de cirurgião (menos chance de afrouxar).
2. Evitar torcer o nó, condição importante para que ele não se desfaça.
3. Realizar, no mínimo, três sobrenós, para assegurar maior segurança.
4. Usar ligadura transfixante em vasos mais calibrosos para evitar deslisamento do fio.
5. Podem ser usados fios multi ou monofilamentados com eficácia semelhante.[3]

A ligadura convencional tem, além da segurança, a grande vantagem de não gerar calor, evitando, assim como os clipes, lesões térmicas dos tecidos circunvizinhos. Sua principal desvantagem em videocirurgia é demandar mais tempo para sua realização, por ser mais difícil tecnicamente, e exigir maiores habilidade e experiência do cirurgião que a realiza. Outra possível desvantagem seria a de que os nós obtidos nos procedimentos por vídeo não seriam tão confiáveis como aqueles obtidos na cirurgia convencional, segundo relatos de alguns autores.[4]

▶▶▌ CLIPES DE TITÂNIO

Os clipes de titânio têm sido largamente usados em procedimentos laparoscópicos para oclusão de vasos sanguíneos. Por ser mais trabalhosa, mais demorada e exigir maiores habilidade e experiência do cirurgião, a ligadura convencional com fios tem cedido seu espaço, cada vez mais, a outros métodos mais ágeis de controle do sangramento, entre os quais se incluem os clipes de titânio. Disponíveis em diferentes tamanhos, relativamente pouco onerosos e fáceis de manipular, eles constituem alternativa muito atraente com esse propósito. Acrescente-se o fato, já mencionado, de que a ligadura convencional realizada por videocirurgia não apresenta a mesma segurança da realizada manualmente em cirurgia aberta.[4]

Outros métodos de controle vascular (Ultracision®, Ligasure®, eletrocoagulação, entre outros) mostraram-se insuficientes para a hemostasia de vasos calibrosos (> 7mm de diâmetro) restando, para estes, a ligadura convencional com fios, os endogrampeadores (muito onerosos) ou o uso de clipes.

Os resultados na literatura sobre o uso de clipes de titânio em vasos calibrosos, embora favoráveis em sua maioria, ainda são conflitantes. Kerbl *et al.*[5] demonstraram, em porcos, que a oclusão da artéria renal com três clipes de titânio é tão segura quanto a ligadura com seda 00 ou 0. Demonstraram, ainda, que o endogrampeador vascular (com três linhas de grampo) não foi tão seguro quanto os clipes ou a sutura.

Por outro lado, Nelson *et al.*[6] demonstraram, em estudo experimental, o deslocamento de 11 de 100 clipes aplicados.

Joseph *et al.*[7] compararam, em estudo experimental, a eficácia do Ti-knot TK5, clipes de plástico (Hem-o-lok®), clipes de titânio, ligadura convencional e endogrampeadores vasculares. Demonstraram que todos os métodos foram eficazes no controle vascular (artérias renais) sob condições fisiológicas. Demonstraram, ainda, que esses métodos toleraram pressões superiores a 800mmHg.

CONTROLE DO SANGRAMENTO: QUANDO USAR HEM-O-LOK®, CLIPE, LIGASURE®, BISTURI HARMÔNICO...

391

Chibber e Shah,[8] aplicando três clipes (10mm) nas artéria e veia renais em casos de nefrectomia em 86 pacientes, não registraram nenhum caso de deslocamento ou falha dos clipes. Advertiram para a grande vantagem econômica do uso desse dispositivo, que chega a ser seis vezes mais barato que o Hem-o-lok® e 12 vezes menos dispendioso que os endogrampeadores.

Kessler e Shichman,[9] ao analisarem seus casos de falha do endogrampeador vascular no controle do sangramento dos vasos renais, durante nefrectomia por videocirurgia, aconselham, sempre que possível, aplicação proximal de clipe de titânio, reservando a sutura intracorpórea e/ou a conversão somente para os casos em que não foi possível a aplicação dos clipes. Esta orientação demonstra, de maneira inequívoca, a confiança desses autores nesta alternativa quando ocorre falha dos endogrampeadores.

Soares *et al.*[10] compararam os resultados obtidos, em 80 artérias de cães, submetidos à ligadura arterial com algodão 0 e com um, dois ou três clipes de titânio. Após a ligadura, as artérias foram submetidas à pressão de 100 e 300mmHg. Observaram extravasamento em três artérias, todas pertencentes ao grupo em que foi usado apenas um clipe de titânio. Nos demais casos não ocorreram extravasamento, demonstrando que a ligadura vascular com algodão 0 ou com dois ou três clipes de titânio é suficiente e segura.

Merece enfatizar o fato de que os clipes não se prestam para hemostasia durante dissecção tecidual e/ou em vasos de calibres muito finos, devendo ser utilizados apenas para controle de vasos mais calibrosos (> 1 a 2mm de diâmetro).

Entre as vantagens dos métodos mecânicos, como as ligaduras vasculares convencionais e os clipes, merece destaque o fato de não produzirem calor, evitando, assim, as lesões térmicas usualmente presentes nos outros métodos.

▶▶▶ HEM-O-lOK®

Trata-se de clipe de polímero (união de polipropileno e poliamida) cuja principal diferença dos clipes de titânio (além da constituição física) é possuir mecanismo de travamento e capacidade de reverter a ligadura. É compatível somente com seu aplicador para cirurgia laparoscópica (5 e 10mm) ou cirurgia aberta.

É indicado para ligaduras em cirurgias geral, ginecológica, urológica, vascular e torácica. Entretanto, tem sido mais utilizado em cirurgia urológica, principalmente no transplante renal para ligadura do pedículo. Kapoor *et al.*[11] descreveram a utilização desses clipes em 246 nefrectomias. Em todas elas, a ligadura das artérias e veias renais foi realizada com Hem-o-lok®. Não ocorreram complicações relacionadas ao uso desses clipes. Segundo esses autores, eles apresentam boa capacidade de apreensão tecidual (evitando seu deslizamento e soltura), além de terem tamanho adequado (para vasos mais calibrosos) e mecanismo de travamento o que, teoricamente, aumentaria sua segurança. São apresentados em três tamanhos: ML (*medium large*), de cor verde, para vasos de 7 a 10mm; L (*large*), de cor roxa, para vasos de 10 a 13mm; XL (*extra large*), de cor dourada, para vasos de 13 a 16mm.

Ponsky *et al.*[12] publicaram artigo de revisão, multi-institucional (nove instituições) incluindo 1.695 nefrectomias laparoscópicas (radical n = 899; simples n = 112; nefrouretectomia n = 198 e nefrectomia de doador vivo n = 486). Em todos os casos foram utilizados clipes Hem-o-lok® para ligadura da artéria renal. Para a ligadura da veia renal, este clipe só foi utilizado em 68 casos. Não foi registrado nenhum caso de complicação relacionado com o uso do clipe.

Os autores recomendam alguns princípios técnicos indispensáveis para o sucesso do controle vascular com o Hem-o-lok®, a saber:

1. Dissecção circunferencial completa do vaso.

2. Visualização da extremidade curva do clipe contornando o vaso.

3. Confirmação da sensação tátil de travamento do clipe.

4. Manutenção de um coto a jusante do clipe mais proximal.

5. Não deixar clipe cruzando um sobre outro.

6. Não apertar o aplicador com força desproporcional.

7. Remover cuidadosamente o aplicador após clipagem, uma vez que suas extremidades são cortantes e podem lacerar estruturas/vasos vizinhos.

8. Durante a secção do vaso, fazê-lo parcialmente de início para confirmar hemostasia.

9. Usar o mínimo de dois clipes (lado do paciente) nos vasos hilares.

Seguindo esses princípios, os resultados são excelentes, como atestam vários autores.[11-15] Entretanto, levantamento recente, incluindo 893 membros da American Society of Transplant Surgeons,[16] questiona a segurança desse clipe na ligadura dos vasos renais de doador vivo ao relatar 66 (31%) e 39 (18%) casos de hemorragia arterial e venosa, respectivamente. Destes, dois casos de hemorragia arterial resultaram na morte do doador. Em ambos, foram utilizados mais de dois clipes. O estudo não correlacionou a experiência do cirurgião com a ocorrência da hemorragia.

De acordo com o MAUDE (compêndio de relato de efeitos adversos envolvendo equipamentos médicos),[17] existem 13 relatos de problema com o uso do Hem-o-lok®, dos quais oito relacionados com sangramento (dois óbitos). Em nenhum dos casos foi possível explicar o motivo da falha, uma vez que mais de um clipe foi deixado com controle intraoperatório aparentemente satisfatório. Os autores enfatizam que não existe método totalmente seguro para o controle vascular e que a experiência do cirurgião deve ser valorizada.

Apesar desses questionamentos, a experiência acumulada e revisitada demonstra que, quando adequadamente utilizado, o Hem-o-lok® é seguro, efetivo e confiável.

▶▶◄ ELETROCOAGULAÇÃO

Constitui a fonte de energia mais utilizada para a secção hemostática dos tecidos e/ou controle de pontos de sangramento.

Habitualmente, o fluxo de corrente através dos tecidos produz três tipos de efeitos: eletrolítico (lise celular), farádico (estimulação de células nervosa e muscular) e térmico. A corrente de alta frequência (> 300KHz) produz efeito térmico com ação coaguladora e de corte. Para corte utiliza-se corrente de alta frequência com ondas contínuas. Neste caso, a queimadura tissular usualmente não ultrapassa 0,1mm de profundidade. Quando as ondas são descontínuas/alta frequência, ocorre efeito de coagulação por elevação gradual da temperatura tissular, determinando evaporação do fluido celular e lesões mais profundas. Vasos pequenos, de até 2mm de diâmetro, são hemostasiados por redução da luz vascular.

A combinação de ambos os sistemas permite incisão hemostática.[18]

A eletrocoagulação pode ser do tipo monopolar ou bipolar.

Eletrocoagulação Monopolar

A eletrocoagulaçãio monopolar estabelece circuito entre o eletrodo ativo (caneta do cautério), aplicado na área a ser dissecada/hemostasiada, e o eletrodo neutro (placa do cautério), colocado em alguma área da pele do paciente. Neste caso, a corrente elétrica atravessa o corpo sem provocar lesão tissular, exceto nos pontos de entrada e saída. No ponto de saída (placa do cautério ou eletrodo neutro), a densidade da corrente é baixa.

Como consequência, o calor gerado é mínimo.

As principais vantagens da eletrocoagulação monopolar incluem:

- eficácia na hemostasia de pequenos vasos;
- fácil manejo;
- disponibilidade/baixo custo;
- rapidez e precisão.

As principais desvantagens incluem:

- não permite hemostasia segura de vasos com calibre ≥ 2mm;
- pode produzir lesões no ponto de saída da corrente;
- pode provocar coagulação acidental à distância do ponto de aplicação do eletrodo (perda da capa de isolamento do equipamento, contato com outros instrumentos metálicos e/ou fenômenos de capacitância);
- não funciona em meio líquido;
- produz fumaça, prejudicando a visão do campo cirúrgico.

As lesões inadvertidas em cirurgia laparoscópica ocorrem em 0,2% dos casos.[19] Estudo promovido pelo Colégio Americano de Cirurgiões demonstrou que 86% dos cirurgiões preferem utilizar o eletrocautério monopolar em vez do bipolar usando modelo de coagulação na potência de 20 a 40W.

Eletrocoagulação Bipolar (Clássica)

Na eletrocoagulação bipolar, a corrente flui entre os eletrodos colocados, em forma de pinça de apreensão, na área de aplicação. Neste caso, o tecido a ser coagulado é apreendido pelos ramos da pinça que, próximo e em contato, dispensam voltagem alta.

As principais vantagens incluem:[2,19-21]

- obtenção rápida de hemostasia de pequenos vasos;
- a corrente elétrica não passa através do paciente, dispensando o uso de placa;
- não ocorrem lesões a distância;
- produz menos fumaça;
- o tecido circunvizinho à área cauterizada sofre menos lesões que as provocadas pela eletrocoagulação monopolar;
- não interfere em marca-passo implantado.

As principais desvantagens incluem:

- selamento dos vasos pouco confiável (eletrodos muito próximos entre si podem estabelecer circuito entre eles sem cauterizar adequadamente o tecido) – para evitar ou diminuir esse inconveniente, recomenda-se apertar o pedal de forma intermitente;
- o desenho das pinças dificulta a dissecção, além de ocorrer, frequentemente, aderência dos tecidos apreendidos nas extremidades das pinças após cauterização;

- pequena capacidade de seccionar os tecidos (para compensar este inconveniente, alguns instrumentos mais modernos possuem lâmina que, uma vez acionada, secciona os tecidos apreendidos e cauterizados pela pinça).

Atualmente, a indústria tem expandido e melhorado os eletrocautérios bipolares. Como exemplo, merecem destaque as novas tesouras bipolares.

BISTURI ULTRASSÔNICO (HARMÔNICO)

Trata-se de instrumento que possibilita cortar e coagular tecidos, utilizando sua capacidade de desestruturar as proteínas da membrana celular como consequência de vibração ultrassônica de um terminal isolado ou formando parte de uma tesoura.[18] Atualmente, encontram-se disponíveis, no mercado, dois produtos com essas características: Autosonics® e Ultracision®.

O bisturi harmônico (BH) é composto de gerador, instrumento de mão e pala aplicadora. Tanto o Ultracision® (Ethicon – LCS – BS) quanto o Autosonics® (ISSC, Tyco) utilizam tesouras/pinças de 5mm. O equipamento utiliza o efeito piezoelétrico obtido ao converter energia elétrica modulada induzida pelo gerador em energia mecânica (vibração). A extremidade da pinça/tesoura vibra a uma amplitude variável nos diferentes modelos, oscilando entre 80 e 200µm. Os vasos são selados por tamponamento e coaptação com coágulo de proteínas desnaturalizadas. A desnaturação tissular é consequente a três mecanismos: calor de fricção, efeito mecânico direto e cavitação. O BH é capaz de aumentar a temperatura do tecido-alvo para 100°C a 150°C em 10 a 15 segundos. Esta temperatura é muito inferior à obtida na eletrocoagulação, que pode alcançar 300°C.

Estudo experimental[22] demonstrou que o calor gerado como resultado da fricção tecidual limita-se a temperaturas inferiores a 80°C, o que minimiza o efeito de necrose.

A oclusão vascular (efeito selante) promovida pelo BH oferece resistência de até 300 a 600mmHg, que é muito superior à pressão arterial. O diâmetro vascular-limite recomendado como seguro é de 3 a 5mm. O efeito coagulador e de secção depende do tempo de utilização, da pressão sobre a tesoura e da forma da borda do terminal de corte.[23]

As principais vantagens incluem:

- seccionar e coagular vasos de até 3mm (5mm?) de diâmetro;
- possibilita dissecção romba;
- dano tissular circunvizinho mínimo;
- funciona em meio líquido;
- não passa energia através do paciente;
- provoca mínima formação de "fumaça", que desaparece rapidamente (as partículas que compõem esta "fumaça" não contêm células malignas viáveis);
- método especialmente útil quando se deseja seccionar tecido rico em água (gordura e vasos sanguíneos);
- não interfere com outros equipamentos (marca-passos);
- diminui trocas de instrumentos no intraoperatório.

As principais desvantagens incluem:

- perda de eficácia ao dissecar zonas avasculares;
- aparentemente mais lento que a eletrocoagulação convencional (paradoxalmente mais rápido, pois evita a troca de instrumentos para dissecar, hemostasiar e cortar);

CONTROLE DO SANGRAMENTO: QUANDO USAR HEM-O-LOK®, CLIPE, LIGASURE®, BISTURI HARMÔNICO...   **395**

- custos – preço muito superior ao dos clipes metálicos. As tesouras são descartáveis e não podem ser reutilizadas de acordo com a ANVISA.

Quando se comparou o BH com o eletrocautério bipolar (convencional), demonstrou-se que ele provoca 10 vezes menos lesão tecidual (1mm de lesão tecidual lateral macroscópica e 3mm microscópica).[24]

Emam e Cuschieri[25] demonstraram que as dissecções utilizando nível 5 de energia (e, em menor extensão, nível 4) resultaram em produção de calor considerável, que causa dano aos tecidos circunvizinhos quando o tempo de ativação contínua ultrapassa 10 segundos. Assim sendo, o uso de BH próximo de estruturas importantes deve ser conduzido no nível 3. Níveis superiores (4 e 5) não devem exceder 5 segundos.

Entre as situações em videocirurgia que mais se beneficiam com o uso do BH, merecem destaque:

- fundoplicaturas;[26,27]
- esplenectomias;[28]
- colectomias;[29]
- gastrectomias.[30]

Laycock *et al.*[26] demonstraram que o uso do BH para controle dos vasos esplenogástricos abrevia o tempo do procedimento e diminui o sangramento. Em estudo comparativo, ficou demonstrado que o BH provoca menos sangramento e menos formação de hematoma, no controle daqueles vasos, que o uso de clipes.[27]

Muitos estudos[31,32] têm demonstrado a utilidade do BH na videocirurgia ginecológica. Richards e Simpkins[33] demonstraram que o endogrampeador e o BH se equivalem, em termos de sangramento, na histerectomia laparoscópica.

▶▶▌ LIGASURE®

Constitui sistema de selagem de vasos que utiliza energia bipolar. O sistema implica a combinação otimizada de pressão e energia que derrete colágeno e elastina na parede vascular, transformando-os em selo permanente, sem depender de um trombo proximal. A técnica possibilita a oclusão de vasos de até 7mm de diâmetro e a selagem resultante suporta pressão de até três vezes a pressão sanguínea sistólica normal. A dispersão térmica é mínima, com redução de queimadura a arrasto dos tecidos circunvizinhos. A dispersão térmica, na dependência do equipamento utilizado (Ligasure Precise™ ou Ligasure™) varia de 1 a 1,5mm. A resistência dos selos é maior que a de outras técnicas baseadas em energia, sendo comparável à de técnicas mecânicas atualmente disponíveis. Quando o instrumento determina que a selagem foi completada, ocorre suspensão automática da liberação de energia (sistema de controle *feedback*). O processo pode precisar de 1 a 6 segundos para ser completado, na dependência da natureza do tecido. O final da emissão de energia é indicado por ruído audível emitido pelo aparelho. Após a retirada dos eletrodos do tecido coagulado, percebe-se a região selada. O selo hemostático caracteriza-se, após 20 dias, por fibrose intrínseca com inflamação mínima.[34] A força de ruptura é igual à dos clipes e ligaduras e maior que a dos bisturis bipolares convencionais e ultrassônicos.[35]

As seguintes vantagens são atribuídas ao equipamento:

- selagem permanente sem presença de corpo estranho (fios, clipes etc.). O método utiliza o próprio colágeno para alterar a natureza da parede vascular e obliterar seu lume;

- tempo de selagem reduzido (semelhante ou inferior ao das ligaduras convencionais);
- redução da perda sanguínea em alguns procedimentos cirúrgicos;
- redução do tempo cirúrgico;
- necessidade de aplicação única;
- confiabilidade em vasos com diâmetro inferior a 7mm;
- possibilidade de visualizar a área selada;
- dispersão térmica mínima;
- redução de risco de acidentes por correntes de fuga.

Componentes do Equipamento
- Gerador.
- Instrumentos laparoscópicos.
- Instrumentos para cirurgia aberta.

O *gerador* é constituído por unidade eletrocirúrgica controlada por computador, bipolar, de baixa voltagem (180V) e alta amperagem (4A), com frequência de 470KHz.[36]

Operação do Sistema
- Apreensão do tecido/vaso pela pinça.
- Ciclo de energia enviada.
- Medida, pelo equipamento, da resistência inicial do tecido e seleção dos parâmetros apropriados de energia.
- Liberação de pulsos de energia contínua com *feedback* e adaptação das pulsações à medida que o ciclo se processa. Quando o sistema percebe que a resposta tecidual foi completada, ele detém e interrompe o ciclo.

Limitações
- Custo/disponibilidade/financiamento.
- Tecnologia em desenvolvimento.
- Cirurgiões com experiência limitada.

Aplicações
É aplicado em vasos com até 7mm de diâmetro e tecidos vascularizados. Inúmeros procedimentos cirúrgicos (videocirurgia ou cirurgia aberta) têm sido avaliados, como esofagectomias, gastrectomias, colecistectomias, colectomias, hepatectomias, tireoidectomias, pancreatectomias, operações bariátricas, hemorroidectomias e prostatectomias.[37-40]

Uma característica interessante do Ligasure® é que a superfície da ponta do instrumento mantém-se fria (< 45°C).[36]

Recentemente, a primeira geração do Ligasure® tem sido atualizada e integrada na plataforma de energia *Fore Triad*, que incorpora a tecnologia *Tissuefect*, fundamentada na leitura da impedância tissular em tempo real (3.333 vezes/s contra 200 vezes/s do equipamento inicial).[41] Esses avanços têm proporcionado vantagens inquestionáveis, incluindo maior rapidez do procedimento e maior consistência dos tecidos selados, com substancial melhora da hemostasia.

O Ligasure® tem sido utilizado, também, para secção visceral, como de pâncreas, fígado etc. Sartori e Baiocchi[42] relataram caso de secção pancreática com Ligasure® em paciente submetida a pancreatectomia corpo-caudal, sem reconhecimento intraoperatório do ducto de Wirsung, e que evoluiu sem fístula pancreática e/ou sangramento. Apesar da experiência restrita a um caso, os autores chamam a atenção para esta nova possibilidade, advertindo sobre a alta incidência de fístula pancreática, que chega a alcançar 40% dos casos, independentemente do tipo de técnica utilizada para seccionar o pâncreas (inclusive grampeador). Com essa técnica, o ducto de Wirsung, por apresentar impedância tissular diferenciada, recebe diferente quantidade de energia, que promoveria efeito selante adequado.

Efeitos satisfatórios têm sido obtidos experimentalmente em outras estruturas, como ductos torácico, linfáticos e cístico.[43,45]

▶▶ *LASER* DE ARGÔNIO

O bisturi de *laser* de argônio utiliza este gás inerte que se ioniza com a passagem de corrente elétrica monopolar, produzindo fagulha potente, de ação superficial, muito eficaz para hemostasia de áreas cruentas, limitadas ou extensas, com sangramento não muito profuso. Nesses casos, a carbonização é mínima (ausência de oxigênio).

É possível regular o fluxo de argônio e a intensidade da corrente com objetivo de otimizar o efeito. Merece destaque o fato de que o fluxo de gás pressurizado limpa o campo operatório de sangue e/ou outros resíduos, possibilitando coagulação efetiva na superfície ora limpa e seca. A coagulação obtida é superficial e não lesa os tecidos mais profundos.[18]

A principal vantagem reside na obtenção de coagulação de superfícies sangrantes de pequenos vasos não localizados, como costuma ocorrer com as superfícies hepática, esplênica etc.

O principal inconveniente (raro) é o risco de embolia gasosa. Assim sendo, deve-se evitar seu uso nas proximidades de lesões de veias de médio ou grande calibre.

▶▶ AVALIAÇÃO COMPARATIVA DOS DIFERENTES MÉTODOS DE DISSECÇÃO HEMOSTÁTICA

A eletrocoagulação convencional monopolar provoca lesões mais extensas (em torno de 30%) e com margens mais fissuradas que as obtidas no sistema bipolar. Em poucos segundos, a amplitude da área atingida chega a 22mm.[46]

O Ligasure® promove melhor controle das lesões térmicas laterais provocadas pelo instrumento. Os avanços tecnológicos tornaram possível a redução da propagação de calor de 97°C para 35°C, com menos de 2mm de área atingida (sistema LS1100 Atlas).

Com relação ao BH, Kinoshita *et al.*[46] compararam o dano tissular provocado pelo BH e pela eletrocoagulação monopolar convencional (modelo experimental). Utilizaram a termografia para avaliar as variações de temperatura do tecido adjacente à zona de aplicação de energia. Com o BH, a temperatura aumentou gradualmente e se manteve durante todo o tempo abaixo de 150°C, tendo ultrapassado 100°C somente ao final da aplicação. Com a eletrocoagulação monopolar (30W), a temperatura aumentou rapidamente e ultrapassou 350°C em poucos segundos. A área com temperatura maior que 60°C foi de 10mm para o BH e de 22mm para o monopolar. Microscopicamente (carbonização e vaporização), esses dados se confirmaram, demonstrando as inequívocas vantagens do BH.

Outros autores[47,48] demonstraram que as alterações térmicas provocadas pelo BH giravam em torno de 1mm, enquanto a eletrocoagulação monopolar convencional provocava lesões detectáveis histologicamente de 5 a 10mm.

A diminuição das aderências pós-colecistectomia foi também demonstrada quando se usou o BH.[48]

Lantes *et al.*,[2] desenvolveram estudo experimental para avaliar a eficácia e as lesões laterais sobre os tecidos promovidas por eletrocoagulação mono e bipolar, BH e *laser*. A eficácia foi avaliada para selar vasos de até 2mm de diâmetro. Demonstraram que a eletrocoagulação bipolar foi mais lenta e menos efetiva (40% de falhas), enquanto o BH foi o mais efetivo, com apenas 5% de falhas. A eletrocoagulação monopolar, por sua vez, foi a que provocou maior dano tissular. O *laser*, ao contrário, foi o método que menos lesou tecido circunjacente.

O BH, por sua vez, apesar de mais lento que a eletrocoagulação monopolar, promove redução do tempo operatório final em virtude da diminuição de troca de instrumentos (dissecção, hemostasia e corte) durante o procedimento cirúrgico.

Estudo comparando difusão de lesão lateral com BH e Ligasure® demonstrou que as técnicas se equivalem (2,57mm para o Ligasure® e 2,18mm para o BH).[49]

Laudman *et al.*[50] avaliaram diferentes métodos de controle vascular (Ligasure®, BH, clipes de titânio, grampeador vascular e ligadura por sutura em modelo porcino). Foram utilizadas[13] artérias de 6mm de diâmetro, submetidas à pressão média de 662mmHg (363 a 1.985) e 11 veias com 12mm de diâmetro com pressão média de 233mmHg (63 a 440). O dano tecidual circunjacente foi avaliado em uma extensão de 1 a 3mm. Demonstraram que o Ligasure® foi inferior ao uso de clipes e/ou endogrampeador para ocluir artérias com diâmetro superior a 6mm e veias com diâmetro superior a 12mm. O BH, por sua vez, não se presta para selar vasos com diâmetro superior a 3mm, embora promova menor dano tissular (0 a 1mm contra 2 a 3mm do Ligasure®). Ambos os instrumentos foram superiores à eletrocoagulação bipolar, que foi o procedimento responsável por maior dano aos tecidos adjacentes ao local da coagulação (2 a 6mm).

Quanto aos custos, a eletrocoagulação e os clipes foram os menos onerosos, depois da ligadura vascular convencional com fios. Os endogrampeadores foram os mais onerosos.

O BH mostrou-se mais vantajoso que o Ligasure® quanto a sua capacidade de pinçar e seccionar tecidos e/ou vasos. Enquanto o primeiro gasta de 4 a 8 segundos para alcançar oclusão e divisão vascular, o Ligasure® exige aproximadamente 20 segundos.[6] Com relação à segurança, os mais confiáveis foram as suturas convencionais, os clipes e os grampeadores.

Morino *et al.*[51] realizaram estudo prospectivo comparativo randomizado para avaliar o desempenho (vantagens e desvantagens) do BH e do eletrocautério monopolar na cirurgia colorretal laparoscópica realizada em 171 pacientes (dos quais 25 foram excluídos do estudo). Os 146 pacientes restantes foram randomizados em dois grupos, a saber: eletrocauterização monopolar (n = 72) e BH (n = 74). Obtiveram os seguintes resultados:

- Tempo operatório menor no grupo BH, mas sem significância estatística (102,55 minutos × 92,96 minutos; p = 0,46).

- Menor sangramento intraoperatório no grupo BH (182,6mL × 140,8mL; p = 0,032).

- Morbidade intraoperatória igual.

- Índice de conversão para cirurgia aberta igual (oito casos no grupo eletrocautério e nove no grupo BH).

- Morbidade zero em ambos os grupos.

- Tempo para recuperar funcionamento intestinal no pós-operatório igual.

- Realimentação pós-operatória igual.

- Complicações pós-operatórias iguais (6,9% no grupo eletrocauterização × 6,7 no grupo BH).

Os autores concluíram que o BH é instrumento útil na cirurgia colorretal laparoscópica, pois facilita a realização do procedimento (principalmente nos casos difíceis) e reduz o sangramento. Entretanto, a maioria dos procedimentos pode ser realizada, com resultados semelhantes, utilizando-se apenas a eletrocoagulação monopolar, que tem a vantagem de diminuir os custos.

Harold *et al.*[49] realizaram estudo experimental, em porcos, objetivando estudar a pressão de ruptura de vasos selados com BH, Ligasure®, clipes de titânio e clipes plásticos (Hem-o-lok®). Avaliaram, também, a extensão da lesão térmica provocada por BH e Ligasure® (por meio da avaliação da necrose de coagulação das paredes vasculares).

Cada técnica foi utilizada para selar 16 vasos de três diferentes diâmetros (2 a 3mm; 4 a 5mm e 6 a 7mm).

A pressão de ruptura foi avaliada por meio de cateter de duplo lúmen introduzido (proximalmente) no vaso a ser avaliado, sendo um dos lúmens conectado a uma seringa contendo solução salina e o outro a um monitor de pressão (para definir a pressão de ruptura em mmHg). Obtiveram os seguintes resultados:

- A pressão de ruptura nos vasos maiores que 4mm foi maior para o Ligasure® que para o BH e igual nos vasos de 2 ou 3mm.

- Os clipes (titânio e plásticos) foram significativamente mais eficientes que o BH e o Ligasure®, exceto nos vasos de 4 a 5mm, nos quais os resultados foram semelhantes aos obtidos com o Ligasure®.

- Os clipes plásticos (Hem-o-lok®) foram tão eficientes quanto os de titânio, exceto nos vasos de 4 a 5mm, nos quais foram superiores.

- As lesões térmicas foram semelhantes, quando comparados o BH e o Ligasure®.

Os autores concluíram que os clipes (titânio e plástico) são os mais seguros e que o Ligasure® pode ser usado, de modo confiável, em vasos de até 7mm de diâmetro. Segundo eles, não existe diferença entre o BH e o Ligasure® com relação às lesões térmicas provocadas por esses instrumentos. Demonstraram, também, que a lesão térmica é proporcional ao diâmetro do vaso.

Quanto ao BH, ele é efetivo e seguro para vasos de até 3mm de diâmetro.

Rajbabu *et al.*[3] avaliaram experimentalmente, em porcos, o desempenho de diferentes métodos de controle vascular em artérias com diferentes diâmetros (ligadura convencional com fio multifilamentado, fio monofilamentado, clipe de titânio, Ligasure® e BH). Os vasos foram submetidos a pressões suprafisiológicas para testar os diferentes métodos. Observaram controle adequado da hemostasia com todas as técnicas quando o calibre dos vasos era inferior a 5mm. Em vasos de calibre de 5 a 6mm, o BH falhou em 3/27 (11%) e em 3/5 (60%) dos vasos com calibre maior que 6mm. Concluíram que, em vasos com calibre inferior a 5mm, todos os métodos avaliados se comportaram igualmente.

▶▶ CONSIDERAÇÕES FINAIS

1. Os métodos mecânicos (clipes e ligadura convencional) são mais eficientes para selar vasos calibrosos (> 7mm), mas não se prestam para hemostasia tecidual e demandam maior tempo.

2. A eletrocoagulação (monopolar ou bipolar) continua sendo alternativa confiável, cômoda, econômica e com bons resultados para vasos de pequeno calibre (< 3mm). O sistema mo-

nopolar, no entanto, provoca maior lesão térmica nos tecidos circunjacentes, enquanto o sistema bipolar é mais lento e oferece menor segurança do ponto de vista de eficácia.

3. O Ligasure® é eficiente e seguro para hemostasiar vasos de até 7mm de diâmetro, com mínima lesão de tecidos circunvizinhos.

4. O BH (Ultracision®) apresenta as mesmas vantagens do Ligasure®, com o inconveniente de não ser seguro em vasos com calibre superior a 3mm. No entanto, ele atua de maneira mais rápida e apresenta a maioria dos atributos do mecanismo de coagulação ideal (fácil de usar, provoca mínimo dano lateral, coagula e secciona, não interfere em outros equipamentos médicos e pode ser usado submerso em meio líquido).

5. O *laser* de argônio é eficiente para hemostasia de áreas cruentes com sangramento discreto e superficial (de pequenos vasos). Entretanto, não se presta para seccionar tecidos e/ou vasos nem controlar sangramento de vasos maiores que 1 a 2mm de diâmetro.

▶▶▎ REFERÊNCIAS BIBLIOGRÁFICAS

1. Shimi SM. Dissection techniques in laparoscopic surgery: a review. J R Coll Surg Edinb 1995; 40:249-59.

2. Lantes JC, Durville FM, Connolly R, Schwaitzberg SD. Comparison of coagulation modalities in surgery. J Laparoendosc Adv Surg Tech 1998; 8:381-95.

3. Rajbabu K, Barber NJ, Choi W, Muir GH. To knot or not to knot? Sutureless haemostasis compared to the surgeon's knot. Ann R Coll Surg Engl 2007; 89:359-62.

4. Kadirkamanathan SS, Shelton JC, Hepworth CC et al. A comparison of the strength of knots tied by land and at laparoscopy. J Am Coll Surg 1996; 182:46-9.

5. Kerbl K, Chandhoke PS, Clayman RV et al. Ligation of the renal pedicle during laparoscopic nephrectomy: a comparison of stapler, clips and sutures. J Laparoendosc Surg 1993; 3:9-12.

6. Nelson MT, Nakashima M, Mulvihill SJ. How secure are laparoscopically placed clips? An in vitro and in vivo study. Arch Surg 1992; 127:718-20.

7. Joseph J, Leung YY, Eichel L et al. Comparison of the Ti-knot device and Hem-o-lok clips with others devices commonly used for laparoscopic renal artery ligation. J Endourol 2004; 18:163-6.

8. Chibber PJ, Shah HN. Are titanium clips for control of the renal hilar vessels as unsafe as generally presumed? Surg Laparosc Endosc Percutan Tech 2006; 16:276-80.

9. Kessler BD, Schichman SJ. Complications of hand-assisted laparoscopic nephrectomy: problem-based approach. J Urol 2003; 163:110-3.

10. Soares AL, Goldenberg S, Novo NF, Lima CAP. Ligadura com algodão e com grampos de titânio em artérias de cães: estudo experimental em máquina simuladora de pressão. Acta Cir Brasil 2001; 16:28-34.

11. Kapoor R, Singh KJ, Suri A et al. Hem-o-lok clips for vascular control during laparoscopic ablative nephrectomy: a single-center experience. J Endourol 2006; 20:202-4.

12. Ponsky L, Cherullo E, Moinzadeh A et al. The hem-o-lok® clip is safe for laparoscopic nephrectomy: a multi-institutional review. Urology 2008; 71:543-6.

13. Ye'p SL, Tan YH, Cheng C et al. Routine vascular control using the hem-o-lok® clip in laparoscopic nephrectomy: animal study and clinical application. J Endourol 2004; 18:77-81.

14. Eswar C, Badillo FL. Vascular control of the renal pedicle using the hem-o-lok® polymer ligating clip in 50 consecutives hand-assisted laparoscopic nephrectomies. J Endourol 2004; 18:459-61.

15. Boumert H, Ballaro A, Arroyo C et al. The use of polymer (Hem-o-lok®) clips for management of the renal hilum during laparoscopic nephrectomy. Eur Urol 2006; 49:816-9.

16. Friedman AL, Peters TG, Jones KW et al. Fatal and non fatal hemorrhagic complications of living kidney donation. Ann Surg 2006; 243:126-30.

17. Meng MV. Reported failures of the polymer self-locking (hem-o-lok®) clip: review of data from the Food and Drug Administration. J Endourol 2006; 20:1054-7.

18. Balagui C. Hemostasia e tecnologia. Energia. Desarrolho de las nuevas tecnologias. Cir Esp 2009; 85:15-22.

19. Ramirez JA, Carrillo A. Métodos de disección y hemostasia en cirurgía laparoscópica. Cap. 10. Guias Clínicas de la Associación Española de Cirujanos. Cirurgía Endoscópica. Madri: Arári; 2003:131-8.

20. Alta AH, Bellemore TJ, Meisel JA, Arambrelo SM. Distal thermal injury from monopolar electrosurgery. Surg Laparosc Endosc 1993; 3:323-7.

21. Ramsay JW, Shephard NA, Butler M. A comparison of bipolar and monopolar diathermy probes in experimental animals. Urol Res 1985; 13:95-102.

22. Harrebley R, Hebda PA, Abell E. Wound healing of skin incision produced by ultrassonically vibrating knife, scalpel, electrosurgery, and carbon dioxid laser. J Dermatol Surg Oncol 1988; 14:11-2.

23. Targarona EM, Cedán G, Gracia E, Rodriguez M, Trias M. Bisturi ultrasónico. Terapéutica mínimamente invasiva e nuevas tecnologías en cirurgía general y digestiva. Barcelona: Masson, 2003: 343-7.

24. Reidel HH, Corts-Kleinworth G, Semm K. Various coagulation tecniques tested in rabbit model. Endoscopy 1984; 16:47-52.

25. Emam TA, Cuschieri A. How safe is high-power ultrasonic dissection? Ann Surg 2003; 237:186-91.

26. Laycock WS, Trus TL, Hunter JG. New technology for the division of short gastric vessels during laparoscopic Nissen fundoplication: a prospective randomized trial. Surg Endosc 1996; 10:71-3.

27. Swanstrom LL, Pennings JL. Laparoscopic control of short gastric vessels. J Am Coll Surg 1995; 181:347-51.

28. Rothenberg SS. Laparoscopic splenectomy using the harmonic scalpel. J Laparoendosc Surg 1996; 6:S61-S63.

29. Fowler DL, White S. Laparoscopic sigmoid resection with the harmonic scalpel. Surg Endosc 1994; 8:503 (abstract).

30. Gonot J, Buess G, Cuschieri A et al. Ultrasonic dissection for endoscopic surgery. Surg Endosc 1999; 13:412-7.

31. Robbins ML, Ferland RJ. Laparoscopic-assisted vaginal hysterectomy using the laparosonic coagulating shears. J Am Assoc Gynecol Laparosc 1995; 2:339-43.

32. Schwarz RO. Total laparoscopic hysterectomy with the harmonic scalpel. J Gynecol Surg 1994; 10:33-4.

33. Richards SR, Simpkins SS. Comparison of the harmonic scissors and endostapler in laparoscopic supracervical hysterectomy. J Am Assoc Gynecol Laparosc 1995; 3:87-90.

34. Heniford BT, Matthews BD, Sing RF et al. Initial results with an electrothermal bipolar vessel sealer. Surg Endosc 2001; 15:799-801.

35. Spivak H, Richardson WS, Hunter JG. The use of bipolar cautery laparoscopic coagulating shears and vascular clips for hemostasis of small and medium-sized vessels. Surg Endosc 1998; 12:183-5.

36. Campbell PA, Cresswell AB, Frank TG, Cuschieri A. Real-time thermography during energized vessel sealing and dissection. Surg Endosc 2003; 17:1640-5.

37. Heniford BT, Matthews BD, Sing RF, Backus C, Pratt P, Greene FL. Initial results with an electrothermal bipolar vessel sealer. Surg Endosc 2001; 15:799-801.

38. Palazzo FF, Francis DL, Clipton MA. Randomised clinical trial of ligasure versus open haemorrhoidectomy. Br J Surg 2002; 19:154-7.

39. Sengupta S, Webb DR. Use of a computer controlled bipolar diathermy system in radical prostatectomies and other open urological surgery. ANZ J Surg 2001; 71:538-40.

40. Schulze S, Krisitiansen VB, Fischer-Hansen B, Rosenberg J. Sealing of the cystic duct with bipolar eletrocoagulation. Surg Endosc 2002; 16:342-4.

41. Coulson R, Valley Lab, Boulder CO. Tissue effects of continuous energy delivered compared to pulsed energy delivery (separata da Valley Lab).

42. Sartori CA, Baiocchi GL. Transecting the pancreas neck with electrothermal bipolar vessel sealer (ligasure) in laparoscopic left pancreatectomy. Case report. Surg Laparosc Endosc Percutan Tech 2009; 19:175-6.

43. Novistsky YW, Rosen MJ, Harrell AG et al. Evaluation of the efficacy of the electrosurgical bipolar vessel sealer (ligasure) devices in sealing lymphatic vessels. Surg Innov 2005; 12:155-60.

44. Matthews BD, Pratt BL, Backees CL et al. Effectiveness of the ultrasonic coagulating shears, ligasure vessel sealer, and surgical clip application in biliary surgery: a comparative analysis. Am Surg 2001; 67:901-6.

45. Schulze S, Krisitiansen VB, Hausen BF, Rosemberg J. Sealing of cystic duct with bipolar electrocoagulation. Surg Endosc 2002; 16:342-4.

46. Kinoshita T, Kanehira E, Omura K, Kawakami K, Watanabe Y. Experimental study on heat production by a 23.5KHz ultrasonically activated device for endoscopic surgery. Surg Endosc 1999; 13:64-5.

47. Hambley R, Hebda PA, Abell E. Wound healing of skin incision produced by ultrasonically vibrating knife, scalpel, electrosurgery, and carbon dioxide laser. J Dermatol Surg Oncol 1988; 14:11-2.

48. Amaral JF, Chrostek CA. Experimental comparison of the ultrasonically activated scalpel to electrosurgery and laser surgery for laparoscopic use. Minim Invasive Ther Allied Technol 1997; 6:324-31.

49. Harold KL, Pollinger H, Matthews BD et al. Comparison of ultrasonic energy, bipolar thermal energy and vascular clips for the hemostasis of small-medium, and larged-sized arteries. Surg Endosc 2003; 17:1228-30.

50. Landman J, Kerbl K, Rehman J et al. Evaluation of a vessel sealing system, bipolar electrosurgery, harmonic scalpel, titanium clips, endoscopic gastrointestinal anastomosis vascular staples and sutures for arterial and venous ligation in a porcine model. J Urol 2003; 169:697-700.

51. Morino M, Rimonda R, Allaix MC, Girando G, Garrone C. Ultrasonic versus standard electric dissection in laparoscopic colorectal surgery. A prospective randomized clinical trial. Am Surg 2005; 242:897-901.

66

Quais os Fatores Relacionados ao Carcinoma Espinocelular de Boca e Orofaringe?

Gustavo Meyer de Moraes • José Maria Porcaro Salles • Alexandre de Andrade Sousa
João Marcos Arantes Soares • Jomar Rezende Carvalho

▶▶▌ INTRODUÇÃO

Conhecer os fatores epidemiológicos relacionados a qualquer doença está intimamente liga-do à capacidade de diagnosticá-la, assim como é fundamental para o delineamento de políticas de prevenção em saúde pública a realização de busca ativa de pacientes com doença inicial e o es-tabelecimento de linhas de pesquisa. Tudo isso é especialmente importante no estudo de doenças malignas, sabendo-se que o diagnóstico precoce é fator decisivo para melhor prognóstico.

Existem características que são frequentemente encontradas, em diferentes intensidades, nos pacientes com câncer de boca e orofaringe – carcinoma espinocelular (CEC) em 95% dos casos – principalmente o relato de tabagismo e etilismo de longa data e grande intensidade. Estes são os dois fatores mais fortemente relacionados ao aparecimento da doença que, por essa razão, acomete principalmente pacientes do sexo masculino, de baixo nível socioeconômico e a partir do quinto decênio de vida. Entretanto, não devemos estereotipar o paciente portador dessa doença, devido à presença de multiplicidade de fatores etiológicos, por vezes associados ou não identificados. Há tendência, na comunidade médica, mesmo entre especialistas, de me-nosprezar a possibilidade de neoplasia maligna de vias aerodigestivas superiores em paciente que não é tabagista, etilista ou idoso, o que pode constituir risco de atraso no diagnóstico. Re-centemente, a literatura médica tem dado importância a novos fatores etiológicos, notadamente à infecção pelo papilomavírus humano (HPV), que inicialmente foi pesquisada em grupos de pacientes jovens, não fumantes e não etilistas.

▶▶▌ REALIDADE DA DOENÇA NO BRASIL

Na população brasileira, a cavidade oral representa a sétima localização mais frequente de tumores malignos, chegando a ser o quinto local com maior prevalência em indivíduos do sexo masculino. Para o ano de 2008, a estimativa do Instituto Nacional do Câncer (INCA) era de 830 novos casos em homens no Estado de Minas Gerais, com 130 casos em Belo Horizonte, enquanto em pacientes do sexo feminino a expectativa era de 310 casos no estado e 60 na capital.[1]

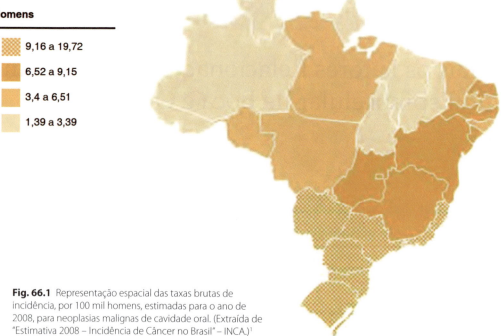

Fig. 66.1 Representação espacial das taxas brutas de incidência, por 100 mil homens, estimadas para o ano de 2008, para neoplasias malignas de cavidade oral. (Extraída de "Estimativa 2008 – Incidência de Câncer no Brasil" – INCA.)[1]

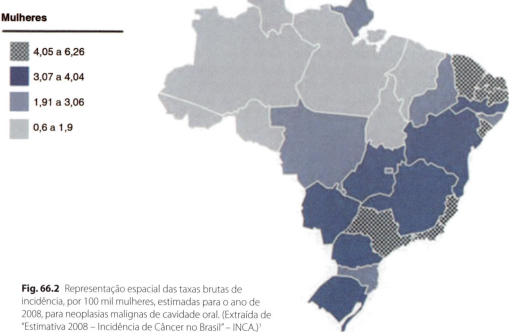

Fig. 66.2 Representação espacial das taxas brutas de incidência, por 100 mil mulheres, estimadas para o ano de 2008, para neoplasias malignas de cavidade oral. (Extraída de "Estimativa 2008 – Incidência de Câncer no Brasil" – INCA.)[1]

Nos últimos 40 anos, o tratamento do câncer de boca e orofaringe não sofreu modificações importantes, e o índice de mortalidade pela doença não foi alterado de maneira significativa. Por isso, só é possível melhorar os indicadores de mortalidade pela doença com o diagnóstico e tratamento mais precoce dos pacientes. Um estudo nacional[2] detectou tempo médio de 15,8 meses entre o início dos sintomas e a confirmação histológica do câncer e de 9,4 meses entre a suspeita clínica e a confirmação histológica, tempo imensamente maior que o esperado em serviço público ideal. Com isso, em torno de 50% dos pacientes são tratados em estádio IV e apenas 8,6% em estádio I.[3]

▶▶▎ FATORES RELACIONADOS

De maneira geral, há fatores extrínsecos e intrínsecos ao paciente que culminam no aparecimento da doença. Os primeiros estão relacionados a exposições ambientais e ao estilo de vida, enquanto os últimos são inerentes ao paciente e incluem a presença de alterações genéticas e deficiências imunológicas que, de modo geral, não podem ser modificadas e são ainda pouco conhecidas.

Existem dados epidemiológicos inequívocos que demonstram, de maneira clara, que não há fator de risco maior para o desenvolvimento do câncer de boca e orofaringe que o consumo de tabaco, nas suas mais variadas formas, isto é, o hábito de fumar charutos, cachimbos, cigarros de qualquer tipo e de mascar fumo. Mesmo o tabagismo passivo está associado ao câncer da cavidade oral. Além do tabaco, em alguns países asiáticos, existe o hábito de mascar folhas de betel, o que determina incidência de câncer de boca superior à dos países ocidentais.[4] A intensidade e o tempo de tabagismo estão relacionados com a probabilidade de o indivíduo desenvolver a doença. Um indivíduo que fuma um maço de cigarros ao dia, por 10 anos, tem chance até 15 vezes maior de desenvolver a doença que um indivíduo do mesmo sexo e idade que nunca fumou.[5]

Hábito frequentemente associado ao tabagismo é o etilismo. O consumo crônico de bebidas alcoólicas, em grande quantidade, altera o metabolismo dos lipídios presentes na membrana das células da mucosa oral, alterando sua permeabilidade,[6] o que potencializaria o efeito das substâncias carcinógenas presentes no tabaco, uma das razões pelas quais a associação dos dois hábitos multiplica as chances de doença quando comparadas às de pacientes que apresentam apenas um dos dois fatores. Entretanto, mesmo isoladamente, o consumo de álcool é fator importante no aparecimento do CEC de boca e orofaringe. O tipo de bebida alcoólica consumida difere de acordo com a cultura local. Particularmente importante em nossa população é o consumo da aguardente de cana de açúcar, ou cachaça, que é consumida em grande quantidade, principalmente por indivíduos de baixa renda. No paciente etilista é frequente a desnutrição, fator que está relacionado com deficiência imunológica, à qual se somam fatores extrínsecos, aumentando o risco de desenvolvimento da doença.[5,7] Outro fator possivelmente relacionado à oncogenicidade do etanol é a condição dentária precária. Em pacientes etilistas, com má higiene bucal, ocorre maior produção de acetaldeído, metabólito do etanol produzido pelas bactérias da flora oral e principal carcinógeno relacionado ao álcool.[8] Esses dados não devem ser confundidos com a crença de que próteses dentárias mal-ajustadas propiciariam o aparecimento de lesões crônicas que teriam caráter pré-maligno. Esse dado não encontra substrato na literatura médica moderna e é fruto de viés em resultados de antigos trabalhos que pesquisavam a epidemiologia da doença.

O gênero, a idade e a classe social são fatores importantes. A doença acomete, principalmente, pessoas com mais de 50 anos de idade, de baixa renda e do sexo masculino. À idade se atribui o maior tempo de exposição a agentes externos. A diferença de incidência entre os sexos, por sua vez, é atribuída a aspectos comportamentais, com exposição mais frequente e intensa a carcinógenos, de maneira geral, entre os homens. O mesmo é verdadeiro para indivíduos de classes sociais economicamente menos favorecidas, nos quais vários fatores se sobrepõem de maneira ainda mais intensa. Nos últimos anos, a mudança do estilo de vida das mulheres implicou aumento da incidência desses tumores em pacientes do sexo feminino, o que é especialmente notável nos países nórdicos.[9] Apenas 6% dos pacientes apresentam a doença antes de 45 anos, mas, nos países desenvolvidos, a incidência entre jovens demonstra aumento gradativo nos últimos anos.[8-10] Espera-se que com o aumento da expectativa de vida e o envelhecimento da população tenhamos, no futuro, um aumento significativo da incidência de câncer de boca e de orofaringe no Brasil.

Os fatores ocupacionais relacionados à etiologia do câncer de boca e orofaringe estão principalmente relacionados à exposição crônica à luz solar, fator desencadeador do câncer de lábio, em especial do inferior. Além disso, alguns estudos sugerem aumento na incidência de câncer de boca e orofaringe vinculado à exposição a outros carcinógenos, em profissionais como instaladores de pisos, marceneiros, trabalhadores da indústria têxtil e trabalhadores expostos a combustíveis fósseis, formaldeído e outros agentes com teórico potencial carcinogênico. Em nosso país, estudos[5,7] também mostraram aumento na incidência desses tumores em pessoas expostas cronicamente à fumaça de fogões à lenha. Entretanto, na prática clínica, esses dados não têm relevância, quando comparados à exposição ao tabaco, ao álcool e à luz solar.

Uma vez que apenas pequena parcela dos indivíduos expostos a agentes carcinógenos desenvolve a doença, fica claro que a susceptibilidade intrínseca exerce papel importante. Há evidências de que a herança familiar desempenhe papel decisivo no seu aparecimento. O maior problema na interpretação desses dados é distinguir se a doença ocorre em função da hereditariedade ou do estilo de vida semelhante entre os familiares.[10] Os genes envolvidos com o câncer de boca e orofaringe, ao contrário do que se observa, por exemplo, no câncer de mama e no carcinoma medular de tireoide, permanecem pouco conhecidos, e os resultados das pesquisas nessa área ainda não se traduziram em qualquer modificação na prática clínica.[11]

A interação entre infecções virais e a carcinogênese é objeto de estudo também no CEC de boca e orofaringe, especialmente para o HPV. O papel do HPV no desenvolvimento do câncer no trato genital já está bem estabelecido e difundido, e o epitélio oral apresenta características semelhantes às do epitélio dessa região. Além disso, ambos estão expostos à infecção pelo HPV. Até os primeiros anos do século XXI, a despeito de vários dados moleculares sugestivos, as evidências epidemiológicas não confirmavam a associação do HPV com câncer oral e orofaríngeo. Esse paradigma foi recentemente rompido com novos estudos de caso-controle que avaliaram e confirmaram tal associação, especificamente para o câncer de orofaringe.[12] Assim, a infecção pelo HPV (principalmente HPV-16) está fortemente relacionada com o aparecimento do CEC de orofaringe, mesmo em pacientes sem outros fatores associados. O prognóstico da doença nesses pacientes parece ser melhor que em pacientes nos quais não há associação com a infecção viral.[13] Há, então, aumento do risco de desenvolvimento do câncer de orofaringe relacionado ao HPV em indivíduos com número elevado de parceiros sexuais acumulados durante a vida (especialmente com prática de sexo oral), precocidade da primeira relação sexual e uso infrequente de preservativo.[14] Os dados recentes apresentados pela literatura já estimularam estudos que sugerem a vacinação contra o HPV para crianças do sexo masculino, antes do início da vida sexual ativa, a exemplo do que já é realizado em meninas para prevenção do câncer de colo de útero.[15]

▶▶| REFERÊNCIAS BIBLIOGRÁFICAS

1. Instituto Nacional de Câncer – Incidência de Câncer no Brasil – Estimativa 2008. www.inca.gov.br.

2. Carvalho AL, Singh B, Spiro RH, Kowalski LP, Shah JP. Cancer of the oral cavity: a comparison between institutions in a developing and a developed nation. Head & Neck 2004; 26(1):31-8.

3. Leite ICG, Koifman S. Survival analysis in a sample of oral cancer patients at a reference hospital in Rio de Janeiro, Brazil. Oral Oncol 1998; 34:347-52.

4. Chen P, Kuo C, Pan CC, Chou MY. Risk of oral cancer associated with human papillomavirus infection, betel quid chewing, and cigarette smoking in Taiwan. J Oral Pathol Med 2002; 31:317-22.

5. Franco EL, Kowalski LP, Oliveira BV, et al. Risk factors for oral cancer in Brazil: a case-control study. Int J Cancer 1989; 43:992-1000.

6. Squier CA, Kremer MJ, Wertz PW. Effect of ethanol on lipid metabolism and epithelial permeability barrier of skin and oral mucosa in the rat. J Oral Pathol Med 2003; 32:595-9.

7. Wünch Filho V. The epidemiology of oral and pharynx cancer in Brazil. Oral Oncol 2002; 38:737-46.

8. Hommann N, Tillonen J, Rintamäki H, Salaspuro M, Lindqvist C, Meurman JH. Poor dental status increases acetaldehyde production from ethanol in saliva: a possible link to increased oral cancer risk among heavy drinkers. Oral Oncol 2001; 37:153-8.

9. Curado MP, Hashibe M. Recent changes in the epidemiology of head and neck cancer. Curr Op Oncol 2009; 21:194-200.

10. Llewellyn CD, Linklater K, Bell J, Jonhson NW, Warnakulasuriya KAAS. An analysis of risk factors for oral cancer in young people: a case control study. Oral Oncol 2004; 40:304-13.

11. Siavash H, Nikitakis NG, Sauk JJ. Signal transducers and activators of transcription: insights into the molecular basis of oral cancer. Crit Rev Oral Biol Med 2004; 15:298-307.

12. D'Souza G, Kreimer AR, Viscidi R, et al. Case-control study of human papillomavirus and oropharyngeal cancer. N Engl J Med 2007; 356:1944-56.

13. Andrews E, Seaman WT, Webster-Cyriaque J. Oropharyngeal carcinoma in non-smokers and non-drinkers: a role for HPV. Oral Oncol 2008 (epub ahead of print).

14. D'Souza G, Agrawal Y, Halpern J, Bodison S, Gillison ML. Oral sexual behaviors associated with prevalent oral human papillomavirus infection. J Infect Dis 2009; 199:1263-9.

15. Gilison ML. Human papillomavirus-related diseases: oropharynx cancers and potential implications for adolescent HPV vaccination. J Adolesc Health 2008; 43:S52-60.

67

Linfoma MALT do Estômago após Erradicação do *H. Pylori*: Como Interpretar o Quadro Histopatológico?

Alfredo José Afonso Barbosa

De suas origens até os dias atuais, o conceito de linfoma MALT é aplicado para indicar os linfomas extranodais que se originam do tecido linfoide associado à mucosa.[1] Com relação à vasta maioria daqueles da mucosa gástrica, e tendo em vista parâmetros patogenéticos e evolução clínica, os linfomas MALT do estômago podem ser divididos em duas grandes categorias: (1) linfomas de baixo grau, geralmente de evolução indolente e compostos, principalmente, por pequenas células linfocitárias; e (2) linfomas de alto grau, geralmente de evolução mais agressiva e compostos, principalmente, por grandes células. Variações histológicas desses dois tipos polares de linfomas podem ocorrer. Essa classificação, embora não seja fruto de consenso amplo entre os diversos autores, mostra-se bastante prática em relação a grande número de pacientes e se apoia nos princípios das classificações de Kiel[1] e Isaacson.[2] Tendo em vista a apenas emergente experiência presente na literatura em relação ao tema proposto *avaliação de possível modificação histológica do tumor após erradicação da bactéria* – descreveremos os linfomas MALT gástricos de baixo grau, limitados à mucosa e observados durante a rotina laboratorial.

Estudos com foco no linfoma MALT do estômago, após o advento e a expansão dos conhecimentos sobre a infecção pelo *H. pylori* e as doenças gástricas, acabaram trazendo novos conceitos que foram relacionados com possíveis mecanismos patogênicos desse tipo de tumor.[3-5] Postula-se que a infecção pelo *H. pylori* propiciaria terreno minado de antígenos que poderia induzir a proliferação de células linfocitárias na mucosa gástrica, o que constituiria, em determinados casos, a etapa precoce do linfoma. Essa indução ocorreria apenas durante determinado período de tempo, até que o tumor se tornasse autônomo. Este seria o estágio do linfoma ainda no seu período *antígeno-dependente*. Esta assertiva traz à tona a possibilidade de regressão do tumor após erradicação da bactéria durante esse período. Por outro lado, determinado número desses tumores teria comportamento evolutivo independente da presença da bactéria, uma vez que apresenta defeitos genéticos característicos, como a translocação t(11;18), que se acredita marcar cerca de 50% dos linfomas gástricos de baixo grau.[6] Uma vez que número importante dos casos, associados à infecção pelo *H. pylori*, parece não apresentar defeitos genéticos característicos, torna-se atraente a possibilidade de que a erradicação da bactéria reverta a evolução do tumor em suas etapas iniciais. Dentro dessa perspectiva terapêutica, o patologista ocupa papel importante, para não dizer decisivo, nessa pirâmide de três vértices, constituída também pelo gastroenterologista e pelo endoscopista.

Ao patologista cabem o diagnóstico inicial do linfoma MALT e, em caso de indicação de tratamento antibacteriano, a última palavra sobre o comportamento do tumor frente à erradicação do *H. pylori*. Essas duas etapas da participação do patologista na equipe que cuida do paciente frequentemente oferecem algumas dificuldades para o estabelecimento do diagnóstico correto. Se, no primeiro caso, a dificuldade diagnóstica costuma ser contornada com relativa facilidade, tendo em vista o acúmulo de estudos publicados na literatura a esse respeito, no segundo caso a tarefa torna-se mais difícil, devido ao escasso número de estudos sobre o controle histológico do tumor pós-tratamento do *H. pylori* e, também, por causa das próprias limitações da análise puramente morfológica, nos casos em que a resolução do tumor e as alterações da mucosa a ele associadas não se mostram adequadamente analisáveis ou pela persistência de lesões residuais de difícil interpretação. Com relação a esta última possibilidade, a interpretação histopatológica pode conter graus variáveis de subjetividade que se tornam aparentes quando as lâminas são examinadas por diferentes patologistas.

Deve ser lembrado que o diagnóstico histológico de linfoma MALT de baixo grau não conta com lesão histopatológica única que seja específica ou patognomônica do tumor. A análise histopatológica baseia-se num conjunto de achados morfológicos que ocorrem no antro ou no corpo gástrico, às vezes de forma multicêntrica. As principais alterações microscópicas que reforçam a suspeita do tumor são: presença de grandes folículos linfoides envolvidos por infiltrado denso e difuso de pequenos linfócitos na lâmina própria, algumas vezes com extensa diferenciação plasmocitoide. A proliferação linfocitária na lâmina própria infiltra as estruturas vizinhas, como a muscular da mucosa e o epitélio glandular, que é destruído total ou parcialmente, neste último caso podendo tornar-se aparente a chamada *lesão linfoepitelial*, considerada importante sinal diagnóstico. Outras lesões podem aparecer nesse quadro polimorfo, como inclusões eosinofílicas intranucleares (corpos de Dutcher) e proliferação folicular composta por pequenas células clivadas.[7] Uma vez que o diagnóstico histopatológico do tumor baseia-se no pano de fundo constituído por espectro variável de lesões, torna-se relativamente fácil confirmar a regressão do mesmo pela constatação da ausência das alterações endoscópicas e histológicas previamente observadas, com retorno da mucosa à normalidade. É importante ressaltar que o estudo histopatológico desses casos deve estar sempre embasado nas observações endoscópicas, uma vez que podem ocorrer desvios na amostragem correta das lesões, quando aparentes. Deve-se ter em mente, também, que a ultrassonografia endoscópica é importante na avaliação pré e pós-tratamento para o estadiamento correto do tumor. Linfomas que alcançam a muscular própria parecem ser refratários ao tratamento antibacteriano.[8] Igualmente, o padrão histológico pós-tratamento antibacteriano nem sempre é soberano. A remissão completa das lesões histológicas, em determinados casos, pode não significar a cura da doença. De acordo com alguns relatos, 10% a 30% dos pacientes com remissão completa das lesões, após seguimento endoscópico a médio e longo prazo, apresentam recorrência.[9]

Se o tumor resiste ao tratamento, torna-se relativamente fácil para o patologista constatar a persistência das lesões. Embora o quadro endoscópico não seja decisivo, vale ressaltar que a avaliação histopatológica deve ser sempre executada com estreito conhecimento dos achados endoscópicos para interpretação mais correta de possível regressão ou persistência das lesões.

O grande problema do controle histológico do linfoma MALT gástrico, pós-tratamento do *H. pylori*, conforme salientado, surge quando o quadro de alterações teciduais ligado ao tumor regride apenas parcialmente, tornando-se de interpretação duvidosa. Tendo em vista, principalmente, essa possibilidade, Copie-Bergman *et al.*[10] propuseram, recentemente, a chamada classificação GELA (*Groupe d'Etude des Lymphomes de l'Adult*), que considera quatro diferentes etapas dos aspectos morfológicos que podem adquirir o linfoma MALT em resposta à erradicação do *H. pylori*. Essa classificação se apoia nas três alterações histopatológicas mais importantes encontradas nesse tumor e observadas em cortes histológicos corados rotineiramente pelo HE: (1) *infiltrado de células linfocitárias*, (2) *lesão linfoepitelial* e (3) *alterações presentes no conjuntivo da lâmina própria* (Quadros 67.1 e 67.2).

Quadro 67.1 Classificação histológica *do Groupe d'Étude des Lymphomes de l'Adult* (GELA) para gradação de linfomas da mucosa gástrica pós-tratamento do *H. pylori*, com base na presença do infiltrado linfocitário, agregados ou folículos linfoides na mucosa e/ou na submucosa

Grau	Infiltrado linfocitário e Agregados/FL
RC	Ausência/escasso número de plasmócitos/linfócitos
pDRM	Agregados de linfócitos ou FL na mucosa/submucosa
DR	Infiltrado denso, difuso ou nodular
TSA	Infiltrado denso, difuso ou nodular

FL: folículos linfoides.
RC: remissão histológica completa do tumor.
pDRM: provável doença residual mínima.
DR: doença residual.
TSA: tumor sem alterações após a erradicação do *H. pylori*.

Quadro 67.2 Classificação histológica do *Groupe d'Étude des Lymphomes de l'Adult* (GELA) para gradação de linfomas da mucosa gástrica pós-tratamento do *H. pylori*, com base na presença da lesão linfoepitelial e das alterações do estroma (tecido conjuntivo da lâmina própria)

Grau	Lesão linfoepitelial	Alterações de estroma
RC	Ausente	Normal e/ou fibrose
pDRM	Ausente	Normal e/ou fibrose
DR	Presente/ausente	Focos normais e/ou fibrose
TSA	Presente/ausente	Sem modificações pós-tratamento.

RC: remissão histológica completa.
pDRM: provável doença residual mínima.
DR: doença residual.
TSA: tumor sem alterações.

Critérios semelhantes aos adotados pela classificação GELA podem ser observados na classificação proposta anteriormente por Wotherspoon *et al.*[11] e utilizada amplamente para o diagnóstico histológico do linfoma MALT do estômago, inclusive diferenciando esta lesão dos casos de gastrite crônica ativa com formação de folículos linfoides hiperplásicos e aberrantes. Ambas as classificações baseiam-se em alterações comuns, como a presença de agregados linfoides e/ou folículos linfoides envolvidos por células da zona marginal que infiltram densamente a lâmina própria com invasão do epitélio glandular, frequentemente formando as chamadas *lesões linfoepiteliais*. O critério, proposto pela classificação GELA relativa às alterações do *estroma do tumor*, é uma possibilidade nova, cujo potencial deve ser ainda validado quanto a seu valor prognóstico. Nesse sentido, acredita-se que poderia tornar-se bom parâmetro.[12]

Finalmente, as diretrizes histológicas apresentadas tanto pela classificação de Wotherspoon quanto por aquela do grupo GELA, no presente momento, podem ser úteis em termos de resposta preliminar sobre a evolução histológica imediata do tumor após erradicação do *H. pylori*. Entretanto, qualquer que seja o quadro histológico, este deve ser analisado de maneira dinâmica, durante o seguimento do paciente, porque, como vimos, a resposta histológica durante os primeiros controles, mesmo morfologicamente completa, pode não ser definitiva. Alguns autores, diante da persistência de lesões residuais, indicam tratamento quimioterápico, enquanto outros relatam bom prognóstico para os pacientes que persistem com lesões residuais mínimas. Neste último caso, enfatiza-se que a estratégia conservadora de *observar e esperar*, em vez do tratamento oncológico, pode ser a melhor opção.[13]

▶▶| REFERÊNCIAS BIBLIOGRÁFICAS

1. Rohatiner A, D'Amore F, Coiffier B, et al. Report on a workshop convened to discuss the pathological and staging classifications of gastrointestinal tract lymphoma. Ann Oncol 1994; 5:397-400.
2. Isaacson PG. Gastrointestinal lymphomas of T and B cell types. Mod Pathol 1999; 12:151-8.
3. Franzin G, Zamboni G, Savio A, et al. Gastric MALT low-grade lymphoma: follow-up study after eradication of *Helicobacter pylori*. Gastroenterology 1996; 110:A109.
4. Vanagunas A. Eradication of *Helicobacter pylori* and regression of B-cell lymphoma. Biomed & Pharmacother 1997; 51:156-60.
5. Bayerdorffer E, Neubauer A, Rudolph B, et al. Regression of primary gastric lymphoma of mucosa-associated lymphoid tissue type after cure of *Helicobacter pylori* infection. MALT Lymphoma Study Group. Lancet 1995; 345:1591-4.
6. Baens M, Maes B, Steyls A, et al. The product of the t(11;18), an AP12-MLT fusion, marksnearly half of the gastric MALT type lymphomas without large cell proliferation. Am J Pathol 2000; 156:1433-9.
7. Lebrun D, Kamel O, Cleary M, et al. Follicular lymphoma of the gastrointestinal tract. Pathologic feature in 31 cases and BCL-2 oncogenic protein expression. Am J Pathol 1992, 140:1327-35.
8. Sackmann M, Morgner A, Rudolph B, et al. Regression of gastric MALT lymphoma after eradication of *Helicobacter pylori* is predicted by endosonographic staging. MALT Lymphoma Study Group. Gastroenterology 1997; 113:1087-90.
9. Raderer M, Streubel B, Woehrer S, et al. High relapse rate in patients with MALT lymphoma warrants lifelong follow-up. Clin Cancer Res 2005; 11:3349-52.
10. Copie-Bergman C, Gaulard P, Lavergne-Slove A, et al. Proposal for a new histological grading system for posttreatment evaluation of gastric MALT lymphoma. Gut 2003; 52:1656.
11. Wotherspoon AC, Doglioni C, Diss TC, et al. Regression of primary low-grade B-cell gastric lymphoma of mucosa-associated lymphoid tissue type after eradication of *Helicobacter pylori*. Lancet 1993; 575-7.
12. Shiozawa E, Norose T, Kaneko K, et al. Clinicopathological comparison of the World Health Organization/Wotherspoon score to the Groupe d'Étude des Lymphomes de l'Adult grade for the post-treatment evaluation of gastric mucosa-associated lymphoid tissue lymphoma. J Gastroenterol Hepathol 2009; 24:307-15.
13. Fischbach W, Goebeler ME, Ruskone-Fourmestraux A, et al. Most patients with minimal histological residuals of gastric MALT lymphoma after successful eradication of *Helicobacter pylori* can be managed safely by a watch and wait strategy: experience from a large international series. Gut 2007; 56:1685-7.

68

Cirurgia Metabólica: Qual Técnica Sobreviverá?

Marco Aurélio Santo • Fábio Quirillo Milléo • Allan Garms Marson
Pedro Paulo Parisi • Flávio Roberto Takeda

O diabetes tipo 2 (DM2) é uma síndrome de etiologia múltipla, decorrente da deficiência de insulina e/ou de sua incapacidade de exercer adequadamente suas funções, determinando hiperglicemia crônica com consequências em múltiplas vísceras e funções, comumente associada à disfunção endotelial e alterações micro e macrovasculares, com risco maior de doença vascular aterosclerótica.[1]

Vários fatores têm sido implicados para justificar esse panorama, em especial a elevada prevalência do excesso de peso e obesidade, com reflexo nos níveis plasmáticos de lipídios e consequente dislipidemia. A obesidade é fator de risco significativo para o desenvolvimento do DM2, pois cerca de dois terços dos pacientes diabéticos estão acima do peso. Ademais, o tempo de duração da obesidade foi diretamente relacionado com o risco de diabetes.[2-4]

Apesar de o tecido adiposo ser responsável pela metabolização de apenas pequena parte da glicose, ele tem grande importância na homeostase da glicose. A insulina é um inibidor potente da lipólise, e a concentração de ácidos graxos livres plasmáticos tem relevante papel na regulação do controle da glicemia.[5-7] O aumento crônico da concentração plasmática dos ácidos graxos livres provoca resistência à insulina no fígado e no músculo, pois seus metabólitos diminuem a ação da insulina nesses tecidos e provocam disfunção da secreção da insulina pela célula β-pancreática (lipotoxicidade).[8] Portanto, o DM2 caracteriza-se por alterações na secreção de insulina e por resistência à ação insulínica no nível do músculo, do fígado e da gordura, havendo, nas primeiras etapas de seu curso natural, interação dinâmica compensatória entre a secreção de insulina e a resistência à sua ação; a elevação precoce da resistência à insulina provoca o aumento da secreção de insulina com manutenção do controle glicêmico em níveis normais.[9-12] Evidência da diminuição da secreção de insulina provém das dosagens do peptídeo C e da própria insulina.[13] O peptídeo C é cossecretado com a insulina pelas células β-pancreáticas[13] e pode refletir mais precisamente o decréscimo na secreção da insulina do que a própria mensuração de sua concentração periférica.[14,15]

Pode-se admitir, assim, que a história natural do DM2 inicia-se com a resistência à insulina, seguida de hiperinsulinemia compensatória com progressão para tolerância defeituosa à glicose e terminando em diabetes melito associado com redução da reserva e da secreção insulínica.[15-17]

Inicialmente, o tratamento do DM2 é medicamentoso com uso de hipoglicemiantes orais. Porém, quase metade dos pacientes vai necessitar de insulina para obtenção do controle glicêmico adequado, devido à progressiva incapacidade secretória de insulina pelas células β no pâncreas. Para aferição do grau de controle glicêmico no paciente diabético têm sido utilizadas medidas da glicemia de jejum, glicemia após sobrecarga oral de glicose e/ou glicemia pós-prandial e determinação da hemoglobina glicada (A1c). Em indivíduo não diabético, cerca de 4% a 6% do total de HbA1 apresenta-se glicado, enquanto no diabético com descontrole acentuado esta porcentagem pode atingir níveis duas a três vezes acima do normal.[18] Níveis de HbA1c acima de 7% estão associados a risco progressivamente maior de complicações crônicas. Por isso, o conceito atual de tratamento do diabetes define 7% como o limite superior acima do qual está indicada a revisão do esquema terapêutico em vigor.[19]

A percepção do conteúdo da ingestão alimentar pelo trato digestório é fundamental para produzir resposta metabólica apropriada para a saciedade e respostas adequadas à insulina. O volume é registrado pelo trato gastrointestinal superior, enquanto o valor nutricional é detectado mais distalmente.[20] Nutrientes ingeridos oralmente resultam em secreção de insulina mais eficiente do que aquela causada por injeção endovenosa. Este efeito incretínico reflete a percepção do trato gastrointestinal ao alimento e é causado pela secreção de vários ênterohormônios, em especial o *glucagon-like peptideo* 1 (GLP-1), que promove a liberação pós-prandial de insulina[21-23] e melhora a função das células pancreáticas.[24] Outros êntero-hormônios, como o polipeptídeo YY (PYY) e a oxintomodulina (OXM), juntamente com o GLP-1, induzem o retardo no trânsito gastrointestinal, levando à saciedade. Este importante aviso gerado pelo intestino sinaliza ao pâncreas e ao hipotálamo que houve ingestão alimentar.[25-27] O polipeptídeo inibitório gástrico (GIP) também contribui para a resposta pós-prandial de insulina.[23-28] A pobre sinalização dos nutrientes ingeridos no trato digestório em face ao seu refinamento e à pré-digestão da dieta moderna, que acaba sendo rapidamente absorvida e consequentemente não estimulando os fatores neuroendócrinos, está entre os fatores que podem contribuir para desencadear a DM2.[29-31]

Nesse sentido, a restauração da resposta normal desses hormônios intestinais pode constituir boa opção e instrumento complementar para o tratamento do DM2, independentemente do peso.

A observação de que operações destinadas ao tratamento da obesidade grave melhoram muito a DM2 despertou a possibilidade de que a significativa perda de peso seria responsável por esta melhora.[32] Essas operações têm sido propostas como forma de tratamento em obesos portadores de DM2. Entretanto, o retorno da glicemia aos níveis normais é observado logo nos primeiros dias após a operação, sugerindo que a perda de peso não explicaria inteiramente esse processo. Efeitos relacionados com os êntero-hormônios, em especial o GLP-1 e o PYY, e suas ações sobre o sistema nervoso central e o aparelho digestório aparecem como responsáveis pela melhora do controle do metabolismo da glicose. A reversão do diabetes ocorreria, então, devido ao aumento da sensibilidade à insulina, associado à melhora da função das células β, incluindo a recuperação da primeira fase de secreção de insulina.[33]

Um dos primeiros grandes estudos sobre cirurgia em diabéticos foi o de Greenville (EUA), em que 165 pacientes obesos graves foram operados pelo *bypass* gástrico e 83% dos pacientes permaneceram em remissão do diabetes após 14 anos.[32] Outro grande estudo é o SOS (*Swedish Obesity Subjects*), que comparou grupo de pacientes operados com grupo não operado, indicando prevalência de DM2, após 2 anos de seguimento, de 8% no grupo de controle e 1% no grupo operado e, após 10 anos, de 24% no grupo de controle e apenas 7% no grupo operado.[34]

A melhora acentuada na sensibilidade à insulina após cirurgia bariátrica está entre os principais efeitos do tratamento cirúrgico. Uma metanálise mostrou que cerca de 85% dos pacientes diabéticos têm melhora do controle glicêmico após cirurgia bariátrica, com mais de 75% dos indivíduos operados apresentando resolução completa desta doença. A resolução do diabetes é mais frequente após cirurgias nas quais há predomínio da má absorção (98,9% para derivação biliopancreática ou *duodenal-switch*), seguida pelas técnicas que combinam má absorção e restrição gástrica (83,7% para *bypass* gástrico). As técnicas puramente restritivas são as que têm menor prevalência de resolução (71,6% para gastroplastia à Mason e 47,9% para banda gástrica).[35]

A banda gástrica ajustável, também demonstra benefícios no controle do diabetes. No entanto, há de se destacar que os procedimentos exclusivamente restritivos têm sua ação quase que inteiramente dependente do reflexo do controle de peso e, portanto, de abrangência bem menor do que aqueles procedimentos que modificam o perfil de secreção êntero-hormonal relativo ao estímulo do segmento distal do intestino delgado.[36]

De Carvalho *et al.*[37] demonstraram, recentemente, que grandes perdas de peso levam a ganho diferente com relação à sensibilidade à insulina, dependendo do tipo de operação realizada (derivação gástrica em Y de Roux ou derivação biliopancreática). O efeito da estimulação êntero-hormonal decorrente da chegada de nutrientes ao intestino distal é bem mais evidente nos procedimentos cirúrgicos baseados no conceito de derivação biliopancreática, empregados no tratamento da obesidade grave, como na técnica de Scopinaro e na *duodenal-switch*. Noya *et al.* (1998)[38] descrevem que o desvio biliopancreático é método efetivo no controle do metabolismo lipídico e do DM2. Na mesma linha, Geloneze e Pareja (2006)[39] destacam que a derivação biliopancreática de Scopinaro promove melhora da sensibilidade à insulina de forma mais intensa que a operação de Capella, porém à custa de maior incidência de complicações crônicas, em especial desnutrição, o que coloca em risco sua aplicação em pacientes diabéticos que não tenham obesidade muito acentuada.

Investigações experimentais recentes, utilizando o procedimento de *bypass* duodenojejunal, têm tentado mostrar que o controle do diabetes é resultado direto da exclusão do duodeno proximal do fluxo de nutrientes.[40] Arguelles e Velazquez (2005)[41] e Cohen *et al.* (2007)[42] comprovaram a melhora do DM2 em pacientes com índice de massa corpórea (IMC) < 35kg/m². Entretanto, sua aplicação clínica não tem produzido efeitos sustentados no controle clínico do diabetes.

Outros procedimentos cirúrgicos têm procurado estimular a secreção de êntero-hormônios a partir da chegada de nutrientes ao íleo distal. O conceito de *ileal break* (freio ileal) foi introduzido, inicialmente, por McFarlane,[43] em 1983, como procedimento que pode exercer efeitos na regulação do apetite com envolvimento do sistema nervoso central e entérico, e também afetando o gasto energético. Mason (1999)[44] sugeriu que a combinação da gastroplastia vertical com bandagem associada à interposição ileal poderia ser procedimento apropriado em pacientes com obesidade moderada com bom controle para o DM2 e a hipercolesterolemia. Inicialmente proposta no Brasil por De Paula (2006),[45] em estudo piloto em que foi realizada a gastrectomia vertical com interposição ileal em 19 pacientes, a operação baseia-se na confecção de tubo gástrico e, em seguida, na realização de interposição de segmento ileal de cerca de 1m de extensão na região do jejuno proximal, 50cm abaixo do ângulo de Treitz. Trabalho seguinte mostra resultados clínicos satisfatórios quanto ao controle do diabetes, mas a possibilidade de adaptação da mucosa do segmento ileal transposto, principalmente devido à resposta da estimulação de outro êntero-hormônio, o GLP-2, que tem função especialmente voltada para a estimulação da hipertrofia mucosa, pode reduzir o impacto e a sustentação da melhora decorrente da influência favorável da secreção do GLP-1.

A tubulização gástrica com retirada de toda a grande curvatura e do fundo gástrico por gastrectomia vertical, omentectomia e enterectomia é nova proposta cirúrgica para tratamento da obesidade e doenças associadas e tem sido utilizada nos últimos 5 anos com bons resultados.[31] Além de reduzir o peso, estimular a secreção de êntero-hormônios (GLP1 e PYY)[31] e reduzir significativamente a trigliceridemia, em especial no período pós-prandial, essa técnica induz a remissão do DM2 em 92% e melhora o perfil metabólico. A melhora metabólica atingida com esse procedimento tornou possível a ampliação de sua indicação para pacientes na faixa do sobrepeso e obesidade grau I. Como, nesses casos, o objetivo primordial é o tratamento do DM2, e não a redução do peso, o componente da gastrectomia vertical não foi realizado, procedendo-se exclusivamente à êntero-omentectomia,[45] com resultados clínicos satisfatórios na melhora e no controle do diabetes. A variante técnica da bipartição gástrica, empregada no tratamento da obesidade mórbida,[31] que também não exclui o duodeno do trânsito alimentar, obtém incremento semelhante a do perfil metabólico com controle do diabetes. Assim, a manutenção do duodeno no trânsito alimentar, além de evitar deficiências de micronutrientes, não compromete os benefícios do controle do DM2.

Pode-se, assim, concluir que são bem evidentes os benefícios no controle do diabetes nos pacientes obesos mórbidos submetidos a tratamento cirúrgico. No entanto, ainda não estão definidas as repercussões clínicas e êntero-hormonais de procedimentos cirúrgicos aplicados em pacientes diabéticos com IMC < $35kg/m^2$. A experiência clínica com esse propósito ainda é incipiente. Todavia, podemos destacar alguns aspectos de natureza fisiológica para nos orientar quanto à indagação proposta sobre qual procedimento cirúrgico sobreviverá ou, eventualmente, contribuirá para o surgimento de outros: deverá ter impacto clínico independente da necessidade de perda de peso; ter pouca repercussão de ordem nutricional, sem prejuízo da absorção de macro e micronutrientes, para que não ocorra o surgimento de outras afecções eventualmente tão ou mais graves que o próprio diabetes; ser de fácil execução técnica e reprodutível em vários centros especializados. Finalmente, de nada valerá determinar o melhor procedimento cirúrgico se não forem estabelecidos, com propriedade, os melhores critérios de indicação, selecionando os pacientes diabéticos para determinação dos fatores prognósticos de bons resultados para o tratamento cirúrgico, que devem levar em consideração o tempo de história, a reserva pancreática de insulina, o tipo de resposta clínica e insulino-dependência, as formas intermediárias de diabetes e a associação com outros parâmetros da síndrome metabólica.

▶▶▌ REFERÊNCIAS BIBLIOGRÁFICAS

1. Consenso Brasileiro sobre Diabetes 2002. Rio de Janeiro, 2003: 13-8.
2. Larsson B, Björntorp P, Tibblin G. The health consequences of moderate obesity. Int J Obes 1981; 5:97-116.
3. Harris MI. Impaired glucose tolerance in the U.S. population. Diabetes Care 1989; 12:464-74.
4. Everhart JE, Pettitt DJ, Bennett PH, Knowler WC. Duration of obesity increases the incidence of NIDDM. Diabetes 1992; 41:235-40.
5. Boden G. Role of fatty acids in the pathogenesis of insulin resistance and NIDDM. Diabetes 1997; 46:3-10.
6. Bergman RN, Ader M. Free fatty acids and pathogenesis of type 2 diabetes mellitus. Trends Endocrinol Metab 2000; 11(9):351-6.
7. Bays H, Mandarino L, DeFronzo RA. Role of the adipocyte, free fatty acids, and ectopic fat in pathogenesis of type 2 diabetes mellitus: peroxisomal proliferator-activated receptor agonists provide a rational therapeutic approach. J Clin Endocrinol Metab 2004; 89:463-78.
8. Fukuhara A, Matsuda M, Nishizawa M, et al. Visfatin: a protein secreted by visceral fat that mimics the effects of insulin. Science 2005; 307:426-30.
9. Cerasi E, Nesher R, Gadot M, Gross D, Kaiser N. Insulin secretion in obese and non-obese NIDDM. Diabetes Res Clin Pract 1995; 28(Suppl):S27-S37.
10. Scheen AJ, Sturis J, Polonsky KS, Van Cauter E. Alterations in the ultradian oscillations of insulin secretion and plasma glucose in aging. Diabetologia 1996; 39:564-72.
11. DeFronzo RA. Insulin resistance: a multifaceted syndrome responsible for NIDDM, obesity, hypertension, dyslipidaemia and atherosclerosis. Neth J Med 1997; 50:191-7.
12. Pendergrass M, Koval J, Vogt C, et al. Insulin-induced hexokinase II expression is reduced in obesity and NIDDM. Diabetes 1998; 47:387-94.

13. Kjems LL, Christiansen E, Vølund A, Bergman RN, Madsbad S. Validation of methods for measurement of insulin secretion in humans in vivo. Diabetes 2000; 49:580-8.

14. Meistas MT, Zadik Z, Margolis S, Kowarski AA. Correlation of urinary excretion of C-peptide with the integrated concentration and secretion rate of insulin. Diabetes 1981; 30:639-43.

15. Polonsky K, Jaspan J, Emmanouel D, Holmes K, Moossa AR. Differences in the hepatic and renal extraction of insulin and glucagon in the dog: evidence for saturability of insulin metabolism. Acta Endocrinol 1983; 102:420-7.

16. Hansen BC, Bodkin NL. Heterogeneity of insulin responses: phases leading to type 2 (non-insulin-dependent) diabetes mellitus in the rhesus monkey. Diabetologia 1986; 29:713-9.

17. Bergman RN, Finegood DT, Kahn SE. The evolution of beta-cell dysfunction and insulin resistance in type 2 diabetes. Eur J Clin Invest 2002; 32(Suppl 3):35-45.

18. Sacks DA, Chen W, Wolde-Tsadik G, Buchanan TA. When is fasting really fasting? The influence of time of day, interval after a meal, and maternal body mass on maternal glycemia in gestational diabetes. Am J Obstet Gynecol 1999; 181:904-11.

19. Malerbi DA, Franco LJ. Multicenter study of the prevalence of diabetes mellitus and impaired glucose tolerance in the urban Brazilian population aged 30-69 yr. The Brazilian Cooperative Group on the Study of Diabetes Prevalence. Diabetes Care 1992; 15:1509-16.

20. Cummings DE, Overduin J, Foster-Schubert KE, Carlson MJ. Role of the bypassed proximal intestine in the anti-diabetic effects of bariatric surgery. Surg Obes Relat Dis 2007; 3:109-15.

21. Lam NT, Kieffer TJ. The multifaceted potential of glucagon-like peptide-1 as a therapeutic agent. Minerva Endocrinol 2002; 27:79-93.

22. Meier JJ, Gallwitz B, Salmen S, et al. Normalization of glucose concentrations and deceleration of gastric emptying after solid meals during intravenous glucagon-like peptide 1 in patients with type 2 diabetes. J Clin Endocrinol Metab 2003; 88:2719-25.

23. Kreymann B, Williams G, Ghatei MA, Bloom SR. Glucagon-like peptide-1 7-36: a physiological incretin in man. Lancet 1987; 2:1300-4.

24. Farilla L, Bulotta A, Hirshberg B, et al. Glucagon-like peptide 1 inhibits cell apoptosis and improves glucose responsiveness of freshly isolated human islets. Endocrinology 2003; 144:5149-58.

25. Ballantyne GH, Belsley S, Stephens D, et al. Bariatric surgery: low mortality at a high-volume center. Obes Surg 2008; 18:660-7.

26. Batterham RL, Cohen MA, Ellis SM, et al. Inhibition of food intake in obese subjects by peptide YY3-36. N Engl J Med 2003; 349:941-8.

27. Kastin AJ, Pan W, Akerstrom V, et al. Novel peptide-peptide cooperation may transform feeding behavior. Peptides 2002; 23:2189-96.

28. Nauck MA, Kleine N, Orskov C, et al. Normalization of fasting hyperglycaemia by exogenous glucagon-like peptide 1 (7-36 amide) in type 2 (non-insulin-dependent) diabetic patients. Diabetologia 1993; 36:741-4.

29. Schwartz MW, Woods SC, Porte D Jr, Seeley RJ, Baskin DG. Central nervous system control of food intake. Nature 2000; 404:661-71.

30. Santoro S, Malzoni CE, Velhote MC, et al. Digestive adaptation with intestinal reserve: a neuroendocrine-based procedure for morbid obesity. Obes Surg 2006; 16:1371-9.

31. Santoro S, Milleo FQ, Malzoni CE, et al. Enterohormonal changes after digestive adaptation: five-year results of a surgical proposal to treat obesity and associated diseases. Obes Surg 2008; 18:17-26.

32. Pories WJ. Why does the gastric bypass control type 2 diabetes mellitus? Obes Surg 1992; 2:303-13.

33. Polyzogopoulou EV, Kalfarentzos F, Vagenakis AG, Alexandrides TK. Restoration of euglycemia and normal acute insulin response to glucose in obese subjects with type 2 diabetes following bariatric surgery. Diabetes 2003; 52:1098-103.

34. Sjöström L, Lindroos AK, Peltonen M, et al. Lifestyle, diabetes, and cardiovascular risk factors 10 years after bariatric surgery. N Engl J Med 2004; 351:2683-93.

35. Buchwald H, Williams SE. Bariatric Surgery Worldwide 2003. Obes Surg 2004; 14:1157-64.

36. Heinonen MV, Purhonen AK, Miettinen P, et al. Apelin, orexin-A and leptin plasma levels in morbid obesity and effect of gastric banding. Regul Pept 2005; 130:7-13.

CIRURGIA METABÓLICA: QUAL TÉCNICA SOBREVIVERÁ?

37. de Carvalho CP, Marin DM, de Souza AL, et al. GLP-1 and adiponectin: effect of weight loss after dietary restriction and gastric bypass in morbidly obese patients with normal and abnormal glucose metabolism. Obes Surg 2009; 19:313-20.

38. Noya G, Cossu ML, Coppola M, et al. Biliopancreatic diversion preserving the stomach and pylorus in the treatment of hypercholesterolemia and diabetes type II: results in the first 10 cases. Obes Surg 1998; 8:67-72.

39. Geloneze B, Pareja JC. Does bariatric surgery cure the metabolic syndrome? Arq Bras Endocrinol Metabol 2006; 50:400-7.

40. Rubini F, Marescaux J. Effect of duodenal-jejunal exclusion in a non-obese animal model of type 2 diabetes: a new perspective for an old disease. Ann Surg 2004; 239:1-11.

41. Argueles-Sarmiento J, Bernal-Velasques HM. Duodenal-jejunal exclusion in the treatment of type 2 diabetes mellitus: report on the first 8 non-obese or moderately obese diabetic patients. Obes Surg 2005; 15:727-32.

42. Cohen RV, Schiavon CA, Pinheiro JS, et al. Duodenal-jejunal bypass for the treatment of type 2 diabetes in patients with body mass index of 22–34kg/m²: a report of 2 cases. Surg Obes Relat Dis 2007; 3:195-7.

43. McFarlane IG. Hepatic clearance of serum glycoproteins. Clin Sci 1983; 64:127-35.

44. Mason EE. Ileal transposition and enteroglucagon/GLP-1 in obesity (and diabetic?) surgery. Obes Surg 1999; 9:223-8.

45. de Paula AL, Macedo AL, Prudente AS, et al. Laparoscopic sleeve gastrectomy with ileal interposition ("neuroendocrine brake")-pilot study of a new operation. Surg Obes Relat Dis 2006; 2:464-7.

46. Milléo FQ, Malafaia O, Nassif PAN, Artoni RF, Santo MA. Estudo comparativo das técnicas cirúrgicas de Capella e Santoro tipo II para tratamento da obesidade, sobre o IMC e trigliceridemia periférica. Rev Bras Vídeo Cir 2006; 4:151-61.

69

Uso do Sistema VAC em Peritoniostomia: Quando e Como?

Sizenando Vieira Starling • Marcos Campos Wanderley Reis

▶▶▎ INTRODUÇÃO

É crescente a utilização de peritoniostomias na prática cirúrgica atual.[1] Alguns tipos de traumatismos abdominais que evoluem com edema intestinal, hematomas retroperitoneais ou necessidade de procedimento cirúrgico para controle do dano em pacientes críticos, além das pancreatites agudas e peritonites graves, são situações que exigem, com certa frequência, a peritoniostomia no seu tratamento.[2,3] Este procedimento torna possível a realização de abordagens cirúrgicas repetidas no abdome e pode, também, prevenir a síndrome de compartimento abdominal.

Em geral, a peritoniostomia é realizada utilizando-se a bolsa de Bogotá, embora existam outros métodos. Idealmente, ela deveria ser fechada no decurso do tratamento, pela aproximação e sutura das aponeuroses dos músculos retos do abdome na linha mediana. Entretanto, na maioria dos casos, esse fechamento precoce não pode ser feito e, nesta situação, ocorrem processo de granulação, retração da ferida, cicatrização por segunda intenção e desenvolvimento de extensas hérnias ventrais,[4] que causam grande deformidade estética e também alteram a dinâmica funcional da parede abdominal. Além disso, as técnicas convencionais de peritoniostomia não permitem o controle e a medida do volume de líquido secretado pela cavidade peritoneal aberta. O curativo fica sempre úmido, é pouco higiênico e dificulta a realização do balanço hidroeletrolítico correto.

A terapia VAC (*vacuum assisted closure*), outra opção para realização das peritoniostomias, vem mostrando bons resultados tanto no manuseio da ferida como no fechamento da parede abdominal.

▶▶▎ TERAPIA VAC

A terapia VAC é método alternativo de manuseio das peritoniostomias que usa pressão negativa contínua e controlada, com o objetivo de remover secreções e propiciar a aproximação da aponeurose e da pele, favorecendo a realização da sutura sem tensão dessas estruturas.

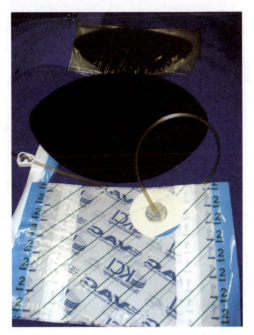

Fig. 69.1 *Kit* completo da terapia VAC.

Para realizá-la utiliza-se *kit* estéril (Fig. 69.1) contendo uma esponja de poliuretano, um plástico multiperfurado, que contém outra esponja de poliuretano no seu interior, um tubo para aspirar as secreções, um conjunto de plásticos autoadesivos, um recipiente coletor e um aparelho que fornece pressão negativa regulável.

Mecanismo de Funcionamento da Terapia VAC

A pressão negativa é sempre constante na peritoniostomia, o que mantém a ferida seca, sem secreção, evitando-se contaminação externa. Vários estudos, tanto experimentais (em modelo animal) como clínicos, têm demonstrado que a pressão subatmosférica local pode, também, melhorar a cicatrização das feridas[5,6] (Quadro 69.1).

Quadro 69.1 Mecanismo de ação da terapia VAC

Mecanismo de ação	Tipo de estudo
Controle do exsudato e edema	Modelo animal[7] Ensaio clínico prospectivo[8] Estudo clínico retrospectivo[9]
Formação do tecido de granulação	Modelo animal[10-12] Ensaio clínico prospectivo randomizado[13]
Clearance bacteriológico	Modelo animal[10] Ensaio clínico prospectivo[14,15] Estudo clínico retrospectivo[16] Ensaio clínico prospectivo randomizado[17]
Aumento da perfusão tissular	Modelo animal[10,18-20] Ensaio clínico prospectivo[8] Ensaio clínico prospectivo randomizado[21]

Tem sido demonstrado que a pressão negativa diminui o edema local ao facilitar a remoção dos fluidos intersticiais. Ao favorecer a diminuição da pressão intersticial, que atinge valores inferiores aos da pressão capilar, propicia, também, dilatação dos capilares, melhorando sensivelmente o fluxo sanguíneo e o aporte de oxigênio e nutrientes na ferida. A utilização da esponja de poliuretano estimula o crescimento de tecido de granulação sadio, em direção ao centro da ferida, provavelmente como consequência do aumento da atividade mitótica e da neoangiogênese.

Esse método possibilita, também, a distribuição da pressão negativa pela esponja de poliuretano, em toda a extensão e profundidade da ferida, o que resulta na tração contínua e medial das bordas (pele e aponeurose), preservando a integridade e a mobilidade destas e favorecendo o fechamento primário.

O somatório desses fatores possibilita a sutura da ferida, por planos e sem tensão, entre 20 e 40 dias após o início da utilização do método, abreviando, consideravelmente, o tempo de fechamento da peritoniostomia.[22,23] Autores relatam índice de sucesso no fechamento primário da parede abdominal em 49% a 70% dos pacientes,[4,24] com baixa incidência de fístulas[23] (1,6% a 4,4%). Além disso, esse tipo de curativo diminui os riscos de hipertensão intra-abdominal e da síndrome de compartimento abdominal.[24,25]

Quando Utilizar a Terapia VAC

Não existe consenso sobre o momento ideal para o início do uso da terapia VAC. Alguns autores utilizam protocolos que propõem o seu uso desde a primeira intervenção, na qual se optou por deixar o abdome aberto.[24,26] Entretanto, parece ser mais racional iniciar a terapia VAC a partir do momento em que se considera mínima ou inexistente a possibilidade de ocorrerem complicações intracavitárias, relacionadas ao procedimento cirúrgico inicial. Em outras palavras, deve-se iniciar a terapia em questão quando a situação que levou à necessidade da peritoniostomia estiver completamente sanada.

A terapia tem custo elevado. Este é fator impeditivo muito importante para sua utilização em nosso meio, apesar das vantagens comprovadas do método. Cada troca de curativo requer novo *kit* de material completo ou parcial, e o frasco coletor, quando cheio, deve ser descartado e trocado. Um *kit* completo do material custa aproximadamente US$ 3.500,00. Entretanto, seu custo elevado é compensado, pois o método, quando adequadamente indicado e realizado, propicia fechamento precoce da parede abdominal, menor tempo de internação e torna desnecessária nova intervenção cirúrgica devido à pouca ocorrência de hérnia ventral após o tratamento. Esses fatos reduzem o custo para o sistema de saúde e diminuem, de maneira significativa, os riscos para o paciente.

Como Realizar Terapia VAC

O procedimento deve ser realizado em bloco cirúrgico, com todo rigor de assepsia, e com o paciente convenientemente anestesiado.

Após a colocação dos campos esterilizados, é necessário realizar limpeza de toda a cavidade abdominal com solução salina 0,9% aquecida, aproveitando-se para fazer seu inventário. É importante verificar, nessa etapa, se não existe aderência entre o conteúdo da cavidade abdominal e o peritônio parietal.

Em seguida, cobrem-se todas as vísceras abdominais com o plástico multiperfurado que contém a esponja de poliuretano. É preciso medir o comprimento do plástico e, se houver necessidade, recortá-lo até o tamanho que seja suficiente para cobrir as vísceras, com folga (Figs. 69.2 e 69.3). O plástico fica situado entre o conteúdo abdominal e o peritônio parietal. Este é um detalhe importante, pois evita que as vísceras abdominais fiquem ade-

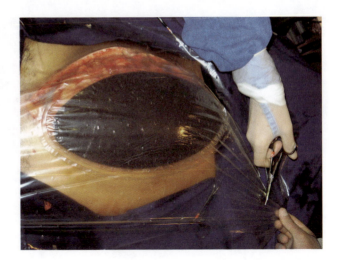

Fig. 69.2 Recorte do plástico multiperfurado com a esponja em seu interior.

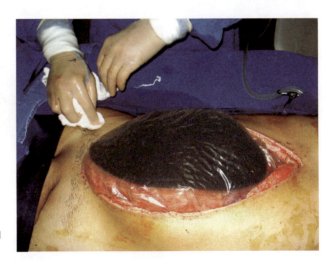

Fig. 69.3 Plástico multiperfurado posicionado entre o conteúdo peritoneal e a parede abdominal.

ridas à parede abdominal durante o período em que o curativo estiver sendo realizado, favorecendo a migração da aponeurose e da pele em direção ao centro da ferida e facilitando o fechamento.[26]

Sobre o plástico multifenestrado é colocada a esponja de poliuretano propriamente dita, a qual é ajustada ao tamanho exato da abertura da parede abdominal (Fig. 69.4). A esponja também deve ser recortada de modo a se adaptar ao tamanho da peritoniostomia. Pacientes muito obesos, com grande espessura da parede abdominal, necessitam que duas esponjas sejam colocadas, uma sobre a outra.

Coloca-se, então, o plástico adesivo, sempre começando de uma borda da incisão para a outra, no sentido laterolateral. Enquanto o cirurgião cola o plástico, o auxiliar comprime a esponja para que esta adira ao plástico o mais firmemente possível (Fig. 69.5). Utilizam-se quantos plásticos forem necessários para vedar totalmente a ferida de maneira hermética. Habitualmente, são suficientes duas unidades de plástico autoadesivo.

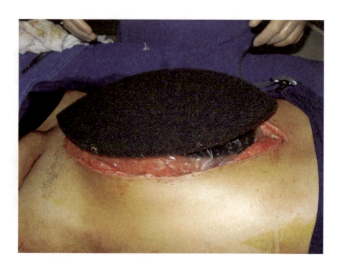

Fig. 69.4 Posicionamento da esponja sobre o plástico multiperfurado.

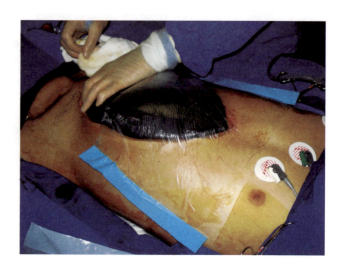

Fig. 69.5 Fixação do plástico autoadesivo sobre a esponja, vedando completamente a cavidade.

O próximo passo consiste na abertura de orifício no plástico autocolante, no centro da esponja, posicionando-se, nesse local, o tubo, que irá não só transmitir o vácuo à ferida, como também coletar o líquido intra-abdominal secretado (Fig. 69.6). O tubo é conectado à extremidade distal do recipiente coletor de secreção, que, por sua vez, é ligado ao aparelho, quando, então, se ajusta a pressão desejada, habitualmente entre 100 e 150mmHg. Antes de ligar o aparelho, é preciso certificar-se de que as conexões estão abertas e devidamente encaixadas.

O curativo deve ser trocado em intervalos de 48 a 72 horas, ou em intervalos maiores, não existindo periodicidade rígida (Fig. 69.7). O mais importante é examinar a ferida diariamente, assim como verificar o volume drenado e o aspecto da secreção. A cada troca de curativo deve ser avaliada a possibilidade de se iniciar o fechamento da ferida abdominal.[27] Em geral, o fechamento é realizado por etapas e é feito, concomitantemente, nas extremidades superior e inferior da incisão cirúrgica, diminuindo-se progressivamente o diâmetro da peritoniostomia e o tamanho da esponja a ser utilizada no próximo curativo.

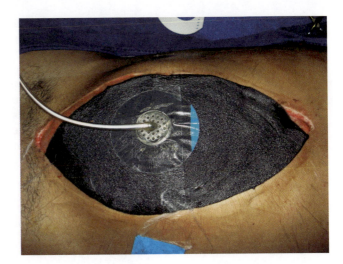

Fig. 69.6 Posicionamento do tubo coletor e início da pressão negativa.

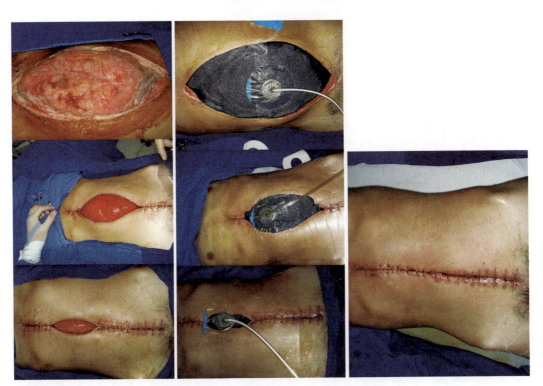

Fig. 69.7 Trocas e resultado da terapia VAC após 40 dias.

▶▶ CONSIDERAÇÕES FINAIS

O manejo adequado do paciente com peritoniostomia persiste como desafio, não havendo, ainda, consenso sobre a melhor abordagem. Os resultados variam de acordo com os serviços e dependem da técnica empregada. Pode-se afirmar que a utilização da pressão negativa (terapia

VAC) em pacientes com peritoniostomias propicia manejo mais higiênico, melhor controle das secreções e menor tempo de fechamento da parede abdominal. Entretanto, ainda não existem estudos com evidência adequada, na literatura, que possibilitem afirmar que este seja o método ideal para o tratamento desses pacientes.

Muito ainda é preciso aprender sobre como manejar grandes feridas secundárias ao tratamento das catástrofes abdominais. A arte e a ciência andam juntas no desenvolvimento de técnicas para solucionar situações cirúrgicas difíceis, nas quais não existe padronização bem definida. Sobre o assunto em questão, na fase em que nos encontramos, aprende-se mais com os erros do que com o sucesso e, muitas vezes, mais com a arte do que com a ciência.

▶▶▶ REFERÊNCIAS BIBLIOGRÁFICAS

1. Losanoff JE, Kjossej KT. Mesh-foil laparostomy. J Am Coll Surg 1997; 185:89-92.
2. Krivanek S, Armbruster C, Dittrich K, et al. Long-term outcome after open treatment of severe intra-abdominal infection and pancreatic necrosis. Arch Surg 1988; 133:140-4.
3. Nagy KK, Perez F, Fildes JJ, et al. Optimal prosthetic for acute replacement of abdominal wall. J Trauma 1999; 47:529-32.
4. van Hensbrock PB, Wind J, Dijkgraaf MGW, et al. Temporary closure of the open abdomen: a systematic review on delayed primary fascial closure in patients with open abdomen. Worl J Surg 2009; 33:199-207.
5. Perez D, Wildi S, Clavien PA. The use of abdominal vaccum-dressing system in the management of abdominal wounds complications. Adv Surg 2007; 41:121-31.
6. Mendonça DA, Papini R, Price PE. Negative-pressure wound therapy: a snapshot of the evidence. Int Wound J 2006; 3:261-71.
7. Morykwas MJ, Howel H, Blewel AJ, et al. Effect of externally applied subatmospheric pressure on serum myoglobin levels after a prolonged crush/ischemia injury. J Trauma 2002; 53:537-40.
8. Kamolz LP, Andel H, Haslik W, et al. Use of subatmosferic pressure therapy to prevent burn wound progression in human: first experiences. Burns 2004; 30:253-8.
9. Halter G, Kapfer X, Lievald F, et al. Vacuum-sealed mesh graft transplantation in chronic cutaneous ulcers of the lower leg. Vasa 2003; 32:155-8.
10. Morykwas MJ, Argenta LC, Shelton-Brown EL, et al. Vacuum-assisted closure: a new method for wound control and treatment: animal studies and basic foundation. Ann Plast Surg 1997; 38:553-62.
11. Fabian TS, Kaufman HJ, Lett ED, et al. The evaluation of subatmospheric pressure and hyperbaric oxygen in ischemic full-thickness wound healing. Am Surg 2000; 66:1236-43.
12. Morykwas MJ, Faler BJ, Pearce DJ, et al. Effects of varying levels of subatmosferic pressure on the rate of granulation tissue formation in experimental wounds in swine. Ann Plast Surg 2001; 47:547-51.
13. Eginton MT, Brown KR, Seabrock GR, et al. A prospective randomized evaluation of negative-pressure wound dressings for diabetic foot wounds. Ann Vasc Surg 2003; 17:245-9.
14. Mullner T, Mrkonjic L, Kwasny O, et al. The use of negative pressure to promote the healing of tissues defects: a clinical trial using The vacuum sealing technique. Br J Plast Surg 1997; 50:212-25.
15. Wagner S, Coerper S, Fricke J, et al. Comparision of inflammatory and systemic sources of growth factors in acute and chronic human wounds. Wound Repair Regen 2003; 11:253-60.
16. Weed T, Ratcliff C, Drake DB, et al. Quantifying bacterial bioburden during negative pressure therapy: does the wound VAC enhance bacterial clearance? Ann Plast Surg 2004; 52:276-9.
17. Moues CM, Vos MC, van der Bemd GJ, et al. Bacterial load in relation to vacuum-assisted closure wound therapy: a prospective randomized trial. Wound Repair Regen 2004; 12:11-7.
18. Morykwas MJ, David LR, Schneider AM, et al. Use subatmospheric pressure to prevent progression of partial-thickness burns in swine model. J Burn Care Rehabil 1999; 20(1Pt1):15-21.
19. Wackenfors A, Sjogren J, Gustafsson F, et al. Effects of vacuum-assisted closure therapy on inguinal wound edge microvascular blood flow. Wound Repair Regen 2004; 12:600-6.

20. Chen SZ, Li J, Li XY, et al. Effects of vacuum-assisted closure on wound microcirculation: an experimental study. Asian J Surg 2005; 28:211-7.

21. Timmers MS, Le Cissie S, Banwell P, et al. The effects of varying degrees of pressure delivered by negative-pressure wound therapy on skin pressure. Ann Plast Surg 2005; 55:665-71

22. Barie PS, Eachempati SR. Surgical site infections. Surg Clin North Am 2005; 85:1115-35.

23. Subramonia S, Pankhurst S, Rowlands BJ, et al. Vacuum-assisted closure of postoperative abdominal wounds: a prospective study. World J Surg 2009; 33:931-7.

24. Perez D, Wildi S, Demartines N, et al. Prospective evaluation of vacuum-assisted closure in abdominal compartment syndrome and severe abdominal sepsis. J Am Coll Surg 2007; 205:586-92.

25. Ordonez CA, Puyana JC. Management of peritonitis in critically ill patients. Surg Clin North Am 2006; 86:1323-49.

26. Miller PR, Meredith JW, Johnson JC, et al Prospective evaluation of vacuum-assisted fascial closure after open abdomen. Planned ventral hernia rate is substantially reduced. Ann Surg 2004; 239:608-16.

27. Stone PA, Hass SM, Flaherthy SK, et al. Vacuum-assisted facial closure for patients with abdominal trauma. J Trauma 2004; 57:1082-6.

70

Hernioplastia:
Acesso Convencional × Laparoscópico

Marco Aurelio Santo • Flavio Roberto Takeda

Diversas técnicas para o tratamento cirúrgico da hérnia inguinal têm sido propostas desde 1880.[1] Entretanto, com o advento da videocirurgia e das técnicas minimamente invasivas, além do aprimoramento do conhecimento adequado dos elementos anatômicos da região inguinal, é cada vez maior o interesse pelos resultados das técnicas com acesso laparoscópico. Nesse sentido, a discussão sobre o melhor acesso operatório (laparoscópico *versus* convencional) se faz em torno dos resultados, a longo prazo, de diferentes variáveis, incluindo taxas de recidiva, custos, morbidade, mortalidade, conforto e aprendizado da equipe cirúrgica.

Desde o relato anatômico de Fruchaud das regiões inguinal e femoral, de 1956, a hernioplastia tornou-se uma das cirurgias mais realizadas em todo o mundo, pois o pequeno nível de complexidade do ato operatório, associado à condição clínica favorável da maioria dos pacientes operados (na maior parte das vezes de meia-idade e sem comorbidades), acarreta boa evolução pós-operatória, desde que tratados adequadamente.

Nesse contexto, o tempo de reabilitação pós-operatória, o retorno às atividades laborativas e o custo do procedimento também são questões imperativas na escolha do melhor método a ser empregado. O reparo laparoscópico tem maior custo inerente ao procedimento operatório com o uso de materiais descartáveis. Apesar disso, ambos os acessos apresentam taxas de recidivas menores do que 1%, o que significa que a experiência do cirurgião é fator determinante para o sucesso do procedimento. Grant *et al.*[2] publicaram, em 2002, a primeira metanálise de estudos randomizados, concluindo que a laparoscopia cursa com menor taxa de dor pós-operatória, retorno mais precoce às atividades sociais e laborativas e menor recidiva em relação às hernioplastias convencionais sem tela. Por outro lado, os resultados, em termos de recidiva, são semelhantes aos daquelas que utilizam tela. Entretanto, outros estudos[3,4] mostram que, o tempo cirúrgico é maior no grupo da laparoscopia, com taxa igual de complicações perioperatórias, embora mais graves (lesões vasculares e lesões de vísceras abdominais).

Segundo o Consenso Brasileiro de Tratamento das Hérnias Inguinais, a laparoscopia está indicada para as hérnias bilaterais, recidivadas (acesso prévio anterior) com ou sem emprego de tela, encarceradas e redutíveis após anestesia. Outros autores[2,5] relatam que a dissecção, na operação por vídeo, é mais fácil nas hérnias recidivadas operadas por via anterior. Entretanto, a experiência do cirurgião com videocirurgia e detalhes de técnica operatória,

426

aliada a ótimo conhecimento da anatomia da região inguinal, é fundamental para a obtenção de bons resultados.

Diversas técnicas laparoscópicas foram propostas desde IPOM (*intraperitoneal onlay of mesh* – com fixação da tela, sem qualquer dissecção), TAPP (*transabdominal preperitoneal repair* – em que há dissecção do peritônio com colocação de tela na região inguinal no espaço pré-sacral) e TEP (*total extraperitoneal repair* – com dissecção total do espaço extraperitoneal e fixação de grampos). Alguns estudos[2,6] demonstraram que, quando se compara a TAPP com as técnicas convencionais de Shouldice e Lichtenstein, a técnica por vídeo consagra-se por seu menor tempo cirúrgico e menos complicações (Quadro 70.1).

Outros estudos,[14,15] no entanto, demonstraram que a prática sistemática de TEP é a melhor opção de técnica nos pacientes com hérnia inguinal primária ou recidivada, pequena ou volumosa, encarcerada ou não, além de concluírem que a curva de aprendizado é diretamente proporcional aos resultados, objetivando-se um mínimo de 50 operações. Além disso, com a sistematização da técnica, diminuem o tempo operatório, as taxas de morbidade, a dor operatória, o tempo de internação, o tempo de afastamento profissional e o custo. Nesses estudos ainda se identificam alguns fatores de risco (início da experiência, tela de dimensões inadequadas – pequena). Entretanto, observa-se que, na prática cirúrgica, essa técnica implica grande descolamento e certamente não é procedimento acessível à maioria dos cirurgiões nem de fácil reprodutibilidade.

Em síntese, a discussão a respeito das vantagens e desvantagens dos procedimentos cirúrgicos de hernioplastia e acerca do acesso (convencional ou laparoscópico) não se encerrou; é fato que o uso de telas tornou-se consagrado com o conceito de reparo cirúrgico sem tensão (*tension-free*), o que certamente contribuiu decisivamente para a ocorrência de menos dor pós-operatória e menor taxa de recidiva. As nítidas e consistentes vantagens observadas em outros procedimentos realizados por laparoscopia (como na colecistectomia e na cirurgia do refluxo

Quadro 70.1 Estudos comparativos de TAPP *vs.* convencional[7]

Estudo	Autor	Nº	Resultado a favor da laparoscopia	Resultado a favor da cirurgia convencional
TAPP – TEP *vs.* Shouldice	Schrenk *et al.*, 1996[7]	86	Menor dor	
TAPP *vs.* Lichtenstein	Horeyseck *et al.*, 1996[8]	194		Menor custo Menor recorrência
TAPP *vs. plug*	Zieren *et al.*, 1996[9]	215		Menor custo Menor recorrência
TAPP *vs.* Lichtenstein	Goodwin *et al.*, 1995[10]	99		Menor custo Menor recorrência
TAPP *vs. plug*	Krska *et al.*, 2002[11]	134	Menor morbidade Menor tempo operatório Menor tempo de internação Menor tempo de volta ao trabalho	
TAPP *vs.* Lichtenstein	Sarli *et al.*, 2001[12]	43	Menor morbidade Menor tempo operatório Menor tempo de internação Menor tempo de volta ao trabalho	Menor custo
TAPP *vs.* Shouldice	Lorenz *et al.*, 2000[13]	176	Menor morbidade Menor tempo operatório Menor tempo de internação Menor tempo de volta ao trabalho	

gastroesofágico) não são evidenciadas na hernioplastia. Por outro lado, a necessidade de anestesia geral e acesso intra-abdominal (na técnica transperitoneal), com maior risco de complicações graves, coloca em questionamento o uso regular do acesso laparoscópico, prevalecendo apenas para as indicações seletivas. Se cerca de 20 anos após a introdução da via laparoscópica ainda se discutem as reais vantagens deste acesso, é porque certamente os cirurgiões ainda se sentem mais confiantes na realização rotineira das hernioplastias convencionais clássicas.

▶▶ REFERÊNCIAS BIBLIOGRÁFICAS

1. Stoppa R, Petit J, Henry X. Unsutured Dacron prosthesis in groin hernias. Int Surg 1975; 60:411-2.

2. Grant AM; EU Hernia Trialists Collaboration. Laparoscopic versus open groin hernia repair: meta-analysis of randomised trials based on individual patient data. Hernia 2002; 6:2-10.

3. Lowham AS, Filipi CJ, Fitzgibbons RJ Jr, et al. Mechanisms of hernia recurrence after preperitoneal mesh repair. Traditional and laparoscopic. Ann Surg 1997; 225:422-31.

4. Felix EL, Michas CA, Gonzalez MH Jr. Laparoscopic repair of recurrent hernia. Am J Surg 1996; 172:580-3; discussion 583-4.

5. Felix EL. A unified approach to recurrent laparoscopic hernia repairs. Surg Endosc 2001; 15:969-71.

6. Dedemadi G, Sgourakis G, Karaliotas C, Christofides T, Kouraklis G, Karaliotas C. Comparison of laparoscopic and open tension-free repair of recurrent inguinal hernias: a prospective randomized study. Surg Endosc 2006; 20:1099-104.

7. Schrenk P, Woisestschläger R, Rieger R, Wayand W. Prospective randomized trial comparing postoperative pain and return to physical activity after transabdominal prepreritoneal, total preperitoneal or Shouldice technique for inguinal hernia repair. Br J Surg 1996; 83:1563-6.

8. Horeyseck G, Roland F, Roifes N. Tension free repair of inguinal hernia: laparoscopic (TAPP) versus open (Lichtenstein) repair. Chirug 1996; 67:1036-40.

9. Zieren J, Zieren HU, Said S, Müller JM. Laparoscopic or conventional inguinal hernia repair with or without implant. A prospective randomized study. Langenbecks Archs Chir Suppl Kongressbd 1996; 113:609-10.

10. Goodwin JS 2ND, Trauverso LW. A prospective bost and outcome comparison of inguinal hernia repairs. Laparoscopic transabdominal preperitoneal versus open tension free preperitoneal. Surg Endosc 1995; 9:981-3.

11. Krska Z, Sváb J, Pesková M et al. The plug system and laparoscopic hernioplasty in recurrent inguinal hernia. Rozhl Chir 2002; 81:133-7.

12. Sarli L, Iusco DR, Sansebastiano G, Costi R. Simultaneous repair of bilateral inguinal hernias: a prospective, randomized study of open, tension free versus laparoscopic approach. Surg Laparosc Endosc Percutan Tech 2001; 11:262-7.

13. Lorenz D, Stark E, Oestreich K, Richter A. Laparoscopic hernioplasty versus conventional hernioplasty (Shouldice): results of a prospective randomized trial. World J Surg 2000; 24:739-45.

14. Ferzli GS, Khoury GE. Treating recurrence after a totally extraperitoneal approach. Hernia 2006; 10:341-6.

15. Corbitt JD Jr. Laparoscopic herniorrhaphy. A preperitoneal tension-free approach. Surg Endosc 1993; 7:550-5.

71

Hérnias Incisionais: Prótese Pré-Peritoneal ou Pré-Fascial?

Rafael Calvão Barbuto • Antônio Eustáquio de Oliveira • Geraldo Henrique Gouvêa de Miranda

▶▶ INTRODUÇÃO

As hérnias incisionais abdominais são complicações sérias, oriundas de intervenções cirúrgicas prévias. Ocorrem em até um quarto das operações realizadas no abdome e, com frequência, exigem tratamento cirúrgico. Com o advento de técnicas cirúrgicas minimamente invasivas (minilaparotomias, laparoscopia, cirurgia endoscópica e "NOTES" – cirurgia endoscópica transluminal por orifício natural), diminuiu a incidência dessa afecção. Entretanto, dado o grande número de intervenções cirúrgicas abdominais realizadas a cada ano, observa-se quantidade significativa de pacientes com esse tipo de hérnia.

As taxas de recidiva após o primeiro tratamento cirúrgico variam, em média, entre 10% e 40%, e a cada recidiva o tratamento cirúrgico torna-se mais complexo e arriscado. Com o surgimento e a utilização das próteses de material sintético, observou-se sensível melhora nos resultados das hernioplastias incisionais. Não há dúvidas, à luz da medicina baseada em evidências, sobre a superioridade do tratamento cirúrgico com próteses em relação às operações que não a utilizam (redução das taxas de recidiva e do custo final do tratamento).

A questão que permanece, entretanto, é: em que posição a prótese deve ser colocada?

▶▶ FISIOPATOLOGIA DAS HÉRNIAS INCISIONAIS

O mecanismo fundamental da formação das hérnias incisionais é a perda da integridade estrutural na camada musculotendinosa. Isso resulta na incapacidade da parede abdominal em conter os órgãos abdominais e suportar a pressão intraperitoneal aumentada por períodos longos ou curtos, principalmente na postura ereta.

O desenvolvimento da hérnia incisional está ligado a mecanismos biológicos adquiridos e à técnica operatória. Os mecanismos biológicos fundamentais são, a princípio, alterações ligadas à fáscia, falha na síntese da ferida cirúrgica e modificações na distribuição das forças intra-abdominais. Nos dois primeiros casos, os defeitos moleculares, celulares e extracelulares da matriz estão presentes. Observou-se que o metabolismo anormal do colágeno é mecanismo biológico importante no desenvolvimento de hérnias primárias e incisionais.[1,2] Portanto, fatores adquiridos que induzem alterações no colágeno, como tabagismo e deficiências nutricionais, alteram a função de fibroblastose e, consequentemente, contribuem para a formação das hérnias.[2]

As alterações secundárias na fáscia devem-se a falhas no processo de cicatrização da ferida após a laparotomia, uma vez que os planos fasciais atuam como tecido cicatricial. Entre os fatores que comprometem a cicatrização, destacam-se a infecção, a isquemia da ferida, o uso de corticoides, a má técnica de laparorrafia e o uso de fios cirúrgicos inadequados, predispondo à deiscência da ferida.[3]

Além disso, fatores mecânicos, como peso excessivo e afecções associadas ao aumento da pressão intra-abdominal, alteram a distribuição fisiológica das forças na cavidade abdominal, levando à sobrecarga de pressão nos pontos de fraqueza da parede (como as cicatrizes cirúrgicas), que tendem a se romper, formando a hérnia.

Como o mecanismo de formação das hérnias é multifatorial, o papel do cirurgião é importantíssimo nesse processo, no sentido de minimizar os fatores diretamente relacionados à técnica e ao ambiente cirúrgico.

▶▶ PRINCÍPIOS DO TRATAMENTO CIRÚRGICO

Técnicas Cirúrgicas

A correção da hérnia incisional com o uso de prótese inorgânica pode ser feita por via convencional (laparotomia) ou laparoscópica. Nas abordagens por laparotomia, as técnicas cirúrgicas diferem entre si basicamente pelo local onde a prótese é inserida. Sendo assim, o tratamento pode ser:

- **Pré-fascial:** a prótese é inserida sobre a aponeurose anterior, após sua síntese primária.
- **Interfascial:** a prótese é inserida no local do defeito (no perímetro do anel herniário) e suturada nas bordas da aponeurose.
- **Pré-peritoneal:** a prótese é inserida em posição pré-peritoneal ou retrorretal.
- **Intraperitoneal:** a prótese é inserida dentro da cavidade, podendo ficar em contato direto com os órgãos abdominais.

As técnicas pré-fascial e pré-peritoneal são as mais utilizadas atualmente, porém existem, ainda, muitas controvérsias a respeito da primazia de qualquer das duas técnicas.

Hernioplastia Pré-Fascial

Com essa técnica são realizadas laparotomia, identificação e redução do saco herniário, síntese primária da aponeurose e, por fim, fixação da prótese sobre a aponeurose (Fig. 71.1*A*). A prótese deve ter tamanho suficiente para exceder em cerca de 5cm as margens do anel herniário. A fixação da prótese na aponeurose deve ser feita, preferencialmente, com fio inabsorvível, podendo ser utilizados, também, fios absorvíveis de longa duração.

- **Vantagens da técnica:** menor tempo cirúrgico; prótese extra-abdominal, ausência de contato com órgãos intra-abdominais.
- **Desvantagens:** reforço aponeurótico primário geralmente feito sobre tensão; exige ampla dissecção do tecido celular subcutâneo, predispondo a formação de seromas, hematomas,

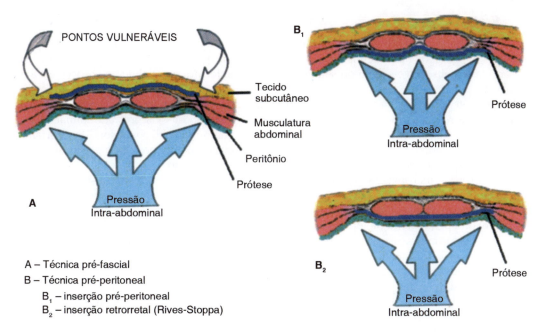

Fig. 71.1 Corte transverso da parede abdominal demonstrando os locais de inserção da prótese e a distribuição dos vetores de força da pressão intra-abdominal nas técnicas pré-fascial (**A**) e pré-peritoneal (**B₁** – variante pré-peritoneal; **B₂** – variante retrorretal), com indicação dos pontos vulneráveis à recidiva herniária.

infecção de parede e colonização da malha; contato do dreno com a malha de polipropileno, contribuindo para sua colonização e infecção; sensação de corpo estranho no subcutâneo.

Hernioplastia Pré-Peritoneal

Com essa técnica, a prótese pode ser inserida tanto no espaço entre o peritônio e a aponeurose como no espaço retrorretal, sendo, em ambos os casos, fixada anteriormente à aponeurose (Fig. 71.1). A primeira opção é mais difícil de ser executada devido às inúmeras aderências do saco herniário, o que dificulta a dissecção e a manutenção da integridade do folheto pré-peritoneal. Na segunda opção, conhecida como técnica de Rives-Stoppa, o espaço pré-peritoneal é dissecado na região infraumbilical; na região supraumbilical, ao contrário, onde a dissecção do espaço pré-peritoneal é mais difícil, é feita a liberação da lâmina posterior da aponeurose dos músculos retos do abdome, que serve como cobertura pré-peritoneal. A prótese é inserida nesse espaço e fixada anteriormente à aponeurose, ficando, portanto, em posição retrorretal na região supraumbilical e pré-peritoneal na região infraumbilical (abaixo da linha arqueada, onde as bainhas dos músculos retos do abdome não possuem folheto posterior).

- **Vantagens da técnica:** menor dissecção de tecido celular subcutâneo; posição mais ergonômica, pois permite a distribuição da pressão intra-abdominal, projetando a prótese contra a parede abdominal, assegurando maior contato e, consequentemente, melhor incorporação da prótese.
- **Desvantagens:** técnica cirúrgica mais trabalhosa, aumentando o tempo cirúrgico; risco de aderências a órgãos intra-abdominais nas áreas com perda da cobertura peritoneal.

Próteses

A prótese é outro fator que pode influenciar o resultado do reforço. Atualmente, existem próteses de diversos tipos de materiais, com espessura e porosidade diferentes, podendo ser absorvíveis, inabsorvíveis (com ou sem incorporação ao tecido), parcialmente absorvíveis e de dupla face.

As próteses absorvíveis (poliglactina 910 – Vicryl®; ácido poliglicólico – Dexon®) são mais utilizadas na reconstrução da parede torácica ou na proteção das vísceras abdominais. Essas próteses mantêm sua força tênsil por cerca de 60 dias, quando são então reabsorvidas. Portanto, devem ser utilizadas no tratamento das hérnias incisionais somente nos casos de elevado risco de infecção, quando estiver contraindicado o fechamento primário.

As próteses inabsorvíveis (polipropileno, poliéster – Mersilene®) mantêm sua força tênsil por longo período. Entre estas, as próteses de polipropileno são as mais amplamente utilizadas devido ao custo razoável, à resistência e à boa maleabilidade. Podem gerar reação tipo corpo estranho, independentemente da posição em que são fixadas. Entretanto, as alterações histológicas associadas a essa reação são observadas com maior intensidade após o primeiro mês na técnica pré-fascial e somente numa fase mais tardia na técnica pré-peritoneal.[5] Essas próteses são produzidas com filamentos de espessuras diferentes e poros de diâmetros variáveis, dando origem a produtos com peso e textura diversos. As malhas de polipropileno de baixo peso e poros largos devem ser adotadas preferencialmente, pois trazem mais vantagens para a função da parede abdominal.[6]

As malhas de poliéster têm alta flexibilidade, excelente força tênsil e durabilidade, porém estão frequentemente associadas a reações tipo corpo estranho e infecção, além de elevada incidência de fístulas enterocutâneas, quando inseridas na posição pré-peritoneal. Sendo assim, são cada vez menos utilizadas.

As próteses de politetrafluoretileno (PTFE) são inabsorvíveis, com grande força tênsil e flexibilidade. Além disso, comportam-se como material inerte devido à natureza dos polímeros de PTFE, gerando baixíssima reação tecidual e dificultando o crescimento tecidual e incorporação da malha. São mais utilizadas nas hernioplastias laparoscópicas.

As próteses parcialmente absorvíveis (polipropileno + poliglecaprone – UltraPro®; polipropileno + poliglecaprone – Vypro®) têm excelente flexibilidade e são formadas por fibras de material absorvível e inabsorvível, reduzindo em cerca de dois terços o material inorgânico implantado e diminuindo a contração tecidual (em relação às malhas inabsorvíveis). Apesar da redução do material inorgânico, mantêm a força tênsil. São excelente opção na técnica pré-peritoneal, pois diminuem os riscos de fístulas e aderências abdominais. No caso de inserção da malha na posição pré-fascial, a reação inflamatória exacerbada, característica dessa prótese, pode predispor a infecções, devendo ser evitada.

As malhas de dupla face (polipropileno/polidioxanona + celulose – Proceed®) apresentam uma face parietal de material inabsorvível ou associação de materiais absorvível e inabsorvível, e uma face visceral, de material antiaderente. Têm boa resistência e alta maleabilidade. A face parietal possibilita o crescimento tecidual e a incorporação à parede abdominal, enquanto a face visceral atua como barreira para minimizar a incidência de aderências de tecidos sem impedir o processo de peritonização. São excelente opção nos reforços pré-peritoneais e nos casos de grandes tumores, com ressecção de parede, porém apresentam custo elevado.

Drenos

A drenagem do subcutâneo nas hernioplastias incisionais é realizada com o objetivo de remover linfa, gordura e sangue que se acumulam no espaço entre aponeurose e o subcutâneo, prevenindo a formação de seromas e hematomas e sua principal complicação, a infecção do sítio cirúrgico. Preferencialmente, devem ser utilizados os drenos com sistema de sucção à vácuo, pois, ao contrário dos demais, eles constituem um ambiente fechado e asséptico, além de conterem reservatório que facilita a quantificação do volume drenado. Alguns grupos preferem não realizar a drenagem pós-operatória, pois argumentam que os drenos atuam como porta de entrada para a ascensão de bactérias, predispondo à infecção. Para evitar essa situação, os drenos devem ser retirados tão logo cumpram sua função, em torno de 24 a 72 horas. Portanto, não encontramos consenso sobre o uso de dreno nas hérnias incisionais. Grandes séries estudadas, utilizando diversas técnicas cirúrgicas, não demonstram diferenças entre os tipos de drenos utilizados e também não comprovam a relação da ausência ou presença do dreno com infecção local e aumento do uso de antimicrobianos.[6]

▶▶| ROTINA DO GRUPO DE PAREDE ABDOMINAL E RETROPERITÔNIO DO INSTITUTO ALFA DE GASTROENTEROLOGIA DO HOSPITAL DAS CLÍNICAS DA UFMG (IAG/HC/UFMG)

Nos últimos 10 anos, o Grupo de Parede Abdominal e Retroperitônio do IAG/HC/UFMG tem utilizado a técnica pré-peritoneal e suas variantes (Rives-Stoppa, separação de componentes musculares) associada à drenagem a vácuo do espaço subcutâneo como técnica padrão no tratamento das hérnias incisionais, com excelentes resultados. Essa escolha foi baseada no perfil dos pacientes atendidos pelo Serviço, constituídos por indivíduos com síndromes associadas a alterações do colágeno, hérnias multirrecidivadas, hérnias com perda de domicílio, usuários crônicos de corticoides e drogas imunossupressoras (transplantados renais e hepáticos), pós-operatório de cirurgia bariátrica, obesos mórbidos, entre outros. A inserção da prótese na posição pré-peritoneal constitui excelente opção técnica para os pacientes com hérnia recidivada tratados anteriormente pela técnica pré-fascial, por se tratar de espaço virgem de manipulação. Temos observado menor número de queixas associadas à sensibilidade da malha, dor em gatilho (dor desencadeada por estímulo em pontos específicos em contato com a malha) e taxas de complicações locais, como infecções, seromas e hematomas, semelhantes ou menores que aquelas associadas à técnica pré-fascial. Além disso, na eventualidade de deiscência da ferida operatória, formação de coleções (hematomas, seromas) ou infecção de parede, não há exposição da prótese, o que minimiza sua colonização. Os drenos a vácuo são mantidos até que a drenagem atinja níveis inferiores a 50mL/12 horas.

▶▶| CONSIDERAÇÕES FINAIS

Apesar de inúmeros artigos sobre o tema atualmente disponíveis na literatura médica, não existe padronização científica nesses estudos com relação à randomização dos pacientes, ao período de observação (prospectivo ou retrospectivo), ao tempo de seguimento, ao material utilizado (próteses e fios cirúrgicos), ao tipo de sutura e às complicações avaliadas, entre outros. Essa diversidade de metodologia impede a utilização da maior parte desses artigos em estudos de metanálise, tornando o número de pacientes insuficiente para conclusões estatisticamente incontestáveis. Desse modo, não há evidências científicas suficientes que demonstrem a superioridade de qualquer das duas técnicas abordadas neste capítulo.[7] Contudo, devido ao desenvolvimento de próteses cada vez mais apropriadas (maior resistência, menor reação tecidual e utilização de material antiaderente na sua estrutura, minimizando a formação de bridas com órgãos intra-abdominais) e ao fato de a prótese pré-peritoneal ser inserida numa posição mais ergonômica por utilizar, em seu benefício, as forças decorrentes da pressão intra-abdominal, essa técnica tem sido cada vez mais preferida nos grandes centros de referência no tratamento das afecções da parede abdominal.

▶▶ REFERÊNCIAS BIBLIOGRÁFICAS

1. Jargon D, Friebe V, Hopt UT, et al. Risk factors and prevention of incisional hernia-what is evidence-based? Zentralbl Chir 2008; 133(5):453-7. Review.

2. Bellón JM, Durán HJ. Factores biológicos implicados en la génesis de la hernia incisional. Cir Esp 2008; 83(1):3-7. Review.

3. Adotey JM. Incisional hernia: a review. Niger J Med. 2006; 15(1):34-43. Review.

4. Ober C, Muste A, Oana L, et al. Tissue integration of implanted polypropylene meshes in two positions in a rabbit abdominal model. Bulletin UASVM, Veterinary Medicine 2008; 65(2):201-6.

5. Welty G, Klinge U, Klosterhalfen B, et al. Functional impairment and complaints following incisional hernia repair with different polypropylene meshes. Hernia 2001; 5(3):142-7.

6. den Hartog D, Dur AH, Tuinebreijer WE, et al. Open surgical procedures for incisional hernias. Cochrane Database Syst Rev 2008; (3):CD006438. Review.

7. Gurusamy KS, Samraj K. Wound drains after incisional hernia repair. Cochrane Database Syst Rev. 2007; (1):CD005570. Review.

72

Dor no Pós-Operatório de Cirurgia Digestiva: Quando e como Utilizar Morfina e seus Derivados?

Carlos Cezar Nunes

▶▶ INTRODUÇÃO

O controle de dor no pós-operatório de cirurgia digestiva é fundamental para minimizar a morbimortalidade potencialmente associada. Muitos pacientes submetidos a operações, principalmente quando de grande porte, demandam analgesia adequada pois, além do impacto desta em minimizar a resposta orgânica ao trauma, é também ato humanitário.

A despeito do grande interesse relacionado com o tópico, o consenso sobre os efeitos do controle da dor pós-operatória nos resultados cirúrgicos permanece controverso.[1] O ponto-chave dessa controvérsia advém da dificuldade de avaliação rigorosa dos ensaios clínicos existentes, já que o tamanho de amostra é, em geral, fator limitante dessa análise. Outro aspecto relevante é a ausência de número adequado de estudos randomizados que respondam definitivamente essa questão. Por isso, foi recentemente publicada revisão sistemática sobre os efeitos da analgesia pós-operatória nos resultados cirúrgicos, avaliando 18 metanálises, dez revisões sistemáticas, oito ensaios randomizados e dois artigos observacionais.[2]

▶▶ EFEITO DA TÉCNICA ANALGÉSICA PÓS-OPERATÓRIA NOS RESULTADOS

Analgesia Epidural
Impacto na Mortalidade

Há pouca evidência de redução da mortalidade geral com o uso de analgesia epidural. Esse aspecto se justifica pela ausência de estudos com tamanho de amostra suficiente. Isso porque a incidência de mortalidade cirúrgica geral é baixa, o que demandaria a inclusão de grande número de pacientes para que fossem atingidos resultados de significância estatística.

Impacto nas Complicações Cardiovasculares

A maior incidência de complicações cardiovasculares no perioperatório ocorre em pacientes idosos submetidos a procedimentos de urgência/emergência. Assim, dor pós-operatória não controlada pode contribuir para morbidade cardíaca por ativação do sistema nervoso simpático, resposta orgânica ao estresse exacerbada e cascata da coagulação com consequente aumento de consumo miocárdico de oxigênio (há aumento da pressão arterial, da frequência cardíaca e da contratilidade). Além disso, pode ocorrer trombose coronariana ou vasoespasmo perioperatório, reduzindo a oferta de oxigênio ao miocárdio.

Em pacientes com doenças coronarianas, a anestesia epidural torácica pode aumentar o suprimento miocárdico de oxigênio por elevar seletivamente o diâmetro das artérias coronárias epicárdicas, as quais costumam estar estenosadas nesses enfermos. A anestesia peridural pode tratar, com sucesso, angina de peito refratária a medicamentos. Além disso, em doentes submetidos a grandes operações vasculares, parece haver benefício da anestesia peridural torácica. Por outro lado, na população geral, há poucas evidências de que a analgesia epidural reduza as complicações cardiovasculares.

Impacto nas Complicações Pulmonares

As complicações pulmonares são tão comuns quanto as cardiovasculares em pacientes submetidos a procedimentos não cardíacos. A fisiopatologia da disfunção pulmonar após a operação é multifatorial. Pode ocorrer, em especial, alteração da atividade vascular respiratória fisiológica em decorrência da operação ou da anestesia, além de inibição reflexa da atividade do nervo frênico com diminuição da função diafragmática. A dor pós-operatória não controlada pode também contribuir para a disfunção de mecanismos respiratórios.

Metanálise com 58 ensaios clínicos randomizados, incluindo 5.904 pacientes, mostrou que a analgesia epidural minimiza o risco de pneumonia em pacientes submetidos a cirurgia abdominal ou torácica, quando comparada à analgesia sistêmica com opioides.[3] Assim sendo, há consistente evidência de que a analgesia epidural torácica reduz o risco de complicações pulmonares pós-operatórias, principalmente em operações de alto risco, como sobre a aorta e de revascularização do miocárdio.

Impacto nas Complicações Gastrointestinais

Vários estudos que avaliaram doentes submetidos a operações não cardíacas observaram que o íleo pós-operatório foi a causa mais comum de hospitalização prolongada. Mecanismos primários associados ao íleo incluem causas neurogênicas (estímulo adrenérgico espinal e supraespinal), aspectos inflamatórios (inflamação local que inicia estímulo neurogênico inibitório) e fatores farmacológicos (uso de opioides).

A anestesia epidural tem efeito positivo na motilidade gastrointestinal quando o bloqueio é realizado acima da 12ª vértebra torácica, com o bloqueio das fibras esplâncnicas (T5 a T10) produzindo os melhores resultados. Contudo, pacientes que recebem morfina epidural têm esvaziamento gástrico significativamente mais lento, quando comparados com aqueles que usaram apenas anestésico local. Uma provável explicação seria que a morfina atua no cérebro e em nível espinal, provocando diminuição da motilidade gastrointestinal. Assim, a analgesia epidural torácica somente com anestésico local pode ajudar a atenuar o reflexo inibitório pós-operatório sobre a motilidade gastrointestinal, além de minimizar a resposta orgânica ao trauma e a resposta inflamatória. Metanálise que avaliou a analgesia epidural com anestésico local mostrou diminuição do tempo de retorno da função gastrointestinal, após operação abdominal, entre 24 e 36 horas.[4]

DOR NO PÓS-OPERATÓRIO DE CIRURGIA DIGESTIVA: QUANDO E COMO UTILIZAR MORFINA E SEUS DERIVADOS? **437**

Impacto sobre a Coagulação

As anestesias espinal e epidural com anestésico local atenuam a hipercoagulabilidade perioperatória por aumento do fluxo sanguíneo, atenuação do aumento de proteínas da coagulação e atividade plaquetária, preservação da atividade fibrinolítica e efeito antitrombótico do anestésico local. Porém, são mínimas as evidências de que a analgesia epidural pós-operatória afete o risco de trombose venosa profunda e de tromboembolia pulmonar.[3-8]

▶▶ COMPARAÇÃO ENTRE OS DIVERSOS MÉTODOS DE ANALGESIA PÓS-OPERATÓRIA

Analgesia com Opioides Controlada pelo Paciente (PCA) *versus* Analgesia Convencional com Opioides

Ensaios randomizados foram identificados na *Cochrane Library*, em 2004, no *Medline*, de 1996 a 2004, e no *Embase*, de 1994 a 2004, com 55 estudos envolvendo 3.861 pacientes. Essa revisão mostrou que o uso de PCA promove controle discretamente melhor da dor e maior satisfação do paciente.[9]

Analgesia com Opioides Controlada pelo Paciente (PCA) *versus* Analgesia Epidural Contínua com Opioide e Anestésico Local

Ensaios randomizados foram identificados na *Cochrane Library*, em 2002, no *Medline*, de 1966 a 2002, e no *Embase*, de 1988 a 2002, com nove estudos envolvendo 711 pacientes. Essa revisão mostrou que analgesia epidural contínua resultou em menores escores de dor, porém não diminuiu o período de internação.[10]

Analgesia Epidural Contínua com Opioide e Anestésico Local *versus* Analgesia com Opioide Sistêmico ou Epidural

Estudos randomizados foram identificados na *Cochrane Library*, no *Medline* e no *Embase* de 1984 a 2000, com 22 estudos e 1.023 pacientes. Essa revisão mostrou que analgesia epidural em pacientes submetidos a operação abdominal por laparotomia reduziu a paralisia gastrointestinal, com comparável alívio da dor pós-operatória e sem diferença na incidência de náuseas e vômitos.[11] Assim, estudos que comparam os efeitos da combinação de anestésico local e de opioide epidural sobre o impacto na função gastrointestinal são o foco de interesse atual.

Analgesia Epidural Controlada pelo Paciente com Infusão Contínua de Base (PCEA) *versus* Infusão Epidural Administrada pela Enfermagem

Estudo randomizado, duplo-cego, envolvendo 205 pacientes submetidos a ressecção de cólon entre 2001 e 2005, mostrou que a PCEA apresenta vantagens, pois há menor consumo de anestésico local, menor incidência de bloqueio motor, menor dor de repouso e, concomitantemente, melhor movimentação, menor necessidade de analgesia suplementar e maior satisfação do paciente. Embora haja evidências que apontem para os benefícios da combinação de anestésico local e opioide sobre a eficácia analgésica, não há consenso sobre o benefício de infusão contínua de base, o agente mais efetivo ou a combinação de agentes, nem sobre a concentração mais efetiva.[12]

Metanálise que avaliou os benefícios e os riscos de morfina intratecal sem anestésico local, em pacientes submetidos a grandes operações, incluiu 27 ensaios clínicos randomizados de 1985 a 2007, com 1.205 pacientes em 12 países. O estudo concluiu que a intensidade da dor pós-operatória diminuiu, assim como o consumo de morfina sistêmica. Entretanto, não houve diminuição de efeitos adversos relacionados com a morfina e a eficácia analgésica foi similar à do uso de agentes anti-inflamatórios não esteroides, além de ter existido risco de depressão respiratória. Com relação à dose a ser usada, não há evidências sobre os efeitos benéficos ou maléficos, apesar de ampla variação de doses já ter sido testada. Ainda não se conhece a dose ótima (dose associada à eficácia analgésica adequada sem causar depressão respiratória que coloque em risco a vida do paciente). Os autores desse trabalho afirmam que: "Uma intervenção analgésica que reduza o consumo pós-operatório de morfina, mas não os efeitos colaterais relacionados a ela, que apenas melhore levemente a intensidade da dor pós-operatória, que aumente significativamente o risco de prurido e que seja associada com risco de depressão respiratória deve ser abandonada."[13]

▶▶◀ CONSIDERAÇÕES FINAIS

A tendência atual é de se evitar o uso de morfina e seus derivados no pós-operatório de cirurgia digestiva devido aos efeitos indesejáveis que podem prolongar a recuperação pós-operatória, como náuseas, vômitos e íleo prolongado. Em substituição ao seu uso, ênfase tem sido dada à administração de anestésico local epidural em baixa concentração, a qual, contrariamente à de morfina, poderia acelerar o funcionamento intestinal, contribuindo para a viabilidade da dieta oral precoce e promovendo o restabelecimento da homeostase.

Protocolos *fast-track* ou de reabilitação multimodal objetivam a recuperação pós-operatória rápida e sem complicações. Nesse sentido, o controle adequado da dor é um dos compo-

Quadro 72.1 Guia para uso de diferentes opções de analgesia

Guia para uso de PCA com opioide venoso		
Morfina (1mg/mL)	dose inicial: 0,5 a 2,5mg	intervalo: 5 a 10min
Fentanil (10µg/mL)	dose inicial: 10 a 20µg	intervalo: 3 a 10min

Guia para uso de opioide espinal		
Via peridural		
Morfina: 1 a 6mg	infusão: 0,1 a 1mg.h⁻¹	início: 30min duração: 6 a 24h
Fentanil: 25 a 100µg	infusão: 25 a 100µg.h⁻¹	início: 5min duração: 2 a 4h
Via subaracnoidea		
Morfina: 0,1 a 0,3mg	início: 15min	duração: 8 a 24h
Fentanil: 5 a 25µg	início: 5min	duração: 3 a 6h

Guia para uso de anestésico local epidural
Bupivacaína (0,125%): 8 a15mL/h
Ropivacaína (0,2%): 8 a 15mL/h
Lidocaína (0,5%): 8 a 15mL/h = pode causar taquifilaxia, ou seja, falta de efetividade de doses subsequentes

nentes desses programas. A analgesia epidural contínua controla a dor, diminui o íleo funcional e leva à rápida recuperação, pois facilita a alimentação e a mobilização precoces. A analgesia pós-operatória consiste em analgesia epidural com colocação de cateter epidural torácico entre T6 e T7, uso de anestésico local epidural em baixa concentração, sem opioides, mantido por 48 horas no pós-operatório, e administração de paracetamol, 4g/dia, e de anti-inflamatório não esteroide.[14]

▶▶ REFERÊNCIAS BIBLIOGRÁFICAS

1. Kehlet H. Effect of postoperative pain treatment on outcome – current status and future strategies. Langenbecks Arch Surg 2004; 389:244-9.

2. Liu SS, Wu CL. Effect of postoperative analgesia on major postoperative complications: a systematic update of the evidence. Anesth Analg 2007; 104:689-702.

3. Liu SS, Wu CL.The effect of analgesic technique on postoperative patient-reported outcomes including analgesia :a systematic review. Anesth Analg 2007; 105:789-808.

4. Block BM, Liu SS, Rowlingson AJ, et al. Efficacy of postoperative epidural analgesia: a meta-analysis. JAMA 2003; 290:2455-66.

5. Fotiadis RJ, Badvie S, Weston MD, Allen-Mersh TG. Epidural analgesia in gastrointestinal surgery. Brit J Surg 2004; 91:828-41.

6. Pöpping DM, Elia N, Marret E, Remy C, Tramèr MR. Protective effects of epidural analgesia on pulmonary complications after abdominal and thoracic surgery. A meta-analysis. Arch Surg 2008; 143:990-9.

7. Nakayoshi T, Kawasaki N, Suzuki Y, et al. Epidural analgesia and gastrointestinal motility after open abdominal surgery-a review. J Smooth Mus Res 2008; 44:55-64.

8. Waurick R, Van Aken H. Update in thoracic epidural anaesthesia. Best Pract Res Clin Anaesth 2005; 19:201-13.

9. Hudcova J, McNicol E, Quah C, Lau J, Carr DB. Patient controlled opioid analgesia versus conventional opioid analgesia for postoperative pain (Cochrane Review). Cochrane Database Syst Rev 2006; 18(4):CD003348.

10. Werawatganon T, Charuluxanun S. Patient controlled intravenous opioid analgesia versus continuous epidural analgesia for pain after intra-abdominal surgery. Cochrane Database Syst Rev 2005; 25 (1):CD004088.

11. Orgensen H, Wetterslev J, Møiniche S, Dahl JB. Epidural local anaesthetics versus opioid-based analgesic regimens for postoperative gastrointestinal paralysis, PONV and pain after abdominal surgery. Cochrane Database Syst Rev 2000; (4):CD001893.

12. Nightingale JJ, Knight MV, Higgins B, Dean T. Randomized,double-blind comparison of patient-controlled epidural infusion vs nurse-administered epidural infusion for postoperative analgesia in patients undergoing colonic resection. Br J Anaesth 2007; 98:380-4.

13. Meylan N, Elia N, Lysakowski C, Tramèr MR. Benefit and risk of intratecal morfine without local anaesthetic in patients undergoing major surgery: meta-analysis of randomized trial. Br J Anaesth 2009; 102:156-67.

14. Fearon KC, Ljungqvist O, Von Meyenfeldt M, et al. Enhaced recovery after surgery: a consensus review of clinical care for patients undergoing colonic resection. Clin Nutr 2005; 24:466-77.

73

Endoscopia Intraoperatória: Quando Indicar?

Luiz Cláudio Miranda da Rocha

O ato de examinar o trato digestório por endoscopia durante operações tem sido utilizado há muitos anos. As indicações modificam-se ao longo do tempo e são influenciadas pelo desenvolvimento da tecnologia, pelo perfil do paciente e pelas técnicas cirúrgicas em uso.[1] Discute-se a indicação da endoscopia intraoperatória na hemorragia digestiva do intestino médio, na polipose adenomatosa familiar e na síndrome de Peutz-Jeghers, no pós-operatório da gastroplastia para obesidade, nas operações com anastomose digestiva, nas ressecções de lesões do aparelho digestório, entre outras.

Aproximadamente 5% dos pacientes com hemorragia digestiva não têm identificação da fonte de sangramento após realizadas a endoscopia digestiva alta e a colonoscopia. Nos pacientes com anemia ou melena e/ou hematoquezia recorrente, endoscopia alta e colonoscopia normais, caracteriza-se a hemorragia gastrointestinal oculta ou de origem no intestino médio. Em até 75% desses pacientes, a lesão responsável pode ser localizada no intestino delgado.[2] Ectasias vasculares, malformações arteriovenosas, úlceras, divertículo de Meckel e tumores primários ou metastáticos do intestino delgado são os achados mais comuns. As opções atuais para diagnóstico e tratamento das lesões do intestino delgado incluem a enteroscopia clássica, ou *push enteroscopy* (PE), a cápsula endoscópica (CE), a enteroscopia intraoperatória (EIO), a enteroscopia com duplo balão (EDB) e a enteroscopia com balão simples (EBS).[3]

A PE diagnostica lesões no intestino delgado em 53% a 70% dos pacientes com hemorragia oculta e altera o tratamento em 45%.[2,4]

A CE, método não invasivo, tem capacidade diagnóstica 25% a 55% maior do que a PE,[2,5,6] com sensibilidade de 95%, especificidade de 75%, valor de predição positiva de 95% e valor de predição negativa de 86%.[5] No entanto, não oferece a possibilidade de medidas terapêuticas e, além disso, a relevância clínica das lesões encontradas pela CE ainda não está definida.[5]

A acurácia diagnóstica da EDB varia de 43% a 80%,[7] com sucesso terapêutico em 55% a 75% dos exames.[2]

A EBS diagnostica lesões no intestino delgado em 47% a 69% dos casos e, comparada com a EDB, exige menos sedação, além do tempo do procedimento diminuir de 55 a 68 minutos.[8]

A partir de uma Conferência Internacional em Cápsula Endoscópica,[9] produziu-se um consenso em hemorragia gastrointestinal segundo o qual a CE é o teste preferido para imagens

ENDOSCOPIA INTRAOPERATÓRIA: QUANDO INDICAR? **441**

da mucosa do intestino delgado e deve fazer parte da avaliação inicial dos pacientes com hemorragia de origem oculta. Trabalho que analisou 18 pacientes com hemorragia digestiva submetidos a CE, EDB e depois a EIO mostrou que, quando a CE é positiva para intestino delgado, a EIO encontra a lesão em 87% dos casos e trata eficazmente 73% dos pacientes. No entanto, quando a CE é negativa, a EIO tem pouco impacto no tratamento desses pacientes.[10]

Dentro do contexto atual, em que dispomos da EBD, da ESB e da CE, qual seria a indicação da EIO? Este método é realizado com enteroscópio por via oral ou por enterotomia.[3] A passagem do enteroscópio ou mesmo do colonoscópio é assistida pelo cirurgião por meio de laparotomia ou laparoscopia.[3,4] O método está associado com acurácia diagnóstica de 86%, com variação de 58% a 100%, e o intestino delgado pode ser examinado em toda a extensão em mais de 90% dos pacientes.[2,3]

A alta incidência de achados positivos na EIO realizada na hemorragia gastrointestinal é reflexo da capacidade de examinar todo o intestino delgado e de reexaminar qualquer segmento. As lesões encontradas podem ser tratadas endoscopicamente, ou o cirurgião pode marcar o local e realizar a ressecção após a exploração completa ter terminado.[4] Considerando dados da literatura, a EIO é o método que cursa com a menor taxa de falha diagnóstica.[2] No entanto, consome mais tempo, é mais tedioso e o mais difícil do ponto de vista logístico.[3] Além disso, cursa com índices de complicações não desprezíveis, que podem chegar a 20%, e incluem íleo prolongado, infecção, trauma da mucosa, laceração do intestino, perfuração e sangramento.[1-4] Esta morbidade certamente é menor atualmente, considerando a disponibilidade de enteroscópios mais finos e flexíveis. Embora haja séries com taxa de mortalidade de 5%,[2] a maioria dos estudos não refere mortalidade relacionada diretamente ao método.[5]

Por fim, antes do advento da CE e do desenvolvimento da enteroscopia, a EIO era a única maneira de examinar todo o intestino delgado. Desse modo, era o método indicado naqueles pacientes com hemorragia digestiva oculta, com anemia recidivante ou nos pacientes com hemorragia digestiva aberta (melena ou hematoquezia) com ou sem instabilidade hemodinâmica, quando a endoscopia alta e a colonoscopia eram normais. Atualmente, com a CE e a enteroscopia (EDB e ESB) obtendo sensibilidade superior a 90%, a abordagem inicial desses pacientes deve ser feita com esses métodos. A EIO é procedimento cirúrgico e endoscópico complexo, reservado para casos não solucionados pelos outros métodos, sendo indicada em situações muito específicas: em primeiro lugar, quando a CE identificar a lesão e a EDB ou a ESB não a encontrarem ou não conseguirem tratá-la; em segundo lugar, quando a CE for negativa e o quadro clínico do paciente permitir, deve-se indicar EDB ou ESB ou até mesmo repetir a CE, considerando tratar-se de método não invasivo. Na ausência de diagnóstico por esses métodos, especialmente com repetição da CE, e em caso de persistência do sangramento, indica-se a EIO, considerando a possibilidade de examinar todo o intestino delgado. Em terceiro lugar, a EIO está indicada nos casos de hemorragia com instabilidade hemodinâmica e presença de sangue na luz intestinal que limitam, impedem ou inviabilizam os métodos unicamente diagnósticos, como a CE, e os métodos que ainda demandam tempo prolongado, como a EDB ou ESB.

No passado, a EIO foi indicada em pacientes com polipose adenomatosa familiar (PAF) e com síndrome de Peutz-Jeghers (SPJ).[1,4] O método foi utilizado com objetivo de diagnosticar e ressecar lesões polipoides (especialmente na PAF, quando a possibilidade de lesão maligna é considerável) e também para indicar local de ressecções, pois alguns pacientes evoluem com episódios repetidos de invaginação e intussuscepção (especialmente na SPJ devido aos pólipos hamartomatosos). Estudos recentes mostram que a EDB e a CE são os melhores métodos para estudo do intestino delgado nesses pacientes.[11,12] A EDB mostra-se superior à CE para o diagnóstico das lesões do delgado, possibilitando a identificação de lesões planas e deprimidas, o estudo mais detalhado com cromoscopia e, eventualmente, o tratamento.[11] Embora o exame do intestino delgado e a ressecção de lesões com a EDB sejam promissores, a enteroscopia completa com essa técnica exige múltiplos procedimentos e, algumas vezes, não pode ser obtida. Atualmente, a indicação da endoscopia intraoperatória nesse grupo de pacientes parece ser a combinação de EDB com a laparoscopia (EIO com duplo balão assistida/guiada por laparoscopia).[12] É procedimento realizado em um tempo, minimamente invasivo e que possibilita a enteroscopia completa, com acompanhamento e tratamento das lesões poliposas nos pacientes com PAF e SPJ.

Nos pacientes submetidos a operação gástrica de ressecção ou gastroplastia, em que o trânsito duodenal fica excluído, existe grande dificuldade de acesso endoscópico à papila duodenal. Quando há indicação de colangiografia endoscópica e papilotomia, o acesso pode ser feito por enteroscopia (especialmente com a EBD) ou por gastrostomia ou jejunostomia previamente realizadas.[13] Nesses casos, apesar da factibilidade, a dificuldade técnica persiste, pois os aparelhos e o posicionamento nem sempre são adequados. A presença prévia de ostomia aumenta a morbidade. Uma opção interessante, nesses pacientes, é a combinação de laparoscopia e endoscopia para realizar gastrostomia (usando trocarte laparoscópico especial) e a passagem do duodenoscópio pelo trocarte, tudo em um tempo, com acesso direto à papila duodenal e realização dos procedimentos biliares e pancreáticos com aparelho, acessórios e posicionamento habituais.[14] Esta técnica também pode ser realizada quando há indicação de exame do estômago excluído.

Não existe consenso em relação ao tratamento dos pacientes portadores de coledococistolitíase.[15] Considerando que a abordagem laparoscópica é a melhor indicação para os pacientes com colecistolitíase, vários grupos têm indicado e realizado o tratamento da coledocolitíase durante o mesmo ato laparoscópico. No entanto, a abordagem laparoscópica da coledocolitíase exige habilidade, experiência, material e tempo. Às vezes, pode ser simples com uma coledocolitotomia transcística, e outras vezes pode ser complexa, como nos casos de coledocotomia e duodenotomia. As outras abordagens incluem a papilotomia endoscópica pré-operatória, a conversão para cirurgia aberta, a papilotomia endoscópica pós-operatória e a abordagem combinada, ou seja, colecistectomia laparoscópica e papilotomia endoscópica no mesmo ato. A papilotomia endoscópica intraoperatória combinada à colecistectomia laparoscópica em pacientes com coledococistolitíase está indicada em caso de insucesso ou impossibilidade de papilotomia endoscópica isolada ou de necessidade de tratamento em um único tempo,[16] com redução da morbidade e dos custos.

Mesmo com o desenvolvimento das técnicas cirúrgicas e dos acessórios para confecção de anastomoses, a estenose e a fístula pós-cirurgia digestiva permanecem como complicações importantes. A endoscopia intraoperatória com calibragem da anastomose e o teste de vazamento são práticos e úteis para diminuir a incidência dessas complicações.[17] Apesar das publicações que enfatizam essa indicação, consideramos que a endoscopia intraoperatória deva ser realizada com estes fins somente em casos especiais, ou seja, no início de experiência com uma técnica cirúrgica ou com o uso de novos acessórios.

A endoscopia intraoperatória pode ser usada na ressecção de lesões do tubo digestório (tumores epiteliais e subepiteliais)[18] em que a abordagem pode ser laparoscópica/toracoscópica e a assistência e monitoração endoscópica, ou vice-versa. A indicação seria nas situações em que há dificuldade de localização precisa da lesão, dúvida quanto à ressecabilidade e/ou risco aumentado de perfuração ou sangramento com a utilização de um dos métodos apenas (endoscopia ou laparoscopia/toracoscopia).

▶▶▎ REFERÊNCIAS BIBLIOGRÁFICAS

1. Mathus-Vliegen EMH, Tytgat GNJ. Intraoperative endoscopy: technique, indications and results. Gastrointest Endosc 1986; 32:381-4.
2. Gerson L, Kamal A. Cost-effectiveness analysis of management strategies for obscure GI bleeding. Gastrointest Endosc 2008; 68:920-36.

3. DiSario JA, Petersen BT, Tierney WM, et al. Enteroscopes – Technology Status Evaluation Report – ASGE Technology Committee. Gastrointest Endosc 2007; 66:872-80.

4. Waye JD. Enteroscopy. Gastrointest Endosc 1997; 46:247-56.

5. Hartmann D, Schmidt H, Bolz G, et al. A prospective two-center study comparing wireless capsule endoscopy with intraoperative enteroscopy in patients with obscure GI bleeding. Gastrointest Endosc 2005; 61:826-32.

6. Hartmann D, Schilling D, Bolz G, et al. Capsule endoscopy versus push enteroscopy in patients with occult gastrointestinal bleeding. Z Gastroenterol 2003; 41:377-82.

7. Monkemuller K, Weigt J, Treiber G, et al. Diagnostic and therapeutic impact of double-baloon enteroscopy. Endoscopy 2006; 38:67-72.

8. Kawamura T, Yasuda K, Cho E, et al. Clinical evaluation of newly developed single balloon enteroscopy [abstract]. Gastrointest Endosc 2007; 65:AB173.

9. Pennazio M. ICCE consensus for obscure gastrointestinal bleeding. Endoscopy 2005; 37:1046-50.

10. Douard R, Wind P, Berger A, et al. What is the role of intraoperative enteroscopy in the management of obscure GI bleeding after the development of video capsule endoscopy? [abstract]. Gastrointest Endosc 2008; 67:AB274.

11. Matsumoto T, Esaki M, Yanuru-Fujisawa R, et al. Small-intestinal involvement in familial adenomatous polyposis: evaluation by double-baloon endoscopy and intraoperative enteroscopy. Gastrointest Endosc 2008; 68:911-9.

12. Ross AS, Dye C, Prachand VN. Laparoscopic-assisted double-baloon enteroscopy for small-bowel polyp surveillance and treatment in patients with Peutz-Jeghers syndrome. Gastrointest Endosc 2006; 64:984-8.

13. Baron HT, Vickers SM. Surgical gastrostomy placement as access for diagnostic and therapeutic ERCP. Gastrointest Endosc 1998; 48:640-1.

14. Peters M, Papasavas PK, Caushag PF, et al. Laparoscopic transgastric endoscopic retrograde cholangiopancreatography for benign common bile duct stricture after Roux-en-Y gastric bypass. Surg Endosc 2002; 16:1106-8.

15. Mosca S. The continuing search for a good working relationship between endoscopic and surgical teams in the treatment of cholecysto-choledocholithiasis. Gastrointest Endosc 2001; 54:674-5.

16. Iodice G, Giardello C, Francica G, et al. Single-step treatment of gallbladder and bile duct stones: a combined endoscopic-laparoscopic technique. Gastrointest Endosc 2001; 53:336-8.

17. Nishikawa K, Hanyuu N, Yuda T, et al. Intraoperative screening of anastomotic by endoscopy may lead to zero perioperative anastomotic complication in digestive surgery. [abstract] Gastrointest Endosc 2007; 65AB:318.

18. Varadarajulu S, Arnoletti JP. Laparoscopic assistance for endoscopic resection of early stage esophageal cancer. Gastrointest Endosc 2008; 68:181-3.

74

Paciente em Uso de Anticoagulantes: A Endoscopia Digestiva Está Contraindicada?

Daniel Dias Ribeiro • Ana Flávia Leonardi Tibúrcio Ribeiro

Como quase tudo em medicina, o que define se o procedimento pode ou não ser realizado é a avaliação do risco *versus* benefício. Não há procedimento cirúrgico que não possa ser realizado em pacientes anticoagulados, sendo necessário apenas preparo prévio adequado. O ajuste pré-operatório de pacientes em uso de anticoagulante oral ou antiagregante plaquetário constitui situação cada vez mais comum na prática médica. Estima-se que aproximadamente 2,5 milhões de pessoas estão em uso do anticoagulante oral na América do Norte,[1] a maioria devido a fibrilação atrial ou uso de valvas cardíacas mecânicas. Dez por cento desses pacientes serão submetidos anualmente a procedimento invasivo.[1] O preparo é realizado com a suspensão do anticoagulante oral e a realização de *ponte* com algum tipo de heparina. A abordagem desse paciente é um desafio, pois o risco de evento tromboembólico durante o período de suspensão do anticoagulante ou antiagregante plaquetário deve ser comparado com o risco de sangramento durante a intervenção cirúrgica sem a suspensão destes.

Dois tópicos principais devem ser ressaltados na avaliação de risco.[1]

a. A interrupção do tratamento antitrombótico é realmente necessária no período peroperatório? Não há dúvidas de que, durante as operações de grande porte, o uso dos anticoagulantes e/ou antiagregantes aumenta o risco de sangramento, mas pequenos procedimentos dentários, cutâneos e oftalmológicos podem ser realizados sem a suspensão destes.

b. Com a interrupção da anticoagulação, é necessária a *ponte* com heparina? No contexto de pacientes que usam cumarínicos, denomina-se *ponte* o uso de anticoagulantes de meia-vida curta, como as heparinas de baixo peso molecular ou as não fracionadas, durante os períodos em que o anticoagulante oral foi suspenso e a RNI (razão normatizada internacional) encontra-se fora da faixa terapêutica. Em pacientes em uso de antiagregante plaquetário, a *ponte* geralmente não é necessária. A necessidade e a intensidade da realização da *ponte* estão relacionadas diretamente com o risco de tromboembolia de cada paciente durante a suspensão da medicação.

A interrupção da terapia antitrombótica expõe o paciente a risco aumentado de eventos tromboembólicos, como acidentes vasculares encefálicos isquêmicos e trombose de valvas car-

PACIENTE EM USO DE ANTICOAGULANTES: A ENDOSCOPIA DIGESTIVA ESTÁ CONTRAINDICADA? **445**

díacas mecânicas, entre outros. O risco varia não apenas com a indicação inicial para o uso da anticoagulação, mas também com a presença de comorbidades. Embora não exista estratificação de risco validada para esses pacientes, a sugestão é que eles sejam classificados como de baixo, moderado e alto risco (Quadro 74.1). Pacientes considerados de baixo risco vão apresentar complicações tromboembólicas na proporção de 1 a 2 por 1.000 pacientes que ficam sem a anticoagulação durante 4 a 7 dias.[2]

Embora o sangramento constitua complicação pós-operatória tratável, evidências clínicas recentes sugerem impacto considerável na morbimortalidade, possivelmente maior do que se acreditava no passado.[1] Os sangramentos no pós-operatório levam ao atraso ainda maior no reinício da anticoagulação.

O risco de sangramento perioperatório depende do tipo de operação e da avaliação da hemostasia no pós-operatório imediato. Alguns exemplos de procedimento com alto risco de sangramento: *bypass* coronariano, troca cirúrgica de valva cardíaca, operações sobre o sistema nervoso central e medular, operação de aneurisma aórtico, *bypass* de artérias periféricas e outros procedimentos vasculares maiores; grandes operações ortopédicas, operações plásticas reconstrutoras e de bexiga, próstata e para ressecção de neoplasias. Alguns procedimentos superficiais que merecem atenção em pacientes anticoagulados são: ressecção de pólipos intestinais sésseis com mais de 2cm, biópsia de próstata e renal e o implante de marca-passo e desfibriladores cardíacos.

Uma abordagem geral pode ser entendida da seguinte forma: pacientes com alto risco de tromboembolia devem ser submetidos aos procedimentos sem a suspensão dos cumarínicos ou com a realização de *ponte* de maneira bem rigorosa; pacientes com risco moderado de trombo-

Quadro 74.1 Estratificação de risco para tromboembolia arterial ou venosa no período perioperatório

Estratificação de risco	Indicação para terapia anticoagulante		
	Valva cardíaca mecânica	Fibrilação atrial	Tromboembolia venosa
Alto	Qualquer prótese na valva mitral Próteses de valva aórtica antigas (*caged-ball* ou *tilting disc*) AVE isquêmico ou AIT nos últimos 6 meses	Classificação de CHADS 5 ou 6 AVE isquêmico ou AIT nos últimos 3 meses Doença reumática cardíaca	TEV nos últimos 3 meses Trombofilias de alto risco (deficiência de antitrombina, SAAF ou múltiplas alterações)
Moderado	Prótese de valva aórtica (*Bileaflet* – dois folhetos) e um dos seguintes: FA, AVE isquêmico ou AIT prévio, HAS, DM, ICC ou idade acima de 75 anos	Classificação de CHADS 3 ou 4	TEV há mais de 3 e menos de 12 meses Presença de trombofilia de risco moderado
Baixo	Prótese de valva aórtica (*Bileaflet* – dois folhetos) sem FA e nenhum outro fator de risco para AVE isquêmico	Classificação de CHADS 0 a 2 na ausência de AVE isquêmico ou AIT prévio	TEV único há mais de 12 meses sem outros fatores de risco

AVE: acidente vascular encefálico.
AIT: ataque isquêmico transitório.
FA: fibrilação atrial.
HAS: hipertensão arterial sistêmica.
DM: diabetes melito.
ICC: insuficiência cardíaca congestiva.
CHADS: ICC, hipertensão, idade, DM, AVE.
SAAF: síndrome do anticorpo antifosfolípide.
TEV: tromboembolia venosa.

embolia devem ser submetidos a intervenções sempre realizando a *ponte* de maneira rigorosa ou com doses profiláticas das heparinas, em vez de terapêuticas; os pacientes de baixo risco devem ter seu anticoagulante oral suspenso sem a realização da *ponte*, ou utilizando apenas doses profiláticas de heparina.

▶▶| COMO AGIR DURANTE PROCEDIMENTOS ENDOSCÓPICOS?

Quando se avaliam os procedimentos endoscópicos, os princípios são os mesmos. O risco de sangramento associado ao procedimento deve ser relacionado ao risco da suspensão da anticoagulação (recorrência da trombose).[2] A avaliação desses pacientes é extremamente individualizada:

- **Procedimentos endoscópicos com baixo risco de sangramento:**[2,3] endoscopia digestiva alta para diagnóstico, sigmoidoscopia e colonoscopia flexível com ou sem a realização de biópsia, colangiopancreatografia endoscópica retrógrada para diagnóstico, inserção de *stent* biliar sem esfincterectomia e ultrassonografia endoscópica para diagnóstico.

- *Recomendações:* checar a RNI 1 semana antes do procedimento. Caso esteja dentro da faixa terapêutica (2,00 a 3,00), manter a dose do anticoagulante oral e realizar o procedimento. Caso a RNI esteja acima de 3,00, mas abaixo de 5,00, a dose do anticoagulante oral deve ser ajustada e o procedimento realizado em 7 dias. Nos casos em que a RNI estiver acima de 5,00, o paciente deve ter o procedimento postergado e ser encaminhado para que seu médico reavalie o ajuste da anticoagulação. O clopidogrel e o ácido acetilsalicílico não devem ser suspensos.

- **Procedimentos endoscópicos com alto risco de sangramento:**[2,3] polipectomia colonoscópica, polipectomia gástrica, esfincterectomia endoscópica, ressecção de mucosa endoscópica, dilatação de estenoses, gastroenterostomia percutânea endoscópica e ultrassonografia endoscópica com aspiração por agulha fina.

- *Recomendações:* Os pacientes com *baixo risco de tromboembolia* devem ter sua anticoagulação suspensa 5 dias antes do procedimento, e a realização da *ponte* pode ou não ocorrer. Na opinião dos autores, a *ponte* deve ser realizada ambulatorialmente, com doses profiláticas de heparina iniciadas no segundo dia da suspensão do anticoagulante oral, e a última dose aplicada 24 horas antes do procedimento. No dia do procedimento, nenhum anticoagulante deve ser utilizado para que, no dia seguinte, se não houver sangramento diferente do habitual, o anticoagulante oral seja reiniciado na dose que o paciente usava antes do procedimento, associada a doses intermediárias de heparina. A associação de heparina com anticoagulante oral deve ser mantida por, no mínimo, 5 dias, e o RNI deve ser maior que 2,00 no momento da suspensão da heparina.

Os pacientes com *risco moderado de tromboembolia* devem ter sua anticoagulação suspensa 5 dias antes do procedimento, e a *ponte* deve ser realizada ambulatorialmente com doses intermediárias ou terapêuticas de heparina iniciadas no segundo dia da suspensão do anticoagulante oral e a última dose aplicada 24 horas antes do procedimento. No dia do procedimento, uma dose profilática deve ser aplicada, de preferência, 2 horas após o procedimento. No dia seguinte, se não houver sangramento diferente do habitual, o anticoagulante oral deverá ser reiniciado na dose que o paciente usava antes do procedimento, associada a doses intermediárias ou terapêuticas de heparina. A associação de heparina com anticoagulante oral deve ser mantida por, no mínimo, 5 dias, e a RNI deve ser maior que 2,00 no momento da suspensão da heparina.

Pacientes com *alto risco de tromboembolia* devem ter sua anticoagulação suspensa 5 dias antes do procedimento, e a *ponte* deve ser realizada ambulatorialmente com doses terapêuticas de heparina, iniciadas no segundo dia após a suspensão do anticoagulante oral, e a última dose aplicada 24 horas antes do procedimento. No dia do procedimento, uma dose profilática deve ser aplicada 2 horas após a intervenção. No dia seguinte, se não houver sangramento diferente do habitual, o cumarínico deverá ser reiniciado na dose que o paciente usava antes do procedimento, associada a doses terapêuticas de heparina. A associação de heparina com anticoagulante oral deve ser mantida por, no mínimo, 5 dias, e a RNI deve ser maior que 2,00 no momento da suspensão da heparina.

O ácido acetilsalicílico e os anti-inflamatórios não esteroides não devem ser suspensos antes de qualquer procedimento endoscópico, exceto para os pacientes que apresentem algum outro distúrbio da coagulação.

O número de pacientes encaminhados para procedimentos endoscópicos em uso de novas classes de anticoagulantes ou antiagregantes plaquetários vem aumentando e, por este motivo, será realizada breve consideração sobre essas drogas.

As heparinas de baixo peso molecular (HBPM) são, na verdade, fragmentos da heparina convencional que foram produzidos por despolimerização química. Estas se ligam com maior afinidade ao fator Xa do que ao fator IIa, e por isso o TTPa (tempo de tromboplastina parcial ativado) não funciona como parâmetro para a avaliação de sua atividade. Apresentam risco de sangramento menor por terem menos interferência na função plaquetária e nenhuma interação com endotélio, não aumentando sua permeabilidade.[4]

As condutas frente às intervenções endoscópicas nos pacientes em uso de HBPM seguem os mesmos princípios dos anticoagulantes orais e das heparinas convencionais, com a suspensão em procedimentos com alto risco de sangramento e a manutenção em procedimentos com baixo risco de sangramento. As doses terapêuticas da HBPM devem ser suspensas 24 horas e as doses profiláticas 12 horas antes dos procedimentos.[4]

Os antiagregantes plaquetários, como dipiridamol, tienopiridinas (clopidogrel e ticlopidina) e inibidores dos receptores plaquetários GP IIb/IIIa, vêm sendo utilizados com frequência cada vez maior, muitas vezes associados a outros anticoagulantes ou antiagregantes. Não existem, até o momento, estudos clínicos desenhados primariamente para avaliar seus riscos e benefícios frente a procedimentos endoscópicos. As recomendações a seguir são baseadas na farmacologia e nos efeitos clínicos conhecidos das drogas:

- **Pacientes com baixo risco de sangramento:** não há necessidade de suspender os antiagregantes plaquetários.

- **Pacientes com alto risco de sangramento:** clopidogrel e ticlopidina devem ser suspensos 7 a 10 dias antes do procedimento e, se associados ao ácido acetilsalicílico, apenas um deles deve ser suspenso (a sugestão dos autores é manter o segundo); o dipiridamol ou a associação de dipiridamol com ácido acetilsalicílico não precisa ser suspensa; pacientes em uso dos inibidores dos receptores plaquetários GP IIb/IIIa devem ter o Eptifibatida e o Tirofiban suspensos 4 horas e o Abciximab 24 horas antes do procedimento.

▶▶▶ REFERÊNCIAS BIBLIOGRÁFICAS

1. Douketis JD, Berger PB, Dunn AS, et al. The perioperative management of antithrombotic therapy. American College of Chest Physicians Evidence-Based Clinical Practice Guidelines (8th Edition). Chest 2008; 133:299-339S.

2. Eisen GM, Baron TH, Dominitz JA, et al. Guideline on the management of anticoagulation and antiplatelet therapy for endoscopic procedures. Gastrointest Endosc 2002; 55:775-9.

3. Veitch AM, Baglin TP, Gershlick AH, et al. Guidelines for the management of anticoagulant and antiplatelet therapy in patients undergoing endoscopic procedures. Gut 2008; 57:1322-9.

4. Zuckerman MJ, Hirota WK, Adler DG, et al. ASGE guideline: the management of low-molecular-weight heparin and nonaspirin antiplatelet agents for endoscopic procedures. Gastrointest Endosc 2005; 61:189-94.

75

Ressonância Nuclear Magnética no Abdome Agudo: Quando Indicar?

Aloísio Cardoso-Júnior • Paulo Roberto Savassi-Rocha

▶▶| INTRODUÇÃO

A rotina dos exames de imagem utilizados na propedêutica do abdome agudo (AA) tem se modificado nos últimos decênios. Além das tradicionais radiografias simples de tórax e abdome, a ultrassonografia (US) e a tomografia computadorizada (TC) são, atualmente, componentes validados dos algoritmos utilizados para o diagnóstico das mais variadas causas de AA. Não obstante a soberania do exame clínico meticuloso, no paciente com dor abdominal os exames de imagem constituem importante avanço nos casos duvidosos, reduzindo a realização de laparotomias desnecessárias e propiciando, quando indicado, melhor planejamento do tratamento cirúrgico.

A US é particularmente útil na avaliação de pacientes gravemente enfermos, podendo ser realizada à beira do leito, o que evita o deslocamento de pacientes instáveis ao setor de imagem do hospital. Além disso, não utiliza radiação ou contraste endovenoso e pode ser repetida quantas vezes for necessário. É exame de baixo custo, disponível na maioria dos hospitais, mas sofre limitações, devido à frequente distensão gasosa dos intestinos observada nos pacientes com AA, bem como por ser exame extremamente operador-dependente.

A utilização da TC do abdome e da pelve aumentou bastante nos últimos anos devido à melhoria considerável de sua tecnologia, possibilitando a realização de exames de excepcional qualidade e acurácia, rápidos e de custo-benefício adequado no diagnóstico etiológico do AA.

Por sua vez, a ressonância nuclear magnética (RM) também vem ganhando espaço no algoritmo diagnóstico do AA devido aos recentes avanços que têm possibilitado a realização de estudos com maior rapidez e melhor resolução. Muitas vezes, a RM não é indicada como primeiro exame diagnóstico no abdome agudo, sendo realizada quando as radiografias, a US e a TC não foram definitivas na elucidação diagnóstica.[1] O Quadro 75.1 apresenta as características da RM na propedêutica do abdome agudo.

RESSONÂNCIA NUCLEAR MAGNÉTICA NO ABDOME AGUDO: QUANDO INDICAR?

Quadro 75.1 Características da RM na propedêutica do abdome agudo

Vantagens	Desvantagens
Ausência de radiação ionizante	Custo elevado
Alergia ao contraste é rara	Demora na aquisição das imagens
Pode ser utilizada em crianças e gestantes	Necessidade de períodos de apneia durante o exame
Pode ser utilizada em pacientes com IR	Impossibilidade em pacientes que recebem drogas em bomba de infusão

IR: insuficiência renal.

▶▶ RM NO AA: QUANDO INDICAR?

A indicação de RM na propedêutica do AA, conforme já discutido anteriormente neste capítulo, não deve ocorrer antes da realização dos demais exames (RX, US, TC). Entretanto, caso seja possível, pacientes grávidas devem ser submetidas à RM em substituição à TC para poupá-las da exposição à radiação ionizante.[2]

As principais indicações gerais de RM no abdome agudo são:

- Contraindicação à radiação ionizante (crianças, gestantes).
- Contraindicação ao contraste utilizado na TC (insuficiência renal; alergia ao iodo).
- Diagnóstico das afecções das vias biliares que podem cursar com AA (síndrome de Mirizzi, litíase da via biliar principal (LVBP), colangite aguda, estenose ductal, neoplasias).
- Diagnóstico e estudo morfológico da pancreatite aguda e suas complicações.
- Abdome agudo não diagnosticado por outros exames de imagem (RX, US, TC).

Aplicações Clínicas da RM no AA

Após observadas as indicações gerais, devem ser conhecidas as aplicações da RM na propedêutica das afecções que cursam com AA.[3]

O Quadro 75.2 mostra as aplicações clínicas da RM no AA.

As Figs. 75.1 e 75.2 mostram, respectivamente, imagens da RM em pacientes com LVBP e apendicite aguda.

▶▶ CONTRAINDICAÇÕES

As contraindicações à RM estão relacionadas com o campo magnético utilizado no exame. Este fato impede sua utilização em pacientes que possuem próteses metálicas e inviabiliza a presença de equipamentos médicos na sala de exame. As principais situações nas quais a RM não pode ser realizada estão presentes em pacientes que tenham:

- Corpos estranhos metálicos, como projéteis de arma de fogo.
- Marca-passo cardíaco.
- Estimuladores neurossensoriais.

Quadro 75.2 Aplicações clínicas da ressonância magnética no abdome agudo

Órgão/Trato	Afecção	Características na RM
Fígado	Abscesso piogênico	Imagens inespecíficas. Correlacionar com as manifestações clínicas
	Abscesso amebiano	Boa acurácia para mostrar extensão pleural e pericárdica do abscesso
	Abscesso fúngico	Acurácia superior à da TC no diagnóstico de candidíase hepática
	Infarto hepático	Imagem típica de hipersinal em T2 (formato de cunha)
	Síndrome de Budd-Chiari	Áreas periféricas heterogêneas (hipersinal T2/hipossinal T1/ sinal normal no lobo caudado)
Vesícula e vias biliares	Colecistite aguda	Boa acurácia para definir espessamento da parede vesicular secundário ao edema inflamatório. Diferencia colecistite crônica e aguda. A US é o exame de primeira escolha
	LVBP	Excelente acurácia na detecção de cálculos da via biliar principal
	Colangite aguda	Boa acurácia. Mostra sinais diretos e indiretos da doença
	Síndrome de Mirizzi	Boa acurácia mostrando alterações anatômicas da síndrome
Pâncreas	Pancreatite aguda	Provável superioridade em relação à TC na definição das alterações pancreáticas e peripancreáticas. Mais sensível para evidenciar hemorragia. Deve ser realizada em aparelhos de alto campo (1,5 tela)
Intestino delgado	Obstrução intestinal	Sensibilidade igual a 90% no diagnóstico de obstrução intestinal Definição da causa em 50% dos pacientes
	Isquemia intestinal	Alternativa aos demais exames. Pouca experiência relatada na literatura
Intestino grosso	Apendicite aguda	Alternativa em crianças e grávidas. Boa acurácia
	Diverticulite aguda	Boa acurácia. Pequenas bolhas de ar extraluminal podem não ser detectadas
Cavidade peritoneal	Coleções líquidas	Ascite, biliomas, abscessos, hematomas e lesões císticas são prontamente diagnosticados pela RM
Trato urinário	Cólica renal	Boa alternativa quando houver contraindicação à TC
	Pielonefrite	Pequena experiência relatada
Trato genital feminino	Cisto ovariano hemorrágico	Indicação complementar à US/TC. Pode haver confusão entre cisto hemorrágico e hematoma anexial da gravidez ectópica
	Torção do ovário	Indicação complementar à US/TC
	DIP	Indicação complementar à US/TC

TC: tomografia computadorizada; RM: ressonância nuclear magnética; US: ultrassonografia; DIP: doença inflamatória pélvica; LVBP: litíase da via biliar principal.

- Clipes vasculares ferromagnéticos.
- Válvulas cardíacas metálicas.
- Banda gástrica para tratamento da obesidade mórbida com componente metálico.
- Cateteres venosos de longa permanência com reservatório metálico.
- Bombas de infusão, ventiladores mecânicos e demais equipamentos médicos que contenham metais.

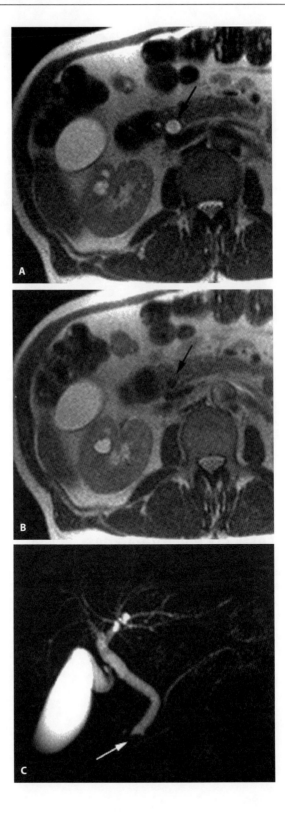

Fig. 75.1 Imagem de litíase da via biliar principal na ressonância magnética. **A** e **B.** Imagens axiais. **C.** Imagem coronal. As setas mostram dilatação do hepatocolédoco e cálculo impactado no colédoco distal. (Retirada de Pedrosa I, Rofsky NM. MR imaging in abdominal emergencies. Radiol Clin N Am 2003; 41:1243-73.)

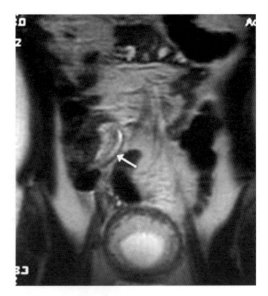

Fig. 75.2 Apendicite aguda. Imagem de secção coronal ponderada em T2, revelando apêndice com paredes espessadas (*seta*) estendendo-se medialmente ao ceco. (Retirada de Oto A. MR imaging evaluation of acute abdominal pain during pregnancy. Magn Reson Imaging Clin N Am 2007; 14:489-500.)

▶▶ CONSIDERAÇÕES FINAIS

O uso da RM no AA tornou-se mais frequente nos últimos anos. Ainda assim, a experiência acumulada é pequena e os estudos incipientes. As indicações clássicas incluem pacientes que não podem utilizar contraste iodado, gestantes e crianças. Além disso, tem sido indicada quando outros exames não definiram o diagnóstico. Nas afecções das vias biliares, a colangiorressonância apresenta irrefutável vantagem sobre a US e a TC. A RM deve ser considerada, também, no diagnóstico e na avaliação da gravidade da pancreatite aguda e suas complicações, especialmente quando houver insuficiência renal instalada. A difusão de sua indicação, em casos selecionados, irá possibilitar o delineamento de algoritmos diagnósticos que definam, com maior precisão, quando a RM deverá ser indicada na propedêutica do AA.

▶▶ REFERÊNCIAS BIBLIOGRÁFICAS

1. Rezende CJ. Ressonância magnética. In: Fahel E, Savassi-Rocha PR (eds.) Abdome agudo não-traumático. 1 ed., Rio de Janeiro: MedBook, 2008: 85-100.
2. Pedrosa I, Rofsky NM. MR imaging in abdominal emergencies. Radiol Clin N Am 2003; 41:1243-73.
3. Oto A. MR imaging evaluation of acute abdominal pain during pregnancy. Magn Reson Imaging Clin N Am 2007; 14:489-500.

76

Enema Opaco no Abdome Agudo: Ainda Existe Indicação?

Reginaldo Figueiredo • João Paulo Kawaoka Matushita

▶▶▌ INTRODUÇÃO

É muito importante reconhecer que os estudos intestinais, fazendo-se uso de composto de bário, são altamente dependentes do especialista. Nos últimos 20 anos, tem-se observado evidente redução do número de exames contrastados realizados no Brasil. Esse fato se deve a vários fatores, entre os quais se destacam o incremento das avaliações endoscópicas e a utilização da tomografia computadorizada multiplanar e da ressonância nuclear magnética.[1]

Embora a endoscopia seja de grande valor para diagnosticar as diversas afecções da mucosa do trato intestinal, a avaliação contrastada leva enorme vantagem sobre o método endoscópico, pois possibilita o estudo da submucosa, das lesões tumorais extrínsecas, assim como da função e da motilidade de todos os segmentos intestinais.[1]

Além disso, o estudo baritado também é indispensável na solução das dúvidas encontradas nos procedimentos endoscópicos e por tomografia computadorizada.[2]

Nesse sentido, o enema opaco mantém-se na vanguarda da propedêutica dos cólons, mesmo diante de outros métodos diagnósticos, e continua sendo muito útil no estudo de pacientes com dores abdominais agudas, obstipação intestinal crônica, sangramento baixo em decorrência de carcinoma colônico, vólvulo, diverticulite e transtornos funcionais anorretais.

Embora as radiografias simples na rotina do abdome agudo possam ser diagnósticas, a introdução intestinal, via retal, de sulfato de bário é o método preferido para análise e detecção de lesões dos cólons, além de contribuir como método terapêutico.[3]

▶▶▌ REDUÇÃO DE INTUSSUSCEPÇÃO (OU INVAGINAÇÃO) INTESTINAL

A intussuscepção intestinal ocorre mais frequentemente em crianças com menos de 2 anos de idade (75% dos casos).[3] A forma mais comum, responsável por 70% a 90% dos casos é a ileocólica, na qual o íleo encontra-se prolapsado dentro do cólon[4] (Fig. 76.1).

Nos casos suspeitos de intussuscepção, a administração de clister de bário torna-se útil não só para estabelecer ou confirmar o diagnóstico, mas também para efetivar o tratamento.[5]

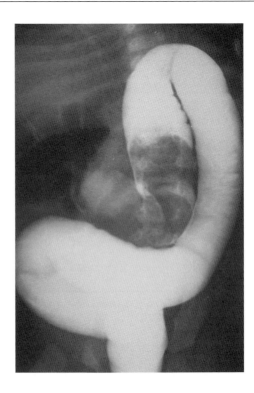

Fig. 76.1 Intussuscepção ileocecal após desobstrução.

Ao alcançar o ponto de obstrução, a extremidade da coluna de bário circunda a invaginação, assumindo forma côncava com aspecto de *mola espiral*, fato que facilita o diagnóstico.[6,7] Quando se obtém êxito com a manobra, a invaginação pode ser completamente reduzida.

Mesmo em caso de restrição ao uso desse método para redução não cirúrgica da invaginação, a maioria das opiniões a favorece, pelo menos no que diz respeito às medidas preliminares de tratamento. Cabe salientar que a redução hidrostática apresenta menor risco para os pacientes que o procedimento cirúrgico.[3]

Caso a invaginação intestinal ocorra em crianças maiores – com mais de 2 anos de idade – normalmente estará associada a uma causa direta, como a presença de divertículo de Meckel, placa de Peyer hipertrofiada, duplicação ileal ou tecido pancreático aberrante. Nesse grupo de pacientes é preferível a intervenção cirúrgica.[8]

▶▶ CARCINOMA DO INTESTINO GROSSO

O carcinoma é a lesão mais frequente do tubo digestório e, no Brasil, cerca de 42% desses tumores se localizam no hemicólon esquerdo, com predileção pelo sigmoide.[9] As lesões podem ser anulares, polipoides ou infiltrantes, ou apresentar combinações dessas características. As alterações do tipo anular – *anel de guardanapo* ou *maçã mordida* (Fig. 76.2) – estreitam a luz intestinal de maneira brusca, levando a quadro obstrutivo agudo. Em geral, a área comprometida atinge, normalmente, de 3 a 4cm de extensão e raramente é superior a 6cm.[10]

O objetivo da realização do exame contrastado do cólon, em paciente com obstrução intestinal e com suspeita de carcinoma, é avaliar o grau de comprometimento e a extensão da lesão, assim como investigar a possibilidade de outras lesões sincrônicas.

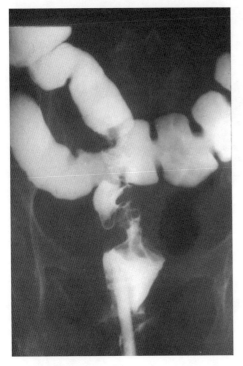

Fig. 76.2 Lesão em *anel de guardanapo* ou *maçã mordida*.

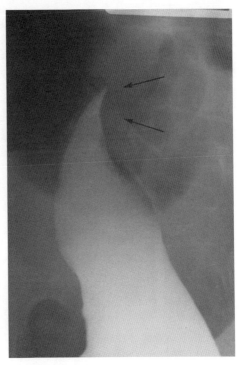

Fig. 76.3 Vólvulo do sigmoide. Obstrução em *bico de pássaro*.

▶▶ VÓLVULO INTESTINAL

O vólvulo é lesão que estreita a luz intestinal e pode ocorrer em qualquer parte do tubo gastrointestinal. Mais frequente no intestino grosso, notadamente em cólon sigmoide, atinge, preferencialmente, pacientes com idade acima de 60 anos.[11]

Nos EUA, o vólvulo do cólon é responsável por 10% de todas as obstruções do intestino grosso, sendo os cólons descendente e sigmoide os locais mais usualmente comprometidos.[12]

O exame radiológico contrastado é básico no diagnóstico do vólvulo do intestino grosso e demonstra a clássica imagem de *bico de pássaro*[7] (Fig. 76.3).

▶▶ DIVERTICULITE

Os divertículos colônicos, do tipo usual, são herniações da mucosa e muscular da mucosa através da musculatura própria e se formam em pontos frágeis da parede intestinal, geralmente nos locais em que os vasos sanguíneos perfuram a camada muscular.[3]

As dimensões dos divertículos variam desde pequenas protrusões em forma de V até os mais raros, que medem alguns centímetros de largura. Podem ser encontrados em todas as regiões do intestino grosso, mas predominam no cólon sigmoide[13] (Fig. 76.4).

A diverticulite advém de macro ou microperfuração e, caso esta aumente de tamanho e não se cure, o conteúdo intestinal pode extravasar e conduzir à formação de abscessos, que podem comprometer órgãos vizinhos ou invadir a cavidade peritoneal.

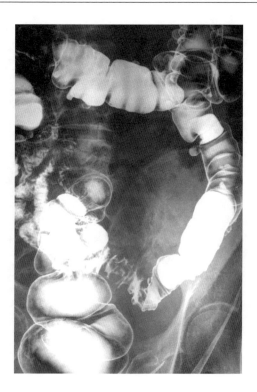

Fig. 76.4 Diverticulite em cólon sigmoide.

A maioria das fístulas sigmoidovesicais não traumáticas e um terço das fístulas sigmoidovaginais, em pessoas idosas, com certeza ocorrem em decorrência de diverticulite.[13]

O estudo contrastado do cólon foi durante muito tempo (até o advento da tomografia) o método primário de exame de pacientes com suspeita de diverticulite.

▶▶ DOENÇA DE HIRSCHSPRUNG

Malformação congênita do intestino grosso, a doença de Hirschsprung está relacionada com o megacólon aganglônico, ou seja, uma fração de cólon com ausência dos plexos mioentéricos de Meissner e Auerbach impede a evolução normal do peristaltismo e o segmento cólico proximal se dilata antes da porção aganglônica. Em geral, ocorre um caso em cada 5.000 nascimentos, com predomínio do sexo masculino sobre o feminino, na proporção de 80%.[3]

A manifestação inicial pode ser a obstipação intestinal, contudo, com a evolução do quadro, podem ocorrer episódios recorrentes de diarreia e constipação intestinal devido à colite associada.

O diagnóstico do possível quadro obstrutivo é estabelecido por meio do enema opaco, com a demonstração de nítida zona de transição entre o segmento aganglônico e a área normal dilatada (Fig. 76.5).

Nos casos de ausência de dilatação colônica, a área de transição entre o reto normal e o megacólon pode não ser identificada. Nesse caso, deve-se valorizar a incapacidade da criança em evacuar o enema de bário após 24 a 48 horas. A retenção do enema após esse tempo faz supor a presença de área aganglônica.[8]

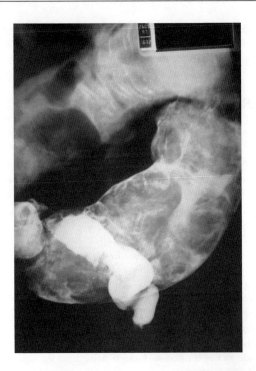

Fig. 76.5 Enfermidade de Hirschsprung.

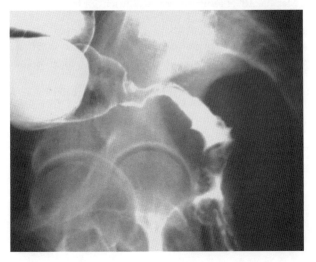

Fig. 76.6 Retite actínica.

▶▶▏ OBSTRUÇÃO DO INTESTINO GROSSO PELA RADIAÇÃO

Esta é uma das condições que ocasionalmente produzem obstrução aguda do intestino grosso, porém a obstrução crônica é mais frequente e sobrevém do tratamento radioterápico prévio de cânceres de próstata, útero e ovários.

O reto e o sigmoide são os locais mais frequentemente lesionados pela radioterapia, e as manifestações clínicas podem surgir, geralmente, no intervalo de 1 mês a vários anos após o tratamento[7] (Fig. 76.6).

O enema opaco é realizado com o intuito de se avaliar a extensão do comprometimento intestinal, como também para elucidar alguma possível dúvida de interpretação diagnóstica no que diz respeito ao carcinoma recorrente de reto e/ou sigmoide.

▶▶▎ REFERÊNCIAS BIBLIOGRÁFICAS

1. Levine MS, Rubisen SE, Laufer I. Barium studies in modern radiology: Do they have a role? Radiology 2009; 250:19-22.

2. Gunderman RB. Fundamentos de radiologia. 2 ed., Rio de Janeiro: Guanabara Koogan, 2007.

3. Paul LW, Juhl JH. Interpretação radiológica. 3 ed., Rio de Janeiro: Guanabara Koogan, 1977.

4. Gore RM, Levine MS. Radiology of the pediatric colon. In: Fernbach SK, Feinstein KA (eds.). Textbook of gastrointestinal radiology. 2 ed., Philadelphia: Saunders, 2000: 2113-27.

5. Federle MP, Jeffrey RB, Desser TS, Anne VS. GI tract and abdominal cavity. In: Federle MP, Anne VS (eds.) Diagnostic imaging. Abdomen. Utah: Amirsys, 2004: 345-8.

6. Sutton D. The gastrointestinal tract in the neonate. In: Starer F. A textbook of radiology and imaging. New York: Churchill Livingstone, 1994: 1047-75.

7. Felson B. Obstrucción del intestino grueso. In: Felson B (ed.). Abdomen agudo. Barcelona: Ediciones Toray, 1976: 33-57.

8. Margulis AR, Burhenne HJ. Tracto gastrointestinal en los niños. In: Singleton EB (ed.). Radiologia del aparato digestivo. Barcelona: CV Mosby, 1977: 1423-59.

9. Brasil. Ministério da Saúde. Câncer no Brasil: Dados histopatológicos (1976-1980). Campanha Nacional de Combate ao Câncer. Rio de Janeiro: Ministério da Saúde, 1982.

10. Wolf B, Marshak RH. Linitis plastica or diffusely infiltrating type of carcinoma of the colon. Radiology 1963; 81:502-7.

11. Gore RM, Levine MS. Miscellaneous abnormalities of the colon. In: Szucs RA, Gramm HF, Eisenberg RL et al. (eds.). Textbook of gastrointestinal radiology. 2 ed., Philadelphia: Saunders, 2000: 1089-122.

12. Kerry RL, Ranson HK. Volvulus of the colon: etiology, diagnosis and treatment. Arch Surg 1969; 99:215-22.

13. Margulis AR, Burhenne HJ. Enfermedad diverticular del colon. In: Williams I, Fleischner FG (eds.). Radiologia del aparato digestivo. Barcelona: CV Mosby, 1977: 988-1009.

77

Apendicite Aguda: Existe Sinal Patognomônico?

Andy Petroianu • Luiz Ronaldo Alberti

▶▶▎ INTRODUÇÃO

O diagnóstico da apendicite aguda, em sua fase inicial, permanece um desafio, principalmente em crianças, idosos e nos pacientes do sexo feminino.[1,2] A reduzida especificidade dos métodos propedêuticos para esse diagnóstico é responsável pelo atraso no tratamento da apendicite em até 20% dos pacientes com dor no flanco direito.[3] Por outro lado, 15% a 40% dos apêndices removidos são aparentemente normais, e a dor abdominal ocorre por outros motivos.[1,2,4]

Avanços nos métodos de imagem aumentaram a acurácia diagnóstica, mas também seu custo. A ultrassonografia com Doppler, a tomografia computadorizada com contraste, a tomografia helicoidal, a ressonância nuclear magnética e a cintilografia tornaram o diagnóstico de apendicite mais preciso, com acerto superior a 90%[3,5] (Fig. 77.1).

A radiografia simples de abdome é exame obrigatório no abdome agudo. Entretanto, em presença de apendicite aguda, ela não tem sido adequadamente valorizada. Segundo a literatura, a presença de fecalitos no apêndice, o apagamento das bordas do músculo psoas direito, alça sentinela de íleo terminal e outros aspectos radiográficos mais raros são pouco úteis no diagnóstico de apendicite, com índice de acerto inferior a 40%.[1,6] Por outro lado, recentemente encontrou-se novo sinal radiográfico, constituído por imagem de acúmulo de fezes no ceco. Essa imagem ocorre em mais de 90% dos casos de apendicite, igualando e até superando a sensibilidade e a especificidade de outros métodos de imagem, a um custo menor[7-9] (Quadro 77.1).

▶▶▎ DIAGNÓSTICO DA APENDICITE AGUDA

A história de desconforto epigástrico migratório para a região periumbilical e o flanco direito, acompanhada de náuseas e inapetência, pode ocorrer tanto em apendicite aguda como em outras inflamações abdominais, como colecistite, linfadenite, litíase renal e doença inflamatória pélvica, ou surgir sem causa aparente.[1]

O exame físico também é incaracterístico, pois dor à palpação no ponto de McBurney (entre a cicatriz umbilical e a espinha ilíaca anterossuperior) também é encontrada em várias condi-

Quadro 77.1 Sensibilidade dos sinais radiográficos (radiografia simples de abdome) para o diagnóstico da apendicite aguda, de acordo com dados da literatura[3,10,11]

Sinal radiográfico	Sensibilidade
Imagem de acúmulo fecal no ceco	97,05%
Íleo adinâmico	15% a 55%
Aumento da densidade de partes moles (QID)	12% a 33%
Pneumoapêndice	< 2%
Apendicolito	2% a 22%
Escoliose lombar	1% a 14%
Apagamento da margem do psoas	1% a 8%
Deformidade do contorno cecal	< 5%

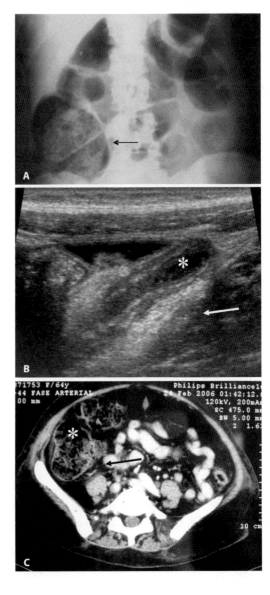

Fig. 77.1 Exames de imagem em apendicite aguda. **A.** Radiografia simples de abdome. Observar imagem de acúmulo fecal no ceco, que está distendido (*seta*). **B.** Imagem ultrassonográfica mostrando apêndice(*) distendido e enrijecido por parede espessada e rodeado por tecido inflamatório (*seta*). (Ilustração gentilmente cedida pelo Dr. Rogério Augusto Pinto da Silva.) **C.** Tomografia computadorizada mostrando fezes no ceco(*) e apêndice com a parede espessada (*seta*).

APENDICITE AGUDA: EXISTE SINAL PATOGNOMÔNICO?

ções patológicas dessa região. Os sinais dolorosos decorrentes da distensão dos músculos psoas e obturatório estão, da mesma maneira, presentes em múltiplas afecções inflamatórias pélvicas e retroperitoneais. Mesmo a palpação de massa na região apendicular não diagnostica apendicite, pois ela é encontrada em distensão cecal por gases, fecaloma, doença de Crohn, neoplasias de ovário direito e útero, aderências intestinais etc. O diferencial de temperatura axilar-retal superior a 1ºC também ocorre em todos os quadros inflamatórios pélvicos e retroperitoneais.[10,11]

Os exames laboratoriais também são inespecíficos. Apendicite, mesmo grave, pode cursar com níveis leucocitários normais, e a leucocitose evidencia-se não somente em apendicite, mas em qualquer quadro infeccioso do organismo e até em distúrbios metabólicos. A hemossedimentação e a proteína C reativa elevam-se na desidratação e em fenômenos inflamatórios agudos ou crônicos. O exame de urina auxilia pouco, pois sinais de infecção urinária decorrem de infecção nesse sistema ou manifestam-se em presença de quadros infecciosos adjacentes, inclusive do próprio apêndice, quando aderido ao ureter direito e à bexiga[10-12] (Quadro 77.2).

O desenvolvimento dos métodos de imagem e a crescente experiência dos imaginologistas tornaram os diagnósticos das afecções intra-abdominais cada vez mais precisos, como pode ser observado no Quadro 77.3. Mesmo com as elevadas especificidade e sensibilidade desses exames, é fundamental que haja quadro clínico sugestivo de apendicite aguda, pois todas as imagens encontradas na apendicite aguda também são verificadas em pessoas normais ou com outras afecções abdominais.[5,13]

A ultrassonografia é exame de baixo custo e disponível em quase todos os hospitais, porém sua confiabilidade depende da experiência do profissional que a realiza. Cabe ainda lembrar que ultrassonografistas experientes raramente estão disponíveis em feriados, à noite ou durante a madrugada. Um exame conduzido por quem não tem experiência não é confiável e perde o seu valor.[5]

Quadro 77.2 Sensibilidade e especificidade dos sintomas e sinais em diagnóstico de apendicite aguda[10-12]

Sintomas e sinais	Sensibilidade	Especificidade
Hiporexia	58% a 91%	37% a 40%
Náuseas e vômitos	40% a 72%	45% a 69%
Diarreia	9% a 24%	58% a 65%
Febre	27% a 74%	50% a 84%
Descompressão dolorosa	80% a 87%	69% a 78%
Leucocitose	42% a 96%	53% a 76%
Proteína C reativa	41% a 48%	49% a 57%

Quadro 77.3 Acurácia dos exames de imagem para o diagnóstico de apendicite aguda[7-9,11,12,14]

Exames	Sensibilidade	Especificidade	Valor preditivo	
			Positivo	Negativo
Radiografia simples*	97,05%	85,33%	78,94%	98,08%
Ultrassonografia	44% a 90%	47% a 95%	89% a 94%	89% a 97%
Tomografia	72% a 97%	91% a 99%	92% a 98%	95% a 100%
Cintilografia	91% a 98%	91% a 99%		

*Imagem de acúmulo fecal no ceco.

Quadro 77.4 Comparação da acurácia do sinal de acúmulo fecal no ceco em 400 pacientes com abdome agudo do lado direito[8]

Grupo	Sensibilidade (%)	Especificidade (%)	Valor preditivo	
			Positivo (%)	Negativo (%)
1	97,05	85,33	78,94	98,08
2	19,00	48,64	9,09	68,96
3	12,00	46,75	5,74	67,57
4	13,00	47,02	6,22	67,96

Grupo 1 (n = 100): apendicite aguda.
Grupo 2 (n = 100): cálculos urinários.
Grupo 3 (n = 100): afecções inflamatórias ginecológicas de trompa e ovário.
Grupo 4 (n = 100): afecções inflamatórias das vias biliares (colecistite e colangite).

A tomografia computadorizada é considerada padrão para o diagnóstico de apendicite aguda desde 2001. Sua limitação está na disponibilidade do equipamento e em seu custo elevado. Segundo alguns autores,[13,14] a espera por esse exame retarda o diagnóstico e agrava o quadro clínico.

A radiografia simples de abdome, por sua vez, pode ser realizada em todos os hospitais e independe de imaginologista.[6-9] Ela evidencia, de maneira clara, a presença do sinal de acúmulo fecal no ceco, sem a necessidade de experiência destacada do observador. Estudo comparativo da apendicite com outros quadros inflamatórios agudos do abdome direito mostrou ser este sinal muito mais frequente na apendicite. (Quadro 77.4). Sua acurácia para apendicite aguda não difere da encontrada nos outros exames de imagem.[7-9]

▶▶ CONSIDERAÇÕES FINAIS

Ainda não se encontrou sinal patognomônico para apendicite aguda. Os métodos de imagem contribuem com elevada confiabilidade para seu diagnóstico, desde que haja quadro clínico sugestivo dessa afecção.

▶▶ REFERÊNCIAS BIBLIOGRÁFICAS

1. Boleslawski E, Panis Y, Benoist S, Denet C, Mariani P, Valleur P. Plain abdominal radiography as a routine procedure for acute abdominal pain of the right lower quadrant. World J Surg 1999; 23:262-4.

2. Sivit CJ. Imaging the child with right lower quadrant pain and suspected appendicitis: current concepts. Pediatr Radiol 2004; 34:447-53.

3. Shelton T, Mckinlay R, Scharwartz RW. Acute appendicitis: current diagnosis and treatment. Curr Surg 2003; 60:502-5.

4. Petroianu A, Oliveira Neto JE, Alberti LR. Incidência comparativa da apendicite aguda em população miscigenada, de acordo com a cor da pele. Arq Gastroenterol 2004; 41:24-6.

5. Incesu L, Yazicioglu AK, Selcuk MB, Ozen N. Contrast-enhanced power Doppler US in the diagnosis of acute appendicitis. Eur J Radiol 2004; 50:201-9.

6. Brooks DW, Killen DA. Roentgenographic findings in acute appendicitis. Surgery 1965; 57:377-84.

7. Petroianu A. Faecal loading in the cecum as a new radiological sign of acute appendicitis. Radiography 2005; 11:198-200.

8. Petroianu A, Alberti LR, Zac RI. Fecal loading in the cecum as a new radiological sign of acute appendicitis. World J Gastroenterol 2005; 11:4230-2.

9. Petroianu A, Alberti LR, Zac RI. Assessment of the persistence of fecal loading in the cecum in presence of acute appendicitis. Int J Surg. 2007; 5:11-6.

10. Aloo J, Gerstle T, Sgmund II JS. Appendicitis in children less than 3 years of age: a 28-year review. Pediatr Surg Int 2004; 19:777-9.

11. Petroianu A, Miranda, ME, Oliveira RG. Blackbook de cirurgia. Belo Horizonte: Blackbook Editora, 2008.

12. Van den Broek WT, Van der Ende ED, Bijnen AB, et al. Which children could benefit from additional diagnostic tools in case of suspected appendicitis? J Ped Surg 2004; 39:570-4.

13. Poortman P, Oostvogel HJ, Bosma E, et al. Improving diagnosis of acute appendicitis: results of a diagnostic pathway with standard use of ultrasonography followed by selective use of CT. J Am Coll Surg 2009; 208:434-41.

14. Holscher HC, Heij HA. Imaging of acute appendicitis in children: EU versus U.S. ... or US versus CT? Pediatr Radiol 2009; 39:497-9.

78

Antibioticoterapia na Apendicite: Quando e Como?

Wanessa Trindade Clemente • Stella Sala Soares Lima • Rosane Luiza Coutinho

▶▶▎ INTRODUÇÃO

A apendicite é a causa mais comum de abdome agudo, resultando em 87.808 admissões por doenças do apêndice entre janeiro de 2008 e janeiro de 2009, segundo o DATASUS, apenas no Brasil.[1] O processo inicia-se com a obstrução do lúmen do apêndice, decorrente da hiperplasia dos folículos linfoides, presença de fecalitos ou corpos estranhos, neoplasia, parasitas ou da estenose inflamatória. Nas crianças, pode iniciar-se após infecções virais ou bacterianas e/ou decorrer da desidratação associada ao processo infeccioso. Após obstrução e distensão do apêndice, ocorre aumento da pressão intraluminal, resultando em trombose e oclusão de pequenos vasos e, consequentemente, estase da circulação. Evolutivamente, podem ocorrer isquemia e necrose do apêndice, com supercrescimento bacteriano e perfuração. As bactérias envolvidas são predominantemente aeróbias no início do processo, apresentando padrão misto em estágios mais tardios, comumente *Escherichia coli*, *Peptostreptococcus*, *Bacteroides fragilis* e *Pseudomonas* spp.

O diagnóstico de apendicite aguda é feito por meio da anamnese e do exame físico, com auxílio de exames laboratoriais. Para o diagnóstico clínico tem sido sugerido o escore de Alvarado, que pontua probabilidade de apendicite utilizando os sinais, sintomas e leucocitose como preditores do diagnóstico.[2] Todavia, com a disponibilidade atual de propedêutica imaginológica, a predição diagnóstica baseada em escore clínico não é utilizada de rotina. Os exames de imagem (ultrassonografia e tomografia de abdome) são reservados aos casos sem definição diagnóstica, com elevadas sensibilidade e especificidade (S: 86% e 94%; E: 81% e 95%, respectivamente), e não modificam, significativamente, o número de laparotomias exploradoras.[3]

O uso de antimicrobianos (ATM) na apendicite depende da fase evolutiva da doença e da modalidade terapêutica escolhida. Se o tratamento de escolha for o cirúrgico, por via convencional ou laparoscópica, recomenda-se a antibioticoprofilaxia com duração restrita e, caso haja complicação do processo, o tempo de tratamento deve ser estendido. Havendo peritonite e seleção de micro-organismos com perfil de sensibilidade limitado, sugerem-se esquemas alternativos com agentes de maior espectro de ação, ajustados conforme os resultados de exames microbiológicos. Se, no entanto, a abordagem for conservadora em apendicite de reconhecimento tardio (massa apendicular), ou mesmo em apendicite aguda, sem manejo cirúrgico, orientam-se esquemas variados, dependendo do tempo de evolução da doença e das características do paciente.

ANTIBIOTICOTERAPIA NA APENDICITE: QUANDO E COMO? **465**

Quadro 78. 1 Comparação entre os tratamentos conservador e cirúrgico de emergência

	Vantagens	Desvantagens
Tratamento conservador	Seguro Permite controle do episódio agudo Boa resposta em > 91% dos casos	Falência e recorrência em 5% a 46% dos casos Adiamento da cirurgia em não respondedores Custo (permanência hospitalar, antibioticoterapia e analgesia) Apendicectomia após intervalo pode ser necessária Complicação 12% a 23% Impacto sobre a flora
Tratamento cirúrgico de emergência	Seguro, fácil e custo-efetivo Tempo operatório aceitável Não é necessária outra admissão Sem apendicectomia de intervalo Manejo intervencionista rápido de outras afecções Sem necessidade de seguimento e investigação	Tecnicamente difícil, se tardia Diferenciação difícil entre massa neoplásica e inflamatória Às vezes, biópsia é necessária Mais complicações do que na apendicectomia de intervalo

Adaptado de Meshikhes AW. Management of appendiceal mass: controversial issues revisited. J Gastrointest Surg 2008; 12(4):767-75.

▶▶ ABORDAGEM CIRÚRGICA × CONSERVADORA

Na abordagem tradicional da apendicite aguda, com apendicectomia, após introdução de ATM, intervenção cirúrgica e pós-operatório apropriado, a mortalidade associada é inferior a 1%. Todavia, publicações mais recentes têm mostrado que o tratamento clínico exclusivo pode ser opção terapêutica adequada em alguns casos, com resultados similares aos da apendicectomia tradicional, tanto para massa apendicular como para apendicite precoce.

O Quadro 78.1 compara as abordagens conservadora e cirúrgica.[4]

▶▶ ABORDAGEM CIRÚRGICA: USO DE ANTIMICROBIANOS NA APENDICECTOMIA

Os pacientes submetidos à apendicectomia precoce, ou seja, entre 24 e 72 horas após o início dos sinais e sintomas, podem ser distribuídos entre aqueles com apendicite aguda não perfurada e perfurada, a fim de determinar o tipo e a duração do uso de ATM. O risco de infecção operatória nas apendicites não supuradas varia de 10% a 20%, atingindo 50% nas apendicites supuradas e 80% em caso de perfuração.

Apendicectomia na Apendicite não Perfurada

Nas apendicites não perfuradas, o uso de ATM é profilático e as doses devem ser administradas no início da operação, na indução anestésica e no peroperatório, sendo desnecessário o uso de ATM no pós-operatório. O esquema preconizado é o uso associado de cefazolina + metronidazol, ou cefoxitina, ou ampicilina-sulbactam ou ertapenem. Nos pacientes com alergia grave à penicilina indica-se o uso de ciprofloxacina ou aztreonam associado a anaerobicida (ver posologia no Quadro 78.2). Contudo, a escolha do esquema ATM a ser utilizado deve considerar a disponibilidade da droga, seu impacto seletivo sobre a flora e o custo.

Quadro 78.2 Posologia dos principais antimicrobianos utilizados em apendicite aguda

Droga	Dose habitual	Correção para insuficiência renal (estimada pelo *clearance* de creatinina em mL por min)			Correção para insuficiência hepática
		> 50 a 90	10 a 50	< 10	
Ampicilina	250mg a 2g q6h	–	q6 a 12h	q12 a 24h	
Vancomicina	1g q12h	–	1g q24 a 96h	1g q4 a 7 dias	
Teicoplanina	6mg/kg/dia	–	q48h	q72h	
Linezolida	600mg q12h	–	–	–	
Sultamicilina (ampicilina-sulbactam VO)	375 a 750mg q12h	–	250 a 375mg q24h (se ClC <19)	250 a 375mg q48h	
Ampicilina-sulbactam EV	3g q6h	–	q8 a 12h	q24h	
Ticarcilina-clavulanato	3,1g q4h	–	2g q4 a 8h	2g q12h	
Piperaciclina-tazobactam	3,375 a 4,5g q6h	–	2,25g q6h	2,25 q8h	
Aztreonam	2g q8h	–	50% a 75% da dose	25% da dose	
Ciprofloxacina VO	500 a 750mg q12h	–	50% a 75% da dose	50% da dose	
Ciprofloxacina EV	200 a 400mg q12h	–	50% a 75% da dose	50% da dose	
Levofloxacina	750mg q24h	–	500mg q48h	500mg q48h	
Moxifloxacina	400mg q24h	–	–	–	
Cefazolina	1 a 2g q8h	–	1 a 2g q12h	1 a 2g q24 a 48h	
Cefoxitina	2g q8h	–	2g q8 a 12h	2g q24 a 48h	
Ceftriaxona	1 a 2g q12h ou qd	–	–	–	Preferir cefotaxima. Dose máxima: 2g/dia
Cefotaxima	2g q8 h	2g q8 a 12h	2g q12 a 24h	2g q24h	
Ceftazidima	2g q8h	2g q8 a 12h	2g q24 a 48h	2g q48 h	
Cefepima	2g q8 a 12h	–	2g q12 a 24h	1g q24h	
Amicacina	15mg/kg/dia	60% a 90% dose, q12h	30% a 70% da dose q12-18h	20% a 30% da dose q24 a 48h	
Gentamicina	3 a 5mg/kg/dia	60% a 90% dose, q12h	30% a 70% da dose q12h	20% a 30% da dose q24 a 48h	
Clindamicina	150 a 450mg VO q6h 600 a 900mg EV/IM q8h	–	–	–	50% a 70% da dose. Evitar
Metronidazol	7,5mg/kg q6h	–	–	50% da dose	50% da dose. Evitar
Tigeciclina	100mg inicial, seguido de 50mg q12h	–	–	–	Child-Pugh C dose inicial de 100mg, seguida de 25mg q12h
Ertapenem	1g/dia	–	0,5g/dia (ClCr < 30)	0,5g/dia	
Meropenem	1g q8h	–	1g q12h	500mg q24h	
Imipenem	500mg q6h	250 a 500mg q6-8h	250mg q6 a 12h	125 a 250mg q12h	

Quadro 78.3 Antibioticoterapia em apendicite

Indicações	Esquemas antimicrobianos		Observações
	1ª escolha	**Alternativas**	
Apendicite leve a moderada	Piperacilina-tazobactam Ampicilina-sulbactam Ticarcilina-clavulanato Ertapenem Moxifloxacina	Ciprofloxacina ou levofloxacina + metronidazol Cefepima + metronidazol Tigeciclina	Em caso de alergia grave à penicilina, recomenda-se ciprofloxacina ou aztreonam + metronidazol
Apendicite grave, necessidade de terapia intensiva	Imipenem ou meropenem	Ampicilina + metronidazol + ciprofloxacina ou levofloxacina Ampicilina + metronidazol + gentamicina ou amicacina	

Apendicectomia na Apendicite Perfurada

Os pacientes com apêndice perfurado apresentam peritonite secundária e, nesses casos, a antibioticoterapia deve cobrir gram-negativos entéricos e anaeróbios. Os esquemas terapêuticos variam com a gravidade da doença e estão sumariados nos Quadros 78.2 e 78.3. Cobertura inicial empírica para enterococos, fungos e *Pseudomonas* não é recomendada, visto que, embora o isolamento desses micro-organismos seja frequente em culturas, o uso de esquemas sem cobertura específica não costuma significar falência do tratamento. A duração do tratamento deve ser de 7 a 10 dias ou até que ocorra melhora clínica, laboratorial e retorno da função intestinal. Nos pacientes afebris por 48 a 72 horas, sugere-se terapia sequencial oral com sultamicilina, ciprofloxacina + metronidazol, cefoxitina ± metronidazol, ou ertapenem intramuscular.

▶▶▏ ABORDAGEM CONSERVADORA

A abordagem conservadora da apendicite, seja de curta evolução, seja de evolução tardia com massa apendicular, é controversa e não utilizada de rotina na prática médica, embora publicações recentes mostrem que esta opção terapêutica possa ser tão eficaz quanto a cirurgia.[4-6]

Abordagem Conservadora na Apendicite de Curta Evolução

Atualmente, estudos demonstram que a abordagem clínica conservadora exclusiva pode ser opção terapêutica mesmo nos casos de apendicite aguda precoce.[7-9] Malik e Bari[8] relatam que a antibioticoterapia foi tão eficaz quanto o tratamento cirúrgico, a despeito de taxa de recorrência mais elevada.[8] Nesse estudo, 80 pacientes com apendicite e dor abdominal há < 72 horas foram randomizados para tratamento conservador, com ATM venoso por 2 dias, seguido de terapia oral por 7 dias, ou operação imediata. Dos 40 pacientes do grupo de tratamento conservador, 15% necessitaram de tratamento cirúrgico: 5% imediatas (12 a 24 horas) por perfuração e peritonite e 10% tardias (em 1 ano) por recorrência. Outro estudo prospectivo e randomizado, publicado por Hansson *et al.*,[9] em 2009, com 206 pacientes, comparou tratamento conservador exclusivo

(ATM venoso por 24 horas seguido de terapia oral por 10 dias) *versus* apendicectomia clássica, e demonstrou que antibioticoterapia pode ser opção terapêutica de primeira escolha em pacientes com apendicite aguda. Nesse estudo foram incluídos pacientes com apendicite aguda, não selecionados, e a eficácia terapêutica foi de 90,8% e 89,2% para os grupos de antibioticoterapia e cirurgia, respectivamente, com 13,9% de recorrência no grupo de tratamento conservador.

Embora ainda não seja conduta de rotina, pacientes com apendicite aguda não perfurada, submetidos a tratamento conservador exclusivo, devem receber antibioticoterapia endovenosa por 24 a 72 horas, seguida de terapia oral por 7 a 10 dias, e periodicamente acompanhados devido ao risco de recorrência. Nesses casos, os esquemas ATM recomendados encontram-se no Quadro 78.3.

Abordagem Conservadora na Apendicite de Evolução Tardia

Os pacientes com abordagem tardia da doença, ou seja, mais de 5 dias de evolução dos sintomas, devem receber ATM e reposição de volume e ter a dieta suspensa, seguida de apendicectomia após intervalo, a fim de evitar recorrências. Entretanto, alguns autores propõem apendicectomia imediata, enquanto outros questionam a necessidade de intervenção cirúrgica, mesmo após intervalo, uma vez que recorrências são infrequentes (em torno de 5% a 10%) e apresentam curso mais brando, quando comparadas ao primeiro episódio. Ressalta-se que, nesse contexto, a cirurgia imediata em pacientes com longa duração dos sintomas está associada a aumento da morbidade, devido à necessidade de dissecção extensa e à possibilidade de lesão de estruturas adjacentes durante o ato cirúrgico, com necessidade de ileostomia.

Desde 1901, Ochsner orientava o tratamento conservador, seguido de cirurgia em oito a 12 semanas, obtendo melhores condições cirúrgicas em 80% dos pacientes, apesar de aproximadamente metade desenvolver recorrência no intervalo para a cirurgia, com necessidade de intervenção de urgência em 15% dos casos. Nos cerca de 20% restantes, ocorria a formação de abscesso, passível de drenagem percutânea ou organização de padrão loculado, extraperitoneal. Mais recentemente, uma revisão sistemática com metanálise, publicada em 2007, avaliando 61 estudos entre 1964 e 2005, confirmou que a morbidade pós-procedimento é maior no manejo cirúrgico imediato.[6] Abscesso e fleimão ocorrem em cerca de 4% dos casos de apendicite, e observou-se que a falha clínica foi de 7,2% (4% a 10,5%), com necessidade de drenagem percutânea em 19,7% (11% a 28,3%). Nos casos com manejo clínico exclusivo detectou-se 1,2% de complicações malignas, com risco de recorrência em torno de 7,4% (3,7% a 11,1%), suportando conduta conservadora exclusiva. Outra metanálise, publicada por Meshikhes,[4] em 2008, propõe algoritmo nos casos de apendicite com massa apendicular que exclui a abordagem cirúrgica nos casos com boa evolução clínica e sem recorrência, se idade < 40 anos ou se > 40 anos + tomografia de abdome e colonoscopia normais (Fig. 78.1). O tratamento conservador também foi avaliado para crianças em alguns estudos, e vários protocolos foram publicados com bons resultados.

A maior limitação da conduta expectante é o risco de não diagnóstico de condições que mimetizam a apendicite, como doença de Crohn, tuberculose ileocecal e, sobretudo, as malignidades do ceco. Nesses casos, métodos propedêuticos complementares (enema baritado, colonoscopia, ultrassonografia, tomografia computadorizada e ressonância magnética) auxiliam a exclusão de outras afecções. Todavia, não existe consenso sobre o momento ideal para investigação, sugerindo-se período de 6 a 8 semanas.[6,10] Outra limitação do tratamento conservador é o aumento do custo da internação.[11]

Nos casos de tratamento conservador, seguido ou não de apendicectomia de intervalo, o esquema ATM recomendado é semelhante ao descrito na apendicite perfurada.

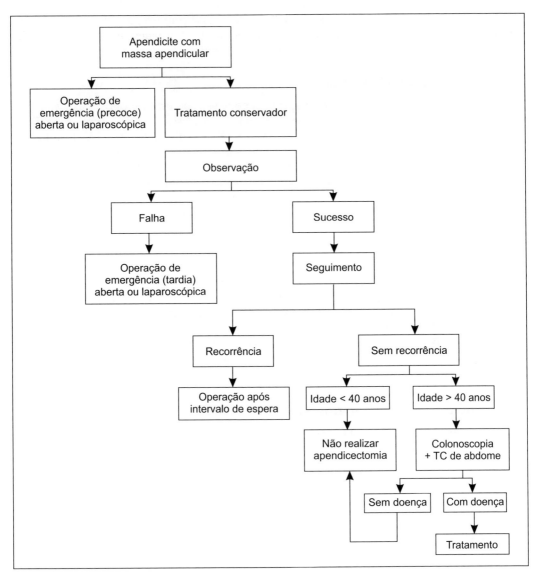

Fig. 78.1 Fluxograma de manejo da apendicite com massa apendicular.
(Adaptada de Meshikhes AW. Management of appendiceal mass: controversial issues revisited. J Gastrointest Surg 2008; 12(4):767-75.)

▶▶| VARIAÇÕES, PARTICULARIDADES INDIVIDUAIS E CONTROVÉRSIAS NO MANEJO DA APENDICITE

Apendicite nos Extremos de Idade

Nos pacientes com idade < 3 anos ou > 60 anos, o diagnóstico é mais difícil, resultando em elevados índices de perfuração (até 80%). Nessa situação, alguns cirurgiões optam por conduta mais intervencionista, resultando em apendicectomias nos indivíduos não doentes, com taxa aceitável de *apendicectomias brancas* de até 15%. Ainda nesse contexto, a utilização de propedêutica imaginológica pode minimizar o efeito deletério da abordagem intervencionista. Em crianças, a conduta conservadora também é opção terapêutica.[12,13]

Apendicite no Neutropênico

No paciente com neutropenia, o diagnóstico pode ser obscurecido por sinais e sintomas relacionados com a doença primária ou com seu tratamento. Nessa situação, outras possibilidades devem ser aventadas, como enterocolite do neutropênico (tiflite), íleo funcional e intussuscepção. O manejo da apendicite aguda no paciente neutropênico é controverso. No passado, o tratamento conservador associava-se com alta taxa de mortalidade, mas houve mudança desse cenário com o início precoce de ATM de amplo espectro. A apendicectomia de emergência no imunocomprometido também é alvo de debate, devido ao limitado número de evidências científicas, sendo opção terapêutica de escolha para os pacientes com instabilidade clínica ou que apresentem rápida deterioração do estado geral.[14]

Apendicite na Grávida

A apendicite é, ainda, a causa mais comum de abdome agudo durante a gestação, com incidência considerada, por muitos autores, semelhante à das mulheres não grávidas, para a mesma faixa etária. Contudo, quando a apendicite é associada a perfuração e peritonite, ocorre aumento da frequência de abortamento. O diagnóstico é dificultado por sinais e sintomas presentes na gestação, assim como pelas mudanças anatômicas que ocorrem durante a gravidez. Sinais e sintomas clássicos de apendicite aguda podem estar ausentes nas mulheres grávidas, sobretudo no terceiro trimestre. Entretanto, a mortalidade materna é condição rara atualmente.[15,16]

Apendicectomia em Horários Não Convencionais

Outra situação discutida é a necessidade de tratamento cirúrgico em horários não convencionais, na madrugada, por exemplo. Observou-se que o uso de ATM possibilita o adiamento da operação sem modificação na frequência de perfuração, complicações ou hospitalização.[17] Ainda considerando-se a abordagem intervencionista, a maior facilidade da cirurgia laparoscópica influencia a decisão médica, sendo opção atraente.

▶▶▌ CONSIDERAÇÕES FINAIS

O manejo da apendicite ainda apresenta dificuldade de consenso devido à diversidade de cenários clínicos e à extensa possibilidade terapêutica. Assim, a conduta depende do perfil do paciente, do tempo de evolução da doença, da preferência do cirurgião, do momento do diagnóstico e da disponibilidade de propedêutica. Além disso, ressalta-se que os estudos apresentam limitações, a exemplo do não pareamento de indivíduos de idades e sexo distintos e abordagem de condições especiais. Qualquer escolha apresenta vantagens e desvantagens associadas.

▶▶▌ REFERÊNCIAS BIBLIOGRÁFICAS

1. DATASUS – www.tabnet.datasus.gov.br (acessado em 7/5/2009).
2. Alvarado A. A practical score for the early diagnosis of acute appendicitis. Ann Emerg Med 1986; 15(5):557-64.

3. Flum DR, McClure TD, Morris A, Koepsell T. Misdiagnosis of appendicitis and the use of diagnostic imaging. J Am Coll Surg 2005; 201(6):933-9.

4. Meshikhes AW. Management of appendiceal mass: controversial issues revisited. J Gastrointest Surg 2008; 12(4):767-75.

5. Ahmed I, Deakin D, Parsons SL. Appendix mass: do we know how to treat it? Ann R Coll Surg Engl 2005; 87(3):191-5.

6. Andersson RE, Petzold MG. Nonsurgical treatment of appendiceal abscess or phlegmon: a systematic review and meta-analysis. Ann Surg 2007; 246(5):741-8.

7. Eriksson S, Granström L. Randomized controlled trial of appendicectomy versus antibiotic therapy for acute appendicitis. Br J Surg 1995; 82(2):166-9.

8. Malik AA, Bari SU. Conservative management of acute appendicitis. J Gastrointest Surg 2009; 13(5):966-70.

9. Hansson J, Körner U, Khorram-Manesh A, Solberg A, Lundholm K. Randomized clinical trial of antibiotic therapy versus appendicectomy as primary treatment of acute appendicitis in unselected patients. Br J Surg 2009; 96(5):473-81.

10. Kaminski A, Liu IL, Applebaum H, Lee SL, Haigh PI. Routine interval appendectomy is not justified after initial nonoperative treatment of acute appendicitis. Arch Surg 2005; 140(9):897-901.

11. Edelsberg J, Berger A, Schell S, Mallick R, Kuznik A, Oster G. Economic consequences of failure of initial antibiotic therapy in hospitalized adults with complicated intra-abdominal infections. Surg Infect (Larchmt) 2008; 9(3):335-47.

12. Nadler EP, Gaines BA. Therapeutic Agents Committee of the Surgical Infection Society. The Surgical Infection Society guidelines on antimicrobial therapy for children with appendicitis. Surg Infect (Larchmt) 2008; 9(1):75-83.

13. St Peter SD, Tsao K, Spilde TL, et al. Single daily dosing ceftriaxone and metronidazole vs standard triple antibiotic regimen for perforated appendicitis in children: a prospective randomized trial. J Pediatr Surg 2008; 43(6):981-5.

14. Wiegering VA, Kellenberger CJ, Bodmer N, et al. Conservative management of acute appendicitis in children with hematologic malignancies during chemotherapy-induced neutropenia. J Pediatr Hematol Oncol 2008; 30(6):464-7.

15. Andersen B, Nielsen TF. Appendicitis in pregnancy: diagnosis, management and complications. Acta Obstet Gynecol Scand 1999; 78(9):758-62.

16. Kilpatrick CC, Orejuela FJ. Management of the acute abdomen in pregnancy: a review. Curr Opin Obstet Gynecol 2008; 20(6):534-9.

17. Surana R, Quinn F, Puri P. Is it necessary to perform appendicectomy in the middle of the night in children? BMJ 1993; 306(6886):1168.

79

Laparoscopia Diagnóstica: Quando Indicar?

Mário Ribeiro

▶▶▋ INTRODUÇÃO

Os quadros abdominais agudos têm alta prevalência e demandam diagnóstico e tratamento urgentes, estando associados a grande multiplicidade de causas e apresentações. Cerca de metade das internações em caráter de urgência, em unidades hospitalares cirúrgicas, envolve pacientes com dor abdominal aguda. Aproximadamente um terço deles não tem diagnóstico firmado no momento da internação.[1] A observação hospitalar, com reavaliações periódicas, visa evitar laparotomias desnecessárias, mas pode resultar em retardo diagnóstico, com consequente aumento da morbimortalidade. Há muito tempo a laparoscopia representa opção propedêutica em casos não definidos pelos exames não invasivos. A partir do ano de 1990, com o advento da videolaparoscopia, houve grande difusão do procedimento, que passou a não ser mais restrito a pequeno número de cirurgiões. O método torna-se ainda mais atrativo quando se adiciona à possibilidade de esclarecimento diagnóstico a realização de procedimento terapêutico. Por outro lado, não é isento de riscos e, portanto, deve ser indicado de maneira cuidadosa.

▶▶▋ ASPECTOS TÉCNICOS

A realização da laparoscopia diagnóstica exige a formação técnica adequada por parte do cirurgião e a experiência deste com o método, para aumentar a possibilidade de estabelecimento do diagnóstico e reduzir as complicações inerentes ao procedimento. Em relação à curva de aprendizado, o índice de complicações declina significativamente após 30 a 50 procedimentos, tornando-se quatro vezes menor depois de 100 casos operados.[2]

Mais comumente, é realizada em centro cirúrgico, sob anestesia geral, mas pode ser executada em unidade de terapia intensiva ou até mesmo sob anestesia local, em casos selecionados.[3,4] A laparoscopia viabiliza o acesso completo do cirurgião à cavidade peritoneal na imensa maioria dos casos de abdome agudo.[4-8] Entretanto, pode haver limitações em pacientes com distensão importante das alças intestinais ou no acesso ao retroperitônio. Em certos casos que envolvem portadores de processos agudos localizados, pode-se lançar mão da laparoscopia mais dirigida, com instrumental e cânulas de calibre mais reduzido, com cerca de 2 a 3mm de diâmetro, sob anestesia local.[9] A literatura já dispõe de citações de séries de casos de pacientes atendidos em consultórios, submetidos a microlaparoscopia diagnóstica sob anestesia local, com ou sem sedação, com bons resultados.[10]

▶▶▶ LAPAROSCOPIA EM VIGÊNCIA DE PERITONITES

O pneumoperitônio com gás carbônico é o mais utilizado nas laparoscopias diagnósticas. A utilização deste, associada ao aumento da pressão intraperitoneal, foi motivo de preocupação em casos de peritonites agudas devido à possibilidade de disseminação da infecção para a corrente sanguínea, com quadros graves de bacteremia e septicemia.[11] Entretanto, trabalhos científicos prospectivos demonstraram a segurança da utilização do método mesmo em vigência de peritonites agudas purulentas.[12,13]

▶▶▶ INDICAÇÕES

A laparoscopia diagnóstica está indicada quando o diagnóstico da etiologia do abdome agudo não foi estabelecido pelos métodos propedêuticos não invasivos.[14-17] As principais indicações são aquelas nas quais o diagnóstico costuma efetivamente ser mais difícil (Quadro 79.1).

▶▶▶ CONTRAINDICAÇÕES

O progresso tecnológico e a experiência dos cirurgiões tornam possível afirmar que praticamente não há contraindicações absolutas para a laparoscopia diagnóstica, a não ser aquelas que impediriam a abordagem cirúrgica convencional dos pacientes. Situações nas quais os cuidados deveriam ser intensificados incluem: gestação, obesidade importante, peritonites graves, aderências abdominais extensas, doença cardiopulmonar grave, obstrução intestinal com acentuada distensão de alças, aneurisma abdominal volumoso, hérnia abdominal irredutível, traumatismo cranioencefálico e pós-operatório recente. A abordagem de gestantes é controversa, e muitos autores indicam a laparoscopia diagnóstica especialmente nos dois primeiros trimestres, com bons resultados.[18,19]

▶▶▶ VANTAGENS E COMPLICAÇÕES

Entre as vantagens da laparoscopia diagnóstica, podemos incluir: alta acurácia diagnóstica, exclusão de afecções não cirúrgicas, esclarecimento diagnóstico em pacientes em

Quadro 79.1 Principais indicações da laparoscopia diagnóstica em portadores de abdome agudo

Dor aguda no andar inferior do abdome em mulheres em idade fértil

Quadros abdominais agudos em pacientes imunossuprimidos

Pacientes criticamente enfermos internados em CTI

Abdome agudo pós-operatório

Reavaliação em casos de isquemia mesentérica

Abdome agudo em gestantes (2 primeiros trimestres)

Quadro 79.2 Principais vantagens da laparoscopia diagnóstica

Alta acurácia diagnóstica

Possibilidade de exclusão de afecções não cirúrgicas

Possibilidade de esclarecimento diagnóstico em pacientes internados em CTI

Possibilidade de tratamento sequencial ao diagnóstico em expressivo número de casos (75% a 94%)[20]

Quadro 79.3 Complicações próprias da laparoscopia diagnóstica

Insuflação extraperitoneal inadvertida

Complicações cardiovasculares

Pneumotórax, pneumomediastino, pneumopericárdio

Embolia gasosa

Lesões vasculares

Lesões gastrointestinais

Lesões de bexiga

Infecções de feridas operatórias

Hérnias incisionais

CTI e possibilidade de tratamento sequencial ao diagnóstico em expressivo número de casos[20] (Quadro 79.2). Estes atrativos induzem à realização mais frequente da laparoscopia diagnóstica. Há, por outro lado, morbidade própria desse tipo de abordagem, o que não pode ser desconsiderado. Entre as complicações próprias do método, incluem-se as relacionadas à criação e à manutenção do pneumoperitônio, ao posicionamento do paciente e ao manuseio de instrumentos cirúrgicos (Quadro 79.3). Em serviços de maior experiência, o índice de complicações é bastante aceitável. Sem sombra de dúvida, o treinamento e a experiência do cirurgião influenciam enormemente a morbidade.

▶▶▏ SITUAÇÕES VANTAJOSAS PARA A REALIZAÇÃO DO EXAME

De acordo com a experiência do cirurgião, e dependendo do material dos equipamentos disponíveis na unidade de atendimento de urgências/emergências, em muitas situações, pode-se dar continuidade à laparoscopia diagnóstica com procedimento terapêutico. Em muitos centros médicos, diversas afecções agudas já estão incluídas como de abordagem primariamente laparoscópica, como, por exemplo:

• Apendicite aguda.

• Colecistite aguda.

• Úlcera péptica perfurada.

• Abscesso tubo-ovariano.

• Ruptura de cisto ovariano.

• Torção anexial.

• Diverticulite de Meckel.

▶▶ MOMENTO DA LAPAROSCOPIA

Não há consenso na literatura sobre o momento ideal para se indicar a laparoscopia diagnóstica. Segundo alguns autores, esta deveria ser realizada no período compreendido entre 8 e 48 horas.[7,14,16,20] Outros indicam o método imediatamente após se terem esgotados os recursos propedêuticos não invasivos.

▶▶ CONSIDERAÇÕES FINAIS

Nas situações nas quais a etiologia do abdome agudo não foi estabelecida pelos métodos propedêuticos não invasivos, a laparoscopia diagnóstica está indicada. O momento da sua indicação é controverso, mas está relacionado, principalmente, à disponibilidade do procedimento e de outros métodos propedêuticos, ao treinamento do cirurgião e à sua experiência em terapêutica videocirúrgica. O método tem alta resolutividade, tanto no tocante ao estabelecimento do diagnóstico quanto na possibilidade de tratamento sequencial. A morbidade é aceitável, principalmente nas mãos de cirurgiões experientes. Representa, portanto, opção eficaz no arsenal do cirurgião.

▶▶ REFERÊNCIAS BIBLIOGRÁFICAS

1. Maggio AQ, Reece-Smith AM, Tang TY, et al. Early laparoscopy versus active observation in acute abdominal pain: systematic review and meta-analysis. Int J Surg 2008; 6:400-3.
2. Cagir B, Rangarj M, Maffuci L, et al. The learning curve of laparoscopic cholecystectomy. J Laparoendosc Surg 1994; 4:419-27.
3. Memon MKA, Fitztgibbons RJ. The role of minimal access surgery in the acute abdomen. Surg Clin North Am 1997; 77:1333-53.
4. Ravintharan T. Emergency laparoscopic procedures. Ann Acad Med Singapore 1996; 25:687-93.
5. Larson GM. Laparoscopy for abdominal emergencies. Scand J Gastroenterol 1995; 208:62-6.
6. Navez B, d'UdekemY, Cambier S, et al. Laparoscopy for management of nontraumatic acute abdomen. World J Surg 1995; 19:382-7.
7. Saeian K, Reddy KR. Diagnostic laparoscopy: an update. Endoscopy 1999; 31:103-9.
8. Sanna A, Adania GL, Anania G, et al. The role of laparoscopy in patients with suspected peritonitis: experience of a single institution. J Laparoendosc Adv Surg Tech A 2003; 13:17-9.
9. Mutter D, Navez B, Gury JF, et al. Value of microlaparoscopy in the diagnosis of right iliac fossa pain. Am J Surg 1998; 176:370-2.
10. Smith I. Anesthesia for laparoscopy with emphasis on outpatient laparoscopy. Anesthesiol Clin North Am 2001; 19:21-41.
11. Gupta A. Effect of laparoscopy on immune function. Br J Surg 2001; 88:1296-306.
12. Benoit J, Cruaud P, Lauroy J, et al. Does laparoscopic treatment of abdominal infections generate bacteremias? Prospective study: 75 cases. J Chir 1995; 132:472-7.
13. Sezeur A, Bure-Rossier AM, Rio D, et al. Does laparoscopy increase the bacteriological risk of appendectomy? Results of a randomized prospective study. Ann Chir 1997; 51:243-7.
14. Majewski W. Diagnostic laparoscopy for acute abdomen and trauma. Surg Endosc 2000; 14:930-7.
15. Poulin EC, Schlachta CM, Mamazza J. Early laparoscopy to help diagnose acute non-specific abdominal pain. Lancet 2000; 335:861-3.
16. Taylor EW, Kennedy CA, Dunham RH, et al. Diagnostic laparoscopy in women with acute abdominal pain. Surg Laparosc Endosc 1995; 5:125-8.

17. Zucker KA, Flowers JL, Bailey RW, et al. Laparoscopic management of acute cholecystitis. Am J Surg 1993; 165:508-14.

18. Halkic N, Tempia-Caliera AA, Ksontini R, et al. Laparoscopic management of appendicitis and symptomatic cholelitiasis during pregnancy. Langenbecks Arch Surg 2006; 391:467-71.

19. Wu JM, Fan XH, Zang XH, et al. Laparoscopic appendectomy in pregnancy. J Laparoendosc Adv Surg Tech A 2005; 15:447-50.

20. Fahel E, Reis JMS. Laparoscopia. In: Fahel E, Savassi-Rocha PR (eds.). Abdome agudo não traumático. Rio de Janeiro: MedBook, 2008:108-18.

80

As Técnicas de Cirurgia Bariátrica Podem Desenvolver Novas Doenças?

Marco Túlio Costa Diniz • Alexandre Lages Savassi-Rocha

▶▶▎ INTRODUÇÃO

A cirurgia bariátrica está inserida em nosso meio há aproximadamente 15 anos, e o Brasil ocupa o segundo lugar em número de procedimentos realizados no mundo.[1] Apesar do sucesso com relação à perda de peso e à melhora das comorbidades e da qualidade de vida, alguns pacientes podem desenvolver manifestações digestivas, no pós-operatório, decorrentes desses procedimentos.[2] O conhecimento desses sinais e sintomas por outros profissionais que não lidam diretamente com cirurgia bariátrica é fundamental. Apesar das diversas técnicas operatórias utilizadas ao longo desses anos, a gastroplastia redutora com reconstrução em Y de Roux, conhecida na literatura mundial como *bypass* gástrico em Y de Roux (BPGYR) firmou-se, em nosso meio, como o procedimento mais realizado.[3,4] Abordaremos neste capítulo apenas as consequências dessa técnica operatória.

▶▶▎ NÁUSEAS E VÔMITOS

Náuseas e vômitos podem ocorrer em qualquer fase do pós-operatório como manifestação de complicações ou dificuldade de adaptação à restrição do reservatório gástrico.[5,6] A história de vômitos frequentes pós-alimentares em pequenos volumes, na ausência de dor abdominal, acompanhados de salivação e sem causar desidratação, geralmente demonstra a falta de adaptação à restrição do reservatório gástrico. Essas manifestações podem ser tratadas com simples orientações sobre o volume de cada alimentação, melhora da mastigação, intervalos menores entre as refeições e terapia. Esse quadro dispensa qualquer propedêutica.

Vômitos intensos, de início súbito, acompanhados de desidratação, geralmente são secundários a impactação alimentar no reservatório gástrico. Quando o paciente não melhora espontaneamente, deve ser submetido a endoscopia digestiva alta. A retirada endoscópica do corpo estranho promove alívio imediato dos sintomas.[6]

Outros tipos de vômitos menos frequentes podem decorrer de complicações cirúrgicas, como estenoses (anastomose gastrojejunal,[5,7-9] anel de contenção[6]), úlceras (boca anastomótica, alça jejunal),[10-12] migração do anel para a luz gástrica[13] e deslizamento do anel para alça jejunal.[2,6] A realização de endoscopia nessas situações pode esclarecer a causa e ser terapêutica em alguns casos, como dilatação de estenose de anastomose, retirada de anel migrado etc. As úlceras devem ser tratadas clinicamente com bloqueadores de bomba de prótons.[8] A retirada ou o reposicionamento do anel devem ser realizados por abordagem cirúrgica nos quadros de obstrução digestiva.

Outra doença que não deve ser esquecida, após afastadas causas orgânicas, é a bulimia. A doença pode ocorrer nesses pacientes, principalmente, devido ao medo de reaquisição de peso após a operação.

▶▶▶ DOENÇA DO REFLUXO GASTROESOFÁGICO

O efeito da cirurgia bariátrica na motilidade esofagiana e na doença do refluxo gastroesofágico ainda é controverso.[14] Vários autores demonstram melhora da esofagite na maioria dos pacientes e até regressão e desaparecimento do epitélio de Barrett.[15-17] Por outro lado, tem sido relatado refluxo em até 7% de pacientes que não apresentavam esse problema no pré-operatório.[18,19] Os estudos tentam explicar esses casos com algumas hipóteses: hiato esofagiano incompetente que impediria a distensão do reservatório e a sensação de saciedade, ocorrendo ingestão de alimentos em excesso e regurgitação; compulsão alimentar; decúbito dorsal logo após a alimentação; reservatório gástrico muito longo; dificuldade de esvaziamento gástrico (estenoses, úlceras etc.).[19,20] O tratamento para o refluxo, no pós-operatório em que não há causa obstrutiva, é clínico, com orientações alimentares e bloqueadores de bomba protônica.

▶▶▶ DOR ABDOMINAL

Dor abdominal aguda no pós-operatório deve ser abordada como qualquer outro quadro de abdome agudo. No entanto, devemos lembrar algumas causas específicas, como úlceras de boca anastomótica, semioclusão ou obstrução total do tubo digestório provocada pelo anel de contenção ou por hérnia interna.[6,10-12] A intensidade do quadro clínico tornará possível conduzir com calma ou indicar imediatamente intervenção endoscópica ou cirúrgica.[2]

A dor provocada por úlcera pode ser intensa, e deverá ser diagnosticada por endoscopia. O tratamento é clínico.[10-12]

Os quadros de semioclusão devem ser abordados com cautela. Nos casos extremos, em que o paciente se apresenta desnutrido, é possível a introdução de cateter nasoentérico, alimentação enteral pré-operatória e, posteriormente, abordagem cirúrgica. Nos casos de obstrução digestiva total, a intervenção cirúrgica imediata se impõe.

Outros quadros frequentes de dor são provocados por litíase biliar e distensão aguda do reservatório gástrico.[6,21] A distensão aguda do reservatório decorre, geralmente, de alimentos ingeridos sem mastigação eficiente, excesso de volume alimentar, ansiedade, compulsão alimentar e alimentos fibrosos (carne de boi, folhas etc.).

▶▶▶ COLECISTOLITÍASE

O risco de formação de cálculos na vesícula biliar após o BPGYR é elevado (27,5% a 52,8%),[21-23] aumentando proporcionalmente à intensidade e ao ritmo da perda ponderal.

O surgimento de colecistolitíase (geralmente microcálculos) nesses casos relaciona-se com a supersaturação da bile pelo colesterol.[21] Alterações da motilidade da vesícula biliar podem determinar retardo no esvaziamento do órgão, favorecendo também a agregação dos cristais de colesterol e a formação dos cálculos.[23] A retenção de mucina no interior da vesícula parece contribuir para esse processo.[23]

Existem duas condutas possíveis, no que se refere à indicação de colecistectomia:

- A maioria dos cirurgiões indica a operação apenas para os pacientes que desenvolvem litíase biliar no pós-operatório, considerando que a doença não ocorrerá em até 70% dos casos. Além disso, deve-se considerar que a colecistectomia apresenta potencial de morbidade não desprezível.

- A colecistectomia *profilática*, realizada de maneira compulsória durante o BPGYR, é defendida por alguns autores, os quais utilizam os seguintes argumentos: a menor sensibilidade da ultrassonografia para detecção pré-operatória de colecistolitíase nesses pacientes; a incidência relativamente alta da afecção no pós-operatório; os baixos índices de morbidade da colecistectomia; a impossibilidade de abordagem endoscópica convencional da via biliar após o BPGYR.[21,22]

▶▶| DEFICIÊNCIAS NUTRICIONAIS

Tiamina

A ingestão regular de tiamina (vitamina B_1) é essencial, considerando que o organismo não armazena este nutriente em grandes quantidades. A deficiência da vitamina pode surgir em apenas 20 dias, especialmente nos casos de má tolerância à dieta e vômitos frequentes.[24]

Pacientes com deficiências leves costumam apresentar irritabilidade, cefaleia e fadiga acentuada.[24] Os casos mais graves podem manifestar-se como insuficiência cardíaca (*beribéri úmido*), neuropatia periférica (*beribéri seco*) ou encefalopatia de Wernicke, que cursa com ataxia, nistagmo e/ou oftalmoplegia, associando-se, por vezes, à psicose de Korsakoff.[24]

O diagnóstico precoce da deficiência de tiamina e a reposição imediata da vitamina são fundamentais para evitar a ocorrência de sequelas definitivas. O uso diário de polivitamínicos após o BPGYR constitui medida preventiva imprescindível.

Vitamina B_{12}

A deficiência de vitamina B_{12} pode causar anemia megaloblástica e distúrbios neuropsiquiátricos (parestesias, diminuição das sensibilidades vibratória e posicional, amnésia, confusão mental, depressão e agitação).[24]

A carência de vitamina B_{12} é relativamente frequente (30% a 35%) após o BPGYR, ocorrendo, geralmente, após o primeiro ano.[24] Na maioria das vezes, a deficiência é detectada em fase subclínica, por meio de exames laboratoriais de controle.

O BPGYR, além de restringir o consumo de alimentos ricos em vitamina B_{12} (carne, leite etc.), diminui a secreção de ácido e pepsina e reduz a disponibilidade de fator intrínseco, interferindo na absorção do nutriente. Porcentagem considerável de pacientes necessita de reposição regular da vitamina por via parenteral (intramuscular).

Ferro

A deficiência de ferro é o distúrbio nutricional mais frequente após o BPGYR.[24] A diminuição da ingestão de alimentos ricos nesse nutriente e a exclusão do duodeno (principal sítio de absorção do mineral) constituem as causas primordiais. O problema acomete mais comumente mulheres em idade fértil, devido às perdas regulares de ferro com as menstruações.

Anemia microcítica representa a consequência mais comum da carência de ferro. A reposição do nutriente, por via oral, costuma ser suficiente na maioria dos casos. Alguns pacientes apresentam distúrbios intestinais com esse tipo de tratamento, necessitando de suplementação parenteral.

Cálcio

O BPGYR interfere no aporte de cálcio para o organismo por meio dos seguintes mecanismos: diminuição da ingestão; exclusão do duodeno e do jejuno proximal (principais sítios de absorção de cálcio) do trânsito alimentar; formação de sais de cálcio insolúveis nos casos em que ocorre esteatorreia; hipocloridria (reduz a absorção do mineral).[25]

A deficiência de cálcio pode acarretar o surgimento de hiperparatireoidismo secundário, osteoporose e osteomalácia, predispondo à ocorrência de fraturas e doenças odontológicas. Dosagens de telopeptídeo C, fosfatase alcalina (total e óssea) e paratormônio são exames importantes para o diagnóstico precoce do problema. Os níveis plasmáticos de cálcio tendem a manter-se normais à custa da reabsorção óssea.[24,25]

A reposição rotineira de cálcio e vitamina D no pós-operatório constitui, atualmente, conduta padrão em diversos centros de cirurgia bariátrica. As concentrações desses nutrientes nos polivitamínicos usualmente prescritos podem ser insuficientes para prevenir deficiências, especialmente nos pacientes com dietas inadequadas.[24,25]

Deve-se salientar que alguns pacientes apresentam distúrbios do metabolismo de cálcio no pré-operatório (p. ex., mulheres no climatério), o que aumenta a susceptibilidade a esse tipo de problema após o BPGYR.

Proteínas

A absorção de macronutrientes é pouco afetada pelo BPGYR *clássico*, em que a alça alimentar é relativamente curta (cerca de 1 metro). Os casos de hipoproteinemia estão relacionados com a ingestão insuficiente do nutriente secundária à má adaptação ao procedimento (vômitos frequentes) e/ou à qualidade ruim da dieta.[24]

▶▶▌ SÍNDROME DE *DUMPING*/HIPOGLICEMIA

A síndrome de *dumping* consiste em manifestações clínicas resultantes da passagem rápida e sem controle de alimentos (principalmente aqueles com alto conteúdo de carboidratos e alta osmolalidade) do estômago para o intestino delgado. O quadro inclui sinais e sintomas vasomotores (taquicardia, palpitações, sudorese, tonteira, síncope) e gastrointestinais (náuseas, dor abdominal em cólica, diarreia).[26] A modificação de hábitos alimentares costuma ser efetiva no controle do problema.

A incidência da síndrome após o BPGYR é muito variável na literatura (10% a 76%).[26] Ademais, muitos pacientes costumam apresentar desaparecimento do quadro após os primeiros anos de pós-operatório.

A hipoglicemia é considerada, classicamente, fator primordial do quadro denominado *dumping tardio*, que pode surgir de 1,5 a 3 horas após a ingestão alimentar. Recentemente, publicaram-se relatos de pacientes com episódios recorrentes de hipoglicemia pós-prandial (inclusive com perda de consciência) no pós-operatório tardio do BPGYR.[27-29] A investigação clínica revelou, em alguns deles, quadro de hiperinsulinismo secundário à hiperplasia de células beta do pâncreas (nesidioblastose), sendo necessária a realização de pancreatectomia para controle da doença.[29] Essa complicação parece ser extremamente rara, considerando o elevado número de operações bariátricas realizadas em todo o mundo. Deve-se considerar o diagnóstico diferencial de insulinoma nessas situações.

Especula-se que o aumento da secreção de incretinas (particularmente do GLP-1 – *glucagon like peptide*), que parece ser benéfico no que se refere ao controle do diabetes melito tipo 2, desempenhe papel preponderante na fisiopatologia da síndrome de *dumping* e da nesidioblastose em pacientes submetidos ao BPGYR.[27-29]

▶▶️ ALTERAÇÕES DO HÁBITO INTESTINAL

A ocorrência de graus leves de diarreia, flatulência e urgência evacuatória após o BPGYR é considerável, atingindo cerca de 50% em alguns estudos.[30,31] Esses sinais e sintomas geralmente estão relacionados com dietas mais ricas em gorduras. No entanto, essas alterações não costumam representar, no Brasil, problemas para os pacientes após o primeiro ano de pós-operatório. Deve-se considerar, por outro lado, o efeito terapêutico da operação em relação àqueles que apresentavam constipação no pré-operatório.

A incidência de alterações acentuadas do hábito intestinal, que interferem significativamente nos hábitos e na qualidade de vida, é maior após técnicas de BPGYR *distal* (variação que aumenta acentuadamente o elemento malabsortivo do procedimento).

▶▶️ CONSIDERAÇÕES FINAIS

O aumento do número de pacientes submetidos a operações bariátricas em nosso meio é crescente, e o conhecimento das consequências dessas operações é fundamental para outros especialistas que não lidam diretamente com esses pacientes.

As modificações alimentares e as alterações anatômicas promovidas pelo BPGYR podem determinar o surgimento de distúrbios digestivos e nutricionais. Orientações quanto à dieta, reposição profilática de alguns nutrientes e acompanhamento pós-operatório estrito são fundamentais para prevenir e/ou tratar precocemente essas afecções. Ademais, os benefícios advindos da perda acentuada de peso (melhora da qualidade de vida, controle e prevenção de doenças e aumento da expectativa de vida) superam amplamente, na maior parte dos casos, esses possíveis problemas.

▶▶️ REFERÊNCIAS BIBLIOGRÁFICAS

1. Oliveira IV. Cirurgia bariátrica no âmbito do Sistema Único de Saúde: tendências, custos e complicações. Tese de Mestrado. Faculdade de Ciência da Saúde, Universidade de Brasília, 2007.
2. Rocha LCM. Endoscopia digestiva alta em 218 pacientes no primeiro ano de pós-operatório da cirurgia de Capella: descrição e associação dos dados clínicos e achados endoscópicos. Tese de Doutorado. Faculdade de Medicina da UFMG, 2007.
3. Pajecki D, Dalcanalle L, Souza de Oliveira COM, et al. Follow up of Roux-em-Y gastric bypass patients at 5 or more years postoperatively. Obes Surg 2007; 17:601-7.
4. Diniz MFHS, Passos VM, Barreto AM, et al. Different criteria for assessment of Roux-em-Y gastric bypass success: does only weight matter? Obes Surg 2008 (epub ahead of print).
5. Pessina A, Andreoli M, Vassallo C. Adaptability and compliance of the obese patient to restrictive gastric surgery in the short term. Obes Surg 2001; 11:459-63.
6. Rocha LCM, Lima GF Jr, Costa MEVMM, Girundi MG, Farah MW. A endoscopia em pacientes submetidos a cirurgia de Fobi-Capella: análise retrospectiva de 800 exames. GED Gastroenterol Endosc Dig 2004; 23:195-204.

7. Sanyal AJ, Sugerman HJ, Kellum JM, Engle KM, Wolfe L. Stomal complications of gastric bypass: incidence and outcome of therapy. Am J Gastroenterol 1992; 87:1165-9.

8. Sataloff DM, Lieber CP, Seinige UL. Strictures following gastric stapling for morbid obesity. Results of endoscopic dilatation. Am Surg 1990; 56(3):167-74.

9. Schwartz ML, Drew RL, Roiger RW, Ketover SR, Chazin-Caldie M. Stenosis of the gastroenterostomy after laparoscopic gastric bypass. Obes Surg 2004; 14(4):484-91.

10. Sapala JM, Wood MH, Sapala MA, Flake TM Jr. Marginal ulceration after gastric bypass. In: Deitel M, Cowan GSM Jr (eds.). Update: surgery for the morbidly obese patient. Toronto: FD – Comunications Inc. 2000:181-201.

11. Fobi MAL. Marginal ulcer after gastric bypass. In: Mason EE (ed.). Surgical treatment of morbid obesity. Problems in general surgery. Philadelphia: J.B. Lippincott, 1992:345-52.

12. Siilin H, Wanders A, Gustavsson S, Sundbom M. The proximal gastric pouch invariably contains acid-producing parietal cels Roux-en-Y gastric bypass. Obes Surg 2005; 15:771-7.

13. Fobi MAL, Lee H, Igwe D, et al. Band erosion: incidence, etiology, management and outcome after banded vertical gastric bypass. Obes Surg 2001; 11:699-707.

14. Korenkov M, Kohler L, Yucel N, et al. Esophageal motility and reflux symptoms before and after bariatric surgery. Obes Surg 2002; 12:72-6.

15. Deitel M, Khanna RK, Hagen J, Ilves R. Vertical banded gastroplasty as an antireflux procedure. Am J Surg 1988; 155:512-6.

16. Frezza EE, Ikramuddin S, Gourash W, et al. Symptomatic improvement in gastroesophageal reflux disease (GERD) following laparoscopic Roux-en-Y gastric bypass. Surg Endosc 2002; 16:1027-31.

17. Csendes A, Burgos AM, Smok G, Burdiles P, Henriquez A. Effect of gastric bypass on Barrett's esophagus and intestinal metaplasia of the cardia in patients with morbid obesity. J Gastrointest Surg 2006; 10:259-64.

18. Olbers T, Lonroth H, Dalenback J, Haglind E, Lundell L. Laparoscopic vertical banded gastroplasty: an effective long-term therapy for morbidly obese patients? Obes Surg 2001; 11:726-30.

19. Di Francesco V, Baggio E, Mastromauro M, et al. Obesity and gastroesophageal acid reflux: physiopathological mechanisms and role of gastric bariatric surgery. Obes Surg 2004; 14:1095-102.

20. Ovrebo KK, Hatlebakk JG, Viste A, Bassoe HH, Svanes K. Gastroesophageal reflux in morbidly obese patients treated with gastric banding or vertical banded gastroplasty. Ann Surg 1998; 228:51-8.

21. Guadalajara H, Baro RS, Pascual I, et al. Is prophylactic cholecystectomy useful in obese patients undergoing gastric bypass? Obes Surg 2006; 16:883-5.

22. Oliveira CIB, Chaim EA, Silva BB. Impact of rapid weight reduction on risk of cholelithiasis after bariatric surgery. Obes Surg 2003; 13:625-8.

23. Bastouly M, Arasaki CH, Ferreira JB, et al. Early changes in postprandial gallbladder emptying in morbidly obese patients undergoing Roux-en-Y gastric bypass: correlation with the ocurrence of biliary sludge and gallstones. Obes Surg 2009; 19:22-8.

24. Shuster MH, Vázquez JA. Nutritional concerns related to Roux-en-Y gastric bypass – what every clinician needs to know. Crit Care Nurs Q 2005; 28:227-60.

25. Diniz MFHS, Diniz MTC, Sanches SRA, et al. Elevated serum parathormone after Roux-en-Y gastric bypass. Obes Surg 2004; 14:1222-6.

26. Deitel M. The change in the dumping syndrome concept. Obes Surg 2008; 18:1622-4.

27. Service GJ, Thompson GB, Service FJ, et al. Brief report: hyperinsulinemic hypoglycemia with nesidioblastosis after gastric bypass surgery. N Engl J Med 2005; 353:249-54.

28. Cummings DE. Gastric bypass and nesidioblastosis – too much of a good thing for islets? N Engl J Med 2005; 353:300-2.

29. Alvarez GC, Faria EN, Beck M, et al. Laparoscopic spleen-preserving distal pancreatectomy as treatment for nesidioblastosis after gastric bypass surgery. Obes Surg 2007; 17:550-2.

30. Wasserberg N, Hamoui N, Petrone P, et al. Bowel habits after gastric bypass versus the duodenal switch operation. Obes Surg 2008; 18:1563-6.

31. Potoczna N, Harfmann S, Steffen R, et al. Bowel habits after bariatric surgery. Obes Surg 2008; 18:1287-96.

Índice Remissivo

A

Abdome agudo
- enema opaco, 453
- - carcinoma do intestino grosso, 454
- - diverticulite, 455
- - doença de Hirschsprung, 456
- - obstrução do intestino grosso pera radiação, 457
- - redução de intussuscepção intestinal, 453
- - vólvulo intestinal, 455
- ressonância magnética, 448
- - contraindicações, 449
- - indicações, 449
Abscesso pancreático, 286
Ácido(s)
- acetilsalicílico e lesão esofágica, 27
- ursodesoxicólico (UDCA), 321, 327
- - cirrose biliar primária, 327
- - colangite esclerosante primária, 328
- - hepatite autoimune, 329
Adenocarcinoma de esôfago, 12-17
- epidemiologia, 12
- etiopatogenia, 12
- recomendações, 16
- tratamento

- - combinação neoadjuvante de quimioterapia e radioterapia, 15
- - quimioterapia neoadjuvante, 13
- - radioterapia neoadjuvante, 12
- - terapia molecular ou alvo-específica, 16
Agentes constipantes, 207
Água corporal total, 234
AINE, úlceras gastroduodenais induzidas por, 72
Albumina
- pós-operatório, 225
- pré-operatório, 225
Alimentação oral no pós-operatório de cirurgia digestiva, 219
- orientação, 220
- via oral precoce, 219
Analgesia pós-operatória de cirurgia digestiva, 435
- convencional com opioides, 437
- epidural, 435
- - coagulação, 437
- - complicações cardiovasculares, 436
- - complicações gastrointestinais, 436
- - complicações pulmonares, 436
- - contínua com opioide e anestésico local, 437

- - controlada pelo paciente com infusão contínua de base, 437
- - mortalidade, impacto, 435
- opioide sistêmico ou epidural, 437
- opioides controlada pelo paciente, 437
Analgésicos e pancreatite crônica, 307
Angiodisplasias, 147
Angioectasias, 147
Angioplastia, 381
Antibióticos e síndrome do intestino irritável, 141
Anticoagulantes e endoscopia digestiva, 444
Antimicrobianos, 129
Antioxidantes, pancreatite crônica, 308
Apendicectomia, 465, 470
Apendicite, 464
- aguda, 459
- - diagnóstico, 459
- antibioticoterapia, 464
- curta evolução, 467
- evolução tardia, 468
- extremos de idade, 469
- grávida, 470
- neutropênica, 470
Asma e doença do refluxo gastroesofágico, 5

Assoalho pélvico, reparo, 208
Atividade mioelétrica gástrica,
   métodos de avaliação, 92

B
Bactérias, supercrescimento no
   intestino delgado, 126
Bevacizumabe e câncer de
   esôfago, 16
Biliomas, 354
Biofeedback, 207
Bisturi ultrassônico (harmônico),
   394

C
Cálcio, deficiência
- cirurgia bariátrica, 480
- gastroplastia, 258
Câncer
- colorretal, 185-190
- - colonoscopia, 188
- - pesquisa de sangue oculto nas
   fezes (PSOF), 186
- - rastreamento, 211
- esôfago, 31 ver tambem
   Adenocarcinoma de esôfago
- - quimioterapia e cirurgia, 31
- - radioterapia/quimioterapia/
   cirurgia e cirurgia, 32
- gástrico, 76
- - estadiamento, 77
Candidíase esofagiana, 23
- conduta, 24
Cápsula
- endoscópica, 148
- *smart-pill*, esvaziamento
   gástrico, 88
Carcinoides gástricos, 41
- tipo 1, 41
- - classificação, 41
- - diagnóstico, 42, 47
- - fisiopatogênese, 41
- - fisiopatologia, 46
- - patologia, 42
- - prognóstico, 49
- - tratamento, 49
- - - cirúrgico, 44, 51
- - - conservador, 43
- - - endoscópico, 49
Carcinoma
- espinocelular de boca e
   orofaringe, 403
- - fatores relacionados,
   405

- - realidade da doença no Brasil,
   403
- intestino grosso, 454
Cetuximabe e câncer de esôfago,
   16
Cintilografia, esvaziamento
   gástrico, 86
Cirrose biliar primária, uso do
   ácido ursodesoxicólico, 327
Cirurgias
- bariátrica, 261, 477
- - alterações do hábito intestinal,
   481
- - colecistolitíase, 478
- - deficiências nutricionais, 479
- - doença do refluxo
   gastroesofágico, 478
- - dor abdominal, 478
- - hipoglicemia, 480
- - náuseas e vômitos, 477
- - síndrome de *dumping*, 480
- carcinoide gastrointestinal, 51
- cólon, preparo, 181
- - literatura, 182
- - perspectivas futuras, 183
- digestiva, realimentação oral, 219
- doença do refluxo
   gastroesofágico, 7
- incontinência fecal, 207
- lesão esofágica induzida por
   drogas, 29
- metabólica, 412
- pancreatite, 295, 310
Clipagem da via biliar principal,
   363
Clipes de titânio, 390
Cloreto de potássio e lesão
   esofágica, 27
Clostridium difficile, 167
Colangiopancreatografia
   endoscópica retrógrada, 296
Colangite esclerosante primária e
   uso do ácido ursodesoxicólico,
   328
Colecistectomia, lesão da via
   biliar, 348-370
- classificações, 355
- diagnóstico intraoperatório,
   367
- diagnóstico, 353
- epidemiologia, 349
- incidência, 349
- mecanismos, 351
- prevenção, 351

- qualidade de vida
   pós-operatória, 369
- tratamento, 357
Colecistolitíase, 383
- cirurgia abdominal, 478
Coleções circunscritas de bile, 354
Coleperitônio, 354
Colesevalan, 319
Colestipol, 319
Colestiramina e prurido associado
   à colestase, 319
Colite
- colágena, 174
- eosinofílica, 82
- linfocítica, 174
- microscópica, 174
- pseudomembranosa, 167-172
- - diagnóstico, 168
- - tratamento, 170
Cólon
- câncer colorretal, 185-190
- colite
- - microscópica, 174
- - pseudomembranosa, 167-172
- doença inflamatória intestinal
   colônica, 192-195
- incontinência fecal, 206
- operações colônicas, preparo,
   181
- pré-endoscopia, preparo, 176
- - adjuvantes, 178
- - circunstâncias especiais, 178
- - medicamentos para limpeza
   colônica, 176
- ressecções endoscópicas das
   neoplasias superficiais
   colorretais, 211
- síndrome de Ogilvie, 197-204
Colonoscopia, 188
Colostomia, 209
Contratilidade gastroduodenal,
   métodos de avaliação, 89
- estudo da função motora do
   fundo gástrico com emprego
   do barostato, 91
- manometria antroduodenal, 89
Coprocultura na diarreia crônica,
   145
Cromoendoscopia, 60

D
DALM, 193
Defecografia, 206
Diabetes melito

ÍNDICE REMISSIVO

- gaastroplastia, 261
- tipo 2, 412
Diarreia
- aguda, 110
- crônica, 110
- - características clínicas dos pacientes, 112
- - coprocultura, contribuição, 145
- - estrutura anatômica envolvida, 111
- - propedêutica, 144
Dilatação do Wirsung e inserção de próteses, 309
Dissecção
- endoscópica de submucosa (DES), 65, 213
- - acessórios, 65
- - - *flex knife*, 66
- - - *flush knife*, 66
- - - *hook knife*, 66
- - - *hot biopsy e coagrasper*, 68
- - - *insulated-tip knife*, 65
- - - *needle knife*, 65
- - - *triangle tip knife*, 66
- - acompanhamento, 70
- - complicações, 66
- - resultados, 69
- - técnica, 65
- hemostática, 397
Diverticulite, 455
Doenças
- celíaca, 99
- - enterografia por tomografia computadorizada, 122
- Crohn (DC), 103
- - enterografia por tomografia computadorizada, 118
- - não virgens de imunossupressores, 106
- - virgens de imunossupressores, 106
- Hirschsprung, 456
- inflamatória intestinal, 103
- - colônica, 192
- - - DALM, 193
- - - manejo, 194
- - - vigilância endoscópica, 193
- intestino delgado, 114-124
- - enterografia por tomografia computadorizada, 116-123
- - hemorragia digestiva de origem obscura, 123
- refluxo gastroesofágico (DRGE), 3-9

- - diagnóstico, 4, 20
- - endoscopia digestiva, 20
- - manifestações extraesofágicas, 4
- - - asma, 5
- - - dor torácica não cardíaca, 5
- - - laringite de refluxo, 5
- - - tosse crônica, 5
- - sinais e sintomas, 19
- - tratamento, 7
- - - cirúrgico, 7
- - - clínico, 7
- - - inibidores de bomba de prótons, 19
- refluxo gastroesofágico, cirurgia bariátrica, 478
Dor
- abdominal, cirurgia bariátrica, 478
- pós-operatória de cirurgia digestiva (analgesia), 435
- torácica não cardíaca e doença do refluxo gastroesofágico, 5
Doxiciclina e lesão esofágica, 27
Drogas, lesões esofágicas induzidas, 26-29

E
Elastografia hepática transitória, 331
Eletrocoagulação, 392
- bipolar, 393
- monopolar, 392
Eletrogastrograma, 92
- achados anormais, 92
- limitações, 94
Embolização porta pré-operatória, 372
- complicações, 374
- contraindicações, 374
- fisiopatologia, 372
- fundamentos, 372
- indicações, 373
- pacientes cirróticos, 374
- volumetria hepática, 374
Endoscopia digestiva
- anticoagulantes, uso, 444
- carcinoide gastrointestinal, 49
- doença do refluxo gastroesofágico, 20
- intraoperatória, 440
- lesão esofágica induzida por droga, 29
- neoplasia gástrica superficial, 59-70
- procedimentos, 446

Enema
- anterógrado (operação de Malone), 209
- opaco no abdome agudo, 453
- - carcinoma do intestino grosso, 454
- - diverticulite, 455
- - doença de Hirschsprung, 456
- - obstrução do intestino grosso pela radiação, 457
- - redução de intussuscepção intestinal, 453
- - vólvulo intestinal, 455
Enterite eosinofílica, 81
Enterografia por tomografia computadorizada, 116
- doença
- - celíaca, 122
- - Crohn, 118
- tumores do intestino delgado, 122
Enteroscopia
- duplo balão (EDB), 149
- intraoperatória, 148
- sistema de balão único, 150
Enzimas pancreáticas e pancreatite, 308
Erlotinibe e câncer de esôfago, 16
Escores de gravidade para pancreatite aguda, 291
- APACHE II, 292
- Balthazar-Ranson, 294
- Glasgow, 292
- Ranson, 292
Esfíncter intestinal artificial, 208
Esfincteroplastia, 208
Esofagite
- eosinofílica, 80
- erosiva, 6
Esôfago
- adenocarcinoma, 12-17
- câncer, 31
- candidíase, 23
- doença do refluxo gastroesofágico, 1-9, 19
- lesão induzida por drogas, 26
- varizes, 34
Estenose biliar e radiologia intervencionista, 335-341
Estimulação nervosa sacral, 208
Estômago
- carcinoide gástrico do tipo 1, 41- 52
- gastroenterite eosinofílica, 80

- GIST gástrico, 54
- linfadenectomia D2 no câncer gástrico, 76
- motilidade gástrica, 85
- neoplasia gástrica superficial, 59
- proteção da mucosa gastroduodenal com inibidores de bomba de prótons, 72
Estudo da função motora do fundo gástrico em emprego do barostato, 91
Esvaziamento gástrico, métodos de avaliação
- cápsula smart-pill, 88
- estudo cintilográfico, 86
- indicações clínicas do estudo, 89
- radiográficos, 85
- ressonância nuclear magnética, 89
- testes respiratórios, 88
- ultrassonográfico, 86

F
Ferro, deficiência na cirurgia bariátrica, 479
Fezes, sangue oculto (pesquisa), 186
Fibrinólise, 379
Fibroscan, 331
Fibrose hepática e fibroscan, 331
Fígado
- estenose biliar, 341
- fibrose hepática, 331
- hepatite
- - autoimune, 324
- - B, 315
- prurido secundário à colestase, 318
- ultrassonografia intraoperatória, 343
Fístulas
- biliar externa, 354
- - diagnóstico pós-operatório, 360-363
- - tratamento endoscópico, 357
- digestivas, 241
- pancreática, 283
Fosfato de sódio aquoso (NaP), 177

G
Gastrite eosinofílica, 81
Gastroenterite eosinofílica, 80-83
- colite eosinofílica, 82

- enterite eosinofílica, 81
- esofagite eosinofílica, 80
- gastrite eosinofílica, 81
- gastroenterite eosinofílica, 81
Gastroplastia
- deficiência de cálcio, 158
- diabetes melito, controle, 261
GHD (glutamato desidrogenase), 169
GIST gástrico, 54
Glicose, metabolismo nas agressões, 253
GLP-1, 264, 413
Graciloplastia dinâmica, 208
Grelina, 265
Guidelines de vários países para tratamento da pancreatite aguda, 296
- Associação Americana de Gastroenterologia-2006, 300
- Grã Bretanha, 296
- Japão, 299
- Universidade de Harvard, 300

H
H.pylori, linfoma MALT do estômago, 408
Hábito intestinal, alterações na cirurgia bariátrica, 481
Hem-o-lok, 391
Hemorragia
- digestiva de origem obscura, 123
- obscura do intestino médio, 147
- - diagnóstico, 148
- - investigação, 147
Hepatite
- autoimune, 324
- - ácido ursodesoxicólico, uso, 329
- B, 315
- - cccDNA, 315
- - resposta imune na infecção pelo vírus, 316
Hérnias incisionais, 429
- fisiopatologia, 429
- rotina do grupo de parede abdominal e retroperitônio do instituto Alfa de gastroenterologia do hospital das clínicas de UFMG, 433
- tratamento cirúrgico, 430
- - drenos, 432
- - próteses, 432
- - técnica, 430

Hernioplastia, 426
- drenos, 432
- pré-fascial, 430
- - desvantagens, 430
- - vantagens, 430
- pré-peritoneal, 431
- - desvantagens, 431
- - vantagens, 431
- próteses, 432
Hidratação perioperatória, 234
Hiperglicemia, 253
- controle, 254
- repercussões, 254
- tratamento, 255
Hipoglicemia na cirurgia bariátrica, 480
Hipovolemia, 235

I
Icterícia, 354
Imunonutrição no perioperatório, 250
Imunonutrientes, 249
Incontinência fecal, 206-209
- tratamento
- - agentes constipantes, 207
- - biofeedback, 207
- - cirúrgico, 207
- - plugs anais, 207
Incretinas, 262
- cirurgia bariátrica, efeitos, 266
Inibidores de bomba de prótons (IBP)
- doença do refluxo gastroesofágico, 19
- lesões agudas da mucosa gastroduodenal, 74
- úlceras gastroduodenais induzidas por AINE, 73
Injeção perianal de biomateriais, 209
Intestino delgado
- diarreia crônica, 110, 144
- doença, 114
- - celíaca, 99
- - inflamatória, 103
- hemorragia obscura do intestino médio, 147
- obstrução intestinal recorrente por aderências, 153
- síndrome do intestino irritável, 131-142
- supercrescimento bacteriano, 126

ÍNDICE REMISSIVO

- tumor carcinoide, 157
Intussuscepção intestinal, 453

J
Jejum pré-operatório, 238

L
Laparoscopia disgnóstica, 472
- aspectos técnicos, 472
- complicações, 473
- contraindicações, 473
- indicações, 473
- momento da, 475
- situações vantajosas para realização do exame, 474
- vantagens, 473
- vigência de peritonites, 473
Laringite de refluxo e doença do refluxo gastroesofágico, 5
Laser de argônio, 397
Leptina, 265
Lesões
- aguda da mucosa gastroduodenal(pacientes em unidades de terapia intensiva), 73
- esofágica induzida por drogas, 26-29
- - diagnóstico, 28
- - etiopatogenia, 27
- - medicamentos, 26
- - prevenção, 29
- - quadro clínico, 27
- - tratamento, 28
- - - cirúrgico, 29
- - - clínico, 28
- - - endoscópico, 29
- pâncreas
- - císticas da cabeça, 273
- - - tratamento conservador, 274
- - císticas, 304
- - métodos de imagem, 303
- - sólidas, 303
Ligadura convencional com fios, sangramento, 390
Ligasure, 395
- aplicações, 396
- componentes do equipamento, 396
- limitações, 396
- operação do sistema, 396
Limpeza colônica, medicamentos, 176

- fosfato de sódio aquoso (NaP), 177
- manitol, 177
- picossulfato dissódico, 178
- polietilenoglicol (PEG), 176
Linfadenectomia à D2 no câncer gástrico, 76
Linfoma MALT do estômago após erradicação do *H. pylori*, 408
Litíase da via biliar, 383

M
Manitol, 177
Manometria
- anorretal, 206
- antroduodenal, 89
- - interpretação, 91
- - limitações, 91
- - técnica, 90
Metabolismo da glicose nas agressões, 253
Metástases linfonodais em câncer gástrico, 62
Motilidade gástrica, 85
- atividade mioelétrica gástrica, avaliação, 92
- esvaziamento gástrico, 85
- métodos de avaliação da contratilidade gastroduodenal, 89
Mucosa(s)
- esofágica (endoscopia digestiva)
- - alterações, diagnóstico, 20
- - estudo histopatológico, 20
- gastroduodenal, proteção com inibidores de bomba de prótons, 72
Mucosectomia, 63, 213
- aessórios, 65
- técnicas, 63
- - EMR-C (técnica de sucção e corte), 64
- - EMR-L, 64
- - *lift and cut*, 64
- - *strip off biopsy*, 64

N
Naloxona, 320
Naltrexona, 320
Narrow-band-imaging, 61
Náuseas e vômitos, cirurgia bariátrica, 477
Necrose pancreática, 286
- infectada, 286

Nelmefeme, 320
Neoplasias
- gástrica superficial (tratamento endoscópico), 58-71
- - acompanhamento, 70
- - classificação endoscópica, 58
- - - não polipoide, 59
- - - polipoide, 59
- - complicações, 66
- - critérios para o tratamento, 62
- - cromoendoscopia, 60
- - diagnóstico, 60
- - dissecção endoscópica de submucosa (DES), 65
- - invasão linfática, 61
- - mucosectomia, 62
- - *narrow-band imaging*, 60
- - resultados, 69
- mucinosa papilar intraductal, 305
- superficiais colorretais, 211
- - classificação, 211
- - dissecção endoscópica da submucosa (DES), 213
- - estadiamento, 212
- - identificação, 212
- - mucosectomia, 213
- - ressecção endoscópica, limites, 214
- - tratamento endoscópico, 213
Neurólise do plexo celíaco guiada por ecoendoscopia, 309
Neuromodulação sacral, 208
Nutrição
- enteral na pancreatite aguda grave, 231
- parenteral, 227
- - periférica, 227
- - - acesso venoso e monitorização, 229
- - - complicações, 229
- - - contraindicações, 227
- - - formulações, 228
- - - indicações, 227
- pré-operatória, 245

O
Obstrução intestinal
- radiação, 457
- recorrente por aderências, 153
- - etiologia, 154
- - incidência, 154
- - o que fazer com a recorrência, 155

- - tratamento, 154
Octreotida nas pancreatectomias, 281, 308
Opioides, 320

P
Pâncreas
- lesões, 303
- - císticas da cabeça, 273
- octreotida nas pancreatectomias, 281
- pseudocisto, 277
- ultrassonografia intraoperatória, 345
Pancreatectomias, uso de octreotida, 281
Pancreatite, 285
- aguda, 285
- - grave, 286
- - - nutrição enteral, 231
- - leve, 285
- crônica (tratamento), 307
- - analgésicos, 307
- - antioxidantes, 308
- - cirurgia, 310
- - dilatação de Wirsung e inserção de próteses, 309
- - drenagem de pseudocistos, 309
- - enzimas pancreáticas, 308
- - neurólise do plexo celíaco guiada por ecoendoscopia, 309
- - octreotida, 308
- - radioterapia, 309
- - retirada de cálculos, 309
- fulminante, 286
- intersticial, 285
Peritoniostomia, uso da terapia VAC, 418
- como realizar, 420
- mecanismo de funcionamento, 419
- quando utilizar, 420
Pesquisa de sangue oculto nas fezes (PSOF), 186
- recomendações, 187
PET-CT, 305
Picossulfato dissódico, 178
Plugs anais, 207
Polietilenoglicol (PEG), 176
Pós-operatório
- albumina, 225
- proteínas
- - C reativa, 225

- - plasmáticas e resposta inflamatória, 223
- - positivas e negativas, 224
- realimentação, cirurgia digestiva, 219
- relação entre proteínas positivas e negativas, 224
Probióticos e síndrome do intestino irritável, 141
Proteínas
- C reativa
- - pós-operatório, 225
- - pré-operatório, 224
- - plasmáticas e resposta inflamatória, 223
Proteínas, deficiência na cirurgia bariátrica, 480
Prurido secundário à colestase, 318
- patogênese, 318
- tratamento, 319
- - ácido ursodesoxicólico (UDCA), 321
- - antagonistas opioides, 320
- - ondansetrona, 320
- - plasmaférese, 321
- - resinas de troca, 319
- - rifampicina, 320
- - serotonina, 320
- - sistema MARS, 321
- - transplante hepático, 321
Pseudocisto pancreático, 277
- agudo, 286
- - algoritmo, 300
- - causas, 287
- - diagnóstico, 287, 288
- - gravidade, 289
- - - critérios, 291
- - - graus de recomendação, 289
- - - níveis de evidência, 289
- - tratamento, 295
- - - cirúrgico, 295
- - - clínico, 295
- - - endoscópico, 296
- - - guidelines de vários países, 296
- - - nutricional, 296
- como intervir, 279
- complicações, 278
- etiologia, 279
- infectado, 286
- manifestações clínicas, 279
- quando intervir, 278

Q
Quimioterapia neoadjuvante e adenocarcinoma de esôfago, 13

R
Radiografia, esvaziamento gástrico, 85
Radioterapia
- neoadjuvante e adenocarcinoma de esôfago, 12
- pancreatite crônica, 309
Realimentação no pós-operatório de cirurgia digestiva, 219
Resposta(s)
- imunológica, 249
- - hepatite B, 316
- inflamatória, 249
- metabólica, 249
Ressonância nuclear magnética
- abdome agudo, 448
- - contraindicações, 449
- - indicação, 449
- esvaziamento gástrico, 89
- incontinência fecal, 206
Retocolite ulcerativa inespecífica (RCU), 103
Retossigmoidoscopia, 207
Rifampicina, 320

S
Sangramento (controle), 389-400
- clipes de titânio, 390
- dissecção hemostática, métodos, 397
- eletrocoagulação, 392
- Hem-o-lok, 391
- laser de argônio, 397
- ligadura convencional com fios, 390
- ligasure, 395
Sangue oculto nas fezes, pesquisa, 186
Serotonina, 320
Síndrome
- dumping na cirurgia bariátrica, 480
- intestino irritável, 131
- - abordagem, 141
- - antibióticos, 142
- - fisiopatologia, 132
- - pós-infecção (SII-PI), 132
- - - fisiopatologia, 133
- - - supercrescimento bacteriano do intestino delgado, 134

- - - tratamento, 137
- - probióticos, 142
- Ogilvie, 197-204
- - condições associadas, 198
- - diagnóstico, 197
- - prevenção, 202
- - tratamento (descompressão), 199
- - - cirúrgica, 202
- - - cisaprida, 200
- - - endoscópica, 201
- - - eritromicina, 200
- - - neostigmina, 200
- - - percutânea, 202
Sulfato ferroso e lesão esofágica, 27
Supercrescimento bacteriano do intestino delgado, 126
- síndrome do intestino irritável, 134
Suporte nutricional enteral em pacientes cirróticos, 34

T
Tempo de latência do nervo pudendo, 206
Terapia VAC e peritoniostomia, 418
Testes
- respiratório, esvaziamento gástrico, 88
- sensibilidade retal, 206
Tiamina, deficiência na cirurgia bariátrica, 479

Tosse crônica e doença do refluxo gastroesofágico, 5
Transplante hepático, 321
Trombose venosa porta, 377
- apresentação clínica, 377
- diagnóstico, 379
- fisiopatologia, 377
- história natural, 377
- tratamento, 379
- - angioplastia, 381
- - fibrinólise, 379
Tumores do intestino delgado
- carcinoide, 157-163
- - abordagem, 157
- - caso clínico, 157
- - diagnósticos, 160
- - estadiamento, 160
- enterografia por tumografia computadorizada, 18

U
Úlceras gastroduodenais induzidas por AINE, 72
Ultrassonografia
- endorretal, 206
- esvaziamento gástrico, 86
- intraoperatória, 342
- - avaliação das vias biliares intra e extra-hepáticas, 346
- - fígado, 343
- - indicações, 343
- - material, 342

- - métodos, 342
- - pâncreas, 345
UTI (Unidade de Terapia Intensiva), lesão aguda da mucosa gastroduodenal, 73

V
Varizes de esôfago, 34
- suporte nutricional enteral em pacientes cirróticos, 34
Vias biliares
- lesão na colecistectomia, 348-370
- - classificação, 355
- - combinada: via biliar e artéria hepática, 366
- - conduta terapêutica não especializada, 367
- - diagnóstico, 353
- - epidemiologia, 349
- - incidência, 349
- - mecanismos, 351
- - prevenção, 351
- - qualidade de vida pós-operatória, 369
- - tratamento, 357
- - - endoscópico, 357
- - - operatório, 358
- - - percutâneo, 365
- ultrassonografia intraoperatória, 346
Vitamina B_{12} na cirurgia bariátrica, 479
Vólvulo intestinal, 455